GESTÃO DE CLÍNICAS, HOSPITAIS E INDÚSTRIAS DA SAÚDE

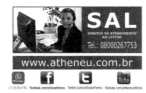

GESTÃO DE CLÍNICAS, HOSPITAIS E INDÚSTRIAS DA SAÚDE

Adriana Maria André

3ª edição

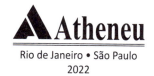

Rio de Janeiro • São Paulo
2022

EDITORA ATHENEU

| São Paulo | — | Rua Maria Paula, 123 – 18° andar
Tel.: (11) 2858-8750
E-mail: atheneu@atheneu.com.br |
| Rio de Janeiro | — | Rua Bambina, 74
Tel.: (21) 3094-1295
E-mail: atheneu@atheneu.com.br |

CAPA: Equipe Atheneu
PRODUÇÃO EDITORIAL: MWS Design

CIP-BRASIL. CATALOGAÇÃO NA PUBLICAÇÃO
SINDICATO NACIONAL DOS EDITORES DE LIVROS, RJ

G333
3. ed.

Gestão de clínicas, hospitais e indústrias da saúde / [coordenação] Adriana Maria André. - 3. ed. - Rio de Janeiro : Atheneu, 2022.
   : il. ; 24 cm.

Inclui bibliografia e índice
ISBN 978-65-5586-540-0

1. Administração dos serviços de saúde. 2. Administração da produção - Saúde. I. André, Adriana Maria.

22-79340

CDD: 362.1068
CDU: 005.343:614.2

Gabriela Faray Ferreira Lopes - Bibliotecária - CRB-7/6643

09/08/2022   12/08/2022

André, A.M.
Gestão de Clínicas, Hospitais e Indústrias da Saúde – 3ª edição

Coordenadora Editorial

Adriana Maria André

Doutora em Ciências pela Universidade de São Paulo – USP (Concentração: Gestão de Serviços de Saúde). Mestre em Administração de Serviços de Saúde e de Enfermagem pela USP. Especialista em Educação Profissional pela Fundação Oswaldo Cruz – FIOCRUZ-USP. Especialista em Administração Hospitalar e de Sistemas de Saúde pela Escola de Administração de Empresas de São Paulo da Fundação Getulio Vargas – FGV-EAESP. Sua experiência profissional inclui a Liderança de Equipes desde 1985, tendo sido Subsecretária Municipal de Saúde e Gestora de Hospitais Privados, foi também Assessora de Planejamento da Coordenadoria Regional de Saúde Sul da Prefeitura Municipal de São Paulo. Realizou o *Startup* e a Gestão de Organizações nas Áreas Privada e Pública, inclusive na Área de Educação. Foi Assessora da Diretoria do Núcleo Próprio São Paulo da FGV. Fez Parte do Grupo de Pesquisa sobre "Competências para a Gestão de Serviços de Saúde" na USP. É Coordenadora Acadêmica Executiva do MBA Executivo em Gestão de Clínicas, Hospitais e Indústrias da Saúde nos Núcleos Próprios São Paulo e Brasília da FGV. Coordenadora Acadêmica Executiva no FGV in Company, Coordenadora Local do Curso de Pós-Graduação de Administração de Empresas do Núcleo Próprio São Paulo da FGV.

Colaboradores

Alan Jonathan Kulikovski Troccoli

MBA em Gerenciamento de Projetos pela Fundação Getulio Vargas – FGV. Graduado em Administração de Empresas. Atua há mais de 15 anos em Áreas de Gestão e Empresas de Segmentos Diversificados. Trabalhou com Governança de TI na Mars Brasil, Gerenciando Diversos Projetos na Área de Tecnologia e Suporte a Infraestrutura de TI. Foi Gerente de Projetos na Philips Medical e Gerente de Serviços de Diversas Linhas de Produtos do Segmento de Equipamentos Médicos, Gerenciando Projetos com Metodologia *Green Belt* e PMI. Professor Convidado da Educação Executiva da FGV, no Curso de Pós-Graduação em Administração de Empresas nas Disciplinas de Projetos, Processos e Empreendedorismo e no MBA Executivo em Administração em Gestão de Clínicas, Hospitais e Indústrias da Saúde, nas Disciplinas de Gestão da Informação, Inovação e Internet das Coisas em Saúde e Fundamentos de Gerenciamento de Projetos.

Alessandra Helena Valente Miyazaki

Mestre em Administração de Empresas pela Universidade Presbiteriana Mackenzie. Pós-Graduada e Bacharel em Administração de Empresas pela Escola de Administração de Empresas de São Paulo da Fundação Getulio Vargas – FGV-EAESP. Pós-Graduada em Filosofia pela Pontifícia Universidade Católica do Rio Grande do Sul – PUCRS. Diretora de Marketing e *Head* de Unidade de Negócios em Grandes Multinacionais do Setor Farmacêutico, tendo atuado no Marketing Global da Bayer como *Aspirin Global Brand Leader*. Professora Convidada da Educação Executiva da FGV, do Curso de Pós-Graduação em Administração de Empresas, na Disciplina de Empreendedorismo e Inovação e do MBA Executivo em Gestão de Clínicas, Hospitais e Indústrias da Saúde nas Disciplinas de Plano de Negócios em Saúde e Orçamento em Organizações de Saúde.

Américo Rodotá Stefano

MBA em Tecnologia e Inovação com Especialização em Gestão do Conhecimento pela USP/Bentley School, EUA. Engenharia Eletrônica com Ênfase em Telecomunicações – Faculdade de Engenharia de São Paulo – FESP. Foi *Business Unit Manager*

Healthcare Latam na Agfa HealthCare, *Business Unit Healthcare Director Latam* na Dedalus. *Healthcare Success Manager* na Microsoft. Atuação como Empresário na Área de Tecnologia da Informação Desenvolvendo Empreendimento Pioneiro de Processamento de Imagens Médicas, com Premiação do Ministério de Ciência e Tecnologia. Professor Convidado da Educação Executiva da Fundação Getulio Vargas – FGV, no Curso de Pós-Graduação em Administração de Empresas nas Disciplinas de Projetos e Tecnologias Convergentes e do MBA Executivo em Administração em Gestão de Clínicas, Hospitais e Indústrias da Saúde na Disciplina de Gestão da Informação, Inovação e Internet das Coisas em Saúde.

Antonio André Neto

Doutor pelo Instituto Alberto Luiz Coimbra de Pós-Graduação e Pesquisa de Engenharia da Universidade Federal do Rio de Janeiro – COPPE-UFRJ. Mestre em Sistemas de Gestação pela Universidade Federal Fluminense – UFF. Especialista em *Mergers and Acquisitions* – The Wharton School – University of Pennsylvania, EUA. Especialista em Negociação pelo Harvard Negotiation Institute, EUA. Especialista em Construção de Máquinas pela Froehling Walzwerkmaschinembau – Alemanha. Engenheiro pela Faculdade de Engenharia Industrial – FEI. Ex-Diretor nas Empresas Grupo Thyssen, Promon, Grupo Gerdau e Grupo Eluma. Consultor de Empresas nas áreas de M&A (Fusões e Aquisições) e Reestruturação de Empresas. Coordenador Acadêmico Executivo dos MBAs: Gestão Estratégica e Econômica de Negócios, Gestão e Desenvolvimento de Negócios, Gestão Estratégica de Empresas da Fundação Getulio Vargas – FGV. Professor dos Cursos de *Master in International Management*, *CEO International* e de Pós-Graduação em Administração na FGV.

Antonio Shenjiro Kinukawa

Mestre em Medição de Valor pela Escola de Administração de Empresas de São Paulo da Fundação Getulio Vargas – FGV-EAESP. MBA Executivo Finanças pelo Instituto Brasileiro de Mercado de Capitais – IBMEC. Especialista em Administração Hospitalar pela FGV-EAESP. Especialista em *Value Measurement for Health Care* pela Harvard Business School, Boston, EUA. Especialista em Gestão Estratégica de Negócios pela Fundação Dom Cabral/Kellogg School of Management, Evanston, EUA. Economista pela Fundação Armando Alvares Penteado – FAAP. Consultor em Valor na Saúde da GEPROF. Conselheiro Independente (IBGC). Analista de Investimentos (CNPI). Foi Superintendente Geral da Fundação Arnaldo Vieira de Carvalho (Mantenedora da Faculdade de Ciências Médicas da Santa Casa de São Paulo), Superintendente Administrativo e Financeiro do Hospital Nipo-Brasileiro, Diretor Financeiro da Santa Casa de São Paulo, *Controller* do Hospital Samaritano São Paulo, Gerente de Operações da Área Hospitalar do GNDI, Diretor de Operações da CABESP, Economista do Banespa. Professor Convidado da Educação Executiva da

FGV do Curso de Pós-Graduação em Administração de Empresas nas Disciplinas de Contabilidade e Economia Empresarial e do MBA Executivo em Administração em Gestão de Clínicas, Hospitais e Indústria da Saúde, nas Disciplinas de Medição de Valor em Saúde, Contabilidade Gerencial e Orçamento para Organizações de Saúde.

Camille Rodrigues da Silva

Mestre em Saúde pela Universidade Federal de São Paulo – Unifesp. Pós-Graduada em Desenvolvimento de Medicamentos na University of California, EUA. MBA em Gestão Empresarial pela Fundação Instituto de Administração – FIA. Certificada em Gestão de Projetos PMP (*Project Management Professional*) e RMP (*Risk Management Professional*) pelo PMI (*Project Management Institute*) desde 2011, Médica Pneumologista . Trabalhou 15 anos em Cargos Executivos na Indústria Farmacêutica, em Empresas como AstraZeneca, Eurofarma, Sanofi e Zodiac. Atualmente é Sócia-Diretora na Consultoria Inovatie Serviços em Saúde e Coordenadora Editorial no Portal *Saúde em Contexto*. Professora Convidada da Educação Executiva da FGV, no MBA Executivo em Administração em Gestão de Clínicas, Hospitais e Indústrias da Saúde na Disciplina de Medicina Baseada em Evidências.

Carlos Eduardo Sverdloff

Mestre em Farmacologia Clínica pela Universidade Estadual de Campinas – Unicamp. Gerente de Projetos (Práticas de PMI [Project Management Institute] pelo Serviço Nacional de Aprendizagem Comercial – SENAC). Especialização na Harvard Medical School, EUA. Foi Líder do Projeto de Implementação da ICHOM pela ANAHP (Associação Nacional de Hospitais Privados). É Sócio-Fundador da ATCGen, Empresa de Pesquisa Clínica e Análises de Bases de Dados do Setor Saúde e professor Convidado do MBA Executivo em Administração em Gestão de Clínicas, Hospitais e Indústrias da Saúde na Disciplina de Medição de Valor em Saúde (Value-Based Healthcare).

Cláudio Ferreira Oliveira

MBA Executivo pela Fundação Instituto de Administração da Universidade de São Paulo – FIA-USP. Administrador Industrial pela Fundação Vanzolini da USP. Conselheiro pela Fundação Dom Cabral. CEO Internacional pela FGV. Tecnólogo Mecânico pela Faculdade de Tecnologia de São Paulo da UNESP. Mais de 30 anos de carreira executiva, como Gerente Geral de Unidade de Negócios, Diretor de Operações e Diretor Comercial. Consultor, *Board Member* e Mentor. Voluntário da AESB – Associação de Ex-Alunos da Escola SENAI Suíço-Brasileira. Professor Convidado da Educação Executiva da Fundação Getulio Vargas – FGV – no Curso de Pós-Graduação em Administração de Empresas nas Disciplinas de Negociação e Estratégia e do MBA em Gestão de Clínicas, Hospitais e Indústrias da Saúde na Disciplina de Negociação e Gestão de Conflitos.

Daniel Luiz Novaes Machado

Mestre em Administração de Empresas pela Escola de Administração de Empresas de São Paulo da Fundação Getulio Vargas – FGV-EAESP. Administrador de Empresas pela Fundação Armando Álvares Penteado – FAAP. Advogado pela Universidade Presbiteriana Mackenzie. Executivo responsável pela Experiência do Cliente na Original Concessionárias, Empresa do Grupo SIMPAR. Trajetória Executiva Construída há mais de 20 anos nas Áreas Comercial e Operações com Atuação no Itaú, Via Varejo, DASA e DNA (*Startup* – Acessibilidade). Professor Convidado da Educação Executiva da FGV no Curso de Pós-Graduação em Administração de Empresas nas Disciplinas de Gestão de Pessoas e Estratégia Empresarial e do MBA Executivo em Gestão de Clínicas, Hospitais e Indústria da Saúde na Disciplina de Gestão dos Serviços: A experiência do Paciente na Saúde.

Eduardo Rosa Pedreira

Doutor em Teologia pela Pontifícia Universidade Católica do Rio de Janeiro – PUC-Rio. Palestrante em Congressos, Conferências e Empresas (SulAmérica Seguros, Petrobras, Associação Brasileira de Empresas de Asfaltos, Comitê Olímpico Brasileiro, IBGE, Conferência Brasileira de Seguros Gerais, Previdência Privada e Vida, Saúde Suplementar e Capitalização). Professor Convidado da Educação Executiva da FGV, no MBA em Gestão Estratégica e Econômica de Negócios nas Disciplinas de Gestão Sustentável de Negócios, Governança e Compliance e do MBA Executivo em Administração em Gestão de Clínicas, Hospitais e Indústrias da Saúde na Disciplina de Gestão Sustentável das Organizações de Saúde.

Fábio Ferreira de Carvalho Junior

Mestre em Medicina pela Faculdade de Ciências Médicas da Santa Casa de São Paulo – FCMSCSP. Especialista em Pediatria pela Sociedade Brasileira de Pediatria – SBP. Especialista em Alergia e Imunologia pela Associação Brasileira de Alergia e Imunologia – ASBAI. Especialista em Administração Hospitalar pela Faculdade São Camilo-CEDAS. MBA Internacional em Gestão de Empresas pela Fundação Getulio Vargas – FGV, University of California, Irvine, EUA, e pela INDEG-ISCTE da Universidade de Lisboa. Foi *Associate Director Medical Affairs* Bone-UCB Biopharma e Diretor Médico na BMS. Atualmente é *Associate Director Medical Affairs-Rare Genetic Diseases, Immunology and HAE* – Takeda. Professor Convidado da Educação Executiva da FGV no MBA Executivo em Administração em Gestão de Clínicas, Hospitais e Indústrias da Saúde na Disciplina de Gestão Baseada em Evidências em Saúde.

Fernando Mario Rodrigues Marques

Pós-Doutorado pela Faculdade de Economia, Administração, Contabilidade e Atuária da Universidade de São Paulo – FEA-USP. Doutorado em Energia pelo

Instituto de Energia e Ambiente (IEE) da USP. Mestrado em Administração pelo Instituto de Pós-Graduação e Pesquisa em Administração da Universidade Federal do Rio de Janeiro – COPPEAD-UFRJ. MBA Executivo pela Business School de São Paulo – BSP/LAUREATE. Graduação em Administração pela Escola Brasileira de Administração Pública e de Empresas – FGV- EBAPE. Experiência na Área de Administração, Finanças, Controladoria, Planejamento Estratégico, Empreendedorismo e Energia, Atuando Principalmente nos Seguintes Temas: Energia, Gás Natural, Sustentabilidade, Governança Corporativa, Finanças Corporativa e Economia de Baixo Carbono. Professor Convidado da Educação Executiva da FGV, do Curso de Pós-Graduação em Administração de Empresas nas Disciplinas de Matemática Financeira e Finanças Corporativas e no MBA Executivo em Administração: Gestão de Clínicas, Hospitais e Indústrias da Saúde na Disciplina de Contabilidade Financeira.

Fernando Oetterer Arruda

Mestre em Administração de Empresas com Ênfase em Finanças e Tributos pela Fundação Escola de Comércio Álvares Penteado – FECAP. MBA de Gestão em Saúde pelo Instituto de Ensino e Pesquisa – Insper. Médico Anestesiologista pela Universidade Federal de São Paulo – Unifesp. Título Superior em Anestesia pela Sociedade Brasileira de Anestesiologia – SBA. Título de Administração em Saúde com Área de Atuação pela Associação Brasileira de Medicina Preventiva e Administração em Saúde – ABRAMPAS. Ocupou Cargos de Gestor Médico em Hospitais e Empresas Públicas e Privadas, Além de Atuar em Carreira Acadêmica de Cursos de Medicina e Administração em Saúde. Professor Convidado da Educação Executiva da Fundação Getulio Vargas – FGV no MBA em Gestão de Clínicas, Hospitais e Indústrias da Saúde na Disciplina de Qualidade e Compliance.

Francis Paulus Martins

Mestre em Administração pela Faculdade Campo Limpo Paulista – Faccamp. Especialista em Gestão de Projetos pela Educação Executiva FGV. Especialista em Gestão de Negócios (MBA Pleno) pela Educação Executiva FGV. Diretor-Geral na Estratégia Negócios e Magazine In Casa. Atuou por 20 anos como Executivo de Vendas, Compras e Gerente de Projetos em Empresas Multinacionais de Grande Porte, tendo trabalhado também na Alemanha e nos Estados Unidos, somando mais de 28 anos de Experiência de Mercado. Professor Convidado da Educação Executiva da FGV do Curso de Pós-Graduação em Administração de Empresas na Disciplina de Projetos, no MBA Executivo em Gestão Estratégica e Econômica de Negócios nas Disciplinas de Projetos e Visão Sistêmica e no MBA Executivo em Administração em Gestão de Clínicas, Hospitais e Indústrias da Saúde na Disciplina de Fundamentos de Gerenciamento de Projetos.

Geraldo Luiz de Almeida Pinto

Mestre em Sistemas de Gestão pela Universidade Federal Fluminense – UFF. Pós-Graduado em Gestão pela Qualidade Total pela Fundação Getulio Vargas – FGV. Administrador. Atuou em Cargos Gerenciais em Diversas Empresas. Coautor de livros sobre Logística, *Supply Chain Management* e Gestão de Clínicas e Hospitais. Diretor da GLAP Consultoria e Treinamento Empresarial. Professor da Educação Executiva da FGV no MBA de Gestão Estratégica e Econômica de Negócios, Logística e *Supply Chain Management* e Cursos *in-company* e no MBA Executivo em Administração em Gestão de Clínicas, Hospitais e Indústrias da Saúde na Disciplina de Gestão do Suprimento de Bens e Serviços em Saúde.

Hiram Pereira Baroli

Mestrado em Comunicação e Semiótica pela Pontifícia Universidade Católica de São Paulo – PUC-SP. MBA em Marketing pela Escola Superior de Propaganda e Marketing – ESPM. MBA de Longa Duração (900 horas) em Comunicação pela Escola de Comunicações e Artes da Universidade de São Paulo – ECA-USP. Formado em Comunicação Social com Ênfase em Jornalismo. Gerente Geral de Operações Comerciais na *Folha de S.Paulo*. Conselheiro do Conselho Nacional de Autorregulamentação Publicitária – CONAR. Vice-Presidente de Marketing e Comunicação do HUBRH+ Associação de Recursos Humanos e de Gestores de Pessoas. Coordenador Nacional de Mercado Anunciante da Associação Nacional de Jornais – ANJ. Professor Convidado da Educação Executiva da FGV, do Curso de Pós-Graduação em Administração de Empresas nas Disciplinas de Marketing e Gestão de Pessoas e no MBA Executivo em Administração em Gestão de Clínicas, Hospitais e Indústrias da Saúde na Disciplina de Marketing.

John Julio Oppenheim Cymbaum

Mestre em Administração de Empresas pela Universidade de São Paulo-USP. Especialização em Gestão do Conhecimento e Capacitação como Professor Tutor pela Fundação Getulio Vargas – FGV. Graduado em Sociologia pela Universidade de São Paulo – USP. Atua desde 1984 em Gestão de Pessoas. A partir de 2000, como Consultor, Desenvolve Projetos em Gestão Estratégica de Recursos Humanos, Gestão da Mudança, *Career Counseling*, Pós-Carreira, *Outplacement* e *Assessment*. Foi executivo em Empresas como Hoechst, Pirelli, Drogasil, Gates e Eletropaulo. Foi *Coach* de mais 150 executivos, desde 2005, em Variados Segmentos de Mercado. Formação em *Coaching* em Curso Reconhecido pelo International Coaching Federation – ICF. Professor Convidado da Educação Executiva da FGV, do Curso de Pós-Graduação em Administração de Empresas nas Disciplinas de Gestão de Pessoas e Negociação e no MBA Executivo em Administração em Gestão de Clínicas, Hospitais e Indústrias da Saúde nas Disciplinas de Plano de Negócios e Gestão de Pessoas na Sociedade do Conhecimento.

Magaly Arrais da Silva

Doutora em Cirurgia Cardiovascular pela Escola Paulista de Medicina da Universidade Federal de São Paulo – EPM-Unifesp. Residência Médica em Cirurgia Cardiovascular pelo Hospital do Coração – Hcor, Graduada em Medicina pela Universidade do Pará – UEPA. MBA em Gestão de Clínicas, Hospitais e Indústrias da Saúde pela Fundação Getulio Vargas – FGV. Especialista em Direito Médico e Hospitalar pela Escola Paulista de Direito – EPD. Docente do Programa de Pós-Graduação do Instituto Dante Pazzanese de Cardiologia – IDPC-USP. Cirurgiã Cardiovascular do IDPC e do Hcor.

Marcelo Martinho Pedro

Mestre em Gestão para a Competitividade, Finanças e Controladoria pela Escola de Administração de Empresas de São Paulo da Fundação Getulio Vargas – FGV--EAESP. Mestre em Administração de Empresas pela Darden School of Business, University of Virginia, EUA. Bacharel em Administração de Empresas pela Pontifícia Universidade Católica do Rio de Janeiro – PUC-Rio. Tem mais de 30 anos de Experiência Profissional, tanto como Empreendedor quanto como Executivo Sênior de Empresas Multinacionais, como AMBEV, Olam International e Louis Dreyfus Company. Atua também como Professor Convidado da Educação Executiva da FGV, no Curso de Pós-Graduação em Administração de Empresas nas Disciplinas de Economia, Empreendedorismo e Estratégia, no MBA Executivo em Gestão Estratégica e Econômica de Negócios na Disciplina de Orçamento e no MBA Executivo em Administração em Gestão de Clínicas, Hospitais e Indústrias da Saúde nas Disciplinas de Contabilidade Financeira e Orçamento.

Márcio Mellaci

Mestre em Administração pela Pontifícia Universidade Católica de São Paulo – PUC-SP. MBA em Gestão de Projetos pela Fundação Instituto de Pesquisas – FIPE. MBA Finanças pela Universidade de São Paulo – USP. Certificação pelo *Project Management Institute* (PMI) como *Project Management Professional* (PMP). Atualmente é o *Head of Finance* da Airbus Brasil, longa passagem pela Barilla do Brasil como Gerente Administrativo Financeiro. Professor Convidado da Educação Executiva da FGV, do Curso de Pós-Graduação em Administração de Empresas nas Disciplinas de Matemática Financeira e Contabilidade e no MBA Executivo em Administração em Gestão de Clínicas, Hospitais e Indústrias da Saúde na Disciplina de Contabilidade Financeira e Gestão de Custos.

Michel Leonardo Conte

MBA em Marketing pela Fundação Getulio Vargas – FGV. Especializações em Planejamento Estratégico e Finanças, com Título em *Lean Six Sigma*, Graduado em Administração de Empresas. Trajetória Ampla na Indústria Farmacêutica Multinacional de Pesquisa, Assumindo Posições Executivas Sênior ao Longo desses 23 anos nas Áreas: Comercial, Marketing, Novos Negócios, Acesso ao Mercado, Assuntos Governamentais e Gerência Geral. Atualmente é o *Country Lead* da UCB Biopharma no Brasil. Professor Convidado da Educação Executiva da FGV, do Curso de Pós-Graduação em Administração de Empresas na Disciplina de Estratégia Empresarial e no MBA Executivo em Administração em Gestão de Clínicas, Hospitais e Indústrias da Saúde nas Disciplinas de Gestão Estratégica e Marketing.

Miguel Bernardo Alcobia Ribeiro

Massachusetts Institute of Technology – MIT, Inovação em Marketing 2016. China Europe International Business School – Executive Program Shanghai Estratégia e Gestão da Mudança 2016. *Business Degree* pelo Instituto Superior de Gestão – ISG, Lisboa, 1995-2000. Diretor Financeiro Europa Centro-Sul – Air Liquide. Diretor Healthcare Brasil – Air Liquide. Professor Convidado da Educação Executiva da FGV, no MBA Executivo em Administração em Gestão de Clínicas, Hospitais e Indústrias da Saúde nas Disciplinas de Gestão Estratégica e Marketing.

Paulo Knorich Zuffo

Mestre em Administração de Empresas pela Escola de Administração de Empresas de São Paulo da Fundação Getulio Vargas – FGV-EAESP com Ênfase em Planejamento Estratégico – Prêmio Nacional da Qualidade. Engenheiro Eletrônico pela Escola Politécnica da Universidade de São Paulo – Poli-USP, com Ênfase em Microeletrônica. Sócio-Diretor dos Fundos de Investimentos TMG II Private Equity Fund LP e Credibureau LP, Respondendo pelas Áreas de Relação com Investidores e Controladoria. Investidor, Conselheiro e Membro de Comitês Executivo, de Estratégia e de RH de Empresas do Portfólio. Professor Convidado da Educação Executiva da FGV no Curso de Pós-Graduação de Empresas nas Disciplinas de Contabilidade e Gestão Financeira, no MBA de Gestão Estratégica e Econômica de Negócios nas Disciplinas de Matemática Financeira e Finanças e do MBA Executivo em Administração em Gestão de Clínicas, Hospitais e Indústrias da Saúde nas Disciplinas de Orçamento para Organizações de Saúde e Gestão de Custos em Saúde.

Priscilla Saito Nunes de Souza

Mestrado L.LM "European and European Legal Studies", Universität Hamburg, Europa-Kolleg Hamburg, 2020/2021. Especialização em Responsabilidade Civil pela GVLaw – Fundação Getulio Vargas – FGV. Advogada Formada pela Faculdade de Direito da Universidade Mackenzie. Certificação Profissional *Compliance* Anticorrupção – CPC-A, pela LEC Legal, Ethics & Compliance e Gerenciamento de Riscos na Área de Saúde (Foco na Indústria Farmacêutica), LEC Legal, Ethics & Compliance, 2019. Investigações Internas, LEC Legal, Ethics & Compliance, 2019. Atuou como Gerente Jurídico das Unidades Itaim, Morumbi e Anália Franco do Hospital e Maternidade São Luiz S/A e após aquisição pela Rede D'Or Assumiu também as Unidades Hospital Brasil em Santo André e Hospital Assunção em São Bernardo do Campo. Atuou como Negociadora e Assessora de Contratos da Irmandade da Santa Casa de Misericórdia de São Paulo e Hospital Santa Isabel e Conduziu o Projeto de Renegociação de Dívidas ISCMSP entre 02.2015/10.2017. Atuou como *Head* Departamento Jurídico e *Compliance* de Athena Saúde, controlada pelo Pátria Investimentos Ltda., Responsável pelo Direcionamento e Condução das Atividades do Jurídico e *Compliance* de 15 Empresas Operacionais, sendo quatro Operadoras de Planos de Saúde e 11 Unidades Hospitalares / Pronto Atendimento, com Atuação em Âmbito Nacional. Professora Convidada da Educação Executiva da FGV, no MBA Executivo em Administração em Gestão de Clínicas, Hospitais e Indústrias da Saúde na Disciplina de Visão da Área Jurídica, Mediação e Arbitragem em Saúde.

Regina de Arruda Mello Blanco

MBA em Gestão de Saúde pelo Instituto de Ensino e Pesquisa – Insper. Residência Médica em Anatomia Patológica pela Universidade Federal de São Paulo – Unifesp. Médica graduada pela Unifesp. Foi Superintendente de Saúde da SulAmérica. Gerente Executiva de Saúde da Vivest. Experiência de 20 anos em Gestão de Saúde em Operadoras de Grande Porte. Experiência de 13 anos no Instituto Médico Legal (IML) de São Paulo Atendendo Vítimas de Violência Sexual. Professora Convidada da Educação Executiva da Fundação Getulio Vargas – FGV, no MBA Executivo em Administração em Gestão de Clínicas, Hospitais e Indústrias da Saúde.

Renata Aparecida de Campos Fernandes

Profissional certificada APICS/CSCP com MBA em Logística Empresarial pela Fundação Getulio Vargas – FGV. Curso de Especialização em Administração – CEAG-FGV. Administradora de Empresas. Fundadora do Instituto Renata Fernandes, Consultora, Palestrante e Mentora. Executiva com mais de 15 anos de Experiência em Posições de Direção Regional da Cadeia de Suprimentos de Grandes Empresas Nacionais e Multinacionais em Ramos Distintos de Atividades, como Indústria Farmacêutica (Grupo Hypera Pharma e Eurofarma), Serviços Logísticos (CHEP e DHL), Indústria Têxtil (antiga Coats Corrente), Indústria Química (Huntsman), Telecomunicações (Ericsson). Professora Convidada da Educação Executiva da FGV do Curso de Pós-Graduação em Administração de Empresas nas Disciplinas de Gestão de Pessoas e do MBA Executivo em Gestão de Clínicas Hospitais e Indústrias da Saúde na Disciplina de Gestão de Suprimentos de Bens e Serviços em Saúde.

Rildo Pinto da Silva

MBA em Gestão Atuarial e Financeira pela Fundação Instituto de Pesquisas Contábeis, Atuariais e Financeiras – FIPECAFI-FEA-USP. Residência Médica em Informática Médica pela Faculdade de Medicina da Universidade de São Paulo – FMUSP. Especialista em Administração Hospitalar e de Sistemas de Saúde pela Escola de Administração de Empresas de São Paulo da Fundação Getulio Vargas – FGV-EAESP. Especialista em Análise de Dados e Data Mining pela Faculdade FIA de Administração e Negócios. Médico Graduado pela Faculdade de Medicina de Ribeirão Preto da Universidade de São Paulo – FMRP-USP. Foi Diretor da MDS Group. Superintendente de Custos e Sinistros da SulAmérica Saúde. Diretor na Rio Bravo Consultoria, Especialista em Saúde Suplementar. Professor Convidado da Educação Executiva da FGV no MBA Executivo em Gestão de Clínicas Hospitais e Indústrias de Saúde na Disciplina de Plano de Saúde: Regulação e Mercado.

Wagner Tadeu de Souza Carvilhe

Mestrado em Controladoria Empresarial no Programa de Ciências Contábeis pela Universidade Presbiteriana Mackenzie. MBA em Finanças, Controladoria e Auditoria pela Fundação Getulio Vargas – FGV. Pós-Graduado em Engenharia Econômica pela Faculdade de Engenharia em Agrimensura e Cartografia – FEASP. Graduado em Administração e Economia pela FEASP. Foi Diretor de Operações Financeiras da Rede Globo de Televisão. Atualmente é Diretor Corporativo de Administração e Finanças do Grupo Cinecolor no Brasil e Diretor Executivo da DWT Consultoria e Gestão Empresarial Ltda. Professor Convidado da Educação Executiva da FGV, do Curso de Pós-Graduação em Administração de Empresas nas Disciplinas de Contabilidade, Matemática Financeira, no MBA Executivo em Gestão Estratégica e Econômica de Negócios na Disciplina de Orçamento, no MBA Executivo em Administração em Gestão de Clínicas, Hospitais e Indústrias da Saúde nas Disciplinas de Contabilidade Financeira e Gestão de Custos.

Dedicatória

*Dedico este livro ao meu líder,
Prof. Dr. Paulo Mattos de Lemos,
exemplo a ser seguido, não só
pela sua competência, inteligência
e cultura geral, mas como uma
referência na educação executiva
em nosso país. Conhecedor
profundo desse mercado e das
expectativas dos alunos que buscam
os nossos cursos. Defensor de um
ensino de qualidade em todos os
níveis e da profissionalização
da gestão nas Organizações.*

Agradecimento

Agradeço a minha equipe de professores no MBA de Gestão de Clínicas, Hospitais e Indústrias da Saúde nos Núcleos Próprios São Paulo e Brasília da Fundação Getulio Vargas (FGV), que colaboraram com esta nova edição e estão sempre em busca de transmitir suas experiências com dedicação e amor.

Prefácio

Seria impossível falar sobre gestão em saúde sem enxergar o imenso desafio que os últimos dois anos impuseram nas instituições médicas no Brasil e no mundo. Num primeiro momento, a pandemia de COVID-19 fez com que todos os *players* da cadeia de saúde encontrassem um propósito comum na busca por salvar vidas. Um inimigo global trouxe a colaboração como um meio absolutamente necessário para alcançar o melhor desfecho para toda a população. E foi a colaboração de instituições, empresas e academia que tornou possível acelerar a pesquisa e o desenvolvimento de vacinas, bem como a distribuição universal de imunizantes. Toda crise cria um intenso momento de transformação, e no setor de saúde isso foi determinante.

Enquanto a colaboração entre o setor foi um pano de fundo que fomentou os avanços no que tange à pandemia, hoje as empresas assumiram posições diferentes em suas gestões internas. A sobrevivência e o desfecho clínico positivo, na sua essência, são o que as instituições de saúde precisam e buscam. Foram dois anos intensos de alerta constante, mas não podemos simplificar a problemática que o setor de saúde enfrenta hoje: é possível manter uma gestão de custos e oferecer medicina de excelência?

A busca pela sustentabilidade – no sentido perene da palavra – engloba não só a uma melhor gestão de custos, mas também um trabalho balizado pelo propósito de cada instituição – aqui, no sentido de ESG. Ser socialmente e financeiramente responsável e transparente são atributos que garantem a perenidade da instituição e a entrega de valor para a sociedade. Por exemplo, instituições filantrópicas trabalham para transformar o lucro em projetos e ações sociais, além da promoção do desenvolvimento de gestão do sistema público de saúde. Não podemos deixar de mencionar também o papel de fomento ao ensino e à pesquisa como motor propulsor de atualização e melhoria contínua, com protocolos clínicos que garantam uma medicina de excelência e capacitação de profissionais de saúde.

Ainda sobre a problemática já descrita aqui, uma das avenidas de transformação para endereçar essa questão é o foco na área de saúde populacional. Foi justamente o envelhecimento da população, associado a uma pressão muito grande na cadeia de serviços de saúde de reduzir sinistros e evitar o desperdício, que as atenções se voltaram mais à atenção primária, resolutiva em 80% dos casos. Dentro do conceito de saúde populacional, são reforçadas as práticas de bem-estar e alimentação saudável, com a realização de exames periódicos de controle e oferecendo linhas de cuidado para casos crônicos ou para pacientes de grupos específicos, como idosos e gestantes.

Na prática, a resposta para a dicotomia entre os custos e a medicina de excelência está na pertinência dos serviços de saúde. É muito fácil de explicar como isso se aplica ao dia a dia dos serviços de saúde, pois muitos vão se reconhecer nesse comportamento, tamanha a forma como isso é difundido na sociedade brasileira. O pronto-socorro é um serviço que oferece assistência 24 horas por dia, capaz de reconhecer e encaminhar casos de alta complexidade. Por isso, é de fato uma prestação de serviço mais cara do que seria marcar uma consulta com um médico e passar pelo atendimento. Mas, se o cliente busca o pronto-socorro para um problema de baixa complexidade, pois é mais cômodo, isso constitui um desperdício para toda a cadeia. O custo do hospital é repassado para o plano de saúde, que trabalha com os princípios do mutualismo e, portanto, repassa os custos para a sua carteira por meio de reajustes nas mensalidades, que pressiona o cliente. O paciente reclama do valor e pode acabar sem o plano de saúde, recorrendo, então, ao serviço público. Mas a causa desaparece dentro desse ciclo vicioso. A pertinência e a saúde populacional são a transformação que pode quebrar o ciclo.

Por meio da atenção primária, é possível, além de resolver os problemas de menor complexidade, regular o encaminhamento para o especialista e manter o paciente em acompanhamento mais próximo. Trata-se de uma grande oportunidade de o sistema de saúde colocar o foco na saúde e na prevenção. É o médico para chamar de seu. Mas nada disso é possível sem o papel da tecnologia dentro do processo. A tecnologia torna todo o atendimento ao paciente mais preditivo e efetivo, pois é alimentada por informações coletadas a partir do comportamento do próprio paciente. A tecnologia que permite acompanhar a jornada do paciente em todo o seu acolhimento médico-hospitalar gera dados que podem ser usados, por exemplo, para solicitação de dietas, exercícios, realização precoce de exames etc. A tecnologia é a base para toda a saúde populacional.

A pandemia foi um grande acelerador do movimento de saúde populacional no Brasil, pois alavancou o uso da medicina a distância, que além de ser uma maneira de alcançar os pacientes de forma cômoda e focada na atenção primária, é também uma plataforma para a coleta de dados que retroalimentam a plataforma. Mas, com a vida cada vez menos restritiva, os comportamentos tendem a voltar ao que eram. Esse é, portanto, o momento de reforçar a saúde populacional dentro da gestão da saúde. Empresas, instituições e planos de saúde podem e devem oferecer a maior entrega de valor para o paciente com uma medicina de excelência, sempre fomentando uma gestão de custos que priorize a pertinência.

Essa importante obra, coordenada pela Professora Adriana Maria André, que já está em sua terceira edição, contribuirá para a formação de gestores, que poderão conhecer mais sobre as boas práticas de administração no mundo hospitalar. É fundamental termos um olhar sistêmico e moderno para garantir a sustentabilidade desse setor. Com esta obra, os profissionais têm em mãos um verdadeiro guia em gestão para transformar a saúde do Brasil, garantindo a sua perenidade e colaborando para uma vida mais plena e digna para todos os brasileiros.

Paulo Nigro
CEO do Hospital Sírio-Libanês

Apresentação

Em 2020, 2021 e 2022, a situação econômica e de saúde da população mundial sofreu um grande embate. Esse desafio levou a um avanço no desenvolvimento de novas tecnologias e oportunidade para o surgimento de novos negócios na área.

O cenário atual e a tendência da saúde no Brasil são permeados pelo envelhecimento da população e consequente aumento da demanda por cuidados. A promoção, a prevenção e um estilo de vida mais saudável são metas importantes quando se trata de saúde populacional.

Os avanços nas pesquisas clínicas, a tendência da verticalização dos serviços, com fusões e aquisições delineando alguns grandes *players* dominantes no mercado são a tônica. Manter a qualidade e a segurança da assistência com os melhores desfechos nesse cenário é um desafio.

O segmento passa por uma grande transformação, evoluindo em três anos o que levaria o dobro do tempo em uma situação normal.

Essa situação evidencia a necessidade de novos modelos de gestão, com líderes profissionalizados, isso porque as pesquisas demonstram que a maior barreira para a transformação e modernização das Organizações advém da falta de preparo dos gestores para assumirem essas posições.

De maneira errônea, confunde-se competência de liderança clínica com competência para a gestão do negócio como um todo.

Dentro desse panorama, a terceira edição do livro *Gestão de Clínicas, Hospitais e Indústrias da Saúde* tem por objetivo levar a todos que ocupam um cargo de liderança uma noção abrangente de como devem se preparar para enfrentar as demandas atuais.

No primeiro capítulo, o tema Estratégia Competitiva na Gestão em Saúde é tratado por ser indispensável para o sucesso de uma organização. Em tempos de crise, a sustentabilidade das mesmas, no longo prazo, é diretamente impactada por fatores externos e, na maioria das vezes, por decisões fora do nosso controle. Desenvolver visão sistêmica e de longo prazo, fazer as análises do ponto de vista macroeconômico, financeiro, socioambiental, mercadológico, cultural e político, compreender os conceitos: missão, visão, valores, objetivos estratégicos da Organização. Saber utilizar ferramentas de gestão, desdobrar as macros e micrometas e os planos de ação. Definir os KPIs e acompanhar os resultados de modo a compreender se os planos de ação são efetivos ou devem ser melhorados são alguns dos objetivos deste capítulo.

O segundo capítulo, Liderança e Comportamento Organizacional, lembra que as mudanças nas Organizações continuarão ocorrendo também influenciadas por variáveis internas e externas. Toda Organização deve ter em conta que com essa perspectiva, além da definição da estratégia, das necessidades orçamentárias e legais, da estrutura física, tecnológica, dos processos, dos fluxos, das rotinas e dos protocolos, as pessoas que comporão as equipes são o mais importante ativo da empresa. A não compreensão disso pode levar as mesmas ao insucesso. Buscar gestores com a competência da liderança ou o perfil para o desenvolvimento da mesma possibilita que os colaboradores sejam aglutinados, valorizados e se motivem a realizarem as melhores entregas.

O terceiro capítulo, Marketing e Inteligência Digital em Negócios da Saúde, traz que, além das análises do cenário atual, deve-se levantar as expectativas do público-alvo, analisar a concorrência/*benchmarking*, as possíveis oportunidades para novos negócios e desenhar a estratégia de marketing para determinado serviço ou produto. Analisar a praça, o preço, a promoção e considerar que ocorreu uma grande mudança das expectativas dos clientes/pacientes/usuários nesses últimos três anos (2020-2022). As quebras de paradigmas foram muito grandes e, mais do que nunca, as pesquisas de mercado devem ser consideradas.

No quarto capítulo, Contabilidade Financeira, é visto que a saúde é uma das áreas que mais se identifica com o conceito da ciência econômica de maximizar os recursos escassos frente às ilimitadas necessidades da população. A contabilidade é um importante instrumento de gestão. Toda organização precisa saber, monetariamente, quanto tem de ativos, quanto deve a terceiros e quanto utiliza de capital dos sócios ou acionistas. Mais, precisa saber quanto vende e gasta e, principalmente, quanto sobra e o quanto de dinheiro recebe e paga no período.

No quinto capítulo é demonstrado que as Finanças Corporativas são atividades gerenciais com o propósito de criar riqueza para a Organização e maximizar o retorno dos investimentos. Nessa linha, o gestor financeiro busca alocar os recursos monetários, captados via capital de terceiros e/ou próprio, em projetos que gerem uma taxa de retorno superior ao custo de capital da empresa.

O sexto capítulo, Gestão de Custos, traz que parte fundamental que acompanha qualquer tratamento de saúde, e invisível para o paciente, o gerenciamento de custos, em conjunto com as disciplinas de Orçamento, Contabilidade e Estratégia, permite um aumento considerável da sustentabilidade e qualidade na prestação do serviço.

No sétimo capítulo, Orçamento em Organizações de Saúde, demonstra que as organizações perenes e de sucesso contam com planejamentos, orçamentos e controles, e criam maior valor para os *stakeholders*. A medição só é efetiva a partir do momento em que a organização tem consciência sobre o seu destino, os recursos envolvidos e a jornada a cumprir. E isso vale para todas as organizações, com e sem fins lucrativos, grandes e pequenas, *startups* e veteranas.

O oitavo capítulo, Metodologias Ágeis e Gestão de Projetos, mostra que a gestão de projetos tem mudado muito ao longo dos anos, sendo introduzidas mudanças, inovações e flexibilidade aos processos. Esse fato traz mais agilidade, menos burocracia e maior fluidez. Isso é importante, uma vez que os projetos estão cada vez mais complexos, com prazos reduzidos frente às demandas do mercado e, por consequência, mais difíceis de serem gerenciados.

No nono capítulo, Dinâmica das Negociações, é lembrado que os paradigmas estão mudando, e, em todos os segmentos de nossa vida, seja pessoal, seja profissional, todos querem participar de decisões.

Negociar soluções, portanto, é uma atividade fundamental para a resolução dos conflitos, decorrentes das percepções diferenciadas por cada parte, em cada situação, e exige um grau de preparação que permita alcançarmos os nossos objetivos com o mínimo de concessões.

O décimo capítulo, Sustentabilidade em Organizações de Saúde, mostra que uma Organização sustentável é aquela que entende o negócio, como sendo economicamente viável, socialmente justo e ambientalmente responsável. Um negócio não pode ser apenas bom para os seus acionistas, precisa também o ser para o mundo. Deve buscar sustentar-se, perenizar-se, sem destruir a sociedade e o planeta.

O décimo primeiro capítulo, Tecnologias Convergentes em Gestão da Saúde, traz que a ambição não é cobrir todo o universo de Gestão de Informação na Área de Saúde, mas ater-se aos seus usos mais significativos, como as aplicações para Gestão de Clínicas, Laboratórios, Operadoras, Hospitalar, Jornada do Paciente, Protocolos, o potencial da "Internet das Coisas" (doravante IoT), *Big Data* e Inteligência Artificial. A área de Saúde tem inúmeros desafios, entre os quais, os custos crescentes e o risco a privacidade dos indivíduos, e esses podem ser diretamente endereçados pela Gestão de Informação.

No décimo segundo capítulo, Gestão da Cadeia de Suprimentos, mostra-se que essa é fonte de vantagem competitiva. Cada vez mais, as empresas se dão conta da importância que tem as funções envolvidas nessa atividade. A gestão da cadeia de suprimento abrange a gestão de todos os recursos de produção, demanda e aquisição de todas as empresas envolvidas na cadeia. Entretanto, parte significativa dos segmentos do mercado ainda não atua em consonância com as melhores práticas, perdendo oportunidades representativas de reduções de custos e aumento da competitividade.

O décimo terceiro capítulo, Enfoque Jurídico na Saúde, defende que o conhecimento da legislação das normas aplicáveis à área da Saúde, e a correta identificação dos riscos inerentes às atividades (clínicas, hospitais, laboratórios, operadoras e indústrias da saúde) são importantes e os gestores da área necessitam conhecê-las de modo a trabalhar em conjunto com o Departamento Jurídico. O assessor jurídico atua como um "clínico geral" do Direito e, sempre que necessário, direcionará questões aos advogados especialistas, para que, juntos, somados os conhecimentos e as especificidades sobre o negócio, aos conhecimentos específicos de cada área do Direito, construam a melhor e mais segura solução à Companhia.

O décimo quarto capítulo, Gestão Baseada em Evidências em Saúde, trata da Medicina Baseada em Evidências e como as pesquisas continuam evoluindo e a busca por caminhos para melhorar a qualidade de vida dos pacientes e os serviços prestados pelas Instituições de Saúde necessitam aprimoramento e acompanhamento constantes. A decisão clínica baseada em evidências tem três componentes indissociáveis: as evidências, as preferências do doente e a experiência do profissional de saúde. É fundamental ainda, que se tenha em mente, que não há respostas para tudo, devendo-se reconhecer que, dentro desse novo paradigma, lidamos diariamente com a incerteza, a qual fornece, justamente, o estímulo à pesquisa e à geração de novos conhecimentos na área.

O décimo quinto capítulo, Gestão da Jornada do Paciente, define a experiência do paciente, entende o conjunto de percepções e impressões que o cliente possui sobre um prestador de serviços, após relacionar-se com ele por meio dos seus pontos de contato, para obter a solução que precisa para resolver os seus problemas. A experiência é minimizar ao máximo o esforço do cliente/paciente/usuário, retirando obstáculos, frustrações, aborrecimentos, qualquer atrito, "dores" e facilitando a interação, buscando criar um vínculo emocional com a marca. O objetivo final é que nessa experiência ele tenha o melhor desfecho e satisfação com o serviço prestado.

No décimo sexto capítulo, Cuidados de Saúde Baseados em Valor, é tratado sobre a realidade brasileira, com custos em alta e receitas contingenciadas e como esse cenário eleva o risco de redução na qualidade dos serviços de saúde, evidenciadas pelas limitações nos acessos e pela fragilidade nos resultados. A estratégia do cuidado baseado em valor exigirá uma mudança importante na cultura organizacional dos serviços de saúde. Ao mudar conceitos como foco em tratamentos, pacientes, processos e custos culminando na medição de valor na saúde. Valor pode ser entendido como o conjunto de crenças e atitudes que um indivíduo possui que levam ao julgamento do que é importante ou, eventualmente, a importância e o significado da utilidade de algum elemento.

O décimo sétimo capítulo, Liderança Clínica e Melhores Práticas, mostra que a liderança clínica, especialmente no contexto atual do setor de saúde, apresenta-se como uma prática vital para as organizações, contribuindo para a segurança e qualidade na provisão do cuidado e impactando positivamente na percepção de valor por parte do paciente-cliente, ao verificar que as suas expectativas estão sendo atendidas ao longo de toda a trajetória de atendimento. Dentre os objetivos de sua atuação, o domínio dos conceitos apresentados neste livro, como: gestão baseada em evidências, jornada do paciente e cuidados baseados em valor, associados às melhores práticas de qualidade descritas neste capítulo, possibilitam que o líder assistencial conduza as organizações para um novo patamar, garantindo a excelência no cuidado, considerando a nova arquitetura do setor saúde.

O décimo oitavo capítulo, Assuntos Médicos na Indústria da Saúde, traz que assuntos médicos dentro da Indústria Farmacêutica e de Instrumentos Médicos vêm sofrendo intensa modificação nos últimos 50 anos. A fase inicial, na qual o apoio científico à corporação era o principal objetivo, trabalhando fortemente com informação médica de alta qualidade, treinamento de profissionais, revisão de materiais – os adequando à legislação sanitária e regulatória vigente e participando ativamente em estudos clínicos – principalmente os Fase IV. Com o passar dos anos, o profissional da Saúde vem se tornando um parceiro de negócios fundamental às corporações, com ações junto às Sociedades Médicas, líderes de opinião e prescritores, preparação de lançamentos e gestão de assuntos de alta complexidade relacionadas ao bom uso, uso adequado, no tempo e com a duração adequada de medicações e tecnologias cada vez mais específicas e sofisticadas

No décimo nono capítulo, Plano de Saúde – Regulação e Mercado, os números do setor mostram que 47,9 milhões de pessoas têm planos de saúde e 27,6 milhões de pessoas, planos odontológicos com taxas de cobertura de 25% e 14%, respectivamente. Desses, 19% dos beneficiários têm planos de saúde individuais. São 711 operadoras de planos de saúde e 260 operadoras de planos odontológicos em atividade, mais de 247 mil prestadores de serviços

O mercado de saúde suplementar está inserido no Sistema de Saúde Brasileiro cobrindo, aproximadamente, 25% da população e tem uma série de atores: operadoras, hospitais, clínicas, consultórios médicos, odontológicos, laboratórios, indústria farmacêutica, de materiais, insumos de saúde, empresas de consultoria, administração e auditoria especializada, além das fontes pagadoras – pessoas físicas ou jurídicas e regulatórias: o judiciário, Procons e agências governamentais. Conhecer esse universo e sua dinâmica é importante para os gestores de saúde de maneira geral.

O vigésimo capítulo, Plano de Negócios em Saúde, demonstra como se utilizar de todas as informações e ferramentas dos capítulos anteriores para escrever um Plano de Negócios, que também pode ser descrito como um roteiro para alcançar os objetivos de negócios de uma empresa, com o máximo de eficiência, seja ele uma nova empresa a ser constituída, ou, numa empresa já existente. Esse pode ser criado para alcançar objetivos diferentes. Entre eles, podemos citar: criar uma empresa ou divisão, buscar investidores, abrir o capital, estabelecer ações para fazer a empresa crescer, vender, comprar, privatizar ou internacionalizar.

Lançar um novo produto ou serviço, realizar um *spin-off* (transformar uma unidade de negócio em uma nova empresa), entre outros.

Esta edição é dedicada aos que buscam melhoria contínua e aos 2.260 alunos, profissionalizados, pelo MBA em Gestão de Clínicas Hospitais e Indústrias da Saúde, que certamente irão ajudar a transformar a gestão na área em nosso país.

Professora Doutora Adriana Maria André
Coordenadora Acadêmica Executiva
Fundação Getulio Vargas – FGV

Sumário

1 Estratégia Competitiva na Gestão em Saúde

Michel Leonardo Conte
Miguel Bernardo Alcobia Ribeiro

Introdução

Como ponto de partida e importante na contextualização, faz-se necessário um entendimento conceitual dos termos Planejamento e Gestão. São diversas as escolas, suas linhas de pesquisas, autores e publicações, além de dezenas de ferramentas de acompanhamento. Contudo, um debate prático e rotineiro nas organizações do mercado da saúde, no Brasil e no mundo, será considerado, defendendo sua aplicabilidade, e não exatamente, uma visão binária do certo e do errado.

Organizações são "organismos" vivos e mutáveis e que o tempo todo em sua existência, exigem de seus líderes um olhar atualizado, factual e pragmático, sobre como e quando explorar o potencial do negócio, analisar os impactos dos ambientes externo e interno nas tomadas de decisão, por elaborar e engajar seus times à Missão e Visão de futuro da Organização, definindo o conjunto de competências internas necessárias na elaboração de um Planejamento Estratégico razoável aos objetivos de mercado ambicionados. Adicionalmente, materializado por parâmetros de avaliação de seus indicadores de *performance* ao longo do tempo.

Estratégia e planejamento (conceitos)

Estratégia é uma palavra com origem no termo grego *strategia*, que significa plano, método ou manobras usados para alcançar um objetivo ou resultado específico.

Conceitualmente, a Estratégia é o conjunto de decisões que definem o posicionamento de indivíduos ou organizações no ambiente e referencialmente àqueles que nele atuam (*stakeholders*).

Planejamento é o dimensionamento de esforços para executar estratégias e gerar resultados projetados, o que implica um processo ordenado de comunicação e tradução das estratégias para os diversos atores envolvidos.

O Planejamento Estratégico é essencial e importante porque serve como um "GPS" para todas as ações que serão feitas durante um determinado período na empresa. Ele auxilia na administração da quantidade de tempo, dos recursos e energia investidas na execução da estratégia. Ademais, também auxilia a reconhecer desafios e oportunidades de melhorias de processos. Como prever o futuro de uma organização em seu mercado de atuação? Como planejar seus objetivos, ações, investimentos em impactos ao longo de três, cinco ou dez anos? Quais os dados necessários para essa elaboração de visão de futuro? Esses são apenas alguns dos questionamentos mais frequentes na mente dos gestores e que necessitam de movimentos internos de engajamento dos colaboradores, visando a sustentabilidade das organizações e ao final do dia, entregarmos os melhores resultados e valores aos interessados em curto, médio e longo prazo.

Obviamente, o mundo é extremamente dinâmico e veloz, impulsionado por mudanças no ambiente externo que motivam um olhar constante sobre o desenvolvimento tecnológico dos negócios, a integração da estratégia interna e ao mercado, definindo toda a vantagem competitiva existente frente aos concorrentes diretos e indiretos, delineando o papel dessa organização dentro do setor, de um segmento específico e a sociedade em geral, influenciando hábitos e atitudes dos consumidores.

No mercado da saúde, especialmente em clínicas, hospitais, laboratórios, operadoras e indústrias, a necessidade de investimentos em tecnologia está frequentemente ligado à complexidade e normas regulatórias inerentes ao *business*. Essas influenciam de maneira direta, em pesquisa e desenvolvimento de soluções, em toda cadeia de custos, na precificação e na entrega de valor, que de fato, definem o posicionamento mercadológico (ofensivo e/ou defensivo) de uma organização, bem como suas vantagens competitivas mais relevantes frente aos seus competidores.

A formulação e a implementação de estratégias se concretizam, necessariamente, pelo envolvimento dos diversos níveis da organização, assim como um processo contínuo de comunicação interna. Alinhar e engajar são atitudes da liderança, em seus diversos níveis, Diretoria, Gerência, Coordenação e Supervisão.

Estratégia é a rota em que a empresa caminhará para alcançar sucesso empresarial e deve respeitar os seguintes preceitos:

- Ser baseada nos resultados da análise do mercado e da empresa.
- Criar vantagem competitiva.
- Ser viável e compatível com os recursos da empresa.
- Promover o envolvimento e compromisso das pessoas.
- Obedecer aos princípios/valores da empresa.
- Ser criativa e inovadora.

E de fato, atuando diretamente sobre os seguintes pilares estratégicos:

- Rentabilidade: equalizando investimentos e retornos, visando a distribuição racional de lucro aos acionistas e interessados, permitindo reinvestimentos.
- Crescimento: desempenhar positivamente nas vendas, gerir ativos e capitais, influenciando no valor da empresa ao longo do tempo.
- Inovação: seja essa disruptiva ou incremental, mas que permita a renovação das ofertas (produtos e serviços) e adequação às necessidades dos clientes.
- Sustentabilidade: gerenciando estrategicamente a saúde financeira da empresa.

As diversas escolas de pensamento estratégico podem ser classificadas, basicamente, em dois grandes grupos: as escolas do Diagnóstico e as escolas da Invenção.

As escolas do Diagnóstico podem ser referidas a Igor Ansoff (1965)[1], com *Corporate Strategy*, Michael Porter (1980)[2], com *Estratégia Competitiva*, e até Hitt, Ireland e Hoskisson (2008)[3], com *Administração Estratégica*.

As escolas do Diagnóstico usam algum instrumento de análise para apoiar a formulação da estratégia, como a matriz BCG, as 5 Forças do Porter ou a análise SWOT. Um dos problemas dessas escolas é estarem focadas na própria organização, baseando sua estratégia na análise do que ocorreu. Os resultados, se positivos, levam a organização a tornar-se mais competitiva em relação aos seus concorrentes; isso é, a fazer mais, ou melhor, daquilo que já fazem.

As escolas da Inovação podem ser referidas a Hamel e Prahalad (2004)[4], a Kim e Mauborgne (2005)[5] e a Davenport, Leibold e Voepel (2006)[6]. Elas usam a intuição e a imaginação para criar o futuro.

Hamel e Prahalad (2004)[4] definem uma "Intenção Estratégica", representando um senso de direção, descoberta e destino, uma ambição, um comprometimento e uma visão de longo prazo. Em seguida definem uma "Arquitetura Estratégica", baseada nas descontinuidades do setor, nas competências essenciais possuídas ou a adquirir, nas necessidades dos clientes potenciais etc., ajustando a intenção estratégica com a organização.

Kim e Mauborgne (2005)[5] propõem que se crie um novo mercado e se torne a concorrência irrelevante. Eles definem esse novo mercado como um "oceano azul", em contraposição ao "oceano vermelho" no qual os concorrentes estão "sangrando" das lutas entre eles e avermelhando o oceano.

Eles propõem a "Inovação de Valor" como "pedra angular da estratégia do oceano azul", ao obter-se, ao mesmo tempo, "economias de custo mediante a eliminação e redução dos atributos da competição setorial" e aumento do "valor para os compradores ampliando-se e criando-se atributos que nunca foram oferecidos pelo setor".

Davenport, Leibold e Voepel (2006)[6] sugerem uma abordagem estratégica e instrumentos para uma "inovação dinâmica das competências". Eles acreditam que a economia global já passou do ponto de virada de uma era industrial, com a lógica centrada nos bens, para uma era da inovação, com a lógica centrada nos serviços, e denominada "economia da inovação". Os requerimentos-chave para a economia da inovação são: a visão interna (*insight*) e a visão externa (*foresight*) nas mudanças globais em todos os níveis da sociedade, com imaginação e instinto para inovação; a mentalidade de cocriação, com todos os envolvidos no negócio; uma inovação ampla em todos os aspectos do negócio, e não apenas na área de pesquisa e desenvolvimento (P&D); e uma habilidade de efetuar mudanças culturais e liberar energia na organização para inovações contínuas e descontínuas, com foco simultâneo na eficiência e eficácia de modelos de negócios provados.

Formulação e/ou revisão da estratégia

A seguir, os principais pontos a serem considerados na formulação da estratégia e podem servir como ferramenta metodológica para sua construção.

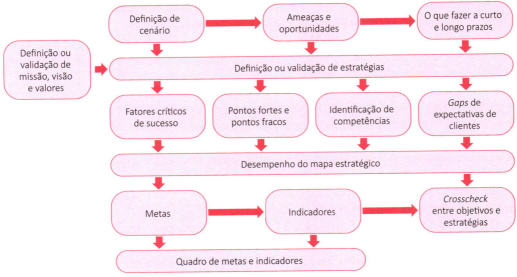

Figura 1.1 – *Principais pontos a serem considerados na formulação da estratégia.*
Fonte: Santos D S.; Lemos P M. Planejamento e Gestão Estratégia de Clínicas e Hospitais in André A M. Gestão Estratégica de Clínicas e Hospitais, 2 ed. São Paulo: Ed. Atheneu; 2014.

A formulação estratégica, necessariamente passa por compreendermos por "quem somos" e para "onde queremos ir".

Sendo assim, elaborar e validar a Missão e Visão de Futuro são fundamentais para isso.

Missão: o propósito de existência da organização

A Missão de uma organização é o propósito de existência dela, ou seja, sua razão de ser.

Se uma empresa não entende sua razão de existência, não conseguirá definir uma estratégia de posicionamento ou de crescimento de mercado.

A declaração de missão serve a todos colaboradores como base para a construção da estratégia (com objetivos, indicadores e metas). Uma boa definição de missão deve conter e deixar claro, o benefício gerado pela empresa para o seu público-alvo. A empresa deve existir, não para produzir um determinado produto ou ofertar um determinado serviço, mas sim, para entregar os benefícios de seus produtos e/ou serviços ao seu público-alvo.

Para ser uma boa definição de missão, essa deve ser inspiradora, colaborativa e desafiadora, no sentido de que haja engajamento pleno de seus colaboradores e parceiros, comprometidos em levar um benefício, cada vez melhor, para um maior número de clientes e parceiros (público-alvo).

A declaração da missão deve ser prática para que seja lembrada, vivenciada e transmitida por todos os envolvidos com o negócio (*stakeholders*). Na essência, deve servir como um mantra, uma crença que orienta a existência da organização.

Visão: situação futura desejada pela organização

Imediatamente, após a definição de Missão, é o momento da empresa determinar sua Visão de Futuro, para os objetivos de negócios em que ela atua ou prospecta, em médio e longo prazo.

Segundo Chiavenato (2014)[7], é o "sonho de realidade futura da organização", servindo como direção corporativa suprema, de onde queremos chegar, do que queremos alcançar e para onde queremos ir, enquanto organização constituída.

Os Valores de uma organização são inegociáveis, dentro e fora das mesmas, pois regem suas práticas, no sentido da ética e da conformidade, no mundo dos negócios.

Caso Hospital Quatro de Abril

Vejamos a seguir, o caso do Hospital Quatro de Abril, que sob sua Missão, Visão e Valores tem um olhar especial para a "atenção ao ser humano em primeiro lugar".

Visão: ser um hospital de referência, que inspire confiança por meio da excelência e alta *performance* no acolhimento às pessoas e na prestação de serviços à saúde.

Missão: valorizar a vida das pessoas mediante a evolução da qualidade assistencial e da gestão praticada em nosso hospital.

Valores: "a atenção ao **ser humano** em primeiro lugar!". Esse é o princípio que norteia nossos valores.

Competências essenciais adotadas pelo Hospital Quatro de Abril:

- **Ética**: convivemos e nos relacionamos de maneira íntegra e honesta com todos. Inspirados e orientados pelo nosso Código de Ética e Conduta, zelamos pela reputação da empresa, colocando o interesse coletivo acima da ambição pessoal.
- **Hospitalidade**: estabelecemos confiança e respeito no convívio com outras pessoas e nas informações que transmitirmos. Garantimos uma experiência segura, eficiente, acolhedora, com empatia e conveniência para todas as pessoas com quem nos relacionamos, e, especialmente, com pacientes e familiares.
- **Colaboração**: contribuímos para um ambiente colaborativo. Sabemos trabalhar em equipe, criticamos e aceitamos críticas com serenidade. Somos acessíveis, conquistamos apoio e confiança por sabermos gerar soluções em conjunto, dentro e fora da estrutura à qual nos encontramos vinculados.
- **Excelência**: demonstramos excelência na assistência, execução, eficiência de custos, qualidade e segurança. Cuidamos das grandes iniciativas e dos pequenos detalhes com a mesma obstinação.
- **Segurança**: focamos na segurança das pessoas e colocamos a vida em primeiro lugar. Compreendemos a segurança em sua totalidade e praticamos os seus princípios em tudo que fazemos. Cuidamos da imagem, do patrimônio e das informações da empresa, assegurando-lhes integridade e preservando seu valor.

Uma vez entendido o porquê da existência da empresa e o que a empresa quer ser, faz-se necessário a análise dos seguintes pontos:

- Entender o cenário (ambiente externo).
- Quais são as ameaças e oportunidades que esse ambiente pode provocar.
- Definição dos objetivos estratégicos de curto, médio e longo prazo.

Tipos de estratégias

Diferenciação

A diferenciação é uma estratégia que permite uma organização ter vantagem competitiva contra seus concorrentes. A diferenciação pode ser baseada no produto, no mercado ou no custo.

Tabela 1.1 Tipos de diferenciação		
DIFERENCIAÇÃO POR PRODUTO	**DIFERENCIAÇÃO POR MERCADO**	**DIFERENCIAÇÃO POR CUSTOS**
• Capacidade tecnológica • *Expertise* clínica • Nome/imagem • Rede de distribuição • Modelo de negócio	• Segmentação • Linha de produto focada • Geografia	• Eficiência operacional • Controle de despesas • Curva de experiência • Subvenção do governo

Fonte: Elaborada pelos autores, 2022.

Inovação

Uma inovação disruptiva, geralmente, tem atributos que oferecem uma vantagem diferencial em relação aos outros produtos no mercado, e são, frequentemente, mais baratos, simples e convenientes.

Tabela 1.2 Tipos de inovação	
INOVAÇÃO SUSTENTADORA	**INOVAÇÃO DISRUPTIVA**
Uma inovação que resulta em uma melhoria incremental de um produto ou serviço existente.	Uma inovação que substitui a tecnologia existente e redefine as trajetórias de *performance*, gerando valor mais valor para seus usuários.

Fonte: Elaborada pelos autores, 2022.

Processos e custos

A melhoria de processos internos ajuda organizações a reduzir custos e melhorar serviços. Essa estratégia é comum em mercados maduros. As melhorias de processo e redução de custos poderão ser mais ou menos visíveis.

Tabela 1.3 Tipos de valor	
VALOR INVISÍVEL	**VALOR VISÍVEL**
Melhorias no treinamento de recepcionistas	Redução no tempo de espera
Investimento em sistema informatizado para gestão de agendamentos	Ganhar economias de escala e renegociar contratos com fornecedores

Fonte: Elaborada pelos autores, 2022.

Crescimento

PRODUInhalt**Tabela 1.4** **Matriz de oportunidades de crescimento**		
PRODUTO/SERVIÇO	MERCADO EXISTENTE	MERCADO NOVO
Oferta existente	Penetração de mercado	Desenvolvimento de mercado
Oferta nova	Desenvolvimento de produto	Diversificação

Fonte: Elaborada pelos autores, 2022.

Penetração no mercado

O aumento de volume por meio de aumento de penetração de mercado é uma estratégia de crescimento, que envolve o aumento de vendas de produtos ou serviços no mercado que a organização já atua. Uma estratégia boa quando o mercado está forte e crescendo.

A execução dessa estratégia pode ser realizada, fazendo: atração de novos clientes pode ser feita por meio de precificação competitiva; distribuição intensiva do produto (abertura de novas filiais no mesmo mercado, aumento de canais de distribuição); e promoção agressiva.

Novos mercados e geografias

O aumento de volume por meio de desenvolvimento de mercados é uma estratégia de crescimento, que envolve o início de venda dos seus produtos e serviços em novos mercados. Trata-se de uma estratégia boa quando o mercado existente tem pouco crescimento, e ganhos em fatia de mercado seriam difíceis devido a concorrentes fortes. A execução dessa estratégia pode ser realizada, fazendo: oferecimento de produtos ou serviços em regiões novas; aquisições em novas áreas geográficas, para rapidamente ganhar volume e participação de mercado; e expandir as forças de marketing para focar em novos segmentos do mercado.

Novas ofertas

A estratégia de crescimento por desenvolvimento de produtos envolve o oferecimento de novos produtos para um mercado existente. Trata-se de uma estratégia boa quando a organização tem uma base de clientes robusta e quer fidelizar essa base com novos serviços ou melhorias de qualidade. A execução dessa estratégia pode ser realizada, fazendo: verticalização, incorporando na sua oferta produtos ou serviços que foram oferecidos antigamente por outros.

A verticalização a montante é a incorporação de serviços oferecidos por seus fornecedores. Enquanto a verticalização a jusante é a incorporação de serviços oferecidos por seus distribuidores (aproximação ao consumidor final).

Diversificação

A estratégia de crescimento por diversificação envolve o oferecimento de novos produtos para um novo mercado. É uma estratégia boa quando o mercado tradicional tem pouco crescimento ou quando existem mudanças fundamentais que criam riscos para ficar no mesmo mercado.

Para ter sucesso em diversificação, a empresa deve estar capaz de identificar suas forças e achar oportunidades de diversificação onde suas competências podem trazer sinergias e oferecer uma vantagem competitiva.

Uma aliança estratégica ou *joint venture* pode ajudar a empresa a seguir uma estratégia de diversificação, quando as barreiras de entradas da diversificação são altas.

Consolidação

Em algumas situações, uma estratégia de consolidação deve ser avaliada, permitindo a concentração em segmentos menores de mercados, produtos ou serviços. Quando o mercado está em uma fase de consolidação, os produtos e serviços oferecidos estão em uma fase *Dog* (cachorro) ou *Cash Cow* (vaca leiteira) – matriz BCG. Fusões e aquisições são comuns para reduzir a estrutura de custos fixos. Uma estratégia voltada para melhoria de processos e foco na redução de custos é adequada quando o mercado está consolidado e o crescimento das vendas é reduzido.

Desinvestimento

Em algumas situações, uma estratégia de Desinvestimento deve ser avaliada, permitindo a concentração em segmentos menores de mercados, produtos ou serviços. A venda de uma linha de negócios, ou desinvestimento deve ser feito quando é avaliado que não existem sinergias entre essa linha de negócios e o negócio principal da empresa.

Se a gama de produtos ou serviços oferecida em uma linha de negócios é grande ou quando alguns produtos não são rentáveis, a empresa pode cortar a linha de negócios para focar os esforços nos produtos principais.

Quando um mercado não interessa mais à organização, ela pode adotar uma estratégia de colheita (gradualmente retirar suporte para reduzir demanda) ou abandonar o mercado completamente.

Blue Ocean *(oceano azul)*

Blue Ocean é um espaço de mercado desconhecido. Por oposição, o *Red Ocean* é um espaço de mercado existente (o "vermelho" representa o sangue dos concorrentes lutando para participação de mercado).

Uma estratégia *Blue Ocean* foca na criação de demanda em um mercado novo. Um exemplo é telemedicina. Ela é uma nova abordagem do mercado.

O princípio é que quem cria e define um mercado novo tem mais a ganhar do que quem entra em um mercado que já tem concorrência

Ferramentas estratégicas

Para o desenho e implementação da estratégia existem ferramentas que são fundamentais. A análise SWOT, o modelo das 5 Forças de Porter, o *Canvas* e o *Balance Score Card*. A seguir, a apresentação de cada uma dessas ferramentas.

Análise SWOT

A análise SWOT consiste em quatro pilares fundamentais. As oportunidades e ameaças do mercado, *versus* os pontos fortes e fracos da empresa para explorar essas oportunidades e evitando as ameaças.

Forças (*Strengths*)	Fraquezas (*Weaknesses*)
As forças são sempre da empresa. Podem ser financeiras (elevada capacidade de investimento); RH (recursos Humanos qualificados); posicionamento no mercado (força no mercado); experiência; produtos e serviços diferenciadores etc.	**As fraquezas são sempre da empresa**. Podem ser: a falta de experiência no mercado; a falta de RH experientes; a falta de produtos diferenciadores etc.
Oportunidades	**Ameaças (*Threats*)**
As oportunidades são do mercado. Pode ser um mercado em crescimento; um mercado com poucos concorrentes; um mercado de elevado valor acrescentado; um mercado com muitas barreiras à entrada etc.	**As ameaças são do mercado.** Pode ser um mercado em declínio; um mercado com muitos concorrentes; um mercado de baixo valor acrescentado; um mercado com poucas barreiras à entrada etc.

Figura 1.2 – *SWOT.*
Fonte: Adaptada pelo autores; 2022.

Canvas (tela)

O *Business Model Canvas* é um modelo de gerenciamento estratégico e de inicialização enxuta para desenvolver novos ou documentar modelos de negócios existentes. É um gráfico visual, com elementos que descrevem a proposta de valor, a infraestrutura, os clientes e as finanças de uma empresa ou produto. Ajuda as empresas a alinhar suas atividades ilustrando possíveis *trade-offs*.

Os nove "blocos de construção" do modelo de *design* de negócios, que passou a ser chamado de *Business Model Canvas* foram, inicialmente, propostos em 2005, por Alexander Osterwalder. Desde o lançamento do trabalho de Osterwalder, por volta de 2008, novas telas para nichos específicos surgiram.

- **Principais parcerias:** definir quais são as parcerias estratégicas que podem alavancar o negócio. Essas parcerias podem ser com clientes, fornecedores ou outras entidades que podem ajudar a alavancar o negócio.
- **Atividades-chave:** em vez de identificar todas as atividades, o objetivo é identificar uma ou duas atividades que são realmente chave, nessa proposta de valor.
- **Recursos:** quais são os ativos chave da proposta de valor? Podem financeiros, recursos humanos, qualidade, imagem no mercado e outros. É aquilo que uma organização possui e que as outras não possuem.
- **Proposta de valor:** qual o diferencial face aos concorrentes? É aquilo que nos diferencia dos nossos concorrentes. Pode ser o produto, pode ser o modelo de negócio e pode ser o mercado.
- **Relacionamento com clientes:** como reforçar a relação com os clientes? Ao contrário das outras ferramentas, essa ferramenta dá um enfoque especial ao modo de como a organização relaciona-se com os seus clientes. Pode ser o contato físico, pode ser pelo uso de mídias sociais, que nos permite ter um contato personalizado.
- **Canais:** como divulgar produtos e serviços? Cada vez mais, a internet tem um papel relevante na divulgação da proposta de valor.
- **Segmentos de clientes:** quais os segmentos de mercado que pretendemos atingir? Podem ser geografias que, hoje, a organização não atinge, podem ser canais que a organização, hoje, não usa.
- **Receitas:** quais são as fontes de receita? Podem ser mensalidades, pode ser publicidade ou a receita proveniente da venda direta.
- **Custos:** quais são os principais custos relacionados com a proposta de valor. Não se trata de identificar todos os custos, mas sim, a natureza dos principais.

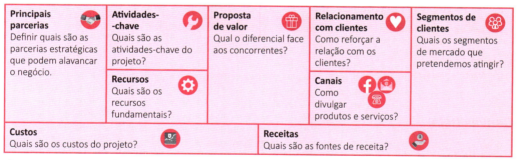

Figura 1.3 – *Business Model Canvas.*
Fonte: Elaborada pelos autores; 2022.

Modelo de Porter

São diversos os métodos ou maneiras utilizadas para a definição e/ou validação de uma estratégia, mas segundo Porter (1979)[8], o modelo das 5 Forças é altamente eficaz nesse processo de construção.

Sob o modelo das 5 Forças de Porter é possível a análise da competição entre as empresas e de um mesmo ou mais mercados e segmentos. Na atualidade, ainda é uma das metodologias mais utilizadas nas corporações, pelo fato de sua simplicidade e aplicabilidade prática na avaliação do ambiente, no qual a empresa está competindo.

Mudanças na dinâmica de mercado exercem influência direta sobre uma ou mais forças da matriz de Porter e, claro, requerem constante atualização ou novas análises, por parte dos gestores.

As 5 Forças de Porter são:

- **Rivalidade entre os concorrentes:** para a maioria das indústrias ou prestadores de serviços (p. ex.: clínicas, hospitais, laboratórios e operadoras) esse é o principal determinante da competitividade do mercado. Às vezes, rivais competem agressivamente, não só em relação ao preço do produto ou serviço, como também, em inovação, marketing etc.

  É importante seus gestores entenderem as seguintes variáveis:
  - Número de concorrentes.
  - Taxa de crescimento da indústria.
  - Diversidade de concorrentes.
  - Poder de negociação dos clientes.

- **Poder de negociação dos fornecedores:** pode ser encontrado, também descrito como mercado de insumos, por outros autores. Fornecedores de matérias-primas, componentes e serviços para a empresa podem ser uma fonte de poder.

  Fornecedores podem recusar-se a trabalhar com a empresa ou, p. ex., cobrar preços excessivamente elevados para recursos únicos, especialmente quando não há o devido alinhamento e engajamento entre as partes em suas estratégias.

  Dessa maneira, devem-se considerar os seguintes aspectos:
  - Grau de diferenciação dos insumos em geral.
  - Custo dos fatores de produção em relação ao preço de venda do produto.
  - Depender de um único fornecedor é uma fragilidade para a empresa, trazendo maior vulnerabilidade em caso de crise, falência ou mesmo, quando esse fornecedor não tem em sua gestão, o controle de ponta-a-ponta, levando ao repasse de preço, custos operacionais mais altos, por exemplo.

- **Ameaça de entrada de novos concorrentes:** muitas empresas entram no mercado com a ambição de conseguir uma fatia (*market share*) de um setor e frequentemente recursos substanciais. Caso haja barreiras de entradas que possam dificultar a sua inserção, fica mais difícil a sua fixação no mercado: a ameaça de entrada é pequena.

  Com a ajuda de barreiras ficará muito difícil para o concorrente "roubar" os melhores clientes, assim caso o faça, ficará com os piores clientes, portanto, pensará duas vezes antes de entrar no novo mercado.

  Alguns exemplos dessas ameaças:
  - A existência de barreiras de entrada (patentes, direitos etc.).
  - Acesso aos canais de distribuição.
  - Diferenciação dos produtos ou serviços.
  - Exigências de capital.

    – Políticas governamentais.

    – Marca forte.

    – Vantagens absolutas de custo.

- **Ameaça de produtos substitutos:** a existência de produtos (bens e serviços) substitutos no mercado, que desempenham funções equivalentes ou similares, é uma condição básica de barganha, que pode afetar as empresas. Assim, os substitutos (bens ou serviços) podem limitar os lucros em tempos normais, como também, podem reduzir as fontes de riqueza que a indústria pode obter em tempos de prosperidade.

  Outro fator é que o produto ou serviço comercializado ou produzido pela empresa possa tornar-se obsoleto com o tempo. Para isso não ocorrer é preciso investir em avanços tecnológicos, produzir um derivado ou mesmo um novo produto. A organização deve ficar atenta às novas mudanças/tendências do mercado/produto. Caso não seja tomada nenhuma atitude, a tendência é que concorrência venha a adquirir parte do mercado da empresa analisada.

- **Poder de negociação dos clientes:** cada vez mais, os clientes exigem bens e serviços de alta qualidade por um menor preço, com valores agregados maiores. Entender esse ambiente é um fator crítico na busca do sucesso. A capacidade dos clientes de colocar a empresa sob pressão pode afetar a sensibilidade à evolução dos preços.

  Uma vez concluída a análise do ambiente, por meio das 5 Forças de Porter, é importante entender quais são os "Fatores Críticos de Sucesso", para que a empresa obtenha êxito no seu segmento de atuação.

Segundo Daniel (1961)[9], os FCS derivam da análise das forças atuantes no setor e definem os elementos sobre os quais se baseará a concorrência do setor. Na busca dos FCS é vital adotar a ótica do cliente. Além de tudo, é de suma importância monitorarmos a mudança e o peso dos FCS no decorrer do tempo para o setor em análise, mantendo a razão e a relação de causa e efeito dos mesmos.

Perguntas que devem ser respondidas, nos servindo como guia na elaboração dos fatores críticos de sucesso:

- O que é crítico sob a ótica do cliente?

As funções, necessidades e/ou benefícios esperados, visando fidelidade ou preferência pelos nossos produtos e/ou serviços.

- O que é crítico para a competição no setor econômico em análise?

Para evitar a concorrência; para diminuir os impactos do confronto com a concorrência.

- O que é crítico na relação com os fornecedores?

Para diminuir o poder de barganha; para criar/fortalecer parcerias.

- O que é crítico para estender a vida do produto/serviço no mercado?

Para contrastar a presença de produtos substitutos (novas tecnologias, novas necessidades atendidas etc.).

A seguir, e não menos importante, veremos que para uma boa definição de competências necessárias, toda organização deve passar pelo processo de entendimento das competências, já existentes, as quais, nos servirão como base/sustentação da Estratégia Empresarial.

Entender e definir competências organizacionais

O conjunto de competências institucionais (da empresa) e individuais (de cada colaborador) define uma organização.

Competências Institucionais são as habilidades corporativas que exercem ação sobre processos; técnicas; fluxos da organização; produtos e serviços; e sociais.

Competências Individuais são aquelas que se ligam às atitudes e práticas dos Colaboradores, no sentido de um saber agir de maneira responsável e reconhecida, que implica mobilizar, integrar, transferir conhecimentos, recursos e habilidades, que agreguem valor econômico à organização e valor social ao indivíduo.

O próximo passo é garantir que a estrutura organizacional reflita ou facilite a estratégia da companhia.

Estrutura organizacional como pilar da estratégia

Quando nos perguntamos sobre qual é a estrutura ideal de uma organização, a fim de que essa sustente as estratégias adotadas por ela, devemos considerar quatro pilares como fundamentais:
- Pessoas.
- Processos.
- Infraestrutura.
- Estrutura organizacional.

Cada um desses quatro elementos tem sua devida importância e particularidades dentro de uma organização da saúde.

Pessoas estão sempre em primeiro lugar e são aquelas que, de fato, executam as ações táticas que suportam a Visão de Futuro da organização.

Processos claros, bem estruturados e melhorados frequentemente, ancorados por uma **Infraestrutura** adequada de instalações, maquinários e sistemas, quando bem organizados e geridos por uma **Estrutura Organizacional** ética e ativa, tendem a operacionalizar de formal ágil suas tomadas de decisões sobre os diversos processos, que resultarão em números mais expressivos e duradouros para sustentabilidade da empresa.

A **Estrutura Organizacional** de uma empresa deve facilitar o processo de comunicação, deve ter em suas áreas de negócio ou estruturas, foco principal na execução da estratégia e deve, finalmente, garantir um processo transparente entre as diversas áreas.

Transparência, **Equidade**, **Prestação de Contas** e **Responsabilidade Corporativa** são princípios base de uma boa governança.

Envolvimento e comprometimento

O comprometimento organizacional é um tema-chave para o sucesso de qualquer organização, reforçando toda a importância e protagonismo das Pessoas (colaboradores) sobre as conquistas e resultados nas empresas.

13

Colaboradores, quando engajados com os objetivos e metas corporativas demonstram maior nível de comprometimento coletivo e, consequentemente, produzem mais e melhor.

O comprometimento organizacional é consequência dessa relação, entre uma determinada empresa e um colaborador (ou grupo de colaboradores), estabelecido por meio de metas, objetivos claros e compromissos de ambas as partes.

Quando um colaborador ou um grupo de colaboradores acreditam na Missão e na Visão, bem como, vivenciam os Valores da empresa, seus resultados tendem a ser extraordinários e positivos. Obviamente, que esses necessitam de uma boa combinação de competências, atitudes, investimentos, processos, comunicação, entre outros.

Comunicação Interna tem um papel essencial e muitas organizações já tratam esse tema como uma área ligada ao RH e/ou diretamente a presidência da companhia.

Um bom plano de comunicação interna deve garantir os seguintes pontos relevantes:

- Ter na figura do colaborador, o principal disseminador dos valores da marca e da empresa.
- Conquistar o nível de comprometimento desejado, informando, orientando e esclarecendo aos colaboradores todos os aspectos da atuação e do desempenho da empresa.
- Consolidar o papel do "gestor comunicador".

Desdobramento, plano de ação e avaliação (BSC – *Balanced Scorecard*)

Como visto, anteriormente neste capítulo, a definição da estratégia, o entendimento das competências e a construção ou adequação de uma determinada estrutura organizacional são de fato, temas relevantes na agenda dos Gestores da Saúde. Mas, nada pode ser materializado se não for mensurado, e para isso, o *Balanced Scorecard* (BSC) é uma ferramenta poderosa e amplamente utilizada pelas empresas do segmento da saúde.

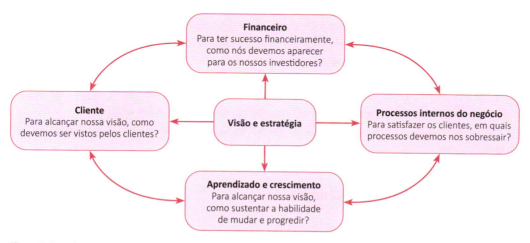

Figura 1.4 – Balanced Scorecard *como estrutura para ação estratégica.*
Fonte: Kaplan, R S., and Norton, D P. *The Balanced Scorecard*. USA: Harvard Business Review Press; 1996.

Balanced Scorecard é uma metodologia disponível e aceita no mercado, desenvolvida pelos professores da Harvard Business School, Robert Kaplan e David Norton, em 1992[10]. Os métodos usados na gestão do negócio, dos serviços ou infraestrutura, baseiam-se normalmente em metodologias consagradas que podem utilizar a TI (tecnologia da informação) e os *softwares* de ERP (*Enterprise Resource Planning*) como soluções de apoio, relacionando-a a gerência de serviços e garantia de resultados do negócio.

Dessa maneira, *Balanced Scorecard* é uma metodologia que auxilia a efetuar o seguimento da implantação da estratégia.

Perspectiva financeira

O BSC deve contar a história da estratégia, começando pelos objetivos financeiros de longo prazo e relacionando-os às ações que precisam ser tomadas em relação às demais perspectivas, para que o desempenho econômico seja alcançado no longo prazo. É necessária a preocupação da empresa na visão do cliente, identificando suas necessidades, anseios e conquistando a fidelidade dos clientes existentes e buscando novos clientes.

Perspectiva dos clientes

A perspectiva dos clientes do BSC traduz a missão e a estratégia da empresa, em objetivos específicos, para segmentos focalizados, que podem ser comunicados a toda a organização. Além disso, permite a clara identificação e avaliação das propostas de valor dirigidas a esses segmentos.

Perspectiva dos processos internos

Constitui-se na análise dos processos internos da organização, incluindo a identificação dos recursos e das capacidades necessárias para elevar o nível interno de qualidade. Contudo, cada vez mais frequentemente, os elos entre os processos internos da companhia e os de outras, das companhias colaboradoras, estão muito unidos, a ponto de exigirem que também sejam considerados.

O BSC considera os processos internos de toda a cadeia de valor da empresa e inclui o processo de inovação, de operações e de pós-venda.

Perspectiva do aprendizado e crescimento

O objetivo dessa perspectiva é oferecer a infraestrutura que possibilita a consecução de objetivos ambiciosos nas outras perspectivas.

A habilidade de uma organização em inovar, melhorar e aprender relaciona-se diretamente com seu valor. Essa perspectiva apresenta objetivos voltados à capacidade dos colaboradores, dos sistemas de informação e à motivação e alinhamento.

Importante considerar os seguintes aspectos, para que o planejamento e uso da ferramenta *Balanced Scorecard* tenham sucesso:

- O processo de execução do Planejamento Estratégico (PE) e BSC devem ser totalmente integrados e sistemáticos.
- O conhecimento da metodologia BSC deve atingir todos os níveis da organização.
- A **comunicação** sobre o *status* do PE e BSC deve atingir todos os níveis da organização e utilizar a linguagem apropriada.
- As reuniões gerenciais e com o restante da organização devem utilizar a metodologia BSC.
- As iniciativas devem estar relacionadas ao sucesso do cliente e da organização.
- As Ferramentas de manipulação de dados devem ser adequadas e eficientes, apoiando o uso da metodologia BSC.
- As ações e informações geradas devem ser concisas e seguras – "credibilidade".
- Utilizar o conhecimento gerado nas tomadas de decisões.
- "Reconhecer" desempenhos acima da média (individuais e coletivos).

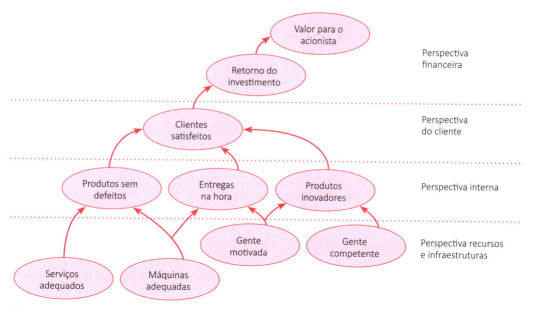

Figura 1.5 – Balanced Scorecard *e suas perspectivas e objetivos.*
Fonte: Kaplan, R S., and Norton, D P. The Balanced Scorecard. USA: Harvard Business Review Press; 1996.

Conclusão

A gestão estratégica se faz indispensável para o sucesso de uma organização. Especialmente em tempos de crise, onde a sustentabilidade das organizações no longo prazo está diretamente impactada por fatores externos e na maioria das vezes, por decisões fora do nosso controle, um planejamento estratégico efetivo, como ferramenta gerencial é capaz de definir e alcançar todos os objetivos estipulados pela organização.

Você, gestor de uma organização do setor da saúde, necessita estar sempre atualizado sobre as tendências e oportunidades de mercado, obviamente, além de compreender bem todo o operacional e conjunto de processos da empresa, para então, identificar de maneira adequada como a empresa deseja alcançar esses objetivos.

Referências bibliográficas

1. Ansoff HI. A nova estratégia empresarial. São Paulo: Atlas, 1990.
2. Porter M. Vantagem competitiva: criando e sustentando um desempenho superior. Rio de Janeiro: Campus, 1996.
3. Hitt MA, Ireland RD, Hoskisson RE. Administração estratégica. São Paulo: Cengage, 2008.
4. Hamel G, Prahalad CK. Competindo pelo futuro: estratégias inovadoras para obter o controle do seu setor e criar os mercados de amanhã. Rio de Janeiro: Campus, 1995.
5. Kim WC, Mauborgne R. A estratégia do oceano azul. Estados Unidos: Harvard Business review Press, 2005.
6. Davenport TH, Leibold M, Voepel S. Strategic management in the innovation economy: strategic approaches and tools for dynamic innovation capabilities. Estados Unidos: Wiley, 2005.
7. Chiavenato I. Administração nos novos tempos. São Paulo: Manole, 2014.
8. Porter M. Vantagem competitiva: criando e sustentando um desempenho superior. Rio de Janeiro: Campus, 1996.
9. Daniel DR. Fatores críticos de sucesso (FCS). Estados Unidos: The McKinsey & Company, 1961.
10. Kaplan RS, Norton DP. A estratégia em ação: balanced scorecard. 4. ed. Rio de Janeiro: Campus, 1997.

2 | Liderança e Comportamento Organizacional

Adriana Maria André
John Julio Oppenheim Cymbaum

Introdução

Os modelos de gestão têm-se adequado a novas demandas advindas de um mercado cada vez mais competitivo e em mudança acelerada (Quinn, Thompson, Faermam e MacGrath; 2003).[1] Inicialmente mais voltados ao controle e com foco para dentro da organização, atribuíam ao gestor, o papel de dar direção clara e objetiva, orientada à produtividade, visando manter a estabilidade. Abordagens mais flexíveis passaram a considerar a organização como um todo e suas inter-relações com o micro e macro ambientes. O gestor então é demandado a ter compromisso moral, participação, abertura, inovação, adaptação e sustentar o crescimento orgânico e por aquisições. Essas mudanças continuarão ocorrendo também influenciadas por variáveis socioeconômicas, financeiras, culturais e políticas de cada país e do mundo globalizado.

Toda organização deve ter em conta que com essa perspectiva, além da definição da estratégia, das necessidades orçamentárias e legais, da estrutura física, tecnológica, dos processos, dos fluxos, rotinas e protocolos, as pessoas que comporão as equipes são o mais importante ativo da empresa. Preparar os gestores que estarão à frente dessas pessoas, portanto, é essencial. Buscar para assumir essas posições, pessoas com a competência de liderança, possibilitará resultados mais eficazes e colaboradores mais engajados e motivados.

Momento atual

Hoje, convivem organizações em diversos estágios na gestão de pessoas. Na área de saúde em particular, ainda predominam modelos tradicionais, onde os processos de seleção são com base em prova escrita ou concurso, examinando o conhecimento técnico específico, aliado a uma avaliação de currículo ou de diplomas. Em alguns casos, há entrevistas e, eventualmente, dinâmicas de grupo. A remuneração, em geral, está atrelada a um plano de cargos e salários com base no tempo de serviço. Os vínculos empregatícios podem ser formais, como contratação pela CLT, como servidor público, via concurso, pela Lei nº 8.666 ou, ainda, por meio de contratos com empresas terceirizadas e cooperativas de serviços.

Os treinamentos são pontuais, voltados à capacitação técnica, à requalificação, a remediar casos de baixo desempenho ou à introdução de novos procedimentos, protocolos etc. Onde há avaliações formais para promoção, considera-se predominantemente a quantidade de cursos realizados, suas cargas horárias e a ascensão na carreira, na maioria das vezes, privilegia o tempo de serviço, validado por testes formais de aptidão para determinada área, quando surge uma vaga.

Outra prática corrente é o corte de custos por meio da demissão de pessoas mais experientes, cujos salários tendem a ser mais elevados, e substituição por recém-formados, com menor remuneração ou por cooperados, visando à economia em encargos trabalhistas. Essa prática, aplicada a serviços cujo *core business* é a assistência à saúde, pode gerar a médio e longo prazo queda na qualidade do atendimento e do desfecho clínico, com consequente aumento das queixas e da insatisfação dos clientes/pacientes/usuários. Organizações com uma gestão profissionalizada tendem a analisar a relação custo-benefício das terceirizações com foco em atividades de apoio, como limpeza e segurança, e não das áreas "fim", de vital importância para sua longevidade e prosperidade.

Por suas peculiaridades, são poucas as organizações de saúde, como hospitais e clínicas, que utilizam os modelos e as ferramentas de gestão mais atuais, aplicados em outros segmentos, que veremos a seguir. Algumas se aplicam perfeitamente e já estão sendo pensadas ou introduzidas em hospitais e laboratórios de excelência e em grandes operadoras. Outras, talvez, não sejam viáveis a médio ou longo prazo. De modo geral, no segmento de saúde, são largamente aplicadas nas indústrias farmacêuticas, de gases medicinais e de materiais e equipamentos médico-hospitalares.

Gestão por competências

O conceito de competência surge justamente como resposta à necessidade de atuação em um ambiente dinâmico, que exige das pessoas mais autonomia, flexibilidade e alinhamento com a estratégia do negócio, o que é especialmente percebido no setor de serviços. Esse tema vem sendo estudado há muitos anos por diversos autores. Competência pode ser definida como a capacidade do indivíduo de agir de maneira criativa e eficaz, apoiado em conhecimentos, habilidade e atitudes, alcançando resultados relevantes para o negócio (Durand; 1999).[2] Segundo Zarifian (2001; 2003),[3,4] a maneira como cada indivíduo toma iniciativa, mobiliza sua rede de relacionamento, corresponsabiliza-se pelos resultados, compartilha informações, recursos e ganhos, na prática é o que demonstra ou não a mobilização das competências.

Na dinâmica das relações na organização, cada um recebe novas informações a todo momento, reflete e pode transformá-las em novos conhecimentos. Para responder a demandas emergentes, os conhecimentos são articulados com novas habilidades e, eventualmente, até as atitudes são adaptadas, resultando em aumento da eficiência e eficácia da capacidade de entrega. Portanto, as pessoas podem adquirir novas competências e desenvolver, ainda mais, as que já possuem.

Isso implica que os colaboradores não sejam mais selecionados, somente pelos conhecimentos formais, que previamente possuem em determinada área, mas sim, pela capacidade de desenvolver competências e ir além daquilo que foram contratados para fazer, podendo ser aproveitados em diferentes posições ou projetos, dependendo das competências demandadas em determinado momento.

Ciclo de competências

Esse processo, ampliado para a equipe ou para toda uma empresa, reflete o modo como o desenvolvimento de competências individuais retroalimenta o desenvolvimento das competências organizacionais, sustentando a estratégia e o crescimento de um negócio.

A gestão de pessoas com base em competências é o fundamento da gestão estratégica de pessoas. De acordo com essa abordagem, a organização determina quais são as competências essenciais, em alinhamento com os fatores-chave de sucesso, que fizeram a empresa ser capaz de sobreviver até o presente e que são necessárias para assegurar sua perenidade. Essas competências essenciais definem as competências individuais ou humanas básicas para toda a organização e são complementadas pela definição de competências específicas por área, agrupamento de cargos ou função. Descritas na maneira de comportamentos, devem ser facilmente compreendidas, por utilizar a linguagem validada pela cultura da empresa, e observáveis, por apresentar situações práticas (Dutra; 2001).[5]

Recrutamento, seleção, desenvolvimento e remuneração

O modelo de competências é o eixo, em torno do qual se articulam os principais processos e instrumentos de gestão de pessoas. No recrutamento e seleção, esse modelo permite compreender quanto um candidato irá se adequar ao perfil de uma posição, levando em conta, além do conhecimento técnico e da experiência, a cultura e o foco estratégico da organização. Uma vez contratado, o colaborador tem seu desempenho avaliado com base nessas mesmas competências, aferindo de maneira clara, para todos os envolvidos no processo, qual é o desempenho esperado *versus* a "entrega" realizada. Para maior clareza do processo de avaliação de desempenho, é frequente que as competências sejam descritas em diferentes graus de complexidade ou proficiência, compatíveis com o comportamento esperado de cada nível hierárquico.

O processo de desenvolvimento

Planos de desenvolvimento individual são elaborados, com base nas oportunidades de melhoria do desempenho e do potencial identificado na avaliação do colaborador. As ações planejadas são realizadas visando, também, a preparação para novos desafios, estimulando a motivação e criando um ambiente favorável à aprendizagem contínua. A remuneração deve refletir a recompensa pelos resultados trazidos ao negócio pelo colaborador. A avaliação dos

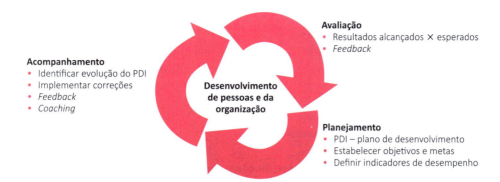

Figura 2.1 – *Processo de desenvolvimento.*
Fonte: Elaborada pelos autores.

resultados, combinada com a avaliação das competências e com a evolução do colaborador, em seu plano de desenvolvimento individual, indicam quem são os talentos capazes de assumir novos desafios e novos postos de trabalho.

As organizações modernas, portanto, buscam suprir, internamente, suas necessidades de novos talentos baseadas nos processos descritos acima. Mas, é importante que parte dos talentos provenha do mercado, promovendo uma saudável renovação. Vários tipos de ferramentas, como testes, entrevistas técnicas e por competências e dinâmicas, podem ser utilizados na seleção de candidatos, buscando entender os indivíduos de maneira integral. Nas posições estratégicas é comum a proposta de estudos de casos visando identificar a mobilização de competências como: visão sistêmica abrangente e de longo prazo, comunicação eficaz, liderança, negociação e gestão de conflitos e criação de um ambiente produtivo de trabalho.

Muitos instrumentos, ferramentas e testes podem ser utilizados para a seleção e o desenvolvimento de pessoas. Há diversas teorias que apresentam abordagens baseadas em tipos psicológicos, como a de Carl G. Jung (1987)[6] e fundamentam testes como o MBTI (*Myers-Briggs Type Indicator*). Esses testes, muito utilizados pelas empresas também em processos de *assessment*, são úteis para que cada profissional reflita sobre si mesmo, adquira mais autoconhecimento e, dessa maneira, compreenda melhor as outras pessoas, as razões pelas quais cada um reage de maneira diferente aos mesmos estímulos, facilitando a comunicação, o relacionamento e o trabalho em equipe.

Outro instrumento interessante, que permite reconhecer e refletir sobre as principais motivações profissionais e valores de uma pessoa, é o Âncoras de Carreiras, desenvolvido por Edgar Schein (1996).[7] Esse teste ajuda a reconhecer se um profissional tem mais propensão a atuar em uma área técnica funcional ou de gestão, por exemplo. Assim, por meio do autoconhecimento, o próprio colaborador poderá buscar as melhores oportunidades de desenvolvimento da sua carreira e, desse modo, encontrar mais satisfação no trabalho.

O gestor, por sua vez, por meio de ferramentas como essa, pode analisar melhor como selecionar, motivar e envolver seus colaboradores, identificando, p. ex., os perfis mais adequados para realizar a abertura de uma área em um hospital, como uma nova ala ou um novo serviço, ou para desenvolver atividades mais técnicas, como elaborar protocolos ou descrever procedimentos.

Liderança

Dentre as competências mais valorizadas, estão as ligadas à liderança. Ter formalmente a posição de gestor no organograma não transforma ninguém automaticamente em líder. Segundo Edgard Schein (2009),[8] o líder cria e muda culturas, enquanto o gestor age na cultura. Para John Kotter (2006),[9] o líder estabelece uma visão de futuro, com a qual inspira sua equipe e o gestor planeja, organiza e acompanha, visando alcançar resultados. Dessa maneira, os dois papéis são importantes. Sem dúvida, o ideal é ter nas posições de gestão pessoas com o perfil adequado para a liderança.

Mas, na prática, é comum que os profissionais, ao se destacarem por seu desempenho técnico, sejam convidados para os postos de gestão. Uma decisão tomada dessa maneira leva, com frequência, à perda de um excelente técnico em troca de um gerente medíocre. Isso decorre do fato de que ao passar de um nível técnico para um nível de gestão há uma ruptura na medida em que as competências requeridas tendem a ser substancialmente diferentes (Charam, Drotter, Noel; 2018).[10] De acordo com Schein (2009),[8] o líder deve ter habilidades de envolver as outras pessoas, força emocional, *insights* sobre si mesmo e do mundo, ser um aprendiz e altamente motivado para trabalhar com sua equipe.

Considerando o alto grau de turbulência que as organizações enfrentam em um ambiente onde as transformações ocorrem de maneira cada vez mais acelerada, a gestão de mudança é, atualmente, essencial para o exercício da liderança. Porém, as organizações, bem como as categorias profissionais que compõem o setor de saúde, demonstram possuir características bastante arraigadas, tornando mais difíceis mudanças de cultura. Pode ser tomada como exemplo a discussão sobre os limites de cada área de atuação, que avançam com muita dificuldade até hoje, limitadas por um alto grau de corporativismo. Sem entrar no mérito da questão, isso traz conflitos ainda mais complexos a serem enfrentados pelas lideranças na gestão de mudança.

Cabe reconhecer, que a ansiedade em decorrência de processos de mudança é agravada, na área da saúde, pela própria natureza da atividade, pelo caráter crítico da sua missão, ao lidar com a "vida humana". Os diferentes atores envolvidos estão, muitas vezes, no limite das suas energias, submetidos a um alto nível de estresse. Por atores, leia-se aqui pacientes/usuários/clientes, familiares, profissionais das áreas assistenciais, gestores etc. Portanto, são responsabilidades do líder encontrar colaboradores com as competências adequadas para cada tarefa e posição, conhecê-los e compreender sua maneira de agir e pensar, estar ao lado da equipe, apoiando, ensinando e estimulando por meio de desafios congruentes com o perfil, motivações, expectativas e aspirações de carreira de cada um. O líder deve, sobretudo, dar o exemplo, mas nem por isso deixa de ser "humano" com suas próprias necessidades, ansiedades e limitações.

O que faz o líder é o fato de que pessoas o seguem porque acreditam nele. De acordo com Goleman (2010),[11] isso é alcançado à medida que ele saiba adaptar seu estilo de liderança ao perfil de cada liderado, a cada tipo de trabalho e às diferentes situações do dia a dia. Mantendo a comunicação clara, aglutina a equipe, dá direcionamento, transmite confiança, ouve, elogia, reconhece e chama à responsabilidade, ou até decide por desligar um colaborador, se isso for necessário.

A gestão do conhecimento

Outro fator-chave para a gestão de pessoas, é manter vivo, nas organizações, os conhecimentos gerados pelas experiências dos colaboradores. Segundo Nonaka (2000),[12] é a sinergia desses saberes que alavanca a empresa. O estímulo à criação do conhecimento, sua manutenção e disseminação, potencializam o processo de inovação. A gestão do conhecimento compreende, portanto, propiciar a todos, o acesso a esses saberes, seja por meio da intranet, de bancos de pesquisa, replicação por multiplicadores, discussão de casos a beira do leito, desenvolvimento e registro de protocolos, trilhas críticas, reuniões de grupo por centro de interesse, tutoria etc.

O líder conduz esse processo, estimula seus colaboradores a disponibilizar informações, age como facilitador do aprendizado grupal, incentiva a criatividade, negocia com as equipes e atua como educador. A Educação Continuada, que se tornou um tema em voga nas organizações em geral, já é aplicada na área de saúde há muitas décadas, devido à rapidez com que as novas descobertas científicas tornam o conhecimento obsoleto. As antigas áreas de educação continuada ou de treinamento e desenvolvimento dos hospitais estão sendo aprimoradas com o advento das Universidades Corporativas (e os Institutos de Ensino e Pesquisa.) Essas proporcionam uma visão mais abrangente das necessidades específicas da organização, levando em consideração sua missão, visão, valores, competências organizacionais, competências humanas essenciais e requeridas pelos cargos ou funções.

Meister (2018),[13] uma das grandes estudiosas da área, relata que as forças que sustentaram o aparecimento das Universidades Corporativas foram a emergência da organização mais enxuta e flexível, o conhecimento como base para a formação da riqueza dos indivíduos, empresas e países, a redução do prazo de validade do conhecimento, a diversidade de empregos e carreiras durante a vida profissional e a necessidade de formar pessoas com uma visão mais abrangente. A partir do alinhamento com a direção e com as lideranças das diversas áreas, são desenvolvidos currículos próprios para as necessidades da organização. Os projetos de desenvolvimento devem ser desenhados para possibilitar a aprendizagem em qualquer lugar, dentro e fora da sala de aula, com um sistema eficaz de avaliação dos investimentos e resultados obtidos. Também podem ser estabelecidas parcerias com universidades e instituições de ensino para o desenvolvimento de cursos sob medida.

Para elaborar planos de desenvolvimento eficazes, o líder analisa as necessidades de aprimoramento e planeja ações em conjunto com seu liderado. Leva em conta o currículo oferecido pela Universidade Corporativa (ou Institutos de Ensino e Pesquisa) e influi na sua adequação às especificidades organizacionais. Por outro lado, além das ações de aprendizagem formal, providas dentro ou fora da organização, deve priorizar ações oriundas da aprendizagem prática e não negligenciar a aprendizagem informal, sendo orientado de acordo com o princípio 70-20-10 (Lombardo, Eichinger; 2010).[14]

Importante lembrar que nas Organizações de Saúde, a assistência está pautada na gestão baseada em evidências, por meio de protocolos. O princípio acima citado não se refere aos saberes técnicos, e sim, as experiências vivenciadas na gestão dos serviços. Esse princípio, também estimula os profissionais da gestão a atuarem como *coaches*, mentores, professores e tutores, envolvendo-os com os processos internos de formação e educação.

A carreira

Para Arthur (2001),[15] as pessoas devem assumir total responsabilidade pela própria carreira. As fronteiras anteriormente impostas já não existem: trabalhamos com pessoas em diferentes países, com diferentes culturas, com diferentes vínculos e devemos nos sentir capazes de rejeitar oportunidades de carreira nas organizações, privilegiando motivações pessoais, assim como podemos preferir empreender, atuar em consultoria etc. Hall (2003),[16] fala sobre a carreira proteana, em referência a Proteus, deus da mitologia grega, que tinha a capacidade de mudar a sua forma. Da mesma maneira, cada um deve transformar a sua carreira segundo as suas motivações, se reinventando conforme suas necessidades, buscando um propósito no seu trabalho.

Esses autores citados mostram-se atuais, pois refletem mudanças que ocorreram na área da saúde impulsionadas pela necessidade de adaptação a realidade. O trabalho para quem não está diretamente na assistência, já não precisa ser realizado pessoalmente, pode ser realizado em casa, de maneira remota; as metas podem ser ajustadas com as organizações; o colaborador pode gerenciar sua jornada com mais autonomia, se responsabilizando pela sua "entrega", sem necessidade de supervisão direta.

Casos

Os casos a seguir exemplificam situações reais encontradas nas Organizações de Saúde e como, na prática, os conceitos vistos podem ser aplicados para obter os melhores resultados.

Caso 1 – Laboratório PH

Fundado em 1960, por dois patologistas, o PH possui 70 unidades próprias, nos estados de São Paulo, Minas Gerais e Rio Grande do Sul. Está entre as três grandes redes no Brasil, em volume de análises e em faturamento. Além dos exames tradicionais de imagem, análises clínicas, vacinas e provas funcionas, o PH está investindo muito nas áreas de criopreservação, genética humana e veterinária.

Missão: Entregar resultados confiáveis com rapidez e eficiência para que a saúde da população possa melhorar.

Visão: Ser a melhor escolha para todos os brasileiros até 2025.

Valores: Solidariedade e empatia.

Caso hipotético

Você assumiu a Diretoria Médica do PH e sua primeira missão é criar indicadores de desempenho para avaliar as "entregas", de modo a atingir o proposto na visão da empresa até 2025. Com certeza, para conseguir isso será necessário trabalhar com as pessoas na Organização.

1. Como escolheria os colaboradores para liderar cada novo serviço, com base nas competências requeridas?

Após conhecer os superiores, parceiros, colaboradores, terceiros, os processos, os indicadores de produção já existentes e ter visitado todas as unidades, ficou claro que trabalhar com Gestão por Competências será muito importante. Hoje, a seleção ainda é realizada apenas com base na formação técnica. De acordo com essa premissa, foram desenhadas com o RH as competências humanas básicas e do cargo que possui vaga aberta para nortear as novas contratações. *Exemplo*:

Superintendente assistencial	
COMPETÊNCIAS HUMANAS BÁSICAS	**COMPETÊNCIAS DO CARGO**
Responsabilidade ética e social	Visão sistêmica
	Liderança
	Comunicação eficaz
	Trabalhar com planos de ação e resultados

2. Como você avaliaria o futuro ocupante do cargo?

A avaliação também seria por competência, já que "as entregas" devem ser mensuradas. *Exemplo: Sugestão a ser discutida com a diretora de RH.*

Superintendente assistencial		
COMPETÊNCIAS	**ATRIBUIÇÕES**	**NOTAS**
Responsabilidade ética e social	Toma decisões e adota comportamentos que respeitam as pessoas, a comunidade e a sociedade	0 1 2 3
Visão sistêmica	Analisa todas as variáveis econômicas, financeiras, mercadológicas, sociais, culturais, políticas e ambientais que direta ou indiretamente afetam o negócio antes de tomar decisão	0 1 2 3
Liderança	Sabe aglutinar pessoas em torno de um objetivo comum, ouvindo-as, fazendo *follow-up* e dando *feedback*. É seguido e respeitado	0 1 2 3
Comunicação eficaz	Comunica-se de maneira clara, objetiva e de modo que o interlocutor compreenda a mensagem e implemente o solicitado corretamente	0 1 2 3
Trabalhar com planos de ação e resultado	Sabe desdobrar as metas estratégicas em objetivos estratégicos e orientar os seus liderados quanto aos planos de ação. Realiza reuniões mensais de análise de resultados e mudança de rotas, caso necessário	0 1 2 3

Fonte: Joel Dutra adaptado pelos autores.

3. Como o desenvolveria?

Com o resultado da avaliação, traçaria com o colaborador um plano de ação conjunto para o desenvolvimento das competências mais requeridas.

Exemplo: competência avaliada – visão sistêmica – avaliação: nota 1.

Plano de ação			
META	**COMO**	**QUANDO**	**QUANTO**
Analisar todas as variáveis econômicas, financeiras, mercadológicas, sociais, culturais, políticas e ambientais que direta ou indiretamente afetam o negócio antes de tomar decisão	Reuniões quinzenais com o diretor para juntos analisarem as variáveis	Meses de junho e julho	Custo zero
INDICADOR	Taxa de sucesso do *forecast* após análise	Junho	Julho

4. Desenvolva um plano de ação de curto, médio e longo prazos que possibilite avaliar o grau de satisfação dos seus colaboradores. Utilize os 5Ws e 2Hs e as competências a serem mobilizadas em cada ação.

WHAT? O QUÊ?	HOW? COMO?	WHY? POR QUÊ?	WHO? QUEM?	WHERE? ONDE?	WHEN? QUANDO?	HOW MUCH? QUANTO?
Pesquisa de clima	Por meio de questionário *on-line* para todos os colaboradores	Para avaliar o grau de satisfação dos mesmos com a empresa	Diretoria médica + diretoria de RH	Em todas as unidades do PH	Anualmente	A ser orçado
Pesquisa de clima direcionada	Por meio de questionário *on-line* para as unidades com índice de satisfação abaixo de 80%	Para traçar metas de melhoria	Diretoria médica + diretoria de RH	Nas unidades especificadas	Semestralmente para reavaliar índices	A ser orçado
Feedback aos gestores. Feedback aos colaboradores	Reunião geral e individual Reunião geral	Entender o cenário, mostrar transparência e explicar que planos de ação serão desenvolvidos	Diretor + gestores	Via Zoom e nas unidades	Assim que saírem os resultados	Sem custo

Caso 2: Hospital Público Regional

Missão: Atender a população regional com qualidade e segurança.

Visão: Ser referência para a saúde pública como exemplo a ser seguido até 2030.

Valores: Responsabilidade ética e social.

Hospital Geral com 600 leitos, 1 Centro Cirúrgico com 10 salas cirúrgicas, 1 Unidade de Cirurgia Ambulatorial com 2 salas e 10 leitos de hospital/dia, 4 UTIs (com 5 leitos de Unidade Coronariana, 25 leitos de UTI Geral, 5 leitos de UTI Pediátrica e 5 leitos de UTI Neonatal), 01 Ala de Retaguarda com 15 leitos, Centro de Diagnóstico por Imagem, Laboratório de Análise Clínicas, Pronto-socorro com 10 macas em unidades individuais e sala de emergência completa.

Os funcionários são todos concursados e a jornada de trabalho é de 12h×36h.

Por falha na gestão, o hospital está continuamente com falta de materiais médico-hospitalares, o *turnover* é alto por conta de licenças médicas, a taxa de infecção hospitalar está acima dos 15%, a taxa de ocupação é de 120% (pacientes em cadeiras de roda e maca abarrotam os corredores do hospital).

Devido a esse diagnóstico, foi firmado o contrato de Parceria Público-Privada entre a SMS e o Hospital Privado Excelente (um dos melhores da América Latina) para resgatar o Hospital Regional.

Caso hipotético

Você foi contratado para trabalhar como Diretor Assistencial do Hospital via Parceria Público-Privada (Hospital Excelente). Como tal, você deve zelar pela gestão da assistência prestada de maneira sistêmica com qualidade e segurança. Dentro desse modelo, as novas contratações poderão ser via CLT, no entanto, os servidores lá existentes manterão seus direitos como efetivos.

1. Que *approach* você utilizaria no seu primeiro dia de trabalho?

A importância de assegurar a tranquilidade de todos os servidores quanto às mudanças que ocorrerão na Instituição é uma prioridade. Uma reunião com os times antes de cada plantão assegurará a assistência e permitirá mostrar empatia em relação à preocupação de todos quanto ao futuro. Essas reuniões estariam mais pautadas em conhecer os servidores e agradecer pelos esforços realizados até então. Conquistá-los é fundamental.

2. Como conseguiria a adesão de todos os profissionais das diferentes equipes (estatutários e celetistas contratados pela parceira) de modo a atingir o propósito da sua posição?

Os próximos passos seriam colocados de maneira clara e transparente e os profissionais seriam instados a ajudar nesse processo, como peças fundamentais para o sucesso. Os objetivos seriam: aglutinar as pessoas de modo complementar, mantendo um diálogo constante, ouvindo, orientando, dirimindo qualquer tensão surgida a partir de mensagens fictícias que possam prejudicar o clima organizacional, valorizá-los independentemente do modo de contratação.

3. O antigo diretor (concursado) é cirurgião e continuará a atuar, agora como médico na Instituição. Ele é contra a parceria público-privada. Como você lidaria com ele?

A adesão do mesmo à proposta seria um ganho, dessa forma o convidaria para almoçar e pediria sua ajuda para compreender a cultura local. Mostraria por meio de atitudes que o considero e valorizo. Tentaria argumentar com relação aos prós e contras e ouviria suas colocações. Deixaria claro a minha intenção de tê-lo ao meu lado. Com tantos anos à frente da instituição, ele certamente deve ter seguidores.

4. Desenvolva um plano de ação de curto, médio e longo prazos para apresentar ao seu líder de maneira a mudar a realidade do Hospital. Utilize os 5Ws e 2Hs e as competências a serem mobilizadas em cada ação.

Curto prazo						
WHAT? O QUÊ?	HOW? COMO?	WHY? POR QUÊ?	WHO? QUEM?	WHERE? ONDE?	WHEN? QUANDO?	HOW MUCH? QUANTO?
Reunião com meu líder	Presencial	Entender as expectativas e alinhar a estratégia	Diretor Geral/DA	Em seu escritório	Dia 1	Sem custo
Reunião com os pares	Presencial ou virtual	Formar parcerias, compreender a cultura local e ouvir o diagnóstico de cada um sobre a Instituição. Obter as séries históricas existentes para análise	Todos os diretores/ DA	No hospital	Dia 1	Sem custo

Continua...

Continuação

Curto prazo						
WHAT? O QUÊ?	HOW? COMO?	WHY? POR QUÊ?	WHO? QUEM?	WHERE? ONDE?	WHEN? QUANDO?	HOW MUCH? QUANTO?
Reunião com os colaboradores em posição de liderança (médicos, enfermeiros, fisioterapeutas, nutricionistas, farmacêuticos)	Presencial	Conhecê-los, tranquilizá-los e me colocar à disposição	Todos os superinten-dentes/DA	No hospital	Dia 1	Sem custo
Levantamento dos indicadores existentes	Via sistema e material obtido dos pares	Formar o cenário atual	DA	Escritório	Dia 1	Sem custo
Reunião com a área tática	Presencial	Para conhecê-los, tranquilizá-los e me colocar à disposição	DA/geren-tes	Auditório do hospital	Dia 2	Custo do *coffee break* a ser levantado
Reunião com os Plantões, obedecendo a escala e assegurando a assistência	Presencial	Para conhecê-los, tranquilizá-los e me colocar à disposição	DA/servi-dores	Auditório do hospital	Manhãs e tardes sequências	Custo do *coffee break* a ser levantado
Visita às Unidades onde os colaboradores já participaram da reunião	In loco	Compreender os fluxos, as rotinas, os processos e os protocolos	DA	In loco	Iniciando no dia 2	Sem custo
Reunião com os servidores da área de diagnóstico por imagem e laboratório clínico	Presencial no Plantão de maneira sequencial	Para conhecê-los, tranquilizá-los e me colocar à disposição	DA/servi-dores	Auditório	Iniciando no dia 3	Custo do *coffee break* a ser levantado
Reunião com os servidores das áreas meio (serviço de nutrição e dietética, farmácia, suprimentos)	Presencial no Plantão de maneira sequencial	Para conhecê-los, tranquilizá-los e me colocar à disposição	DA/servi-dores	Auditório	Iniciar após terminar os Grupos de SADT e Análises Clínicas	Custo do *coffee break* a ser levantado
Iniciar reuniões Individuais com as lideranças	Reunião presencial de 1 hora	Solicitar a cada um diagnóstico situacional de suas áreas	DA/lidera-dos 1º e 2º escalões	Escritório	Iniciar após terminar o grupo de áreas meio	Sem custo
Participar da passagem de plantão em diferentes unidades todos os dias	Presencial, 1 hora	Analisar o grau de conhecimento, envolvimento de cada colaborador e descobrir os funis	DA	*In loco*, nas Unidades	Ao terminar as reuniões individuais com os liderados	Sem custo
Reuniões de apresentação dos planos de ação pelos líderes de áreas	Presencial	Levantar as competências mobilizadas por cada um e desenvolver plano de ação adequado Fazer *crosscheck* com o apurado	DA/superin-tendentes/ gerentes	Auditório do hospital	Dias 20-25, 2h/dia	Sem custo

Médio prazo						
WHAT? O QUÊ?	HOW? COMO?	WHY? POR QUÊ?	WHO? QUEM?	WHERE? ONDE?	WHEN? QUANDO?	HOW MUCH? QUANTO?
Apresentar Plano de Ação para a SES e comissão sobre parceria público-privada	Dentro da padronização da SES	Obter aprovação para as propostas de implementação	DG/DA/SES/ Comissão/ Hospital Parceiro	SES	Em 3 meses	Sem Custo
Solicitar ao parceiro ajuda na busca, seleção e treinamento dos novos colaboradores	Plano de Ação a ser apresentado em reunião	Obter aprovação para as propostas de implementação	DA/Parceiro	No Parceiro.	Em 3 meses	A ser levantado
Implementar pesquisa de clima	Via sistema	Compreender as necessidades e expectativas dos servidores	DA/Parceiro	Em todo o hospital	Em 3 meses	A ser levantado

Longo prazo						
WHAT? O QUÊ?	HOW? COMO?	WHY? POR QUÊ?	WHO? QUEM?	WHERE? ONDE?	WHEN? QUANDO?	HOW MUCH? QUANTO?
Desenvolver com Parceiro Plano de Ação para implementação de Gestão por competência	Reuniões com o RH do Parceiro	Melhorar *performance* dos servidores e investir nos novos contratados	DA/SA/GA/RH Parceiro	No hospital e no Parceiro	Em 1 ano	A ser levantado
Treinamento para todas as lideranças sobre BSC e Planos de Ação	Reuniões de treinamento	Começar o processo de profissionaliza- ção da gestão	DA/SA/GA/RH Parceiro	No hospital e no Parceiro	Até outubro do ano corrente para ser implementado em novembro	A ser levantado
Reuniões mensais de equipe para análise dos indicadores	Presencial	Para mudança dos planos de ação se necessário	DA/SA/GA	Auditório	Continuamente	Sem custo

Considerações finais

Sistematizando, o líder deve:
- Conhecer a Organização.
- Conversar com as pessoas dos mais diferentes níveis, compreender o que as move.
- Entender a cultura e a distribuição de poder.
- Ler o "entorno", avaliar o que está nas "entrelinhas".
- Verificar se existe um modelo de competências organizacionais descrito.
- Avaliar se as competências humanas básicas e dos cargos ou das funções foram delineadas.
- Entender como são realizados o Recrutamento, a Seleção e o Desenvolvimento.

- O serviço é local ou terceirizado?
- Como e por quem o novo colaborador é recepcionado na Organização?
- Como é feito e quem cuida do seu treinamento e acompanhamento durante o período de experiência?
- Existe um momento de Integração, com a visita às diversas áreas da Organização e o alinhamento da "Missão, Visão, Valores"?
- O gestor tem participação direta na supervisão e desenvolvimento do novo colaborador?
- Existe avaliação de desempenho?
- Como é? Quem participa?
- A remuneração é fixa? Existe salário variável? Atrelado a quais critérios?
- A Remuneração está aquém, de acordo ou além da aplicada pelo mercado de concorrentes diretos?
- Existe algum diferencial que possibilite reter os talentos? Qual? De que maneira isso ocorre?
- O *turnover* é alto? Onde? Por quê?
- Quais indicadores de desempenho existem? Eles são confiáveis?
- De que maneira se mantêm um prontuário de cada colaborador? Ele é útil?
- Os planos de desenvolvimento, provenientes das avaliações de desempenho, são mantidos atualizados e servem para acompanhar a carreira do colaborador?
- Existe pesquisa de Clima Organizacional?
- Os colaboradores recebem *feedback* e os gestores acompanham os pontos a melhorar?
- Como são as lideranças? Os gestores locais são líderes?
- Existe algum instrumento, ferramenta ou projeto para descobrir talentos internos com perfil de Liderança?
- Existe um projeto para trabalhar a sucessão?
- A Organização tem planos ou possui um Instituto de Ensino que também atue no desenvolvendo dos colaboradores internos?
- Está atrelada a quem? À Cúpula? É independente?
- Qual é o seu Orçamento?
- A Organização trabalha com o conceito de Unidades de Negócio?
- Qual prazo lhe foi dado para atingir os resultados propostos?
- Como é a sua Equipe?
- Você pode contratar novos colaboradores se precisar? Você pode demitir?
- Qual é o seu grau de autonomia?
- Qual é a abertura e a receptividade do seu líder e da Cúpula Executiva?
- Quem são e como são os seus pares?

Após todas essas informações:
- Visitar todas às áreas, departamentos e unidades.
- Observar os fluxos, rotinas, processos e protocolos e o atendimento de modo geral (de todos os times de todas as áreas).
- Conversar com os pacientes/cliente/usuários e entender as necessidades, demandas e expectativas.

- Observar seus colaboradores durante a assistência/atendimento.
- Solicitar que todos os gestores apresentem os indicadores de suas áreas e respectivos planos de ação.

Formado o cenário, a partir das indagações acima, o projeto de melhorias pode ser desenhado. O próximo passo deve ser a apresentação ao superior hierárquico. Se aprovado, apresentar para o time, pedir sugestões e fazer pequenas modificações, se necessário. Treinar e acompanhar a equipe na implementação, definir indicadores e metas, acompanhá-los mensalmente e mudar os planos de ação sempre que necessário.

O líder deve aplicar o que orienta, assumir responsabilidades e ter a humildade de pedir desculpas quando cometer um erro e pedir ajuda quando não tiver todas as respostas.

Referências bibliográficas

1. Quinn RE, Thompson MP, Faerman SR, MacGrath M. Competências gerenciais: princípios e aplicações. Rio de Janeiro: Elsevier; 2003.
2. Durand T. The alchemy of competence. In: Hamel G, Prahalad CK, Thomas H, O'Neal D, editors. Strategic flexibility: managing in a turbulent environment. [New Jersey]: John Wiley & Sons Ltd.; 1999.
3. Zarifian P. Objetivo competência: por uma nova lógica. São Paulo: Atlas; 2001.
4. Zarifian P. O modelo de competência: trajetória histórica, desafios atuais e propostas. São Paulo: Editora SENAC São Paulo; 2003.
5. Dutra J. Gestão por competências: gestão de pessoas com base em competências. São Paulo: Editora Gente; 2001.
6. Jung CG. Tipos psicológicos. [Rio de Janeiro]: Guanabara Koogan; 1987.
7. Schein EH. Identidade profissional. São Paulo: Nobel; 1996.
8. Schein EH. Cultura organizacional e liderança. São Paulo: Atlas; 2009.
9. Kotter JP. What leaders really do. In: Hooper A, editor. Leadership perspectives. [Oxfordshire]: Routledge; 2006.
10. Charam R, Drotter S, Noel J. Pipeline de liderança. São Paulo: Sextante; 2018.
11. Goleman D. Liderança que traz resultados. Harvard Business Review Brasil. 2010; out: 70-80.
12. Nonaka I, Argyris C. Gestão do conhecimento. Rio de Janeiro: Harvard Business Review, Campus; 2000.
13. Meister JC. Educação corporativa: a gestão do capital intelectual através das universidades corporativas. 1. Ed. São Paulo: Editora Person Universidades; 2018.
14. Lombardo MM, Eichinger RW. Career architect development planner. [Minneapolis]: Lominger; 2010.
15. Arthur MB, Rousseau DM. The boundaryless career: a new principle for a new organizational era. New Edition. Oxford: University Press; 2001.
16. Hall DT. Careers in and out of organizations. London: Sage Publications Inc; 2003.

3 Marketing e Inteligência Digital em Negócios da Saúde

Hiram Pereira Baroli
Miguel Bernardo Alcobia Ribeiro

Introdução

Pensar em Marketing é pensar em Mercado. É entender o Mercado e as suas tendências, sejam elas da população, dos pacientes/clientes/usuários, do investimento na saúde do setor público ou privado, nas estratégias corporativas das instituições, do desenvolvimento tecnológico e até mesmo dos efeitos de grandes pandemias no setor, como foi a H1N1 e COVID-19. Ao analisar o cenário, o envelhecimento da população é um indicador importante. Em 2015, 11,7% da população brasileira tinha idade superior a 60 anos, em 2030, esse indicador será de 18,8%, o que corresponde a um crescimento de 60%. A incidência de doenças como Alzheimer e doenças pulmonares são um exemplo de patologias que serão mais comuns na sociedade brasileira.

Em 2020, a obesidade atingiu 20% da população, o que corresponde a um aumento de 70%, nos últimos 13 anos. Hipertensão, diabetes e apneia do sono são alguns exemplos de doenças com maior incidência no futuro, devido ao aumento da obesidade.

O mercado brasileiro está em uma fase de consolidação. É possível verificar essa tendência pelas fusões e aquisições de Hospitais e Laboratórios por grandes Grupos. A Verticalização também é uma tendência, com Seguradoras de Saúde e Grupos Hospitalares formando conglomerados de Saúde. Essa tendência dá aos Departamentos de Suprimentos das organizações um poder de negociação enorme.

A gestão de Big Data, E-Health, a vulgarização do prontuário eletrônico, telemedicina (aprovada em 2020), utilização de mídias sociais para promoção de serviços clínicos e o aumento da pesquisa *on-line* de pacientes na busca de informações clínicas, vêm mudar o conceito das Organizações de Saúde. Essas são forçadas a repensar a sua localização física, a maneira de se comunicar com os seus pacientes (*call centers* e internet) e até a sua dimensão, porque clientes e usuários podem ser atendidos de modo virtual. Exemplo disso são os casos de acompanhamento ambulatorial de patologias crônicas e análise de exames clínicos e de imagem.

Essas análises ajudam a desenhar o cenário atual, as expectativas do público-alvo, possíveis oportunidades para novos negócios e como desenhar a Estratégia de Marketing para determinado serviço ou produto.

Estar atualizado e atento realizando o *benchmarking* é essencial.

Orientação para o cliente

O Marketing aplicado ao setor da saúde apresenta algumas particularidades que são importantes de destacar.

A primeira pergunta que surge é: Quem é o cliente? O paciente? O médico? Ou um parente do paciente? Quem toma a decisão de compra?

Existem medicamentos cuja decisão de compra está em poder do médico e em outras situações existem intervenientes como a seguradora. Também existem casos, em que a decisão não é nem do médico, nem do paciente, como no caso de um paciente pediátrico, onde os pais deverão providenciar o mesmo.

Há casos em que o poder de decisão é compartilhado. Quando um hospital pretende adquirir um determinado equipamento médico, normalmente, existe um alinhamento entre a área assistencial, o financeiro e a área de compras.

É importante entender quem tem o poder de decisão de compra, ou quem pode influenciar a mesma. Esse grupo é o foco do Marketing, e não necessariamente, o consumidor final do produto ou serviço.

Concorrência

Nos mercados tradicionais existem várias empresas que concorrem para vender os seus produtos e serviços, muitas vezes similares. Na verdade, existem regras básicas de comercialização que as empresas terão de respeitar para operar no mercado. O mercado de *Healthcare* é muito diferente nesse conceito.

Porém, temos que considerar que o Brasil apresenta dois sistemas de saúde que coexistem, o SUS, sistema público de saúde que cobre a totalidade da população e o setor privado de saúde, ao qual, apenas, aproximadamente, 25% da população tem acesso. Portanto, a concorrência é mista, de entidades públicas e privadas.

Também é importante entender que existem entidades mistas, que gerem hospitais e que também possuem Planos de Saúde. Essa coexistência de hospitais privados, hospitais públicos, entidades gestoras de planos de saúde e entidades mistas, torna o processo de identificação da concorrência muito mais difícil.

Mix de Marketing ou 4Ps

É um composto mercadológico, que foi formulado, primeiramente, por Jerome McCarthy, em seu livro *Basic Marketing* (1960),[1] e aperfeiçoado e difundido por Philip Kotler, no livro

Marketing Management (1967),[2] que trata do conjunto de pontos de interesse, para os quais as organizações devem estar atentas se desejam perseguir seus objetivos de Marketing. Essa teoria propõe a aplicação de um modelo observando-se os 4Ps: Produto, Praça, Promoção e Preço. Para exemplificar como esse processo funciona na prática na área da saúde: os hospitais e clínicas oferecem um determinado serviço, esse é alvo de uma promoção, que tem por objetivo comunicar e informar o cliente/paciente de sua disponibilidade em um determinado ponto de venda ou local, a um determinado preço.

Também conhecido como composto de Marketing ou *Mix* de Marketing, os 4Ps transformaram-se em um instrumento de suma importância para os profissionais de Marketing e para as empresas. Sob o aspecto de Marketing de produto e no estágio atual do sistema capitalista, no qual a competição é bastante acirrada, as empresas não ditam as normas do que será consumido. O consumidor/decisor de compra tem a liberdade e é soberano em suas decisões.

- **Produto:** a palavra produto deverá ser aplicada no seu conceito mais vasto, no sentido de produto ou serviço comercializado, seja um equipamento médico, um medicamento, a prestação de um serviço de enfermagem domiciliar ou a comercialização de um plano de saúde.
- **Preço:** o preço pago pelo produto ou serviço. Poderá ser um pagamento único por um medicamento ou o pagamento mensal de um plano de saúde.
- **Praça:** o conceito de praça corresponde ao local onde o produto ou serviço vai ser disponibilizado, seja um serviço clínico prestado em um hospital, no domicílio, ou mesmo o monitoramento remoto de pacientes.
- **Promoção:** a promoção envolve a publicidade (televisão, rádio, outdoors, internet), seja a promoção individualizada de um medicamento no consultório de um médico.

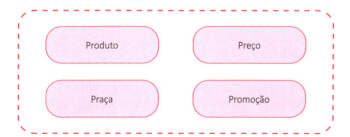

Figura 3.1 – *Marketing Mix 4Ps.*
Fonte: Kotler e Keller; 2006.

Produto

Item ou serviço, que pode ser tangível ou intangível, que atende uma demanda ou um desejo do consumidor. Nas categorias dos produtos podemos distinguir os produtos duráveis, não duráveis e os serviços.

Produtos duráveis/produtos não duráveis e serviços

A distinção dos **produtos duráveis** e **não duráveis** é, naturalmente, o período de consumo, e consequentemente a estratégia de Marketing aplicada deverá levar isso em consideração. Por exemplo, a estratégia de marketing para um medicamento, ou uma estratégia de Marketing para um equipamento médico deverá ser diferente.

Depois temos os Serviços. O Marketing de um serviço é diferente de um produto porque serviços não são tangíveis. Kotler e Keller, no livro *Marketing Management* (2003)[3] definem as características de serviços a reconhecer como os 5Is: **intangibilidade**, **inconsistência**, **inseparabilidade**, **inventário e interação com clientes.**

- **Intangibilidade:** um serviço é intangível – ele não pode ser provado ou sentido antes de consumi-lo. Desafio de Marketing: demonstrar resultados tangíveis como evidência de diferencial de um serviço. Um bom exemplo é uma cirurgia.
- **Inconsistência:** um serviço de saúde é entregue por pessoas (médicos, enfermeiros, recepcionistas) que faz com que o serviço não possa chegar ao nível de padronização de um produto físico. Desafio de Marketing: implementar processos para padronizar a entrega de serviços o máximo possível.
- **Inventário:** um serviço oferecido em hospital possui inventário quando o serviço é subutilizado, gerando custos sem gerar receitas. Desafio de Marketing: oferecer incentivos aos clientes para casar melhor a demanda de um serviço com sua disponibilidade.
- **Inseparabilidade:** um serviço não pode ser separado da pessoa que está entregando o serviço. Em uma Clínica de Odontologia é inseparável a qualidade do serviço do profissional clínico que a prestou.
- **Interação com clientes:** a execução de um serviço envolve a interação com clientes. A qualidade dessa interação é uma chave para o sucesso do serviço. Por exemplo, o caso do serviço de atendimento de um Hospital Pediátrico.

Ciclo de vida dos produtos

O ciclo de vida de um produto examina as fases pelas quais ele passa durante sua vida comercial, entre sua introdução e sua saída do mercado. A estratégia de gestão de produto deve levar em consideração seu momento no ciclo de vida. Esse ciclo de vida é facilmente visível em fármacos, que apresentam um sucesso inicial, mas, com o tempo vão surgindo medicamentos alternativos e mais eficazes.

- **Fase da introdução:** nessa fase deverá existir ênfase na qualidade do produto. Problemas de qualidade deixam insatisfeitos os adotantes iniciais, que influenciam os próximos adotantes.
- **Fase do crescimento:** nessa fase é importante decidir se haverá expansão do *mix* de produtos. A política de preços nessa fase depende da política adotada na fase de introdução. É difícil aumentar preços depois da introdução sem oferecer uma melhoria significativa na qualidade do produto ou serviço.

- **Fase da maturidade:** nessa fase poucas mudanças serão feitas ao produto. Novas opções podem ser incluídas para manter o interesse do consumidor e mitigar a redução de crescimento. Ocorre a degradação do preço, causando a saída de competidores do mercado devido à redução de rentabilidade.
- **Fase de declínio:** nessa fase é difícil, mas a organização deve antecipá-la e planejar como tratar o declínio para minimizar a utilização desnecessária de recursos. Um plano de consolidação deve ser seguido.

Por exemplo, na gestão do portfólio de uma empresa farmacêutica é fundamental seguir o ciclo de vida de cada medicamento da empresa e da concorrência, no sentido de encontrar produtos substitutos que irão alimentando o interminável ciclo da inovação.

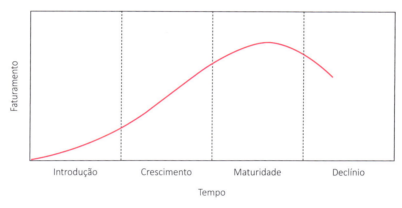

Figura 3.2 – *Ciclo de vida do produto.*
Fonte: Adaptada de Kotler; Armstrong; 2017.

Preço

A gestão do preço é igualmente particular no setor da saúde. Existem preços que são fixados pelo governo, existem preços que são livres de mercado e existem preços que seguem aumentos por índices definidos pelo Estado. Além dos preços dos medicamentos, existem os salários dos profissionais, cujas associações profissionais definem pisos mínimos.

Nesse sentido, o contexto para a definição de preços não é totalmente livre e se apoia nas regras do mercado.

O preço é o nível de reembolso monetário que uma empresa pede em troca de seus produtos ou serviços.

Uma das tendências da precificação é a transparência dos preços de serviços e produtos oferecidos na indústria de saúde. Uma outra tendência é devida ao aumento de franquias de seguro e a prevalência de coparticipação, pacientes estão questionando mais sobre o custo de procedimentos, produtos farmacêuticos e testes, antes de contratá-los. Uma outra tendência é a resposta à demanda do mercado para transparência sobre preços, assim, algumas instituições estão publicando preços ou fornecendo ferramentas de estimação de custos para ajudar clientes a entender quanto um procedimento hospitalar custará.

Preço – estratégias de precificação

Várias estratégias de precificação podem ser adotadas dependendo do modelo de negócios:

- **Preços por linha de produto**: produtos dentro de uma linha são precificados de maneira diferente das outras linhas de produto. A ideia é utilizar uma estratégia de precificação para reforçar diferenças relativas na qualidade de linhas de produtos.
- **Preço ímpar**: escolher preços que finalizam com 5, 7 ou 9. Para um consumidor com orçamento de R$ 400, um item de R$ 395 pode ser mais atrativo do que R$ 410.
- **Preço único**: o mesmo preço é garantido independentemente do cliente ou do volume. Essa estratégia promove confiança da parte do consumidor que sabe que vai obter o melhor preço possível.
- **Preço de desnatação**: nível de preço intencionalmente alto para indicar valor ou originalidade. Essa estratégia vai contra a lógica que a demanda sobe com preços baixos, o preço elevado passa uma mensagem positiva sobre o produto, o que poderia criar demanda.
- **Precificação de penetração**: o oposto de precificação de desnatação. Um nível de preço abaixo da concorrência é escolhido para ganhar mercado. É uma estratégia que pode ser seguida somente se a organização está consciente das suas curvas de custos. **Precificação de líder**: precificar um produto altamente procurado a um nível atrativo para chamar clientes, e esperar que os clientes aproveitem para comprar outros produtos com margens melhores.
- **Precificação de *bundle*[a]**: oferecer pacotes de equipamentos ou serviços por um preço único. Essa estratégia de *cross-selling* poderia ser utilizada para aumentar o volume de uma compra, ajudando a diluir os custos fixos. Itens no pacote com margens melhores podem compensar para produtos com margens espremidas. Estratégia frequentemente adotada por empresas que comercializam vários equipamentos médicos.
- **Precificação de mercado**: oferecer preços praticados no mercado com pouca consideração para custos ou margens.
- ***Discounting***: descontos podem ser oferecidos por vários motivos estratégicos. Um desconto por volume recompensa o comprador por comprar grandes volumes, que pode ajudar a diluir custos fixos. Um desconto funcional pode ser acordado se o comprador aceitar assumir uma função associada ao produto ou serviço. Um desconto sazonal ajuda a equilibrar demanda para produtos sazonais. Os grandes Grupos de Farmácias usam muito esse modelo com os seus fornecedores de medicamentos. É comum essa precificação na venda de fármacos para Hospitais.

Praça

A praça é o elemento do *mix* de Marketing, que define como o produto ou serviço será distribuído para o consumidor.

---

[a] O sistema de pagamento por *bundles* é um dos formatos praticados para a remuneração por serviços de saúde, dentro da filosofia VBHC. A tradução literal da palavra *bundle* é pacote, mas evita-se usar essa terminologia no Brasil para que não haja confusão com os pacotes que atualmente são empregados nos sistemas de saúde. http://www.inclublicita.com.br

Existem algumas tendências importantes, nomeadamente novas tecnologias. Nos Estados Unidos, redes hospitalares estão instalando clínicas em lojas de varejo como farmácias, para facilitar acesso dos pacientes. Serviços *on-line* estão sendo oferecidos, onde um paciente pode fazer uma consulta rápida via internet com um médico por um valor predeterminado.

Igualmente, a ideia de que a cadeia de distribuição deve consistir em entidades diferentes, como o fabricante, atacadista e varejista, está mudando com o crescimento em sistemas de Marketing Vertical, onde os intermediários são integrados para eliminar ineficiências e conflitos e melhorar o funcionamento da cadeia.

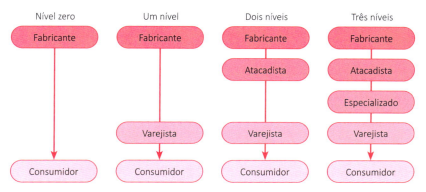

Figura 3.3 – *Cadeia de distribuição.*
Fonte: Adaptado de Kotler; Armstrong; 2017.

A integração vertical pode ser realizada por meio de modelos diferentes:

- **Sistema de Marketing Vertical Corporativo:** a combinação da produção e distribuição de um produto ou serviço abaixo do mesmo guarda-chuva corporativo. A empresa pode seguir essa estratégia fazendo integração a montante ou a jusante[b], dependendo da sua posição na cadeia de distribuição.
- **Sistema de Marketing Vertical Administrado:** uma coordenação entre membros distintos da cadeia de distribuição que não fazem parte da mesma empresa.
- **Sistema de Marketing Vertical Contratual:** uma coordenação dentro da cadeia de distribuição por meio de cooperativas ou franquias.

Conflitos entre membros da cadeia de distribuição ocorrem quando um membro sente que a realização dos seus objetivos está sendo impedida por um outro membro da cadeia.

Promoção

A promoção é um conjunto de estratégias utilizadas para comunicar mensagens sobre produtos, serviços ou sobre a empresa.

---

[b] Integração vertical a montante: quando o controle começa na cadeia de valor posterior ou nascente. Exemplo: uma loja de sapatos, compra uma parte da indústria de calçados, para que priorizem produtos exclusivos para sua loja.
Integração vertical a jusante: quando uma empresa consegue apropriar-se das fases após a produção. Ou seja, quando o controle vem pela frente da cadeia de produção. Exemplo: um fabricante de sapatos compra uma rede de loja de calçados. Portanto esse poderá transformar os produtos que serão distribuídos por estas lojas. https://www.suno.com.br/artigos/

O *mix* promocional possui quatro componentes básicos: Propaganda; Vendas Pessoais; Publicidade (relações públicas); Promoção de vendas.

Uma Estratégia de Comunicação de Marketing Integrada é necessária para assegurar que a mensagem correta é comunicada à audiência correta e que uma relação de longo prazo é mantida com o consumidor.

A propaganda é qualquer apresentação não pessoal e diretamente paga de bens, serviços ou ideias. Ela é diferente das outras ferramentas promocionais porque é paga e não é pessoal.

Devido à característica de ser paga, a empresa que faz propaganda tem a vantagem de poder controlar a mensagem, a audiência e a frequência que a mensagem é divulgada.

As desvantagens são:

- A propaganda é não pessoal o que dificulta a recepção do *feedback*.
- O ruído feito pela quantidade de propaganda dificulta a recepção da mensagem.
- A credibilidade: os consumidores reconhecem a propaganda como autopromotora.

A Venda Pessoal envolve um canal de comunicação de duas vias com o cliente, essas podem ser executadas:

- Por pessoa física (vendedor ou representante comercial).
- Com a ajuda de informática ou *e-detailing*,[c] utilizando sites de web interativos, chats, ou transmissões de web.

A grande vantagem de um canal de venda pessoal é que ele permite obter o *feedback* do cliente. As desvantagens incluem o custo, a limitação de propagação, e o risco de não obter um retorno do investimento.

A publicidade por Relações Públicas é uma ferramenta promocional onde a organização não paga diretamente para exposição dos seus produtos, serviços ou ideias. Como a organização não controla a mensagem, a publicidade pode ser positiva ou negativa.

Exemplos:

- Artigos em revistas sobre a organização.
- Entrevista com um diretor da organização no rádio.
- Uma entrevista em um site.

Apesar de não ser pago, a organização deve ter uma política de relações públicas para trabalhar com os canais de publicidade e tentar assegurar que a mensagem seja positiva. Nos dias de hoje é impossível deixar de falar em internet e mídias sociais, como veículos prioritários de comunicação e promoção. No conceito dos 4Ps, é no item de Promoção o seu enquadramento, mas a sua relevância é tal que optamos em fazer um item exclusivo.

Mix de Marketing + 3Ps (serviços)

No início da década de 1980, se sentiu a necessidade de desenvolver o conceito, e foram adicionados mais 3Ps com foco no Marketing de serviços.

---

[c] O tempo em que os médicos estavam dispostos a marcar horários para representantes de venda não é mais do que uma memória distante. Assumir o comando das possibilidades digitais é, por isso, fundamental para as empresas farmacêuticas. https://www.valtech.com/pt-br

Uma maneira diferente de entender melhor o Marketing de serviços é observar o composto de Marketing de maneira ampliada para serviços. Agora, veremos que as estratégias dos 4Ps requerem um acréscimo de mais três fatores quando são aplicados a serviços. Por exemplo, a promoção tradicionalmente é pressuposta como estando relacionada a vendas, à publicidade, à promoção de vendas e à assessoria de imprensa. Em serviços, esses fatores também são importantes, mas, uma vez que os serviços são produzidos e consumidos simultaneamente, o pessoal que executa os serviços como atendentes, consultores, equipe de saúde, estão envolvidos em promoção do serviço, em "tempo real", mesmo se seus trabalhos forem definidos tipicamente em termos das funções operacionais que executam.

A definição do preço também se torna muito complexa nos serviços, pois é difícil precificar cada unidade de serviço prestado. Para aumentar ainda mais a complexidade dessa definição de preços na prestação e execução de um serviço, os clientes também são influenciados em sua percepção de qualidade ao analisar os valores cobrados.

Como os serviços são essencialmente intangíveis, clientes em potencial sempre estão à procura de indicadores tangíveis que possam auxiliá-los em sua decisão final.

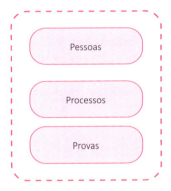

Figura 3.4 – *Ps adicionais de serviços.*
Fonte: Zeithaml e Bitner; 2003.

Pessoas

Normalmente, as empresas oferecem produtos e serviços muito similares, e o fator que as distingue é a qualidade das equipes. Hoje, existe a visão de que o sucesso do Marketing está muito relacionado com a qualidade dos Recursos Humanos.

A maneira como as pessoas se apresentam, sua maneira de vestir, falar, de se comportar diante de situações críticas, entre outros fatores, são de forte influência na percepção e avaliação dos possíveis compradores. Em alguns casos, como vimos anteriormente, consultoria, serviços psicológicos, ensino e outros, o executor é o serviço.

Na área da Saúde, em particular, os pacientes/clientes/usuários, na generalidade, não dissociam a qualidade do serviço da qualidade do atendimento. Em grande parte, porque têm dificuldade em avaliar o aspecto técnico do serviço prestado, como tal, a sua percepção de qualidade tem outros referenciais.

Os grandes Grupos Hospitalares e de Laboratórios entenderam isso de maneira muito clara, e hoje, desde a recepcionista, o manobrista, o segurança, a equipe de saúde, todos os profissionais têm formação específica nessa área.

Processos

O processo pelo qual seu serviço passa também é uma maneira de avaliação do consumidor. Se tudo caminhar da maneira planejada, o serviço pode ser bem avaliado. Se houver atrasos ou descumprimento de prazos, o serviço pode ser negativamente avaliado, prejudicando, assim, a imagem do prestador.

As empresas são organizações complexas, pelo que a capacidade de entregar produtos e serviços rapidamente ou produtos ou serviços adaptados às exigências de cada paciente/consumidor exigem a implementação de processos eficientes. Metodologias como a Lean e o SIX SIGMA[d] têm uma importância grande em criar processos capazes de entregar produtos e serviços de acordo com as expectativas dos pacientes.

Os processos também foram relacionados com a introdução dos computadores, informática e ERPs (*Enterprise Resource Planning* – Sistema de Informação que gere a mesma de uma maneira integrada). Dessa maneira, em um hospital, agendamentos de consultas, agendamentos de exames, partilha de relatórios clínicos, gestão dos equipamentos médicos, gestão de estoques de medicamentos e outros, tudo é gerido em uma só plataforma. Esses ganhos de eficiência se repercutem em uma melhor experiência do paciente. Isso é Marketing!

Provas/evidências físicas

Uma maneira importante de se oferecer segurança e confiabilidade em serviços é a criação e a manutenção constante das evidências físicas. A natureza intangível dos serviços faz com que alguns consumidores, na hora da compra, procurem por essas evidências em busca de segurança. Observe como uma mulher que procura uma maternidade, geralmente busca relatos de pessoas satisfeitas com os serviços prestados e indicação de conhecidos, que já passaram pela mesma experiência.

Os consumidores ou pacientes ainda precisam ver/sentir a evidência física de que o serviço foi prestado. Por exemplo, é comum um paciente querer olhar um relatório clínico de um exame do coração antes de o mostrar ao médico, mesmo que não tenha conhecimento para interpretar a informação de maneira combinada.

A importância da qualidade nos serviços

Um componente central da percepção dos pacientes de serviços é a qualidade. A qualidade em serviços é tão fundamental que ela pode ser o principal fator decisivo.

---

[d] Six Sigma é um método organizado e sistemático, que tem como objetivo aumentar expressivamente a *performance* e lucratividade das empresas em curto espaço de tempo, por meio da melhoria da qualidade dos produtos e processos e do aumento da satisfação dos clientes e consumidores. https://www.dds.com.br

A importância dos contatos na prestação de serviços

Zeithaml e Bitner, no livro *Marketing de Serviços* (2003),[4] observam três maneiras genéricas de contatos de serviços: contatos remotos, contatos telefônicos e contatos pessoais. Na relação entre empresa de serviços e clientes, é possível que ocorra qualquer um desses tipos de contatos ou uma combinação dos três.

Contatos *On-line*/Remotos – Contatos que ocorrem sem qualquer interação humana direta são contatos remotos. São exemplos desse tipo de contato, pacientes que fazem a marcação *on-line* de uma consulta médica, de clientes que utilizam máquinas de *check-in* ou compras *on-line* de medicamentos.

Contatos Telefônicos – Em empresas como o ramo de telecomunicações, p. ex., o tipo mais frequente de contato com o cliente ocorre por telefone. Esses podem ser considerados como contatos telefônicos. A grande maioria das empresas utiliza contatos telefônicos para atender e prestar o serviço em si ao cliente. As empresas na área da Saúde preferem, normalmente, gerir diretamente os seus *Call Centers*, dada a especificidade e importância desse contato.

Contatos Pessoais – Os contatos pessoais são aqueles em que os colaboradores da empresa prestadora de serviço entram em contato direto com os clientes. O maior exemplo disso é o hospital onde os profissionais estão o tempo todo, em contato direto com os pacientes/clientes finais da empresa.

CRM – *Customer Relationship Management* (sistema de relações com clientes)

Na verdade, as empresas tendem a forçar os canais de comunicação, e a maneira de comunicar, da maneira como estratificam o mercado. Por exemplo: Clientes Premium são atendidos pelo Gestor de Contas Estratégias; Pacientes do Segmento A são atendidos pelo SAC e pacientes do segmento B são forçados a usar as ferramentas *on-line*. Essa estratificação do mercado é o reflexo da visão da empresa para esse mercado. Contudo, podem existir pacientes do segmento A, que são jovens e que se identificam com o uso de ferramentas *on-line* e no segmento B, existem pacientes idosos pouco habituados a novas tecnologias e que preferem o contato pelo SAC.

O conceito CRM envolve um profundo processo de mudança cultural, que deve mobilizar a empresa como um todo, partindo da Alta Direção. Em última instância, são pessoas que interagem e estabelecem relações com os clientes, e somente uma cultura corporativa sólida gera comprometimento dos colaboradores.

- Visão única do cliente em um único banco de dados.
- Integração entre as áreas da organização.
- Conhecimento profundo do perfil de cada cliente e suas necessidades.
- Agilidade na obtenção de informações, transformando-as em ações estratégicas.
- Segmentação de público, perfil e histórico de relacionamento.
- Análise, monitoramento e vendas pelas redes sociais.
- Gestão e otimização de processos.
- Integração de todos os canais de relacionamento.

- Ações de retenção e fidelização, promovendo aumento de rentabilidade.
- Maximização das oportunidades de negócio.

Como se dá esse processo de fidelização?

Identificação, conhecer o mercado, classificá-lo e reconhecê-lo.

Diferenciação, segmentar os clientes de modo a compará-los, distingui-los e tratá-los de maneira específica.

Interação, comunicação estratégica com o cliente, *feedback* (falar e ouvir) em uma relação de troca de informações e conhecimento. Exemplos são as pesquisas de satisfação, SAC, Marketing Direto etc.

Personalização, adaptar o produto ao cliente é o objetivo para que seja gerada uma identidade entre os clientes, produtos e serviços.

O CRM é um conceito simples, mas conseguir extrair dos sistemas todas as suas potencialidades e maximizar o retorno do investimento, da quantidade de informações disponíveis e dos vários canais de comunicação, não é fácil.

Uma correta implementação do CRM coloca à disposição do mercado os vários canais, mas deixa o cliente/paciente escolher.

Mídias sociais

Os *blogs*, ou *brand pages*, não são vistos como autopromoção e sim, um espaço no qual, por meio da sua autoridade no assunto, estabelece-se uma relação de confiança com os pacientes. Porém o blog não deve ser espaço para prestar consultas ou dar qualquer tipo de prescrição medicamentosa.

As redes sociais se tornaram uma ferramenta indispensável para as estratégias de comunicação. Nas redes sociais são permitidos *posts* sobre tratamentos, conter endereço e número de telefone e ser um canal interativo com pacientes. Entretanto, assim como no caso dos *blogs*, não há a possibilidade de oferecer consultoria e ainda é preciso um cuidado na redação para que o conteúdo não se torne sensacionalista ao ponto de promover a cura ou tratamentos milagrosos.

O caso do HCor

O HCor é um hospital filantrópico vinculado à Associação Beneficente Síria (associação com mais de cem anos). Se trata de um hospital com 270 leitos, três mil colaboradores e 1.200 médicos credenciados. É uma verdadeira instituição de referência no Brasil, em todas as suas dimensões.

Como é possível verificar no seu mapa estratégico 2021-2024, nos objetivos 17, 20 e 21, existe um foco claro de garantir o engajamento dos seus profissionais de maneira a conseguir uma experiência única para os seus pacientes (objetivo 15). Isso é materialização do P – Pessoas do *Mix* Marketing.

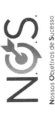

Figura 3.5 – *Mapa estratégico 2021-2024 (HCor).*

Como é feita a educação continuada dos profissionais no HCor, de modo a dar a melhor experiência possível aos seus pacientes?

O HCor possui uma estrutura dedicada de desenvolvimento e capacitação. A partir das necessidades de cada área é construída uma matriz de conteúdo, que embasa os planos de treinamento. Em 2021, foi criado o conceito de cursos obrigatórios para todos os colaboradores com vinculação, inclusive com o programa de gratificação anual por metas. O hospital tem, também, uma Gerência Executiva de Educação, que tem como função estruturar cursos, seminários e simpósios para o mercado, projetos de filantropia para o SUS e também público interno. Estão estruturando um novo projeto chamado "Universidade do Saber" que integrará todas as ações em uma única estrutura ganhando potência e ampliando estrutura física e investindo de maneira significativa no ensino digital.

Existe uma cultura que valoriza e incentiva o "calor humano" nas relações com os pacientes e entre os profissionais. Esse é um diferencial importante do hospital. Os médicos e pacientes que procuram o HCor relatam um ambiente familiar muito positivo. Essa busca por associar a técnica e a ciência ao calor humano faz parte do DNA da organização.

Existe um programa de gestão de desempenho para todos os colaboradores (mais de três mil). Existe um treinamento das lideranças para que realizem esse processo de uma maneira transparente, honesta e preocupada no desenvolvimento dos colaboradores. Para os Superintendentes e Gerentes foi ampliado em 2020, o processo de gestão de *performance* com a realização de uma avaliação externa por uma consultoria internacional, que após a avaliação realiza com os gestores diretos uma sessão de *feedback* e a construção de um plano de desenvolvimento individual.

Como o HCor obtém e gera o feedback *dado pelos seus pacientes?*

Todos os pacientes são orientados que além da relação direta com os profissionais de saúde podem (e fazem) acessar a uma ouvidoria criada para registro de críticas e elogios. Além disso, todos os pacientes, após atendimento, recebem uma mensagem para avaliar o seu índice de fidelidade (NPS – Net Promoter Score). Existe uma meta de NPS de 83% e estão no acumulado de 2021 com 85% de satisfação.

Quais os mecanismos que o HCor usa para reforçar o engajamento dos seus profissionais com a marca?

Foi construído em 2020, um novo Mapa Estratégico com objetivos, indicadores e metas para o período 2021-2024. Foi desdobrado e comunicado o novo posicionamento estratégico para lideranças e colaboradores. Foi criado em 2020, o programa Conectar onde todos os profissionais são elegíveis a uma gratificação correspondente a 30% do salário de acordo com o atingimento de metas. Metas iguais para todos os colaboradores.

Mensalmente, em reunião com as mais de 200 lideranças é apresentada a *performance* e os líderes são orientados a repassar aos colaboradores de suas respectivas equipes.

Desde janeiro de 2020, o CEO (Dr. Fernando Torelly) divulga o seu WhatsApp para todos os colaboradores e recebe, diariamente, mensagens com sugestões e críticas que melhoram o dia a dia da Instituição.

Em julho de 2021, foi realizado um novo posicionamento de marca que valoriza o propósito de "Cuidar da Pessoas e Fortalecer a Saúde". A *brand idea* é "boas ondas", uma instituição que se movimenta, que pulsa e entrega serviços cada vez mais diferenciados aos seus pacientes.

O caso do Grupo SABIN

Fundado em 1984, em Brasília (DF), nossa história é marcada por valores e princípios empresariais que colocam as pessoas no centro da estratégia empresarial. A partir de uma cultura organizacional forte, construímos um ambiente de respeito, desenvolvimento, diversidade e inclusão, que é reconhecido no Brasil e América Latina como uma das Melhores Empresas para Trabalhar por mais de 17 anos consecutivos.

Em 2010 iniciamos nosso processo de expansão e hoje estamos presentes em 54 cidades (12 estados e DF), entregando mais de 42 milhões de exames por ano e atendendo mais de 5,7 milhões de clientes.

Com o propósito de inspirar pessoas a cuidar de pessoas, nosso grande time conta com 5.700 colaboradores que têm a missão de oferecer serviços de saúde com excelência à população de norte a sul do país.

Nosso portfólio é composto por mais de 3.500 exames laboratoriais e de imagem, além do serviço de vacinas, que oferece mais de 20 tipos de imunizações, e do Sabin Prime, serviço de *check-up* executivo e estão distribuídos em 296 unidades no Brasil. Além disso, a empresa investe nas áreas de atenção primária à saúde e prontuário eletrônico. Em 2021, o Grupo lançou seu Centro de Saúde Digital – Rita Saúde.

Essência da marca e jeito Sabin

Mais que máquinas, análises e unidades, o Sabin é feito por pessoas. Pessoas que sorriem. Conversam. Olham nos olhos e explicam cada detalhe de um jeito simples.

No Sabin, as pessoas estão sempre prontas para ajudar e, claro, cuidar.

Aquele cuidado que vai distrair a criança na hora da coleta até o pão de queijo quentinho que todo mundo adora.

Da música na sala de espera até o sorriso no rosto de quem passa por você no corredor.

O Sabin é assim, uma empresa humana que inspira pessoas a cuidar de pessoas.

Descreva a estratégia de promoção do Grupo Sabin nas mídias sociais

Utilizamos a tecnologia a favor da assistência, promovendo um contato mais próximo e recorrente com todos os públicos de maneira holística. Nos concentramos em conhecer os pontos de dor, nos conectar à realidade diante do contexto atual, para daí estabelecermos conexões e entregar produtos e serviços que façam sentido a cada momento de vida de nossos diferentes públicos.

Nossa temática central é cuidado e saúde. Trabalhamos com o melhor da tecnologia no campo da medicina diagnóstica para atender nossos clientes e promover o autocuidado, bem--estar e saúde.

Somos uma empresa de alma feminina. Nossas fundadoras são pioneiras nesse ramo e são inspiração para mulheres de um modo geral. Por isso, também promovemos em nossas redes sociais o empoderamento, o autocuidado, o crescimento e o desenvolvimento das mulheres. Elas representam mais da metade do nosso total de clientes e são nossas principais seguidoras e consumidoras do nosso conteúdo digital. Diante disso, construímos conteúdos exclusivos que contemplem a jornada feminina, desde cuidados na adolescência, passando pela maternidade e melhor idade. Abordagens informativas e voltadas ao autocuidado, saúde e bem-estar em todas as etapas da vida.

Contamos com um SAC ativo, o qual esclarece dúvidas sobre produtos e serviços, mas que também realiza uma escuta ativa sobre os assuntos de interesse que devam ser abordados em nossas comunicações.

O Grupo Sabin usa várias plataformas (Facebook, LinkedIn, YouTube, Twitter e Spotify). Qual o papel de cada uma delas e como garantir a coerência da promoção da marca nos vários canais?

- **LinkedIn:** é o canal nacional e institucional do Grupo Sabin e tem como objetivo a comunicação, o posicionamento e a conexão com seus stakeholders, contribuindo para o fortalecimento da reputação das suas empresas, marcas e serviços.

É a principal rede para promover a ideologia, o propósito, a atuação empresarial e os movimentos e investimentos estratégicos das empresas e dos negócios do Grupo. Nesse espaço compartilhamos programas, projetos e ações e seus respectivos impactos e resultados. Celebramos também as conquistas de nossos times como prêmios e reconhecimentos, além de promover discussões importantes sobre o *core* do nosso negócio e de causas e bandeiras que são abraçadas pelo grupo como empreendedorismo e protagonismo feminino, gestão de pessoas, diversidade e inclusão, sustentabilidade, inovação, pesquisa técnico-científica, investimento social privado e negócios de impacto.

As plataformas seguem em complementaridade, funcionando como um ecossistema de saúde e bem-estar que inspira o autocuidado e fomenta um estilo de vida saudável, pensando sempre nas particularidades de cada região onde estamos inseridos.

- **YouTube:** tem o propósito de levar conteúdos chaves em formatos leves e lúdicos com foco em descomplicar a área da medicina diagnóstica para os usuários. Sabemos que os dados de *streaming* e alcance do YouTube aumentaram significativamente no último ano, devido à pandemia do Coronavírus. Em 2020, a rede social se consolidou como a preferida dos brasileiros, de acordo com o estudo Why Video encomendada pelo Google. Nesse sentido, nosso objetivo nessa rede social é aproximar nossos seguidores, clientes e possíveis clientes do nosso *lifestyle*, da nossa rotina e promover informações sobre nossos produtos e da temática de saúde como um todo. Também aproveitamos a plataforma para intensificar nosso relacionamento com áreas técnicas como médicos, bioquímicos etc., por meio de *webinars* e *lives* específicas. Tem sido a rede social onde estamos em constante desenvolvimento de novos projetos.

- **Instagram**: engaja e promove experiências por meio do *lifestyle* Sabin. Essa plataforma é a vitrine do nosso trabalho, da nossa visão e da nossa estratégia de conteúdo. A maioria dos usuários dessa rede nos procura para interagir e tirar dúvidas. Sendo assim, nela, promovemos conteúdos que são úteis no dia a dia e também possam inserir conscientizações importantes. Sempre em uma linguagem acessível, leve e concisa.
- **Facebook**: promove relacionamento com grupos, aproximando pessoas por meio da conscientização e informação personalizada. Essa plataforma continua sendo uma boa rede social para divulgação de produtos e serviços, não podemos descartar isso. Por isso, nossa estratégia nessa rede social é inserir e trabalhar um público mais maduro e que possui uma base de conhecimento sobre saúde e autocuidado um pouco mais intensificado. Essa é uma rede social que consegue atrair um público mais estratégico para compras e agendamentos *on-line*. É aqui que trabalhamos de uma maneira mais direta para conversão.
- **Twitter**: promove conversas sobre bem-estar, autocuidado. Essa plataforma é essencialmente sobre conversas. É aqui que geramos nossa identidade verbal e que temos a oportunidade de fazer um trabalho direto com um público mais jovem. Para nós é um prazer poder pensar em estratégias e conteúdos que mostrem o quanto é importante colocar em primeiro lugar a saúde e o autocuidado. Nosso objetivo aqui é trabalhar a consciência desses temas para uma longevidade, e isso é uma estratégia que poucos conseguem fazer com essa faixa etária. Estamos nos desafiando a isso e testando várias maneiras em que isso pode dar resultado.
- **Spotify**: essa plataforma conversa com nossas principais campanhas digitais. Também é utilizada para poder distrair e aconchegar nossos clientes no tempo da realização dos seus exames, no tempo de espera, enfim, em toda a trilha que o cliente percorre em nossas unidades.

Quais os atributos da Marca que são mais bem promovidos nas mídias sociais do que nos canais tradicionais de comunicação?

Os nossos atributos de personalidade estão conectados aos nossos valores. Em função disso, permeiam a jornada de cada público nos diferentes pontos de contato nos quais nos relacionamos.

Principais atributos da marca Sabin

- Atenciosa, cuidadosa e empática no relacionamento junto aos seus e ao próximo.
- Inspiradora e de verdade no que é, faz e fala.
- Antenada e inovadora na construção de um ecossistema que promova valor e informação sobre saúde, bem-estar, autocuidado e pioneirismo feminino.

Os atributos consolidam o propósito da empresa: inspirar pessoas a cuidar de pessoas. Tudo isso, sem abandonar o investimento contínuo em tecnologia e inovação, qualidade dos processos e atendimento humanizado aos seus clientes.

Quais os riscos na utilização das mídias sociais como veículo de comunicação e como mitigar esses riscos?

Apoiamos o uso responsável das redes sociais, pois reconhece os potenciais benefícios profissionais, institucionais e sociais ao negócio. Para isso, estruturamos uma política de gestão da reputação da marca para os canais digitais, com o intuito de alinhar junto aos diferentes stakeholders uma abordagem real e consistente, mantendo o compromisso e responsabilidade junto a toda a cadeia produtiva e comunidade.

Nossos canais funcionam como um grande ecossistema colaborativo, o qual promove escuta ativa e recebe *feedbacks* contínuos para a construção de uma rede cada vez mais diversa e inclusiva.

Referências bibliográficas

1. Mccarthy JE. Basic Marketing, a managerial approach. Homewood, Illinois: R.D.Irwin, 1967.
2. Kotler P. Marketing para o Século XXI "como criar, conquistar e dominar mercados". São Paulo: Editora Futura; 1999.
3. Kotler P, Keller K. Administração de Marketing. 12ª Ed. São Paulo: Prentice Hall; 2005.
4. Zeithaml VA, Bitner MJ, Marketing de Serviços. Porto Alegre: Bookman, 2003.

4 Contabilidade Financeira

Antonio Shenjiro Kinukawa
Marcelo Martinho Pedro
Márcio Mellaci

Introdução

A saúde é uma das áreas que mais se identifica com o conceito da ciência econômica de maximizar os recursos escassos frente às ilimitadas necessidades da população. A combinação de custos crescentes, orçamentos públicos restritos e baixo crescimento econômico sinaliza que a saúde do Brasil continuará navegando em mares revoltos (Leite; 1992).[1]

A contabilidade é o principal instrumento de gestão. Toda organização precisa saber, monetariamente, quanto tem de ativos, quanto deve a terceiros e quanto utiliza de capital dos sócios ou acionistas. Mais, precisa saber quanto vende e gasta e principalmente, quanto sobra em dado período. Por fim, precisa saber o quanto de dinheiro recebe e paga no período.

A simples menção de Contabilidade é motivo de preocupação para muitos profissionais da área de saúde. E não é para menos. Geralmente, a Contabilidade é tratada pelos profissionais da saúde como uma matéria complexa, com dezenas de relatórios, milhares de contas contábeis e milhões de lançamentos. O presente capítulo busca desmitificar essa sensação com uma linguagem acessível e organização simplificada.

A contabilidade

Para Leite (1992),[1] a Contabilidade é um sistema de registro e apuração ou medição da riqueza. A Contabilidade é a ciência social que tem por objetivo medir, para poder informar, os aspectos quantitativos e qualitativos do patrimônio de quaisquer entidades Cardoso (2016).[2] É provedora de informações para o planejamento, o orçamento, o acompanhamento e o controle do desempenho das entidades.

Objetivos

A Contabilidade é uma ciência fundamentalmente utilitária, e tem como objeto de estudo o patrimônio das organizações, sejam elas entidades de fins lucrativos ou não. O principal objetivo da contabilidade é permitir aos usuários avaliarem a situação econômica e financeira da empresa, em um sentido estático, bem como fazerem inferências sobre suas tendências futuras.

Funções

As principais funções da Contabilidade são registrar, organizar, demonstrar, analisar e acompanhar as modificações do patrimônio em virtude da atividade econômica ou social que a empresa exerce no contexto econômico. Os gestores devem (1) registrar os fatos que ocorrem e podem ser representados em valor monetário; (2) organizar um sistema de controle adequado à empresa; (3) com base nos registros realizados, apresentar relatórios financeiros periódicos sobre a situação econômica, patrimonial e financeira; (4) analisar os demonstrativos financeiros; (5) acompanhar a execução dos planos econômicos da empresa e os planos de contingências para conduzir a organização na rota traçada.

Ciclo contábil

Ciclo contábil consiste na sequência dos procedimentos contábeis rotineiros para identificar, classificar, mensurar, registrar, acumular, sumarizar e evidenciar a informação contábil.

Usuários das informações contábeis

Os usuários das informações contábeis são as pessoas físicas ou jurídicas, que tenham interesse na avaliação da situação e progresso de determinada entidade, seja empresa com fins lucrativos, sem fins lucrativos, ou mesmo de patrimônio familiar. São usuários os investidores, administradores, governo, fornecedores, credores, bancos, empregados, sindicatos e até os concorrentes.

Limitações

As informações contábeis podem não reproduzir o patrimônio da empresa com total fidelidade e certeza, de modo a atender com plenitude as necessidades informacionais de todos os usuários devido, p. ex., à inflação. No entanto, o controle por meio das informações contábeis é imprescindível para as organizações.

Estrutura conceitual para a apresentação das demonstrações financeiras

Objetivos

O objetivo do relatório contábil-financeiro de propósito geral é fornecer informações contábil-financeiras úteis da organização para os usuários da contabilidade.

Pressupostos básicos

Para elaborar, interpretar e divulgar as demonstrações contábil-financeiras é preciso seguir os conceitos básicos e fundamentais do "Pronunciamento conceitual básico – Estrutura conceitual para elaboração e divulgação contábil-financeira elaborado pelo Comitê de Pronunciamentos Contábeis (CPC)".

Princípios de competência

Pelo conceito de competência de exercícios, o registro de despesa e receita deve ser feito com base no fato gerador (quando ocorrem), e não quando do seu pagamento ou do seu recebimento. Todas as despesas realizadas, mas não pagas, bem como as receitas realizadas e não recebidas, devem ser contabilizadas dentro do período em que ocorreram.

Princípio de caixa

Sob o regime de caixa, os recebimentos e os pagamentos são registrados na contabilidade quando se recebe ou se paga mediante dinheiro ou equivalente.

Características qualitativas

São duas as características qualitativas fundamentais das demonstrações contábeis aos usuários:
- Relevância: as informações devem ser relevantes na tomada de decisões dos usuários cuja materialidade é vista pela natureza da informação e pela magnitude.
- Representação fidedigna: além da relevância, as informações devem representar os eventos contábeis de maneira fidedigna sendo completa, neutra e livre de erro.

As características qualitativas de melhoria enriquecem as informações para as tomadas de decisões por meio da comparabilidade, verificabilidade, tempestividade e compreensibilidade.

Os relatórios contábil-financeiros são elaborados para usuários com razoável conhecimento de negócios e que agem diligentemente, mas não exclui a presença de especialistas nos casos complexos.

A limitação na relevância e na confiabilidade das informações é a restrição quanto ao equilíbrio entre o custo e o benefício da informação. A premissa básica é a da continuidade da atividade empresarial.

Mecânica contábil

É na contabilidade que ocorre o processamento das informações relacionadas aos eventos econômico-financeiros que impactam a organização. Para isso, usamos o método das **partidas dobradas**. Por esse método, para cada lançamento que impacte um item no ativo, p. ex., deveremos ter um lançamento correspondente que impacte outro item no ativo, no passivo ou no PL. Dessa maneira, para um único evento econômico-financeiro, temos sempre dois lançamentos contábeis.

Marion (2015)[3] nos relata que o método das partidas dobradas foi elaborado pelo Frei italiano Luca Pacioli, durante o século XV, e que até hoje é um método que nunca precisou ser modificado.

A conta contábil é a representação contábil dos eventos econômicos de mesma natureza ou semelhantes. São representadas por contas contábeis as rubricas do ativo, passivo, patrimônio líquido, receita, custo e despesa.

O plano de contas é o conjunto de contas contábeis organizadas hierarquicamente por códigos numéricos e nomes específicos (Kinukawa; 2019).[4]

Estrutura das demonstrações contábeis

A informação contábil é criada pelo registro e pela mensuração de eventos econômico-financeiros vivenciados por uma empresa. Esses, por sua vez, são convertidos em itens que farão parte das **demonstrações contábeis de propósito geral (DCPG)**, ou seja, o conjunto de demonstrações elaboradas por uma empresa, disponibilizado a todos os usuários das informações contábeis. Marion[3] (2015) explica que ao pensar em uma estrutura, pode-se visualizar um edifício com paredes, e todos os outros elementos usados em sua construção. Devemos imaginar a estrutura das demonstrações contábeis dessa maneira. Essas demonstrações visam atender, principalmente, às necessidades de informação dos usuários externos, que são aqueles que não têm acesso a informações internas, gerenciais ou específicas sobre os resultados de uma determinada empresa. Ademais, com base no artigo 1.179 do Código Civil, todas as empresas têm que, obrigatoriamente, seguir algum sistema de contabilidade.

O balanço patrimonial (BP)

Uma organização deve gerar resultados positivos para justificar sua existência e garantir a sua continuidade e, para isso, tem que consumir recursos. Ao final de um exercício contábil, o quanto uma empresa consumiu de recursos para gerar recursos, irá determinar o seu resultado econômico.

Almeida (2015)[5] nos explica que o Balanço Patrimonial demonstra a realidade financeira e patrimonial de uma empresa. O balanço patrimonial, que compõe as DCPG, reflete o empenho de uma empresa na busca por resultados positivos, ao longo de um exercício contábil. O BP é organizado em três blocos. Os **ativos, passivos e patrimônio líquido.**

O balanço patrimonial reflete, os ativos controlados por uma empresa, suas obrigações com terceiros e a composição de seu patrimônio, em uma data definida.

ATIVOS	PASSIVOS
• Caixa	• Financiamentos
• Aplicações financeiras	• Contas a pagar
• Estoques de produtos acabados	**PATRIMÔNIO LÍQUIDO**
• Recebíveis	• Capital social
• Imóveis	

Figura 4.1 – *Balanço patrimonial.*
Fonte: Elaborada pelos autores.

A demonstração de resultados do exercício (DRE)

Enquanto, por meio do BP obtemos uma fotografia dos ativos, passivos e do patrimônio líquido de uma organização, ao final de um exercício, por meio da DRE visualizamos a criação de riqueza para essa mesma organização.

A DRE funciona como um relato dinâmico, sintetizando o que aconteceu com os negócios de uma organização ao longo de um exercício e demonstra informações cruciais sobre o seu desempenho. Por meio da DRE visualizamos a geração de receitas de uma organização, seus custos e despesas, os impostos o resultado econômico-financeiro do exercício.

Tabela 4.1 Demonstrativo de resultados do exercício (DRE)	
Receitas de vendas	R$ 10.000.000
– Custo dos produtos vendidos	R$ 5.000.000
= Lucro bruto	R$ 5.000.000
– Despesas de vendas	R$ 100.000
– Despesas gerais e administrativas	R$ 250.000
= Lucro antes dos juros e IR (LAJIR)	R$ 4.650.000
– Despesas financeiras	R$ 1.000.000
= Lucro antes do IR (LAIR)	R$ 3.650.000
– Imposto de renda	R$ 730.000
= Lucro líquido	R$ 2.920.000

Fonte: Elaborada pelos autores.

A demonstração dos fluxos de caixa (DFC)

A DFC apresenta o detalhamento da variação do saldo de caixa de uma organização ao longo de um exercício, e detalha quais foram os eventos que causaram a variação.

Diferentemente das demais demonstrações contábeis, é elaborada pelo regime de caixa, e não pelo regime de competência.

A DFC pode ser elaborada de maneira direta, ou indireta. A elaboração direta, consiste em identificar os movimentos no caixa por tipo de evento, entre operações, investimentos e financiamentos. O **fluxo de caixa das operações** se refere aos pagamentos recebidos por vendas à vista, recebimento de vendas a prazo, pagamento de despesas à vista, e outros eventos operacionais. O **fluxo de caixa de investimentos** detalha as saídas e as entradas de caixa resultantes de investimentos ou de desinvestimentos que a empresa fez, como compras ou vendas de equipamentos, mobiliário, estoques e outros. O **fluxo de caixa de financiamentos** apresenta os movimentos de caixa resultantes de entradas por conta de recebimentos da integralização de capital social, pagamento de dividendos, recebimento ou pagamento de empréstimo e eventos semelhantes.

Limeira (2015)[6] explica que os gestores têm que fazer uma enorme força para que consigam equilibrar receitas com geração de fluxo de caixa positivo, buscando realizar vendas e cobranças de maneira tempestiva (Garrison; 2015)[7] menciona a importância de que os gestores foquem no fluxo de caixa por razões bem fundamentais, pois sem liquidez suficiente nas horas necessárias, uma empresa pode perder oportunidades valiosas ou pode até ir à falência.

A demonstração das mutações do patrimônio líquido (DMPL)

A DMPL apresenta, ao final de um exercício, as variações (e suas origens) ocorridas no patrimônio líquido de uma organização. Para os sócios é essencial compreender a geração de valor resultante dos negócios da organização. O pagamento de dividendos, que representa uma saída da entidade para os sócios (pessoas físicas ou jurídicas externas à entidade), representa um redutor do patrimônio líquido da organização.

As demonstrações contábeis de propósito geral servem para levar informações relevantes para diversos usuários que não podem demandar relatórios específicos para atender seus interesses individuais. Além das demonstrações mencionadas ainda fazem parte das DCPG a Demonstração do Resultado Abrangente Total (DRA), a Demonstração do Valor Adicionado (DVA), as notas explicativas, o relatório dos administradores e o parecer dos auditores independentes.

Imobilizado, depreciação e amortização

O imobilizado de uma organização é composto por ativos usados na produção de bens ou na prestação de serviços, e que a entidade pretende utilizar por um longo prazo. Exemplos seriam máquinas e equipamentos, edificações e veículos. Marion (2018)[8] menciona que quando um ativo tangível é usado ou mantido para uso nas principais operações de uma empresa, deve ser considerado como uma ativo imobilizado. Todo ativo, exceto terrenos, parte do imobilizado deve ser depreciado, para que se registre o consumo dos benefícios econômicos que aquele ativo propiciou à organização ao longo de sua vida útil.

Análise econômico-financeira

A gestão das empresas em um ambiente de muita competição requer a utilização de instrumentos de gestão, que possam contribuir com informações que permitam decisões rápidas e que tragam melhoria de desempenho.

A crescente e fundamental importância das análises econômico-financeiro para as instituições hospitalares tem sido tema importante, dada a complexidade e dificuldade que as organizações têm em se manter viáveis (Souza, Rodrigues, Lara, Guerra, Pereira; 2009).[9] Essas análises ajudam cada vez mais a otimizar recursos e a implementar novas estratégias gerenciais.

Do ponto de vista do investidor elas ajudam a prever lucros e dividendos futuros, enquanto do ponto de vista dos gestores, a análise é útil para antecipar condições futuras, e mais importante, como ponto de partida para planejar medidas e estratégias que se transformarão em planos por meio dos quais será possível estimar seu futuro (Brigham, Gapenski, Ehrhardt; 2002).[10]

Por que os gestores da saúde devem analisar os índices econômicos financeiros? Esses índices refletem a relação entre um grupo de contas das demonstrações financeiras com outra, e seu conjunto fornecem ampla visão da situação econômica-financeira da empresa (Silva; 2010).[11] Mas, também é importante sabermos que as análises financeiras refletem a situação dos dados financeiros de exercícios anteriores (passado da empresa).

O que os gestores da saúde necessitam para calcular esses indicadores?

Para a análise baseada em índices são necessários basicamente a demonstração de resultados e o balanço patrimonial da empresa (Gitman; 2002).[12]

Com esses demonstrativos agruparemos as informações em cinco categorias, a **análise vertical e horizontal**, índices de **liquidez**, índices de **atividades**, índices de **endividamento** e os índices de **rentabilidade**. A seguir apresentaremos as categorias e ao final seguirão os exemplos aplicados a um estudo de caso.

Análise vertical e horizontal

Qual a finalidade dessa análise?

As análises vertical e horizontal propiciam um conhecimento minucioso do balanço patrimonial e da demonstração de resultados do exercício, auxiliando na compreensão dos elementos mais essenciais que as compõem. Na análise vertical são demonstrados os valores relativos das contas das demonstrações financeiras, e na análise horizontal a sua evolução. Para isso, é calculado o percentual por cada conta em relação a um valor base.

Como preparar?

Atribuiremos no balanço patrimonial peso 100 ao total do ativo e relacionaremos todas as contas dessa demonstração com esse total. Na demonstração de resultados atribuiremos peso 100 à receita líquida e também relacionaremos todas as contas dessa demonstração com esse total (Brigham, Gapenski, Ehrhardt; 2002).[10]

Qual a finalidade?

A análise vertical mostra a importância relativa de cada conta dentro das demonstrações no período em análise e, por meio da comparação com padrões de empresas do mesmo ramo de atuação ou com relação à própria empresa em anos anteriores, permite saber se há itens fora das proporções usuais (Blatt; 2001).[13]

A análise horizontal relaciona cada conta do balanço patrimonial e da demonstração de resultado com sua equivalente de exercícios anteriores, ou seja, analisaremos a evolução de um período para outro (Brigham, Gapenski, Ehrhardt; 2002).[10]

Será possível analisar a evolução das contas ao longo de dois períodos ou mais, permitindo uma ideia da tendência futura. Importante ressaltar que na análise horizontal os valores comparados ano a ano, originalmente não contemplam a correção dos valores pela inflação.

Índices de liquidez

Dentro do setor de saúde um dos mais importantes pontos de análise é a liquidez, ou seja, a capacidade da empresa pagar suas obrigações. Evidenciando assim a facilidade ou a dificuldade que a empresa tem de pagar suas contas em dia. No caso de ter liquidez baixa, a empresa deve ficar em alerta, pois problemas com o fluxo de caixa podem resultar na insolvência do negócio.

Utilizando o balanço patrimonial e confrontando os ativos e passivos podemos gerar dois importantes indicadores: O de **liquidez corrente**, que avalia a liquidez de curto prazo (até um ano) e o de **liquidez geral**, que avalia a liquidez em conjunto tanto de curto como de longo prazo.

Liquidez corrente

Um dos principais indicadores utilizados para avaliação de liquidez de curto prazo, pois confronta o Ativo Circulante (a receber em até um ano) com o Passivo Circulante (obrigações a pagar em até um ano). O índice encontrado, se visto como moeda (R$) mostra o quanto a empresa tem no ativo circulante para cada R$ 1,00 de passivo circulante (Marion; 2018).[8] Quanto maior for o índice de liquidez corrente, melhor é para a empresa.

Por exemplo, se o índice de liquidez de uma empresa for igual a 2,0 significa dizer que para cada R$ 1,00 de exigibilidade no curto prazo a empresa tem R$ 2,00 de recursos no ativo circulante (curto prazo) para liquidar seus compromissos de curto prazo.

Fórmula do índice de liquidez corrente:
Ativo circulante/passivo circulante

Liquidez geral

O índice de liquidez Geral vai ajudar a compreender a capacidade que a empresa tem de pagar todas as suas dívidas com terceiros tanto no curto como no longo prazo.

Para obter esse indicador somaremos o quanto a empresa possui no ativo circulante ao seu realizável a longo prazo e dividiremos pela somatória do passivo circulante com o passivo não circulante (Assaf Neto; 2012).[14]

A interpretação do resultado desse indicador é que se o índice for superior a 1,00 significa que a empresa possui ativos circulantes mais realizáveis a longo prazo, suficientes para liquidar seus compromissos financeiros com terceiros (de curto e longo prazo). Caso o valor encontrado como índice de liquidez geral for menor do que 1,00 a situação é exatamente inversa e ela não consegue cobrir com seu ativo circulante mais o ativo realizável a longo prazo juntos, com todas as suas obrigações de curto e longo prazo.

Fórmula do índice de liquidez geral:
(Ativo circulante + ativo realizável a longo prazo) /
(passivo circulante + passivo não circulante)

Índices de endividamento

Nesse outro conjunto de indicadores será possível identificar de que maneira a empresa consegue financiar suas atividades, seja por meio do capital próprio ou do capital de terceiros. A composição dessa permitirá entender a relação entre as duas fontes de financiamento, assim será possível conhecer a dependência da empresa em relação ao capital de terceiros (Gitman; 2008).[15]

Para a empresa pode ocorrer que o endividamento lhe permita melhor ganho, porém, associado ao maior ganho estará associado um maior risco. Do ponto de vista estritamente financeiro, quanto maior for a relação Exigível Total/Patrimônio Líquido, menor será a liberdade de decisões financeiras da empresa (Ross; 2002).[16] Para compreendermos a medida do grau de endividamento utilizaremos basicamente dois indicadores: endividamento geral e composição do endividamento.

Índice de endividamento geral

O índice de endividamento geral mede a proporção dos ativos totais da empresa que são financiados pelos credores (terceiros) (Brigham, Gapenski, Ehrhardt; 2002).[10] Quanto maior for esse índice, maior será o montante do capital de terceiros que vem sendo utilizado para gerar lucros. Sabendo-se qual o percentual de capital de terceiros em sua estrutura podemos assumir que a diferença entre esse percentual encontrado e o total investido (100%), teremos a participação do capital próprio, ou seja, o capital investido pelos sócios. O aumento nesse indicador poderá resultar em um aumento das despesas financeiras.

Fórmula do índice de endividamento geral:
(Passivo circulante + passivo não circulante) / ativo total

Índice de composição do endividamento

O índice de composição do endividamento mede a proporção entre o endividamento de curto prazo e do endividamento de longo prazo. Quanto maior for esse índice, maior será o montante do capital de terceiros com vencimento em até 365 dias (Marion; 2012).[17]

Com o resultado desse índice o percentual de dívidas de longo prazo pode ser calculado subtraindo-se do total (100%). Assim, p. ex., se o total encontrado nesse índice for de 80% o percentual de longo prazo será de 20% (100%-80% = 20%).

Fórmula do índice de composição do endividamento:
(Passivo circulante) / (passivo circulante + passivo não circulante)

Índices de rentabilidade

Gestores trabalham para que a empresa seja rentável, porém, a rentabilidade obtida deve ser muito bem analisada e compreendida pelos gestores, entendendo seus pontos fortes e aqueles onde existem oportunidades de melhoria. Assim, a rentabilidade representa o resultado líquido de um grande número de políticas e decisões, demonstram os efeitos combinados da liquidez, gerenciamento de ativos, de todas as suas dívidas e do controle de receitas e despesas (Brigham, Gapenski, Ehrhardt; 2002).[10]

Segundo Silva (2008)[18] a análise desses indicadores visa mensurar o sucesso e a eficiência das empresas no uso de suas fontes de financiamento para a geração dos lucros. Assim como:

- Avaliar a capacidade de gerar lucros futuros.
- Atrair financiamentos.
- Pagar seus credores.
- Recompensar seus proprietários.

As ferramentas comuns para avaliar a rentabilidade são a demonstração de resultado e o balanço patrimonial.

No caso dos índices de rentabilidade, dizer que um indicador encontrado é bom ou ruim vai depender das características do negócio, como segmento de mercado, porte, tempo de existência, riscos, comparação com a concorrência etc.

Podemos compor essa categoria por quatro importantes indicadores: a) Rentabilidade sobre o Ativo; b) Rentabilidade sobre o Patrimônio Líquido; c) Margem Bruta; d) Margem Líquida.

Rentabilidade sobre o ativo

A Taxa de Retorno sobre o Ativo Total (do inglês *Return on Total Assets* – ROA) mede a eficiência global da administração na geração de lucros com seus ativos disponíveis (Gitman; 2008).[15] Quanto mais alta for essa taxa, melhor.

A Rentabilidade do Ativo significa o quanto a empresa obtém de lucro para cada R$ 100,00 de investimento em seu ativo total. Representa o retorno sobre o total do ativo, independentemente da procedência (capital próprio ou de terceiros), podemos dizer também que é a rentabilidade sobre o total dos recursos administrados pela empresa.

Fórmula do índice de rentabilidade sobre o ativo:
Lucro líquido / ativo total

Rentabilidade sobre o patrimônio líquido

A Taxa de Retorno sobre o Patrimônio Líquido (do inglês *Return on Equity* – ROE) mede o retorno obtido sobre o investimento dos proprietários/acionistas na empresa (Cardoso; 2016).[2] Geralmente quanto mais alta for essa taxa de retorno, melhor para os proprietários/acionistas (Gitman; 2008).[15]

A Rentabilidade sobre o Patrimônio Líquido revela o percentual de lucro que a empresa obtém por parte dos proprietários/acionistas.

Fórmula do índice de rentabilidade sobre o patrimônio líquido:
Lucro líquido / patrimônio líquido

Margem bruta

A margem bruta de lucro mede o percentual de rentabilidade das vendas e/ou dos serviços prestados deduzidos de impostos sobre vendas e/ou serviços, devoluções, abatimentos e descontos incondicionais e do custo dos produtos/serviços vendidos. Esse indicador fornece assim a indicação mais direta de quanto a empresa está ganhando como resultado imediato da sua atividade (Marion; 2012).[17] Quanto mais alta a margem bruta, tanto melhor.

Fórmula da margem bruta:
Lucro bruto / receita de vendas

Margem líquida

A Margem Líquida mede a porcentagem de cada unidade monetária de venda que restou, depois da dedução de todas as despesas, inclusive o imposto de renda (Gitman; 2002).[12] Quanto maior for a margem líquida da empresa, melhor. A margem líquida é uma medida bastante citada para indicar o sucesso da empresa em termos de rentabilidade sobre as vendas.

Fórmula da margem líquida:
Lucro líquido / receita de vendas

Indicadores de atividade

Seria possível obter por meio das demonstrações contábeis, p. ex.: quanto tempo demora para a empresa receber de seus clientes, ou então quanto tempo tenho em média para pagar meus fornecedores, ou ainda, quanto tempo em média demora para vender meus estoques?

A resposta para essas questões seria "sim". Para termos uma ideia desses prazos em média devemos analisar os indicadores de atividade. Esses indicadores também são chamados de índices de administração de ativos e medem o quão eficazmente a empresa está administrando seus ativos. Caso a empresa tenha excessivo investimento em ativos, seus custos de capital serão maiores, porém, se ela não tiver ativos suficientes perderá vendas (Brigham, Gapenski, Ehrhardt; 2002).[10]

Esses indicadores nos possibilitaram conhecer a evolução da atividade operacional da empresa, sejam eles os prazos médios de estoques, os prazos médios de recebimento das vendas e/ou os prazos médios de pagamentos, além disso também o ciclo operacional e o ciclo financeiro (Ross; 2002).[16]

Os resultados encontrados nos permitirão saber em quantos dias em média a empresa leva para pagar suas compras, receber suas vendas e renovar seus estoques.

Prazo médio de estoques (PME)

Os estoques nas empresas comerciais, p. ex., farmácias, distribuidoras de medicamentos etc., são formados por mercadorias adquiridas para venda ou revenda, já nas empresas industriais por matéria-prima, produtos em processo de elaboração e produtos acabados. Os estoques permanecem na empresa até a sua venda e seu volume indica o montante de recursos que a empresa tem comprometido com os mesmos (Silva; 2002).[18]

O prazo médio de estoques é o período compreendido entre o tempo em que o produto permanece armazenado, desde a aquisição da mercadoria acabada (na empresa comercial), nas empresas produtoras desde a aquisição da matéria-prima, até o momento da venda (Ross; 2002).[16] Quanto maior o volume de vendas mais rápido será o prazo de rotação dos seus estoques.

Fórmula do PME:
360 / (custo dos produtos vendidos / estoques)

Prazo médio de recebimento das vendas (PMRV)

O prazo médio de recebimento das vendas é o período compreendido entre o momento em que as vendas foram efetuadas e o momento do recebimento dessas vendas, isso é, indica quanto tempo em média a empresa leva para receber em média suas vendas (Marion; 2015).[3]

Esse indicador é muito útil para avaliar as políticas de crédito e de cobrança das empresas (Gitman; 2008).[15]

Nesse indicador analisaremos as vendas e o contas a receber da empresa, a fim de estimar os prazos concedidos.

Fórmula do PMRV:

Duplicatas a receber / (receita de vendas / 360)

Prazo médio de pagamentos (PMP)

O prazo médio de pagamento é o período compreendido entre o momento em que as compras foram efetuadas até o momento de seu pagamento. A dificuldade para calcular esse índice decorre da necessidade de se determinarem as compras anuais, pois esse valor nem sempre está disponível nas demonstrações financeiras publicadas. Como solução, utiliza-se uma proporção do custo das mercadorias vendidas para determinar o valor das compras (Gitman; 2002).[12]

Assim, as compras nesses casos são estimadas como uma porcentagem do custo dos produtos vendidos.

Fórmula do PMP:

Fornecedores / (compras anuais / 360)

Ciclos de atividades

Para completarmos o conceito dos indicadores de atividades, se faz necessário compreendermos o que chamamos de ciclos de atividades, que tem sido aplicado aos negócios mais complexos. Incluímos aqui os hospitais, como exemplo desses sistemas complexos. Esses ciclos também servem para analisar a eficiência da administração do capital de giro das empresas (Brigham, Gapenski, Ehrhardt; 2002).[10]

Como sabemos, os saldos de caixa e bancos são influenciados significativamente pelas técnicas de produção e vendas, bem como pelos prazos de pagamentos concedidos a clientes e o prazo que temos para o pagamento a fornecedores (Assaf, Silva; 2002).[19]

A importante administração do capital de giro diz respeito à administração das contas dos elementos de giro, ou seja, dos ativos e passivos circulantes, e às interrelações existentes entre eles. Assim a administração do nível adequado de estoques, dos prazos de recebimentos e de pagamentos consistente permite a manutenção do nível de rentabilidade e liquidez desejada pela empresa (Assaf, Silva; 2002).[19]

Para entendermos os ciclos de atividades relacionaremos o prazo médio dos estoques, prazo médio do recebimento das vendas e o prazo médio de pagamentos, assim será possível analisar o ciclo operacional e o ciclo financeiro.

Ciclo operacional (CO)

O ciclo operacional de uma empresa é definido como o período de tempo, que vai do ponto em que a empresa recebe matérias-primas (ou mercadorias para revenda) e se utiliza de mão de obra no seu processo produtivo (ou não), para compor os seus estoques até o ponto em que se recebe o dinheiro pela venda do produto resultante (Assaf, Silva; 2002).[19]

Quanto menor for o seu ciclo operacional, menor será a dependência da empresa em utilizar seu capital de giro para financiar suas atividades. Podemos calcular o ciclo operacional utilizando a seguinte fórmula:

$$CO = PME + PMRV$$

A soma desses prazos operacionais indica o tempo médio decorrido desde a compra de matéria-prima até o momento do recebimento do valor de sua venda (Assaf, Silva; 2002).[19]

Ciclo financeiro (CF)

O ciclo financeiro mede exclusivamente as movimentações de caixa, abrangendo o período que vai do pagamento aos fornecedores pela aquisição de matéria-prima ou produto acabado até o recebimento de seus clientes por essa venda. Isso é, representa o intervalo de tempo em que a empresa irá necessitar efetivamente de financiamento para suas atividades (Assaf, Silva; 2002).[19]

Quanto maior for o prazo dado por seus fornecedores e menor o período que seus clientes precisam para pagar, menor será a dependência de financiamentos. Em contrapartida, quanto menor for o prazo dado pelos fornecedores e maior o prazo de pagamento a seus clientes, maior será a necessidade de a empresa usar seu capital de giro para financiar suas atividades. Podemos calcular o ciclo operacional utilizando da seguinte fórmula:

$$CF = PME + PMRV - PMP$$

Estudo de caso a empresa Zen Clinic

A Zen Clinic foi constituída, em dezembro de 20X0, para atender o mercado de clientes particulares da classe C, na cidade de São Paulo. Com confortáveis instalações atende com dois consultórios, um em clínica geral e outro em pediatria. Iniciou as operações em 1º de janeiro de 20X1. Os registros contábeis impactaram o caixa no próprio mês de competência, exceto aqueles com indicações de prazos. Os eventos contábeis de janeiro de 20X1 foram:

1	Constituição da empresa	R$ 148.000,00
2	Compra de ativos imobilizados	R$ 78.000,00
3	Depreciação mensal de ativos (78.000/60)	R$ 1.300,00
4	Serviços dos 2 profissionais médicos	R$ 80.000,00
5	Locação do imóvel (clínica está instalada)	R$ 10.000,00
6	Serviço de manutenção (2% valor ativo imobilizado)	R$ 1.560,00
7	Compra medicamento para estoque (pagar em 30 dias)	R$ 7.000,00
8	Consumo de materiais e medicamentos	R$ 5.694,00
9	Pessoal – salários	R$ 28.800,00
10	Pessoal – encargos gerais	R$ 26.400,00
11	Pessoal – 13º salário (provisão)	R$ 5.018,00
12	Serviços de limpeza	R$ 3.000,00
13	Serviços de contabilidade	R$ 1.500,00
14	Conta de água	R$ 1.320,00
15	Conta de telefone	R$ 3.000,00
16	Conta de energia elétrica	R$ 500,00
17	Receita de vendas	R$ 89.625,00
18	Receita de vendas (recebimento em 30 dias)	R$ 89.625,00
19	Provisão para devedores duvidosos (1% vendas a prazo)	R$ 896,00
20	Receita financeira recebida	R$ 350,00
21	Encerramento do exercício em 31/01/20X1, sem pagamento de dividendos	

Os sócios estão ansiosos em saber a situação econômica e financeira da clínica após um mês de operação. Solicitaram à administração as demonstrações financeiras da Zen Clinic de 31/01/20X1 composta pelos relatórios balanço patrimonial (BP), demonstração dos resultados dos exercícios (DRE), demonstração dos fluxos de caixa direto (DFC) e a análise das demonstrações financeiras.

Solução

- **Passo 1**: lançar os eventos contábeis do mês nas respectivas contas patrimoniais e de resultados.

Tabela 4.2
Matriz de lançamentos orçada – 31/01/20X1

	EVENTOS	CAIXA	CTAS. RECEBER	PDD	ESTOQUE	IMOB.	DEPRECIAÇÃO	FORNECEDORES	ENC. SOCIAIS	CAPITAL SOC.	LUCRO AC.	RESULTADO
	Saldo inicial 01/01/20X1	–	–	–	–	–	–	–	–	–	–	–
1	Constituição da empresa	148.000,00								148.000,00		
2	Compra de imobilizado	- 78.000,00				78.000,00						
3	Depreciação imobilizado						- 1.300,00					- 1.300,00
4	Serviços profissionais médicos	- 80.000,00										- 80.000,00
5	Locação imóvel	- 10.000,00										- 10.000,00
6	Serviço manutenção	- 1.560,00										- 1.560,00
7	Compra de materiais e medicamentos				7.000,00			7.000,00				
8	Consumo de materiais e medicamentos				- 5.694,00							- 5.694,00
9	Pessoal salários	- 28.800,00										- 28.800,00
10	Pessoal encargos gerais	- 26.400,00										- 26.400,00
11	Pessoal 13º salário								5.018,00			- 5.018,00
12	Serviços de limpeza dos consultórios	- 3.000,00										- 3.000,00
13	Serviços de contabilidade	- 1.500,00										- 1.500,00
14	Consumo de água	- 1.320,00										- 1.320,00
15	Serviços de telefonia	- 3.000,00										- 3.000,00
16	Energia elétrica	- 500,00										- 500,00
17	Receita vendas à vista	89.625,00										89.625,00
18	Receita vendas a prazo		89.625,00									89.625,00
19	Provisão para devedores duvidosos (PDD)			- 896,00								- 896,00
20	Receita financeira	350,00										350,00
	Subtotal	3.895,00	89.625,00	- 896,00	1.306,00	78.000,00	- 1.300,00	7.000,00	5.018,00	148.000,00	–	10.612,00
21	Encerramento do exercício em 31/01/20X1										10.612,00	- 10.612,00
22	Pagamento de dividendos (sem distribuição lucro)	–									–	
	Total	3.895,00	89.625,00	- 896,00	1.306,00	78.000,00	- 1.300,00	7.000,00	5.018,00	148.000,00	10.612,00	–
		Aplicações					170.630,00			Origens		170.630,00

Valores em reais

*mat/med = materiais e medicamentos.

- **Passo 2:** elaboração da DRE. Sumarizar os lançamentos da coluna Resultado da Matriz de lançamento.

CONTAS	JANEIRO 20X1
Tabela 4.3	
Demonstração do resultado do exercício	
Receita bruta	179.250,00
- Custo do serviço prestado	- 101.554,00
= Lucro bruto	77.696,00
- Despesas operacionais	- 67.434,00
Despesas administrativas	- 67.434,00
= Lucro operacional	10.262,00
+/- Resultado financeiro	350,00
= Lucro líquido	10.612,00
	Valores em R$

Fonte: Elaborado pelo autor.

- Passo 3: elaboração do BP. Sumarizar os lançamentos das colunas da Matriz de lançamento incluindo o resultado líquido.

ATIVO	31/01/20X1	PASSIVO E PATRIMÔNIO LIQUIDO	31/01/20X1
Tabela 4.4			
Balanço patrimonial			
Ativo circulante	93.930,00	Passivo circulante	12.018,00
Disponível	3.895,00	Fornecedores	7.000,00
Contas a receber	89.625,00	Encargos sociais	5.018,00
Provisão PDD	- 896,00		
Estoques	1.306,00		
Ativo não circulante	76.700,00	Passivo não circulante	–
Realizável a longo prazo	–		
Imobilizado	76.700,00	Patrimônio líquido	158.612,00
Reformas e equipamentos	78.000,00	Capital social	148.000,00
(-) Depreciação acumulada	- 1.300,00	Lucros acumulados	10.612,00
Ativo total	170.630,00	Passivo + PL	170.630,00

Valores em R$.

Fonte: Elaborado pelo autor.

- **Passo 4:** elaboração da DFC pelo Método direto. Sumarizar os lançamentos da coluna Caixa da Matriz de lançamento.

Tabela 4.5 Demonstração dos fluxos de caixa (método direto)	
CONTAS	31/01/20X1
Fluxo de caixa da atividade operacional (FCO)	- 66.105,00
+ Recebimento de clientes	89.625,00
+ Receitas financeiras	350,00
- Serviços limpeza dos consultórios	- 3.000,00
- Pagamento salários	- 55.200,00
- Pagamento serviços médicos	- 80.000,00
- Aluguel imóvel	- 10.000,00
- Utilidades (água, telefone, energia)	- 4.820,00
- Serviços contabilidade	- 1.500,00
- Serviços manutenção	- 1.560,00
Fluxo de caixa da atividade de investimento (FCI)	148.000,00
- Pagamento aquisição de imobilizados	148.000,00
Fluxo caixa da atividade de financiamento (FCF)	- 78.000,00
+ Integralização capital social em dinheiro	- 78.000,00
- Pagamento dividendos	–
Variação do caixa e equivalentes (FCO + FCI + FCF)	3.895,00
Saldo inicial de caixa e equivalentes – 01/01/20X1	–
Saldo final de caixa e equivalentes – 31/01/20X1	3.895,00

Valores em R$.

Fonte: Elaborado pelo autor.

- **Passo 5**: análise das demonstrações financeiras.
  – **Análise vertical**

Tabela 4.6 Balanço patrimonial e análise vertical					
ATIVO	31/01/20X1	ANÁLISE VERTICAL (%)	PASSIVO E PATRIMÔNIO LÍQUIDO	31/01/20X1	ANÁLISE VERTICAL (%)
Ativo circulante	93.930	55,0	Passivo circulante	12.018	7,0
Disponível	3.895	2,3	Fornecedores	7.000	4,1
Contas a receber	89.625	52,5	Encargos sociais	5.018	2,9
Provisão PDD	-896	-0,5			
Estoques	1.306	0,8			
Ativo não circulante	76.700	45,0	Passivo não circulante	0	0,0
Realizável a longo prazo	0	0,0			
Imobilizado	76.700	45,0	Patrimônio líquido	158.612	93,0
Reformas e equipamentos	78.000	45,7	Capital social	148.000	86,7
(-) Depreciação acumulada	-1.300	-0,7	Lucros acumulados	10.612	6,2
Ativo total	170.630	100,0	Passivo + PL	170.630	100,0

Valores em R$.

Fonte: Elaborado pelo autor.

As participações das contas do ativo no Ativo total foram: Ativo circulante 55,0% (Contas a receber 52,5%, Disponível 2,3%, Estoques 0,8% e Provisão PDD -0,5%) e, Ativo não circulante 45,0% (Reformas e equipamentos 45,7% e Depreciação acumulada 0,7%. A empresa não tem dívidas no passivo não circulante.

CONTAS	JANEIRO 20X1	ANÁLISE VERTICAL (%)
Tabela 4.7 **Análise vertical: demonstração do resultado do exercício**		
Receita bruta	179.250	100,0
- Custo do serviço prestado	-101.554	-56,7
= Lucro bruto	77.696	43,3
- Despesas operacionais	-67.434	-37,6
Despesas administrativas	-67.434	-37,6
= Lucro operacional	10.262	5,7
+/- Resultado financeiro	350	0,2
= Lucro líquido	10.612	5,9

Valores em R$.

Fonte: Elaborado pelo autor.

As participações das contas da DRE na Receita bruta foram: Custo do serviço prestado -56,7%, Lucro bruto 43,3%, Despesas operacionais -37,6%, Lucro operacional 5,7% e Lucro líquido 5,9%. Embota seja lucrativa é importante comparar o seu desempenho com a do mercado de atuação.

– Análise horizontal

O mês de janeiro de 20X1 é o primeiro período de operação da ZEN Clinic, razão pela qual não foi possível realizar a análise horizontal, que demanda ao menos dois períodos para comparação.

– Indicadores

DESCRIÇÃO	INDICADOR	CÁLCULO	ANÁLISE
Tabela 4.8 **Indicadores**			
Liquidez corrente	7,82	93.930/12.018	Alta, para cada R$ 1,00 de dívida de curto prazo, a Zen possui R$ 7,82 de ativo de curto prazo
Liquidez geral	7,82	(93.930+0)/(12.018+0)	Zen não tem ativos e passivos de longo prazo
Endividamento geral	7,0%	12.018/170.630	Baixa, alavancagem financeira, a dívida com terceiros representa 7,0% do ativo total
Composição do endividamento	100%	12.018/(12.018+0)	Toda dívida da ZEN é de curto prazo
Rentabilidade sobre o ativo	6,2%	10.612/170.630	Retorno de 6,2% ao mês, comparar com o mercado
Rentabilidade sobre o patrimônio líquido	6,7%	10.612/158.612	Retorno de 6,7% ao mês, comparar com o mercado
Margem bruta	43,3%	77.696/179.250	Margem bruta de 43,3%, comparar com o mercado
Margem líquida	5,9%	10.612/179.250	Margem líquida de 5,9% ao mês, comparar com o mercado

Continua...

Continuação

	Tabela 4.8 Indicadores		
DESCRIÇÃO	**INDICADOR**	**CÁLCULO**	**ANÁLISE**
Prazo médio dos estoques (dias)	0,4	30/(101.544/1.306)	A Zen praticamente não tem estoque
Prazo médio de recebimento (dias)	15,0	89.625/(179.250/30)	O prazo médio de recebimento é baixo, comparar com o mercado
Prazo médio de pagamentos (dias)	3,0	7.000/(71.088/30)	Prazo de pagamento baixo, comparar com o mercado
(*) compras estimadas 70% sobre CSP	71.088	101.544*0,70	
Ciclo operacional (dias)	15,4	15,0+0,4	Ciclo operacional baixo, comparar com o mercado
Ciclo financeiro (dias)	12,4	15,0+0,4-3,0	Ciclo financeiro baixo, comparar com o mercado

Fonte: Elaborado pelo autor.

Após um mês de operação, a clínica apresentou elevada liquidez e baixo endividamento e apresentou importante lucratividade. Auferiu lucro líquido de R$ 10.612,00 cuja rentabilidade medida pelo indicador Retorno sobre o patrimônio líquido (ROE) de 6,7% no mês é ótima comparativamente ao da caderneta de poupança de 0,5% ao mês.

Conclusão

A Contabilidade é a arte de ler e entender os números das organizações para fins de controle e tomadas de decisões. O assunto foi iniciado com a definição da Contabilidade, passou pelos usuários, conceitos, regulações e as limitações, apresentou os principais relatórios da Demonstração contábil de propósito geral (DCPG) exemplos do BP, da DRE, da DMPL e da DFC e chegando na análise das demonstrações contábeis com as análises vertical e horizontal e os indicadores de liquidez, estrutura do capital, lucratividade e rentabilidade e atividade.

As tomadas de decisões passam necessariamente pelas ferramentas apresentadas com informações da organização e comparativos com os números do seu mercado de atuação. É interessante agregar as informações sobre a estrutura de governança, a cultura organizacional e suas crenças e o pensamento dos conselheiros e dos executivos sem se esquecer das medidas de contingências. Decisões são tomadas em todos os níveis de gestão da organização. Conforme a magnitude da decisão é fundamental a organização recorrer de profissionais especializados no assunto.

Com o propósito de aproximar os conceitos a realidade é apresentado o Caso da Zen Clinic, que procura mostrar a rotina da Contabilidade, a partir dos lançamentos contábeis até a análise das demonstrações contábeis.

Referências bibliográficas

1. Leite HP. Contabilidade para administradores. 2. ed. São Paulo: Atlas, 1992.
2. Cardoso RL et. al. Contabilidade geral: Introdução a contabilidade societária e contabilidade gerencial. 5. ed. São Paulo: Editora Atlas, 2016. p. 12.

3. Marion JC. Contabilidade básica. 11 ed. São Paulo: Atlas, 2015.

4. Kinukawa AS. Medição de valor na saúde: uma análise sobre a implementação do modelo de mensuração de cuidados em saúde baseado em valor no Brasil [Dissertação] São Paulo (BR): Fundação Getúlio Vargas; 2019.

5. Almeida JEF. Fundamentos de contabilidade para os negócios. 1 ed. Rio de Janeiro: Elsevier, 2015.

6. Limeira ALF. Gestão contábil financeira. 2.ed. Rio de Janeiro: Ed. FGV, 2015.

7. Garrison RH. Managerial accounting. 15 ed. Nova Iorque: McGraw-Hill Education, 2015.

8. Marion JC. Contabilidade empresarial: Instrumentos de análise, gerência e decisão. São Paulo: Atlas. 2018.

9. Souza AA, Rodrigues LT, Lara CO, Guerra M, Pereira CM. Indicadores de desempenho econômico-financeiro para hospitais: um estudo teórico. Rev Adm Hosp Inov Saúde. 2009 Jul/Dez;2(3):44-55.

10. Brigham EF, Gapenski LC., Ehrhardt MC. Administração financeira: teoria e prática. 1. ed. São Paulo: Atlas, 2001.

11. Silva AA. Estrutura, análise e interpretação das demonstrações contábeis. 2.ed. São Paulo: Atlas, 2010.

12. Gitman LJ. Princípios de administração financeira. 7ed. São Paulo: Harbra, 2002.

13. Blatt, A. (2001). Análise de balanços: Estrutura e avaliação das demonstrações financeiras e contábeis. São Paulo: Makros Books.

14. Assaf Neto A. Estrutura e análise de balanços: Um enfoque econômico e financeiro. 8.ed. São Paulo: Atlas, 2012.

15. Gitman L. Administração financeira: Uma abordagem gerencial. São Paulo: Pearson Education do Brasil, 2008.

16. Ross SA, Westerfield RW, Jaffe JF. Administração financeira. 2a ed. São Paulo: Atlas, 2002.

17. Marion JC. Análise das demonstrações contábeis.7ed.São Paulo: Atlas 2012.

18. Silva JP. Análise financeira das empresas. 9. ed. São Paulo: Atlas, 2008.

19. Assaf Neto A, Silva CAT. Administração do capital de giro. 2002.

5 Finanças Corporativas

Antonio Shenjiro Kinukawa
Fernando Mario Rodrigues Marques

Finanças corporativas nas organizações de saúde

Finanças Corporativas são atividades gerenciais com o propósito de criar riqueza para a empresa e maximizar o retorno dos investimentos. Para Copeland,[1] o valor da empresa é determinado pelos fluxos de caixas futuros descontados a valor presente e o valor é criado quando a empresa investe com retornos que excedem seu custo de capital.

As atividades pertinentes às finanças corporativas buscam criar valor e maximizar a riqueza dos investidores (acionistas e quotistas, por exemplo) por meio de decisões de investimento (DI), financiamento (DF) e gestão de liquidez da empresa. As DI envolvem gastos em ativos, como equipamentos médicos (tomografia computadorizada, ressonância magnética etc.), estoques de material médico, colaboradores (remuneração de médicos, enfermeiros), instalações e distribuição dos lucros na forma de dividendos. As decisões de financiamento (DF) visam levantar os recursos para financiar os dispêndios, o que envolve a estrutura de capital da empresa, que representa as proporções do financiamento com capital de terceiros a curto e longo prazo, e capital próprio. No curto prazo, a gestão financeira se preocupa com a administração dos fluxos operacionais de caixa, em decorrência de falta de sincronização entre as entradas e saídas de caixa nas atividades operacionais do dia a dia da empresa. A gestão do fluxo de caixa a curto prazo está associada ao capital de giro líquido da organização.

Gestor financeiro

O gestor financeiro é o especialista na gestão de ativos e passivos financeiros com profundo conhecimento do negócio da empresa e dos mercados financeiros. Ele toma decisões de investimento e de financiamento, sendo responsável pela gestão financeira de curto, médio e longo prazo. O gestor financeiro atua no planejamento estratégico, gestão de risco e tesouraria estratégica, trabalhando com ética, resiliência, flexibilidade, comunicação, negociação e adaptação.

Nas empresas de grande porte, a área financeira é atribuída a um alto dirigente como o diretor financeiro, abrangendo a tesouraria e a controladoria. A tesouraria abarca a gestão de fluxo de caixa, a tomada de decisões de investimento e financiamento, enquanto a controladoria administra a função de contabilidade, custos, orçamento (*budget*) e sistemas de informação.

Valor do dinheiro no tempo

A matemática financeira trata, essencialmente, do estudo do valor do dinheiro (caixa) no decorrer do tempo.[2] O valor do dinheiro no tempo talvez seja considerado como um dos mais relevantes conceitos utilizados no mundo dos negócios financeiros. Suponha que lhe seja oferecida uma aplicação financeira que remunere com juros de 10% ao ano. Ao final de um ano você terá resgatado o total de R$ 1.100,00; ou seja, R$ 1.000,00 mais os juros de R$ 100,00 (10% de R$ 1.000,00). Dada a oportunidade de você investir seu dinheiro a 10% ao ano, R$ 1.000,00 hoje são equivalentes R$ 1.100,00 daqui a um ano. Portanto, fica evidente que o dinheiro tem valor ao longo do tempo, pois é preferível ter em mãos R$ 1.000,00 hoje a ter os mesmos R$ 1.000,00 daqui a um ano.

As operações financeiras envolvem basicamente três elementos: capital, juros e montante:

- **Capital** é a quantia monetária que uma das partes necessita (tomador) ou aplica (investidor), também denominada de valor presente (VP).
- **Montante**, ou resgate, se refere ao valor a ser devolvido ao credor ao término do prazo da aplicação financeira ou a ser paga pelo tomador do empréstimo, conhecido também como valor futuro (VF).
- Os **juros** possuem conotação distinta para o investidor (aplicador) e o tomador de um empréstimo. Para o investidor é a remuneração (ganho) em decorrência de uma aplicação financeira, enquanto para o tomador, é o custo do empréstimo, isso é, a despesa financeira da operação. A diferença entre o valor futuro e o valor presente é o valor dos juros.

Taxa de juros

A taxa de juros corresponde à razão entre os juros pagos e o principal devido em uma operação financeira de empréstimo ou entre os juros ganhos e o valor aplicado em uma aplicação financeira. O mercado financeiro trabalha com base na taxa de juros percentual, sendo necessário colocá-la na forma unitária para realizar os cálculos financeiros. Por exemplo, a taxa de juros de 2,0% (percentual) pode ser expressa como 0,02 (unitária). As taxas de juros são expressas de acordo com a seguinte convenção: *a.a.* para ao ano; *a.s.* para ao semestre; *a.t.* para ao trimestre; *a.m.* para ao mês e *a.d.* para ao dia.

Para elaborar cálculos financeiros é preciso que a taxa de juros e o prazo da operação financeira estejam na mesma unidade de tempo. Segundo Mathias (1982), duas taxas de juros são equivalentes, se ambas forem aplicadas, em um mesmo capital, pelo mesmo prazo, e ambas produzirem o mesmo valor de juros.

Regimes de capitalização de juros

Capitalização significa adicionar ao capital o valor do juro (custo ou remuneração). O mercado financeiro trabalha com dois tipos de juros: simples e composto.

Juros simples

No regime de juros simples, os juros são sempre calculados sobre o capital inicial. Os juros não são acrescidos ao capital inicial para servirem de base de cálculo dos juros do período seguinte. Portanto, na verdade não há capitalização de juros.

Os juros simples são calculados de acordo com a seguinte fórmula:

$$J = VP \times i \times n$$

Onde:

J = valor dos juros; VP = valor presente, capital aplicado ou emprestado; i = taxa de juros; e n = prazo.

Considere uma aplicação financeira de R$ 10.000,00 à taxa de juros simples de 10% a.a. durante o prazo de cinco anos. Os juros a serem ganhos nessa operação financeira são os seguintes:

$$\text{Juros} = R\$ \ 10.000,00 \times 0,10 \times 5 = R\$ \ 5.000,00$$

Juros compostos

O regime de juros compostos é o mais comumente utilizado pelo sistema financeiro. Nesse regime, os juros obtidos são sempre acrescidos ao principal para o cálculo dos juros do período seguinte. Denomina-se capitalização composta o processo de incorporação dos juros ao principal, o qual é expresso pela seguinte fórmula:

$$VF = VP \times (1+i)^n$$

Onde:

VF = valor futuro ou montante; VP = valor presente ou principal; i = taxa de juros; n = prazo ou tempo.

A mecânica dos juros compostos se dá à medida que a taxa de juros (i) é aplicada ao capital inicial (VP) para o primeiro período. A partir do segundo período, é calculada sobre o valor acumulado (VP mais os juros do primeiro período), e assim sucessivamente. A taxa de juros deve sempre se referir à mesma unidade de tempo do período financeiro.

Se aplicarmos R$ 10.000,00 a uma taxa de juros compostos de 10% ao ano pelo prazo de cinco anos, o aplicador terá o seguinte montante ao final do período:

$$VF = R\$\ 10.000,00 \times (1+0,10)^5 = R\$\ 16.105,10$$

O valor aplicado (VP) de R$ 10.000,00 resultou em um montante (VF) de R$ 16.105,10 proporcionando um ganho de juros de R$ 6.105,10, dado pela diferença (VF – VP). A Tabela 5.1 ilustra a mecânica de capitalização no regime de juros compostos.

ANO	PRINCIPAL (VP)	TAXA DE JUROS	JUROS	MONTANTE (VF)
Tabela 5.1 Capitalização dos juros compostos				
1	10.000,00	10,0%	1.000,00	11.000,00
2	11.000,00	10,0%	1.100,00	12.100,00
3	12.100,00	10,0%	1.210,00	13.310,00
4	13.310,00	10,0%	1.331,00	14.641,00
5	14.641,00	10,0%	1.464,10	16.105,10

De acordo com a Tabela 5.1, os juros auferidos em cada ano são acrescidos ao principal, tornando-se a base de cálculo para os juros dos anos seguintes.

A partir da fórmula do valor futuro, $VF = VP \times (1+i)^n$, pode-se deduzir as equações para o cálculo do valor presente (VP), taxa de juros (i) e prazo (n) de uma operação financeira, a saber:

$$VP = \frac{VF}{(1 + i)^n}$$

$$i = \frac{VF^{\left(\frac{1}{n}\right)}}{(VP)} - 1$$

$$n = \frac{\dfrac{VF}{VP}}{Log\ (1 + i)}$$

Em relação ao exemplo mencionado anteriormente, tem-se os valores:

Valor presente (VP) = R$16.105,10 / (1 + 0,10)^5 = R$10.000,00.
VP = R$ 16.105,10 / 1,61051 = R$ 10.000,00

Taxa de juros (i) = (R$ 16.105,10 / R$ 10.000,00)$^{(1/5)}$ - 1 =
i = (1,61051)$^{(1/5)}$ - 1
i = 1,10 – 1 = 0,10 = 10% a.a.

Prazo (n) = log (VF/VP) / log (1 + i)
n = log (R$ 16.105,10 / R$ 10.000,00) / log (1 + 0,10)
n = log 1,611 / log 1,1 = 0,4769 / 0,095 = 5 anos

A calculadora financeira HP 12C permite calcular os termos de uma operação financeira de maneira simples, produtiva, segura e com rapidez na tomada de decisão. As teclas financeiras básicas são valor presente (PV), taxa de juros (i), prazo (n), valor das prestações uniformes (PMT) e valor futuro (FV).

Fazendo uso da calculadora financeira HP-12C nesse exemplo, tem-se:

Valor presente (VP)
16.105,10 FV;   10 i;   5 n;   PV? = 10.000,00

Taxa de juros (i)
10.000 CHS PV;   5 n;   16.105,10 FV;   i? = 10

Prazo (n)
10.000 CHS PV;   16.105,10 FV;   10 i; n? = 5

Considere um investidor que realizou uma aplicação de R$ 50.000,00 em um título de renda fixa prefixado a taxa de juros compostos de 12% ao ano, pelo período de três anos. Quanto ele resgatará ao final do período?

Utilizando fórmula
$VF = VP \times (1+i)^n$
$VF = R\$ 50.000,00 \times (1+0,12)^3 = R\$ 50.000,00 \times 1,40493 = R\$ 70.246,40$

Utilizando a HP 12C
50.000,00 CHS PV;   12 i;   n 3;   FV? = 70.246,40
O valor de resgate será de R$ 70.246,40.

Série de pagamentos

São os recebimentos ou pagamentos por mais de um período com valores iguais (uniformes) ou diferentes (não uniformes).

Séries periódicas uniformes

Uma série periódica uniforme é o conjunto de entradas e saídas de caixa iguais e mesma periodicidade. As séries periódicas uniformes são comumente empregadas nas compras a prazo do comércio varejista, p. ex., na aquisição de um eletrodoméstico ou automóvel, em que os pagamentos são realizados em uma sequência de valores iguais e mesma periodicidade, em que o valor definido é denominado de prestação.

Valor das prestações de uma série periódica uniforme

O valor presente (VP) de uma série periódica uniforme (PMT) equivale a soma das parcelas (prestações) trazidas para a data inicial do fluxo de caixa, por uma taxa de desconto (i), conforme a seguinte fórmula:

$$VP = PMT/[(1+i)^1 + PMT/(1+i)^2 + PMT/(1+i)^3 + ... + PMT/(1+i)^n]$$

$$VP = PMT \times \{[(1+i)^n - 1]/ [(1+i)^n \times i]\}$$

Desenvolvendo a equação para o cálculo das prestações (PMT), tem-se:
$$PMT = VP/\{[(1+i)^n - 1]/(1 + i)^n \times i]\}$$

Suponha que você se interesse em comprar uma mesa de jantar no valor de R\$ 30.000,00 para pagar em seis prestações a taxa de 2% ao mês. Qual será o valor da prestação?

Aplicando fórmula
$$PMT = VP/\{[(1+1)^n - 1]/(1 + i)^n \times i]\}$$
$$PMT = R\$ 30.000,00 / \{[(1+ 0,02)^6 - 1] / (1+ 0,02)^6 \times 0,02]\}$$
$$PMT = R\$ 30.000 / (0,1262 / 0,0225) = R\$ 30.000,00 / 5,6031$$
$$PMT = R\$ 5.355,77$$

Utilizando a HP-12C:
30.000,00 PV;   2 i;   6 n;   PMT? = - 5.355,77
O valor da prestação é de R\$ 5.355,77

Essa operação comercial pode ser traduzida como uma transação financeira em que, inicialmente, há uma entrada de caixa referente a obtenção do financiamento de R\$ 30.000,00, seguida de seis saídas de caixa no valor de R\$ 5.355,77, referente aos desembolsos das prestações.

Taxa de desconto

Na linguagem dos executivos financeiros, risco não tem nada a ver com "dar certo" ou "dar errado", com "ter prejuízo" ou "ter lucro".[3] Risco é relacionado à probabilidade de um resultado ser diferente do que é esperado. Bater um carro a 10 km por hora existe risco: o carro pode amassar. Entretanto, bater um carro a 200 km por hora não há risco pois o carro vai amassar com certeza.

O comportamento do investidor típico perante o risco é de aversão. Portanto, o investidor exige taxas de retornos adicionais por assumir riscos adicionais.

Usualmente, a taxa de desconto é expressa de duas maneiras. Uma simples, denominada taxa mínima de atratividade (TMA) e outra, mais técnica, conhecida como custo médio ponderado de capital (CMPC) da empresa.

Taxa mínima de atratividade (TMA)

É a menor taxa de juros que o doador ou aplicador aceita para aplicar o seu dinheiro ou a maior taxa que o tomador dispõe a pagar em um empréstimo ou financiamento.

Custo médio ponderado do capital (CMPC)

Há duas fontes de capital para financiar as empresas: capital de terceiros e capital próprio. O capital de terceiros é representado por empréstimos bancários e títulos de dívidas como debêntures, enquanto o capital próprio é representado pelo dinheiro dos sócios via compra de ações ou retenção de lucros com maior risco e maior taxa de retorno em relação ao capital de terceiros.

A apuração do custo médio ponderado do capital (CMPC) é dada pela seguinte fórmula:

$$CMPC = Kd \times (1 - IR) \times [D / (D + S)] + Ks \times [S / (D + S)]$$

Onde: Kd é a taxa de juros exigida pelo capital de terceiros, Ks é a taxa de retorno exigida pelo capital próprio, IR é a alíquota do imposto de renda, D é o montante de dívida com terceiros e S o montante de capital próprio da empresa.

Os investidores (sócios ou credores) exigem uma taxa de retorno proporcional ao risco da empresa.

O custo do capital próprio pode ser determinado com base no modelo denominado de CAPM (*Capital Asset Pricing Model*), em que:

$$Ks = RF + \beta i \times (Erm - RF)$$

Onde: Ks é o custo do capital próprio, RF é a taxa de retorno do ativo livre de risco, Erm é a taxa de retorno esperada do mercado, Bi é o coeficiente beta que mede o seu risco relativo em relação ao mercado e (Erm – RF) é o prêmio de risco, isso é, o retorno do mercado requerido pelo investidor menos a taxa livre de risco.

Demonstração dos fluxos de caixa (DFC)

A DFC mostra as movimentações ocorridas nas contas caixa e equivalentes de caixa (aplicações financeiras de realização imediata) em determinado período, indicando a origem do caixa proveniente das atividades operacionais, de investimento e financiamento da empresa.

Trata-se da única demonstração contábil que utiliza o regime de caixa, sendo apurada por duas metodologias: o método direto e o indireto.

Método direto

É calculado a partir das movimentações de recebimento e de pagamento das contas do caixa e equivalentes de caixa. Equivalentes de caixa são os direitos como as aplicações financeiras com prazo de até 3 (três) meses e com liquidação imediata. O método é utilizado pelas tesourarias para a gestão no curto prazo. O extrato bancário da conta corrente é um exemplo simplificado de fluxo de caixa do correntista.

Método indireto

É apurado a partir do resultado líquido ajustado pelas contas de resultados que não significam movimentação de caixa (depreciação, provisões etc.) e pelas movimentações patrimoniais que aumentam ou reduzem o caixa (contas do ativo e do passivo do balanço patrimonial).[4]

A DFC, pelo método direto, segmenta o fluxo de caixa da empresa em três atividades, permitindo uma análise gerencial mais precisa das movimentações do dinheiro. São elas: atividades operacionais, de investimento e de financiamento.

- **Atividades operacionais**: são as movimentações de caixa realizadas na operação da empresa como no contas a receber, estoques, fornecedores e contas a pagar, exceto a própria conta de caixa ou equivalentes de caixa.
- **Atividades de investimentos**: são as entradas e saídas de recursos financeiros por meio da aquisição ou venda de bens corpóreos e/ou incorpóreos. As movimentações do ativo permanentes são classificadas como atividades de investimentos.
- **Atividades de financiamentos**: são as movimentações de caixa realizadas pela entidade com empréstimos e financiamentos. Geralmente, os juros são registrados como atividade operacional e os dividendos pagos são registrados nas atividades de financiamentos.

Efeitos das variações do Balanço Patrimonial (BP) na Demonstração dos Fluxos de Caixa (DFC)

O aumento ou a redução dos saldos das contas do Balanço Patrimonial (BP) impactam o caixa da empresa da seguinte maneira: (a) aumento no saldo das contas do ativo **reduz** o saldo do Caixa, em contrapartida a diminuição **aumenta** o saldo de caixa; (b) aumento no saldo das contas do passivo **aumenta** o saldo do Caixa, em contrapartida a diminuição **reduz** o saldo de caixa; e (c) aumento no saldo das contas do patrimônio líquido **aumenta** o saldo do Caixa, em contrapartida a diminuição **reduz** o saldo de caixa.

Fluxo de caixa livre

O fluxo de caixa de uma operação financeira é composto pelas entradas e saídas de dinheiro efetivadas no decorrer do tempo da operação.[2] Nas empresas, os fluxos de caixa são os saldos líquidos que entram no caixa após serem descontados do faturamento todos os gastos. Essas movimentações financeiras ao longo do tempo, conhecidas como fluxos de caixa, podem ser representadas em gráficos utilizando setas direcionais que indicam entradas no caixa (para cima) ou saídas no caixa (para baixo).

São identificados dois tipos de fluxos de caixa livre: o fluxo de caixa livre da empresa (FCLE) e o fluxo de caixa livre do acionista (FCLA).

Fluxo de caixa livre da empresa (FCLE)

O fluxo de caixa livre da empresa (FCLE) se refere ao caixa gerado pela operação para remunerar os investimentos realizados com capital de terceiros e capital próprio. O FCLE pode ser apurado somando ao lucro líquido da Demonstração do Resultado do Exercício (DRE) o valor da depreciação de ativo imobilizado e amortização de ativo intangível e subtraindo os valores investidos em ativos fixos e capital de giro. O FCLE, ao contemplar o capital de terceiros e o capital próprio, requer como taxa de desconto o custo médio ponderado do capital (CMPC).

Fluxo de caixa livre do acionista (FCLA)

O fluxo de caixa livre do acionista (FCLA) é o fluxo de caixa líquido estimado para atender os interesses dos acionistas, inclusive para distribuição de dividendos, após os pagamentos das dívidas com terceiros e captações de empréstimos.[5] O FCLA pode ser apurado somando ao lucro líquido da DRE o valor da depreciação e amortização, os financiamentos com recursos de terceiros, o valor residual dos investimentos em ativos fixos e subtraindo os valores investidos em ativo fixo, capital de giro e as amortizações dos financiamentos. A taxa de desconto do FCLA é a taxa exigida pelo capital próprio.

Fluxo de caixa incremental

A análise incremental, também denominada de análise marginal, parte da premissa de que os resultados futuros de um novo projeto devem ser melhores que a situação *status quo*, ou seja, sem a realização desse novo projeto.[5]

Capital de giro

Capital de giro é a reserva financeira das empresas para suportar as eventuais necessidades de caixa durante as suas operações. É definido como a diferença entre o ativo circulante e o passivo circulante de uma empresa. O capital de giro é positivo quando o valor do ativo circulante for maior que o valor do passivo circulante. Do contrário, o capital de giro é negativo.[6]

A administração da liquidez da empresa é resultante de sua política de gestão do capital de giro, a qual é impactada, principalmente, por quatro fatores: valor das vendas, política de estoques, prazo médio de recebimento das vendas e prazo médio de pagamento das obrigações.

A necessidade de capital de giro (NCG) ocorre quando existe descasamento entre as contas a receber e as contas a pagar. Por exemplo, os prestadores de serviços em saúde geralmente operam com prazos de recebimentos superiores em relação aos prazos de pagamentos, acarretando necessidade de a empresa dispor de capital de giro.[5]

Suponha que determinado hospital tenha como política de crédito conceder prazo de 60 dias para os seus clientes pagarem a sua produção mensal de R$ 10,0 milhões, e paga seus fornecedores e colaboradores o total de R$ 10,0 milhões em 30 dias. Nesse caso, o hospital precisará de capital de giro de R$ 10,0 milhões pelo prazo de 30 dias para honrar as suas obrigações até receber da operadora.

Na falta de capital de giro, para honrar os compromissos, as empresas recorrem à captação de recursos financeiros a exemplo das antecipações de recebíveis (descontos de duplicatas, por exemplo) ou empréstimos de curto prazo como as contas correntes garantidas, incorrendo em despesas de juros.

Alavancagem financeira e origens de recursos

Segundo Brealey,[7] a combinação de diferentes títulos de dívida da empresa é conhecida por estrutura do capital. Para o autor, a empresa pode ser financiada inteiramente por capital próprio e toda geração de caixa fica com os acionistas. Quando a empresa emite títulos de dívida e ações, ela se compromete a dividir a geração de caixa com os titulares da dívida e com os acionistas, esses a um custo maior. O endividamento pode ser de curto prazo quando os pagamentos ocorrem em até 360 dias e de longo prazo se os pagamentos forem a partir de 360 dias.

O desafio é definir qual a melhor estrutura de capital para a empresa. Isso é, a melhor combinação entre o capital de terceiros e o capital próprio. Para Salazar,[8] a estrutura ótima de capital é determinada pelo CMPC mínimo.

Para Leite,[9] a seleção de fontes de fundos para financiar os investimentos devem ser realizadas levando-se em conta a adequação dos custos dessas fontes à capacidade de geração de lucros da empresa. O autor define alavancagem financeira como a estratégia adotada pela empresa buscando a maximização do retorno aos seus acionistas, por meio da correta seleção de fontes de financiamento que comporão a sua estrutura de capital.

Segundo Bruni e Famá,[10] a alavancagem financeira se refere ao montante da dívida na estrutura de capital da empresa para que sejam comprados mais ativos. Ou seja, é o nível de endividamento utilizado para a maximização do retorno do capital investido. A alavancagem é empregada para evitar que as operações sejam financiadas com o patrimônio da empresa, isso é, capital próprio.

O grau de alavancagem financeira (GAF) é dado pela relação entre as variações no lucro líquido em decorrência de variações no lucro operacional, em decorrência da existência de custos fixos financeiros (juros).[10]

Fontes de recursos das empresas

A empresa possui três fontes de recursos: o lucro acumulado, os empréstimos e financiamentos bancários e o mercado de capitais.

Mercado de crédito

É o segmento do mercado financeiro em que as instituições financeiras captam recursos dos agentes superavitários e os emprestam às famílias ou empresas, assumindo os riscos da operação. São remuneradas pela diferença (*spread*) entre seu custo de captação e o que cobram dos tomadores. Geralmente, são operações de curto e médio prazo, destinadas ao consumo ou capital de giro das empresas.[11]

De acordo com o Banco Central do Brasil (BACEN),[12] o qual supervisiona o mercado de crédito no Brasil, as principais modalidades de créditos são:

- Modalidades para destinação livre às pessoas jurídicas: desconto de duplicatas, capital de giro, conta garantida, cheque especial (conta garantida), *vendor*, adiantamentos sobre contratos de câmbio (ACC), financiamento à importação, repasses externos, desconto de cheques, antecipação de faturas de cartão de crédito, aquisição de veículos, aquisição de outros bens, *leasing*, cartão de crédito e financiamento à exportação.
- Modalidades de crédito com recursos direcionados: financiamentos imobiliários, crédito rural, capital de giro com recursos do BNDES, financiamento de investimentos com recursos do BNDES, financiamento agroindustrial com recursos do BNDES e Microcrédito.

Mercado de capitais ou mercado de valores mobiliários

O mercado de capitais, supervisionado pela Comissão de Valores Mobiliários (CVM) e segundo ela é o segmento do mercado financeiro em que são criadas as condições para que as empresas captem recursos diretamente dos investidores, por meio da emissão de instrumentos financeiros, com o objetivo principal de financiar suas atividades ou viabilizar projetos de investimentos.[11]

No mercado de capitais, os agentes superavitários emprestam seus recursos diretamente aos agentes deficitários. As operações ocorrem sempre com a intermediação de uma instituição financeira que atua, principalmente, como prestadora de serviços estruturando operações, assessorando na formação de preços, oferecendo liquidez, captando clientes, distribuindo os valores mobiliários no mercado, entre outros.[11]

O mercado de capitais é mais indicado para as operações que envolvem elevados montantes de capitais, prazos mais longos e riscos maiores. Os investidores, ao emprestarem seus recursos diretamente para as empresas, adquirem títulos que representam as condições estabelecidas nos negócios, chamados de valores mobiliários. Quando ofertados publicamente, quaisquer títulos ou contratos de investimento coletivo que geram direitos de participação, de parceria ou remuneração, são chamados valores mobiliários e podem ser, inclusive, resultantes da prestação de serviços, cujos rendimentos advêm do esforço do empreendedor ou de terceiros.[11]

Podem ser títulos de dívida em que se estabelece uma relação de crédito entre as partes tomadoras e poupadoras (como é o caso das debêntures), podem ser títulos patrimoniais ou de capital em que os investidores se tornam sócios do negócio, com todo os direitos e deveres inerentes, como é o caso das ações.[11]

A ação é a menor parcela do capital social das companhias ou sociedades por ações e podem ser de duas espécies: ordinária (ON) com direito a voto nas assembleias de acionistas ou preferencial (PN) com prioridade no recebimento dos dividendos nos termos do Estatuto Social da empresa. As debêntures são títulos de dívida emitidos por sociedade por ações e que conferem aos seus titulares direito de crédito contra a companhia emissora. Podem ser conversíveis em ações conforme a escritura de emissão.[11]

Avaliação de empresas e projetos

Diversas são as metodologias que procuram determinar o valor dos investimentos, seja uma empresa ou um projeto. Cada uma delas apresenta vantagens e desvantagens. A recomendação é utilizar mais de uma metodologia de avaliação na tomada de decisões.

Avaliação de empresas

Existem modelos de avaliação de empresas, e sua escolha deve considerar o propósito específico da avaliação e as características do negócio, como: métodos contábeis, valor de mercado, avaliação relativa (múltiplos) e fluxo de caixa descontado.

Métodos contábeis

A **avaliação do patrimônio** é um dos métodos contábeis utilizados para avaliação de empresas. Nesse modelo, o valor da empresa é determinado pelo patrimônio líquido (ativo menos passivo) do Balanço Patrimonial. Sua apuração é simples, porém, traz importantes distorções a exemplo do valor dos ativos intangíveis como a marca que pode não constar na contabilidade. Mesmo os valores dos ativos imobilizados podem trazer divergências em relação ao seu valor econômico real porque a contabilidade registra os bens pelo custo original ou histórico.

Já no **valor de reposição**, o valor da empresa é determinado pelo capital necessário para repor os ativos da entidade com novos bens e direitos.

No **valor de liquidação,** o valor da empresa corresponde ao valor arrecadado com a venda dos ativos da entidade e não leva em consideração o eventual fluxo de caixa futuro gerado por esses ativos.

Avaliação pelo valor de mercado

O valor de uma empresa que possui ações negociadas em bolsa de valores em montante suficiente para a análise pode ser calculado pela multiplicação do preço unitário da ação em dado período pela quantidade de ações. Esse montante é o valor de mercado das ações da empresa.

Avaliação relativa ou múltiplos

É a avaliação comparando dois investimentos a partir de determinados padrões em comum, a saber.

P/L (preço da ação/lucro da ação)

É o indicador mais utilizado pelos analistas de mercado. Indica em quanto tempo o investidor recupera o valor aplicado. Trata-se da divisão do preço da ação (P) pelo valor do rendimento dessa ação, isso é, o lucro por ação (L), sendo o lucro da ação igual ao lucro líquido da empresa dividido pelo número de ações.

P/VPA

É a relação entre o preço da ação (P) e o valor patrimonial da ação (VPA). O VPA é igual ao valor do patrimônio líquido dividido pela quantidade de ações da empresa. Se a divisão for maior que 1, o preço está sobre avaliado (ação cara). Do contrário, se for menor que 1, o preço está subavaliado (ação barata).

VE/EBITDA

É a relação entre o valor da empresa (VE) e a geração de caixa da empresa (EBITDA), o valor da empresa é dado pelo valor de mercado, mais a dívida líquida (dívida financeira, menos aplicações financeiras).

Método de fluxo de caixa descontado

O modelo com base no fluxo de caixa descontado é tido como o que melhor revela a efetiva capacidade de geração de riqueza da empresa. Parte da premissa de que o valor da empresa deve ser auferido com base em sua potencialidade de geração de riqueza futura e de que a verdadeira maneira de representar corretamente o valor da empresa é mediante o cálculo do valor presente de seus fluxos de caixa futuros.

Desse modo, pode-se expressar o valor da empresa da seguinte maneira:

Valor da empresa = Valor presente dos fluxos de caixa
para os acionistas + Valor presente das dívidas financeiras.

Avaliação de projetos

A gestão financeira busca maximizar a riqueza dos acionistas por meio de escolhas de projetos de investimento de capital que contribuam para o aumento de geração de valor da empresa. O valor de um projeto se baseia essencialmente na sua capacidade de gerar renda econômica traduzida monetariamente em fluxos de caixa livres (do inglês *free cash flow*).

A projeção dos fluxos de caixa livres é feita para um horizonte de tempo em que se toma por base a estimativa de vida útil do investimento, definida como o intervalo entre o início do projeto e o dia em que as forças combinadas da obsolescência, deterioração e condições de mercado justifiquem a retirada do ativo ou do projeto.[13]

Os métodos de avaliação da viabilidade econômica de investimentos de capital utiliza-dos pelas empresas são os seguintes: Valor Presente Líquido (VPL), Taxa Interna de Retorno (TIR), Índice de Lucratividade Líquida (ILL), *Payback* Simples e *Payback* Descontado.

Caso – projeto tomografia computadorizada

As aplicações das técnicas de análise de investimentos de capital são apresentadas nessa sessão por meio da análise da viabilidade econômica de um projeto descrito a seguir.

A clínica Saúde Sustentável examina a viabilidade econômico-financeira da substituição de sua tomografia por uma tomografia computadorizada nova de última geração de tecnologia ultra avançada. O projeto trará como benefícios a redução de gastos de manutenção, economia de energia e aumento de produtividade. Os dados disponíveis para a elaboração do estudo são os seguintes:

- Custo do equipamento incluindo gastos de instalação: R$ 1.500.000.
- Projeção de redução de gastos: R$ 400.000 por ano.
- Vida útil: 10 anos.
- Depreciação do equipamento: linear.
- Valor residual do equipamento ao final da vida útil: zero.

A execução do estudo de viabilidade deve seguir os seguintes passos: a) projeção do fluxo de caixa livre; b) determinação da taxa de desconto; c) emprego das técnicas de análise de investimento; e d) análise dos resultados para fundamentar a decisão de aceitar ou rejeitar o projeto.

Projeção do fluxo de caixa livre

As entradas de caixa estão relacionadas as reduções de gastos promovidas pela nova tomografia computadorizada no montante anual de R$ 400.000.

As saídas de caixa são provenientes do investimento inicial de R$ 1.500.000 e as despesas com imposto de renda – IR (25%) e contribuição social sobre o lucro líquido – CSLL (9%) totalizando 34%, considerando que a empresa está sob o regime de tributação do Lucro Real.

A despesa de depreciação do equipamento não significa desembolso de caixa, mas é dedutível para efeitos tributários. E por não significar saída de caixa, a despesa de depreciação é, em seguida, adicionada ao lucro líquido. A Tabela 5.2 apresenta o fluxo de caixa livre projetado do projeto.

Tabela 5.2 Fluxo de caixa livre projetado								
FLUXO DE CAIXA LIVRE								
Item/ano	0	1	2	3	4	5	–	10
Economia de caixa		400	400	400	400	400	–	400
(-) Depreciação		-150	-150	-150	-150	-150	–	-150
(=) Lucro antes do IR e CSLL		250	250	250	250	250	–	250
(-) I. renda e CSLL		-85	-85	-85	-85	-85	–	-85
(=) Lucro líquido		165	165	165	165	165	–	165
(+) Depreciação		150	150	150	150	150	–	150
(-) Investimento	-1.500							
Fluxo de caixa livre	-1.500	315	315	315	315	315	–	315

R$ mil.

Determinação da taxa de desconto

Assume-se que a Taxa Mínima de Atratividade (TMA) seja de 8% ao ano. Por TMA, entende-se a menor taxa de juros requerida pela clínica Saúde Sustentável para alocar os seus recursos financeiros.

Técnicas de análise de viabilidade econômica

Valor presente líquido (VPL)

O método do valor presente líquido (VPL) consiste no valor presente dos fluxos de caixa livres descontados por uma taxa de retorno adequada ao risco do projeto menos o valor do investimento no projeto. O VPL indica a contribuição de um projeto em termos de geração de riqueza monetária na data zero para a empresa. O valor do VPL é calculado de acordo com a seguinte fórmula:

$$VPL = FCL\,(1)/(1 + i)^1 + FCL\,(2)/(1 + i)^2 + FCL\,(3)/(1 + i)^3 + ...\,FCL\,(n)/(1 + i)^n - Io$$

Onde:

Io é o investimento no projeto;

FCL é o fluxo de caixa livre projetado;

i é a taxa de desconto; e

n é o prazo de vida útil do projeto.

A decisão de se aprovar ou rejeitar um projeto com base no método do VPL deve se basear a seguinte regra:

- VPL > ou = 0: o projeto deve ser aprovado, pois gerará riqueza para a empresa.
- VPL < 0: o projeto deve ser rejeitado, pois não gerará riqueza para a empresa.

O projeto de troca do equipamento de tomografia computadoriza é viável financeiramente e deveria ser aprovado, pois o VPL é positivo no valor de **R$ 613.675,64**, conforme os cálculos a seguir:

Aplicando a fórmula

$$VPL = 315.000 / (1+0,08)^1 + 443.917 / (1+0,08)^2 + 520.538$$
$$/ (1+0,08)^3 + ... 1.694.783/(1+0,08)^{10} - 1.500.000$$
$$VPL = 613.675,64$$

Usando a calculadora financeira HP 12C

O cálculo do VPL na calculadora HP 12C é realizado com o uso das seguintes teclas: **NPV** (valor presente líquido), **g** (função), **f** (função), **CHS** (troca de sinal); **CFo** (primeiro fluxo de caixa), **CFj** (demais fluxos de caixa), **Nj** (número de fluxos de caixa iguais ao último registrado, quando houver) e **i** (taxa de desconto).

Assim temos:

1.500.000 CHS g CFO

315.000 **g CFj**

10 **g Nj**

8 **i**

f NPV

VPL = 613.675,64

O VPL de R$ 613.675,64 indica a geração de valor monetário do projeto acima do padrão de ganhos mínimos de 8% a.a., requeridos pela empresa. O VPL é considerado o método que melhor retrata a geração de valor de um investimento de capital.

Taxa interna de retorno (TIR)

A taxa interna de retorno (TIR) significa o retorno do projeto expresso na forma percentual. A TIR indica o ganho que o projeto gerará para o capital investido. Matematicamente, a TIR é a taxa de desconto que produz um VPL igual a zero, conforme a seguinte expressão:

$$Io = FCL\ (1)/(1 + i)^1 + FCL\ (2)/(1 + i)^2 + FCL\ (3)/(1 + i)^3 + ...\ FCL\ (n)/(1 + i)^n$$

Onde:

Io é o investimento inicial no projeto;

FCL é o fluxo de caixa livre projetado;

i é a taxa de desconto que iguala o VPL a zero, isso é, a TIR; e

n é o prazo.

O cálculo da TIR é realizado pelo processo moroso de tentativa e erro, portanto, recomenda-se que seja feito utilizando-se uma calculadora financeira HP-12C. Ao analisar a viabilidade econômica de um projeto por meio do método da TIR, deve-se seguir a seguinte regra:

- TIR > ou = Taxa Mínima de Atratividade (TMA): o projeto deve ser aprovado, pois a empresa aufere uma taxa de retorno maior ou igual ao retorno mínimo exigido;
- TIR < Taxa Mínima de Atratividade (TMA): o projeto deve ser rejeitado, pois o retorno a ser obtido é inferior ao mínimo requerido pela empresa.

O projeto de troca da tomografia, avaliado pela TIR, deve ser aprovado, uma vez que TIR de 16,4%, é maior que a TMA de 8%, conforme os cálculos a seguir:

Aplicando a fórmula

$$1.500.000 = 315.000 / (1 + TIR)^1 + 315.000 / (1 + TIR)^2$$
$$+ 315.000 / (1 + TIR)^3 + ...\ 315.000/(1 + TIR)^{10}$$

Resolvendo a equação para TIR, tem-se que a **TIR = 16,4% a.a.**

Usando a calculadora financeira HP 12C

O cálculo da TIR na calculadora HP 12C é realizada por meio da utilização das teclas IRR, **g** (função), **f** (função), **CHS** (troca de sinal), **CFo** (primeiro fluxo de caixa), **CFj** (demais fluxos de caixa) e **Nj** (número de fluxos de caixa iguais ao último registrado, quando houver), conforme apresentado a seguir:

1.500.000 **CHS g CF0**

315.000 **g CFj**

10 **g Nj**

f IRR

TIR = 16,4

Índice de lucratividade líquida (ILL)

O método do índice de lucratividade líquida (ILL) reflete a lucratividade do projeto pela relação entre o valor presente dos fluxos de caixa livres e o investimento inicial do projeto, conforme a seguinte expressão:

$$ILL = \Sigma VPFC/Io$$

Onde: ΣVPFC é o somatório do valor presente dos fluxos de caixa livres; e Io é o investimento inicial.

A regra para a aceitação ou rejeição de projetos com base no ILL é a seguinte:
- ILL > ou = 1,0: o projeto é viável e deve ser aceito, pois o ganho é maior que o custo;
- ILL < 1,0: o projeto não é viável e deve ser rejeitado, pois o ganho é inferior ao custo.

O projeto de troca de tomografia deveria ser aprovado, pois o ILL é de 1,4, conforme demonstrado a seguir.

Aplicando a fórmula

ILL = ΣVPFC / Io
Tem-se que: VPL = VPFC – Io;
Logo, VPFC = VPL + Io =
Portanto, VPFC = 613.675,64 + 1.500.000 = 2.113.675,64
Logo, IL = 2.113.675 / 1.500.000
IL = 1,4

O IL de 1,4 indica que para cada R$1,00 alocado no projeto a empresa receberá R$ 1,40, isso é, receberá mais do que investiu.

Payback *simples*

O *payback* simples mostra o tempo que a empresa levará para recuperar o valor do investimento alocado ao projeto, sem levar em conta a remuneração do capital investido. O projeto deve ser aceito desde que o *payback* simples ocorra dentro do seu período de vida útil, e quanto menor, melhor, pois mais rapidamente a empresa recuperará o capital investido, diminuindo o risco do projeto.

A Tabela 5.3 apresenta o cálculo do *payback* simples do projeto de troca da tomografia.

Tabela 5.3
***Payback* simples**

ANO	FLUXO DE CAIXA LIVRE	*PAYBACK* SIMPLES
0		-1.500.000
1	315.000	-1.185.000
2	315.000	-870.000
3	315.000	-555.000
4	315.000	-240.000
5	315.000	75.000
6	315.000	390.000

Continua...

Continuação

	Tabela 5.3 *Payback* simples	
ANO	FLUXO DE CAIXA LIVRE	*PAYBACK* SIMPLES
7	315.000	705.000
8	315.000	1.020.000
9	315.000	1.335.000
10	315.000	1.650.000

Os dados da Tabela 5.3 mostram que o *payback* simples ocorre entre o quarto e o quinto ano. Mais precisamente levarão 4,8 anos para a recuperação do investimento. Portanto, o tempo de recuperação do capital investido se dá durante a vida útil do projeto justificando a sua aceitação.

Payback *descontado*

O método do *payback* descontado corrige uma deficiência do *payback* simples ao incorporar o conceito de valor do dinheiro no tempo, ao calcular o tempo de recuperação do capital investido, considerando os fluxos de caixa livres trazidos a valor presente por uma taxa de desconto. Dessa maneira, o método do *payback* descontado mede quanto tempo um projeto demora para se pagar, incluindo a remuneração do capital investido.

A Tabela 5.4 apresenta o cálculo do *payback* descontado da troca do equipamento de tomografia computadorizada.

	Tabela 5.4 *Payback* descontado		
ANO	FLUXO DE CAIXA LIVRE	FLUXO DE CAIXA LIVRE DESCONTADO	*PAYBACK* DESCONTADO
0			-1.500.000
1	315.000	291.667	-1.208.333
2	315.000	270.062	-938.272
3	315.000	250.057	-688.214
4	315.000	231.534	-456.680
5	315.000	214.384	-242.296
6	315.000	198.503	-43.793
7	315.000	183.799	140.007
8	315.000	170.185	310.191
9	315.000	157.578	467.770
10	315.000	145.906	613.676

A análise do *payback* descontado é semelhante à do *payback* simples, só que fundamentada em valores de fluxos de caixa livres trazidos ao período zero pela TMA da clínica Saúde Sustentável de 8%. Nesse caso, acusou-se um prazo de recuperação do investimento no decorrer do sexto ano, ou seja, em 6,2 anos, dentro da vida útil do projeto de 10 anos, corroborando a viabilidade do projeto.

Justificativa da viabilidade econômica do projeto

Os resultados da aplicação dos métodos de análise de viabilidade econômica de capital justificam a aceitação do projeto de troca do equipamento de tomografia. Isso porque, o VPL é positivo em R$ 613.675,64; a TIR de 16,4%, é superior a TMA de 8%, o ILL é de 1,4, maior que 1 e o *payback* simples de 4,8 anos e descontado de 6,2 anos ocorrem dentro da vida útil do projeto. Entretanto, a decisão final quanto a implementação do projeto dependerá da expectativa de tempo que a direção da clínica tenha considerado para a recuperação do investimento.

Conclusão

Finanças corporativas visam criar valor e maximizar a riqueza dos acionistas, por meio de decisões de investimento (DI), financiamento (DF) e gestão de liquidez da empresa. Nessa linha, o gestor financeiro busca alocar os recursos monetários da empresa, captados via capital de terceiros e/ou próprio, em projetos que gerem uma taxa de retorno superior ao custo de capital da empresa. Concomitantemente, trata da gestão dos fluxos operacionais de caixa em função de não haver sincronização entre as entradas e saídas de caixa, nas atividades operacionais do dia a dia da empresa.

O valor do dinheiro pode ser considerado como um dos mais importantes conceitos no mundo das finanças. O gestor financeiro analisa e decide sobre aplicações financeiras e investimentos de capital de maneira estruturada, aplicando as ferramentas da Matemática Financeira.

A Demonstração de Fluxos de Caixa é uma ferramenta que permite ao gestor financeiro verificar as atividades que impactam o caixa da empresa, divididas em operacionais, de investimentos e financiamento.

A qualidade das decisões gerenciais em relação aos recursos monetários a serem alocados em investimentos de capital é fator crítico que afeta a rentabilidade da empresa. Os métodos comumente usados na avaliação econômico-financeira de projetos são o valor presente líquido (VPL), a taxa interna de retorno (TIR), o índice de lucratividade líquida (ILL) e o *payback* simples e descontado. A tomada de decisão quanto a escolha de projetos deve também levar em conta os seus aspectos qualitativos não mensuráveis, os quais do ponto de vista estratégico da organização podem se justificar.

A área financeira deve atuar em sinergia com todas as áreas da empresa e fornecer caixa no momento certo, em montantes, prazos e custos que permitam a criação de riqueza pela empresa. Ademais, a adequada gestão do fluxo de caixa permite a empresa maximizar as oportunidades de negócios, as taxas de retornos dos investimentos, as negociações com seus clientes e fornecedores e estar bem posicionada nas crises.

Referências bibliográficas

1.   Copeland T, Koller T, Murrin J. Avaliação de empresas: "valuation, São Paulo: Makron Books, 2000.
2.   Boggis GJ, Gaspar LAR, Heringer MG, Mendonça LG. Matemática Financeira, 11ª ed., Rio de Janeiro: Editora FGV, 2012, p. 138.

3. Abreu Filho JCF. Finanças Corporativas, 11 ed., rio de Janeiro: Editora FGV, 2012.
4. Limeira LF. Contabilidade para executivos, 9 ed., Rio de Janeiro: Editora FGV, 2010.
5. Cury MVQ. Finanças corporativas, 12 ed., Rio de Janeiro: FGV Editora, 2018.
6. Gitman L. Princípios de administração financeiro, São Paulo: Pearson Prentice Hall, 2010.
7. Brealey RA, Myers SC. Princípios de finanças corporativas, 3, Ed., Portugal: MacGraw-Hill de Portugal LTDA, 1992.
8. Salazar GT. Fundamentos de finanças corporativas: teoria e aplicações práticas, São Paulo: Atlas, 2010.
9. Leite HP. Introdução 1ª administração financeira, 2 ed., São Paulo: Atlas, 1994.
10. Bruni L, Famá R. Gestão de custos e formação de preços, 2 ed., São Paulo: Atlas, 2003.
11. Comissão de Valores Mobiliários, Mercado de valores mobiliários brasileiro, 4 ed., Rio de Janeiro: Comissão de Valores Mobiliários, 2019.
12. Banco Central do Brasil, "Nova estrutura de dados de crédito: nota metodológica," N.I., São Paulo, N.I.
13. Ching H, Marques F, Prado L. Contabilidade e finanças para não especialistas, 3 ed., São Paulo: Pearson Prentice Hall, 2010.

6 | Gestão de Custos

Marcelo Martinho Pedro
Paulo Knorich Zuffo
Wagner Tadeu de Souza Carvilhe

Introdução

Parte fundamental que acompanha qualquer tratamento de saúde, e invisível para o paciente, o gerenciamento de custos, em conjunto com as disciplinas de Orçamento, Contabilidade e Estratégia, permite um aumento considerável da sustentabilidade e qualidade na prestação do serviço.

Sabe-se que o gestor de saúde não trabalha mais somente em função do seu paciente, organizando sua equipe e procedimentos, mas sofre pressões tão ou mais fortes advindas do aumento de competição do setor, da quantidade de novos tratamentos, de novas tecnologias, da demanda dos financiadores, do entendimento do nicho específico de público atendido, bem como das atividades extras e diversas que acompanham o tratamento, como a hotelaria.

Por isso, é fundamental o gestor ter ferramentas administrativas que o auxiliem nesse processo. Nesse capítulo, aprenderemos os conceitos de contabilidade gerencial de custos, que possui características bem objetivas aliadas ao conceito de gestão-arte, tendo o poder de unir todas as matérias de gestão vistas até o momento e servindo como guia quantificador para o gestor conduzir cada naipe de competência.

A intenção do capítulo é apresentar os tipos de custeio que existem, quais as aplicações e quais os benefícios esperados, para que o leitor possa entender e usar de uma maneira prática, de acordo com suas necessidades do momento.

Mudanças na gestão da saúde

Algumas mudanças profundas vivenciadas nos últimos 20 anos:
- **Tecnologia da informação:** com o advento da aceleração e descentralização do processamento de dados das máquinas, do uso da nuvem, da inteligência artificial e do *machine learning*, assim como telemedicina, permitindo a Organização de Saúde 4.0.

- **Participação dos planos de saúde**: planos de saúde ou seguradoras têm um poder de barganha muito grande para impor valores e procedimentos de reembolso sobre médicos, hospitais, clínicas, laboratórios e até fabricantes de medicamentos.
- **Fusão de empresas**: a fusão e incorporação de empresas no setor de saúde se tornaram corriqueiras no país, levando à profissionalização da gestão, busca de aumento de eficiência e busca de melhores práticas.
- **Mudanças macroeconômicas**: inflação sob controle, controle de reservas, interdependência cada vez maior das economias mundiais, cotação do dólar. Todos esses pontos se alteraram radicalmente nos últimos 20 anos, tendo forte impacto na seleção das organizações de saúde.

Com essas mudanças, mudou-se também o modo dos participantes do setor atuar interna e externamente à organização. Assim, as questões fundamentais do gestor de saúde passam a ser:

- Será que com o preço de mercado podemos continuar nesse setor?
- Em quais produtos/serviços a empresa é, e em quais não é eficiente?
- Será que é melhor terceirizar certos serviços, como lavanderia e teleatendimento?
- E a abertura de novos serviços, quando começará a dar lucro, se é que dará um dia?
- Posso ter prejuízo em um serviço, com o intuito de beneficiar algum outro?
- Como não perder clientes, com impacto direto nas receitas?
- Que atividades os clientes aceitam pagar e incrementa o valor do serviço como um todo e quais são aquelas que o cliente não se importa?

E isso tudo, mantendo-se o foco inicial: é preciso cuidar da experiência do paciente, bem como da efetividade e eficiência do seu tratamento.

Daí que se torna fundamental ter um instrumento – um painel de controle – que diga como anda economicamente cada parte da estrutura, e, como essas partes melhor se coordenam para a prestação do serviço.

A contabilidade de custos como poderosa ferramenta gerencial

Esse painel de controle pode ser em grande parte suprido pela contabilidade gerencial, baseada na contabilidade de custos (Santos; 2009).[1]

A contabilidade gerencial permite uma inferência futura dos custos comparados com a receita, com o objetivo de se checar a viabilidade da prestação de serviços. Pode-se também se aprender com os resultados passados e sua evolução, e criar um sistema para o presente, como otimizar a estrutura de custos, evitar desperdícios, gerenciar a precificação do serviço, negociar valores de pacote com a seguradora, gerenciar capacidade e direcionar vendas. Vamos exemplificar:

- **Estrutura de custos**: como aperfeiçoar a estrutura de custos.

Por exemplo, sabe-se que uma máquina de tomografia custa muito caro. Imagine um hospital que irá abrir um setor de ortopedia, e necessite no mínimo duas máquinas, pensando-se na demanda do serviço, como também no tempo em que uma ficará parada para manutenção periódica. Imagine também que além das máquinas, há os custos de operação, manutenção, área disponível, energia e impostos prediais, médicos, enfermeiros, técnicos e insumos ortopédicos. Quer dizer que mesmo que não tenha nenhum paciente, o hospital, ao optar pelo pagamento dos investimentos à vista, necessitará de um desembolso grande em investimentos em equipamentos e área disponível, e um grande desembolso mensal em equipe fixa. Imagine você como empresário, tendo esse desembolso de dinheiro, sem ainda chegar um único paciente, ou até no começo da operação, quando a clientela está se formando. É um valor considerável que pode paralisar psicologicamente o apetite empreendedor do empresário!

Nesse caso, um gestor poderia optar pelo aluguel das máquinas e, ao invés de ter equipe própria, escolher um time que trabalhe em parceria, com ganhos variáveis, de acordo com o número de pacientes. Além disso, poderia escolher alugar o prédio ao invés de comprá-lo ou ampliar suas instalações. Desse modo, caso não tenha pacientes, o hospital desembolsará apenas uma pequena parcela da hipótese inicial, resultante do custo mensal do aluguel do equipamento e edifício. O risco do negócio seria muito diminuído e o gestor estaria muito mais confortável. Mas, nesse segundo caso, o lucro proveniente seria muito menor, e o poder sobre a qualidade da equipe também.

- **Gerenciamento da precificação**: o valor de um serviço é dado por quanto um paciente se dispõe a pagar por ele. Por isso, está diretamente relacionado à imagem que se tem do médico, hospital ou laboratório, da concorrência existente no lugar e da necessidade imediata do paciente.

E onde entra a gestão de custos? A gestão de custos entra no comparativo entre o preço que o mercado permite que seja cobrado, e o custo da prestação do serviço (Santos; 2009).[1]

Quando o custo de prestação for maior que o valor que se pode cobrar, obrigatoriamente alguém tem que pagar por essa perda, e esse alguém, é o prestador de serviços, uma vez que em um mercado com as características de hoje, dificilmente consegue-se repassar o preço do serviço, quando os concorrentes o mantêm constante.

O gestor da organização de saúde precisa decidir o custo a ser considerado na formação do preço em face das metodologias de custeio usualmente utilizada no mercado.

- **Direcionamento das vendas**: como corolário do item anterior, dado que se estaria tendo prejuízo em um serviço, o que fazer nesse caso? Simplesmente parar com essa prestação de serviço? Essa resposta depende, p. ex., se a seguradora exige que o prestador de serviço tenha esse serviço deficitário, para cobrir um muito mais lucrativo, ou que o cliente o exija, para realizar todos os exames em um só lugar e em uma única manhã, como hemograma completo, exame de urina, eletrocardiograma e ergométrico. Com uma noção dos custos envolvidos em um serviço, pode-se pensar até onde se pode ir sem ter prejuízo no pacote final vendido.

- **Dimensionamento da capacidade**: dimensionamento da capacidade significa para o gestor, quanto de estrutura ele vai disponibilizar para que o sistema dê lucro. Isso envolve a demanda para aquele serviço, dada pelo mercado, mas também a partir de quantas unidades dos serviços prestados, o serviço dará resultado positivo, sem ter que o médico, hospital ou laboratório colocar recursos do próprio bolso, ou em outras palavras, pagar para se trabalhar. Como exemplo, no caso de o hospital ter comprado o equipamento, por um milhão de reais, que se deprecia em 10 anos (depreciação é a previsão de desgaste do bem. Depreciar em 10 anos significa que, na média, esse equipamento não irá gerar benefícios econômicos após os 10 anos), ou R$ 100 mil reais por ano. Quantas tomografias deverão ser realizadas por ano, a um preço dado pelo mercado, para que pague o custo de depreciação da máquina? Lembrar que deverão ser pagos em conjunto os gastos com equipe, energia, manutenção, impostos e depreciação do prédio.

- **Orientação estratégica:** além de direcionar a equipe para um vetor único, quanto custa meu serviço para poder combiná-lo com outro serviço e assim participar de uma concorrência pública, onde o menor preço é o requisito para se ganhar? Ou como prestar serviços sociais para a comunidade carente da região, com benefício de impostos, otimizando o resultado da empresa, ou mesmo não arriscando o futuro do hospital como um todo.

Terminologia de custos

O conhecimento da lucratividade do serviço prestado é um item essencial para a continuidade do serviço, tanto mais importante quanto maior a complexidade das organizações, caso daquelas que têm diversos centros de referência.

Deve-se atentar que um sistema de custo pode ser complexo ou não, dependendo do fim que se busca. A complexidade aumenta com a busca de maior precisão, mas o princípio da relevância deve ser levado em conta. O que é mais preciso muitas vezes não leva a uma melhor tomada de decisão. Um exemplo? Imagine que preciso saber quanto custa uma cirurgia cardíaca, onde há o uso de eletricidade do corredor da sala cirúrgica, compartilhado entre 5 salas, de diferentes tamanhos. A dificuldade e a subjetividade em se alocar o gasto com energia entre as 5 salas, torna o processo complexo, caro, mas de valor relativo (centavos em comparação com dezena de milhares de reais da cirurgia) e insumo gerencial irrelevante.

O aumento de custo na busca de maior precisão está nos sistemas de coleta de informações, que no caso acima está em um registro específico do consumo de energia para o corredor em questão? Um sistema específico que registre o começo da operação e o final, p. ex., há muita subjetividade sobre o que se fazer com o valor da energia enquanto ninguém estiver operando ou enquanto estiver funcionando apenas uma sala (Vale a pena investir nesse controle? Lembre-se de quanto de valor dessa energia vai para a cirurgia de dezenas de milhares de reais, alguns centavos?), e uma pessoa para tabular, distribuir e analisar o que se fazer com esse valor. O custo de gerenciamento é maior que o custo a ser rateado!

Para tanto, para darmos o primeiro passo para a gestão de custos, precisamos definir o que é custo dentre todos os gastos da empresa (Bornia; 2009).[2]

Brevemente, custos são gastos associados à prestação de serviços ou fabricação do produto, essência da existência da empresa em questão; despesas são gastos envolvidos com atividades de suporte; perdas são bens ou serviços consumidos de maneira anormal e involuntária e; investimentos são gastos visando um usufruto futuro (p. ex.: compra de equipamentos para prestação dos serviços ou fabricação do produto).

Veja como há diferenças no conceito de custos para o comércio, a indústria e o setor de serviços:

- **No comércio:** o custo é o preço de aquisição da mercadoria. Portanto, em uma farmácia que vende Penicilina G Benzatina o custo desse antibiótico será o preço de compra pelo qual essa farmácia adquiriu esse medicamento do fabricante ou distribuidor.

- **Na indústria:** para o laboratório que fabricou essa penicilina, qual o custo? Na indústria o custo será composto por todos os gastos de produção desse medicamento. Assim, para produzir esse antibiótico foi necessário mão de obra (salários, encargos e benefícios), aluguel do espaço para produção, energia elétrica, equipamentos (o custo é a depreciação desses equipamentos) e tudo que estiver envolvido na produção desse medicamento. Em outras palavras, o que está relacionado à produção, na indústria, é custo. O que não estiver relacionado, não é.
- **Em serviço:** e para o hospital que tratou o paciente com a penicilina, o que é custo? Na área de serviço, são todos os fatores associados à prestação daquele serviço. Ou seja, no serviço de tratar o paciente de uma infecção, entrarão no custo, além da Penicilina Benzatina usada no tratamento, salários, encargos e benefícios dos profissionais envolvidos no procedimento (médicos, enfermeiros, técnicos), energia elétrica que ilumina o espaço, depreciação dos equipamentos utilizados (maca, por exemplo) e tudo que está associado ao procedimento.

Classificação dos custos em diretos e indiretos

Essa classificação está relacionada ao processo de identificação (associação) dos custos aos objetos de custeio (o que você quer custear). Quando conseguimos uma maneira objetiva de associar os custos aos objetos de custeio classificamos esse custo como direto, em caso contrário ele será classificado como indireto (Bornia; 2009).[2] Imagine que uma sala de cirurgia não tenha um medidor de luz específico para ela e os equipamentos que utilizam energia, que estão dentro dessa sala, também não. Você pode tentar uma maneira de dividir o custo de energia entre essa sala, mas isso sempre terá um grau de subjetividade bem significativo. Portanto, o custo dessa energia será classificado como indireto. Ao contrário, se a sala e equipamentos tiverem medidores de consumo de energia, o grau de subjetividade desaparecerá, e os custos serão classificados como diretos.

Classificação dos custos entre fixos e variáveis

Antes de definir esses conceitos, é conveniente destacar que, no limite, todos os custos variam. Porém, para determinados níveis de prestação de serviço e produção, alguns custos variam outros não. Por exemplo, vamos supor que um hospital precise de um enfermeiro para cada 5 leitos. Se o hospital tiver 100 leitos, serão necessários 20 enfermeiros. Se esses profissionais receberem um salário fixo, o custo mensal de enfermagem será o mesmo, independentemente se os leitos estão cheios ou vazios. Porém, se o hospital expandir o número de leitos, precisará de mais profissionais e o custo aumentará. Então, como definir custos fixos? Só é possível definir os custos fixos se definirmos a capacidade à que eles estão relacionados. Para determinada capacidade, alguns custos variam e outros não. Quer dizer, se definirmos a capacidade de 100 leitos, os custos dos enfermeiros serão fixos, porque serão pagos tendo ou não pacientes. Já materiais e medicamentos serão custos variáveis já que o seu gasto está diretamente relacionado à quantidade de pacientes que estão utilizando os leitos em questão.

Agora que já foi definido o que é custo, será apresentado os três métodos de custeio mais comuns. Lembrando que daremos uma visão geral sobre esses métodos, com o intuito de ajudarmos você, gestor, a buscar na literatura ou em uma equipe profissional, a implantação desses sistemas.

Custeio por absorção simples

O primeiro tipo de custeio é o custeio por absorção. Nessa metodologia, os custos diretos são totalmente alocados aos serviços (Bornia; 2009).[2]

Dessa maneira, acredito que ninguém tenha dúvida que em um procedimento de curativo simples, os custos diretos são os *kits* descartáveis, o antisséptico e a equipe utilizada. Pode-se fracionar a quantidade utilizada do antisséptico e o custo da equipe poderá ser fracionado pelos minutos utilizados.

Estrutura do demonstrativo de resultados do custeio por absorção

Receitas dos serviços prestados
(-) Custos diretos
(-) Custos indiretos
Margem bruta
(-) Despesas
Lucro antes dos impostos
(-) Imposto de renda e contribuição social
Lucro líquido

O problema nesse custeio são os custos indiretos. Imagine o custo de eletricidade da clínica. Para o curativo, não será necessário o uso de iluminação especial, nem dos bisturis, mas das autoclaves, lâmpadas comuns e computador. Mencionamos que pela relevância do curativo perto de outros procedimentos médicos, talvez não precisemos nos preocupar tanto com esse custo, mas imagine que essa clínica somente atenda a exames e cirurgias ambulatoriais e consultas. O gasto provavelmente deverá ser repartido, juntamente com a água (talvez agrupados em uma conta contábil conjunta). Dessa maneira, como dividi-los entre os diversos procedimentos? A grande dificuldade de apuração e diferença entre os diversos sistemas de custeio está na maneira de fazer essa divisão.

O nome "custeio por absorção" surge, pois os custos indiretos são absorvidos por algum critério pelos serviços prestados/produtos fabricados. No caso simples acima, os custos indiretos são apropriados diretamente aos centros produtivos por meio de um critério de rateio que poderia ser pelo tempo gasto por cada procedimento. Mas também poderia ser pela área da sala, quantidade de equipamentos utilizados nesse procedimento (com o adicional da esterilizadora e bisturi elétrico), por medidores individualizados por equipamento, apropriando-se pela média utilizada de equipamentos por cada procedimento, por sensores que indicariam precisamente o uso de cada item etc. A ciência do método está na escolha desses divisores (que chamamos bases de rateio). Mudando a base de rateio, o custo do produto/serviço pode variar enormemente. E produtos podem parecer muito rentáveis utilizando uma base de rateio e pouco rentáveis utilizando outra.

O custeio por absorção é o sistema escolhido pela legislação tributária e, portanto, é o que deve ser usado pelos contadores para apurar o resultado (contabilidade financeira). Porém, nem sempre é um bom modelo para tomar decisões gerenciais, pois a apropriação dos custos indiretos é sempre uma tarefa difícil e discutível, como mostrado acima. Os custos indiretos sempre terão um certo grau de arbitrariedade quando levado aos produtos. Portanto, esse modelo não deve ser utilizado quando os custos indiretos são muito relevantes em relação ao custo total e quando temos produtos/serviços com características muito diferentes. Na linguagem da contabilidade de custos, rateio significa divisão arbitrária. Quando os custos indiretos são muito significativos, é conveniente utilizar sistemas que melhoram a apuração desses tipos de custos.

Uma maneira de se ter maior precisão nesse sistema, é a aplicação do método de custeio por absorção departamentalizado e o mais sofisticado custeio ABC (*Activity Based Costing*). Esses dois sistemas melhoram a apuração por levar os custos indiretos ao produto de maneira mais elaborada. É conveniente lembrar aqui a regra da relevância. Quanto mais complexo o sistema de custeio, mais caro é a sua implantação, atualização e operação. Imagine que você faça procedimentos cardíacos que usem *stent* e esse material médico, que é um custo direto, represente 90% do procedimento que você quer custear. Vale a pena gastar recursos em sistema de custeio sofisticados para entender esses outros 10%?

O grande problema é que os custos indiretos, historicamente, são os que mais crescem e deixá-los de fora da sua conta de custos pode ser muito perigoso para a sua empresa. Os custos indiretos na prestação de serviços em saúde cresceram muito, com a adição de serviços fora dos centros de geração de receita, como serviço de manobrista e Café em laboratórios, serviços de hotelaria primorosos, treinamento de pais no cuidado ao recém-nascido no próprio quarto do hospital, serviços de acesso remoto aos dados do paciente, dentre outros.

Custeio por volume ou variável

O sistema de Custeio por Volume ou Variável é um sistema que a partir das receitas líquidas, deduzem-se todos os gastos variáveis, chegando-se à margem de contribuição (Bornia; 2009).[2]

E o que é margem de contribuição? É a margem, em reais, proporcional à quantidade vendida de serviços ou produtos, que cobre os gastos fixos e gera o lucro ou superávit da organização. É um sistema muito simples, que permite descobrir quanto produto ou serviço deverá a organização vender naquele mês, ou ano, para que comece a gerar resultados superavitários.

Revela também se com a atual capacidade instalada, a organização será capaz de ter lucro, bem como perceber se não é hora de cortar alguns custos fixos, incrementar a capacidade do hospital, clínica ou laboratório, ou fornecer descontos para prestação de serviços acima de determinadas quantidades, com o intuito da margem de contribuição aumentar até o limite da capacidade dada pelos custos fixos.

Estrutura do demonstrativo de resultados do custeio variável

Receitas dos serviços prestados

(-) Custos variáveis

(-) Despesas variáveis

Margem de contribuição

(-) Custos fixos

(-) Despesas fixas

Lucro antes dos impostos

(-) Imposto de renda e contribuição social

Lucro líquido

O custeio variável é muito utilizado na formação de preço devido a facilidade na obtenção do custo. Além disso, permite o cálculo do ponto de equilíbrio (Bornia, 2009, p.63; Santos, 2009, p. 34), da margem de segurança (Bornia, 2009, p. 64), do *mix* de produtos e do fator de restrição.

Não raras vezes, a organização se depara com gargalos para a prestação de serviços que pode ser, p. ex., as horas disponíveis de salas cirúrgicas em um hospital ou um insumo estratégico para fabricar um produto de um laboratório. Pelo uso do Fator de Restrição, é possível calcular a quantidade de vendas que maximiza o resultado da organização que opera com determinado fator de restrição.

Não existe um sistema melhor. Para uma análise geral e mais precisa da situação de um serviço prestado, devem-se utilizar os dois modelos, o Custeio por Absorção e o Custeio por Volume. Eles resolvem boa parte dos problemas de um gestor. Já o ABC, será usado para aquelas empresas que querem atingir a ponta da eficiência, embora seja mais complexo de implementação.

ABC – sistema de custeio baseado em atividades (ou activity based costing)

O sistema de custeio baseado em atividades é uma sofisticação do sistema por absorção por meio da tentativa de alocar de modo mais racional os custos indiretos aos produtos. O ABC trabalha com o conceito de *Drivers* (direcionadores ou causadores de custos, que nada mais são do que um aprimoramento do conceito de rateio (Nakagawa; 2008).[3]

Esse sistema, como o próprio nome diz, divide a prestação de serviços, como consumidora de atividades, e cada atividade (Nakagawa; 2008)[3] é composta por recursos básicos.

O foco muda do simples entendimento do que é gasto (postura passiva) para o entendimento de como e porque esses recursos são gastos (postura ativa), dando chance ao hospital de gerenciar os seus custos com maior eficiência. São suas características:

- Visão interdepartamental.
- Complexidade alta de implantação.
- Melhor entendimento da distribuição dos custos indiretos.
- Previsibilidade no acompanhamento dos custos e indicadores do processo.

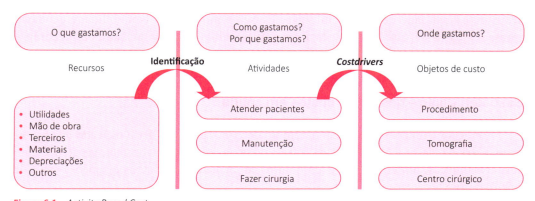

Figura 6.1 – *Activity Based Cost.*
Fonte: Gestão de Custos em Saúde. 1ed. Rio de Janeiro: Editora FGV; 2009. Adaptada pelos autores; 2021.

Caso ocorram desvios no tratamento, pode-se reavaliar com base nas atividades componentes do tratamento, propondo-se melhorias contínuas ou reengenharia do processo (redesenho dos processos).

No caso de prestação de serviços de saúde, como o serviço é uma experiência única do paciente, onde o serviço é avaliado pelas diversas atividades envolvidas, não apenas pelo serviço médico ou laboratorial, mas também pela limpeza, lavanderia, recepção, infraestrutura, segurança, uma das atividades apresentando falhas, toda a percepção do paciente em relação ao serviço poderá estar comprometida. Desse modo, pode-se fazer um acompanhamento detalhado de cada atividade de modo individual em relação a indicadores. Desse modo, pode-se também buscar atividades que geram sinergia e valor na percepção dos clientes e eliminar aquelas não importantes. Pode-se também comparar serviços com concorrentes e precificar os mesmos em patamares de acordo com a estratégia mercadológica adotada.

A variante mais atualizada do sistema de custeio ABC é o *Time Driven Activity-based Costing* Kaplan; 2004.[4] O sistema apura os custos considerando o valor monetário do recurso e o tempo despendido por ele na execução de uma atividade. Ele calcula os custos ao longo do processo de atendimento na assistência à saúde incluindo os cuidados primários e especializados, em ambientes hospitalares e ambulatoriais. É utilizado para a formação de preço do modelo *Bundle*.

Conclusão do capítulo

A conclusão deste capítulo de Custos busca lembrar que (i) como os recursos são escassos, (ii) a tecnologia está cada vez mais provocando revoluções na área de saúde, (iii) as possibilidades de tratamento e de ofertas de serviços estão crescendo de maneira nunca vista, (iv) a economia é cada vez mais dependente de um cenário mundial e (v) a concorrência hoje vem de onde menos se espera, use a informação a seu favor. Para tanto, organize seus dados contábeis-financeiros e correlacione-os aos recursos, processos de saúde e finalidade de sua organização. E use os modelos da contabilidade gerencial apresentados neste capítulo para facilitar seu trabalho e aumentar sua compreensão e eficiência sobre a prestação de serviço.

Caso Zen Clinic – gestão de custos em saúde

A Zen Clinic foi constituída, em dezembro de 20X0, para atender o mercado de clientes particulares da classe C, na cidade de São Paulo. Com confortáveis instalações atende com dois consultórios, um em clínica geral e outro em pediatria. Iniciou as operações em 2 de janeiro de 20X1.

Após um mês de operação, a clínica auferiu lucro líquido de R$ 10.612,00 representado retorno sobre o patrimônio líquido (ROE) de 6,7% no mês.

Os sócios que fizeram o curso de MBA em conceituada escola solicitaram à administração apurar os custos unitários de janeiro das consultas em clínica geral e na pediatria. Sugeriram utilizar as metodologias de Custeio por Absorção e do Custeio Variável.

Solução

- **Passo 1**: classificar os gastos.

A partir da demonstração do resultado do exercício (DRE), identificar os custos e as despesas e classificar esses gastos como direto ou indireto e variável ou fixo.

Tabela 6.1 Classificação dos eventos contábeis (R$) – 31/01/20X1				
GASTOS	CLASSIFICAÇÃO CUSTO/DESPESA	DIRETO/INDIRETO	FIXO/VARIÁVEL	RESULTADO
1 Depreciação imobilizado	Custo	Indireto	Fixo	(1.300)
2 Serviços profissionais médicos	Custo	Direto	Fixo	(80.000)
3 Locação imóvel	Custo	Indireto	Fixo	(10.000)
4 Serviço manutenção	Custo	Indireto	Fixo	(1.560)
5 Consumo de materiais e medicamentos	Custo	Direto	Variável	(5.694)
6 Pessoal salários	Despesa		Fixa	(28.800)
7 Pessoal encargos gerais	Despesa		Fixa	(26.400)
8 Pessoal 13º salário	Despesa		Fixa	(5.018)
9 Serviços de limpeza	Custo	Indireto	Fixo	(3.000)
10 Serviços de contabilidade	Despesa		Fixa	(1.500)
11 Consumo de água	Despesa		Fixa	(1.320)
12 Serviços de telefonia	Despesa		Fixa	(3.000)
13 Energia elétrica	Despesa		Fixa	(500)
14 Perdas estimadas em créditos de liquidação duvidosa (PECLD)	Despesa		Variável	(896)
Total de gastos				(R$ 168.988)

Fonte: Elaborada pelos autores.

Apuração dos custos unitários pela metodologia de custeio por absorção (A)

- **Passo A.1**: sumarizar os gastos do mês em diretos e indiretos.

Tabela 6.2 Sumarização dos custos diretos e indiretos (R$)			
JANEIRO 20X1	CLÍNICA GERAL	PEDIATRIA	TOTAL
Custo direto	(47.444)	(38.250)	(85.694)
Materiais e medicamentos	(3.444)	(2.250)	(5.694)
Serviços profissionais médicos	(44.000)	(36.000)	(80.000)
Custo indireto			(15.860)
Depreciação			(1.300)
Aluguel imóvel			(10.000)
Manutenção imóvel e equipamentos			(1.560)
Serviços higiene			(3.000)
Total dos custos			(R$ 101.554)

- **Passo A.2**: determinar os critérios de rateios para os custos indiretos.

Tabela 6.3 Critérios de rateios dos custos indiretos					
JANEIRO 20X1	DEPRECIAÇÃO: M2	ALUGUEL: M2	MANUTENÇÃO: ORDEM SERVIÇO	LIMPEZA: M2	UTILIDADES: M2
Clínica geral	25	25	4	25	25
Pediatria	25	25	3	25	25
Administração	50	50	5	50	50
Total	100	100	12	100	100

- **Passo A.3**: apropriar os custos indiretos aos centros de custos conforme os critérios de rateios. Quando em administração, passa a ser despesa (veja a proporção de cada item na Tabela 6.3).

Tabela 6.4 Apropriação dos custos indiretos para os centros de custos (R$)				
JANEIRO 20X1	CLÍNICA GERAL	PEDIATRIA	ADMINISTRAÇÃO	TOTAL
Custo indireto	(R$ 4.095)	(R$ 3.965)	(R$ 7.800)	(R$ 15.860)
Depreciação	(325)	(325)	(650)	(1.300)
Aluguel imóvel	(2.500)	(2.500)	(5.000)	(10.000)
Manutenção imóvel e equipamentos	(520)	(390)	(650)	(1.560)
Serviços higiene	(750)	(750)	(1.500)	(3.000)

- **Passo A.4**: apurar os custos unitários pela metodologia por absorção.

Tabela 6.5 Apuração do custo unitário dos serviços (R$)				
JANEIRO 20X1	CUSTO DIRETO	CUSTO INDIRETO	TOTAL CUSTOS	CUSTO UNITÁRIO
Clínica geral	(47.444)	(4.095)	(51.539)	(104.75)
Pediatria	(38.250)	(3.965)	(42.215)	(187.62)
Custo total	(R$ 85.694)	(R$ 8.060)	(R$ 93.754)	(R$ 130.76)

Os custos unitários de janeiro de 20X1 apurados pela metodologia por absorção da consulta em clínica geral é de R$ 104,75, e em pediatria, de R$ 187,62.

- **Passo A.5**: elaborar a demonstração do resultado do exercício gerencial dos consultórios.

Tabela 6.6 DRE gerencial – janeiro de 20X1 (R$)			
DEMONSTRATIVO DE RESULTADOS	CLÍNICA GERAL	PEDIATRIA	TOTAL
Preço unitário	250.00	250.00	
Quantidade	492	225	717
Receita bruta	123.000	56.250	179.250
(-) Custos diretos e indiretos	(51.539)	(42.215)	(93.754)
= Lucro bruto	(71.461)	14.035	85.496
Margem bruta (%)	58,1%	25,0%	47,7%
(-) Despesas e provisão para devedores duvidosos			(75.234)
= Lucro operacional			10.262
± Resultado financeiro			350
= Lucro			R$ 10.612

O lucro bruto gerencial da clínica foi de R$ 85.496 (margem bruta de 47,7%). A da Clínica Geral de 56,1% e da Pediatria, 25,0%.

Apuração dos custos (gastos) unitários pela metodologia de custeio variável

Nesse método, deve-se usar a classificação feita no Passo 1 acima, somente tomando os custos e despesas fixos e variáveis. Assim:

- **Passo V.1**: separação em clínica e pediatria.

Tabela 6.7 Sumarização dos gastos variáveis (R$)			
JANEIRO 20X1	CLÍNICA GERAL	PEDIATRIA	TOTAL
Gastos variáveis	(R$ 4,059)	(R$ 2,531)	(R$ 6,590)
Materiais e medicamentos	(3,444)	(2,250)	(5,694)
Prov. devedores duvidosos	(615)	(281)	(896)
Quantidade de consultas	492	225	717
Gasto variável unitário	(R$ 8.25)	(R$ 11.25)	(R$ 9.19)

Pela metodologia do custeio variável, o gasto variável unitário da consulta de clínica geral foi de R$ 8,25 e em pediatria, R$ 11,25.

- **Passo V.2**: determinação da margem de contribuição e margem de contribuição unitária (MCU).

DEMONSTRATIVO DE RESULTADOS	CLÍNICA GERAL	PEDIATRIA	TOTAL
Tabela 6.8 DRE gerencial – janeiro de 20X1 (R$)			
Preço unitário	250.00	250.00	
Quantidade	492	225	717
Receita bruta	123,000	56,250	179,250
(-) Gastos variáveis	(4,059)	(2,531)	(6,590)
= Margem de Contribuição	118,941	53,719	172,660
Margem de contribuição unitária	241.75	238.75	240.81
Margem de Contribuição (%)	96,7%	95,5%	96,3%
(-) Gastos fixos			(162.398)
= Lucro operacional			10.262
+/- Resultado financeiro			350
= Lucro			R$ 10.612

Notem que na metodologia de Custeio por Absorção, parecia que a Clínica Geral era um serviço muito mais interessante que a Pediatria. Com o Custeio Variável, essa percepção muda, pois eliminamos o componente dos gastos fixos, indicando que a Margem de Contribuição dos dois são muito parecidos. O que prejudicou a Pediatria no caso do Custeio por Absorção, foram as vendas em quantidade diferente de cada um, onde a venda maior da Clínica Geral permitiu a diluição dos custos fixos, podendo acontecer o mesmo, se incentivasse a Pediatria.

Por outro lado, percebe-se que a Margem de Contribuição da Clínica é muito alta, indicando que um aumento de pacientes atendidos, aumentará muito o lucro da empresa como um todo, de maneira muito mais acelerada. Um ponto importante a notar, é que os custos de prestação de serviços médicos são fixos, o que, se de um lado apresenta muito risco para a empresa, por outro, caso a empresa dê certo, ela se beneficiará muito mais disso. É o conceito de risco-retorno. Quanto maior o risco assumido, maior o retorno, e vice-versa. Se não houver atendimentos, ela passa a ter que arcar com esses salários!

Conclusões

Após a montagem do sistema de Custeio por Absorção e de Custeio Variável, as informações geradas ensejam novas perguntas e possíveis soluções aos gestores, antes invisíveis. Por exemplo, será que a margem bruta da Clínica é maior por causa do preço cobrado por consulta, pelas quantidades do serviço prestado, ou pelos custos envolvidos? Conseguimos comparar com outras empresas do setor? Ainda, será que é estrategicamente importante manter os dois serviços para atrair novos pacientes, ou mesmo, oferecê-lo para ocupar a capacidade ociosa? Ou seria melhor dar ênfase a apenas um deles? Ou reestruturar a prestação dos serviços?

Já com a Margem de Contribuição, consegue-se ver se a companhia está alavancada operacionalmente, o que representa riscos adicionais, mas por outro lado, ganhos maiores futuros, se tudo der certo nas vendas.

Ainda, quando se analisa a metodologia por Custeio Variáveis, percebe-se como primeira e importante informação, que a inadimplência é maior para a Clínica Geral, mas quando se toma em conta a inadimplência por cliente, nota-se que são praticamente idênticas para Clínica Geral e Pediatria. Assim, será que seria importante estimular o uso de cartão de crédito, permitindo pagar em duas vezes e eliminando a possibilidade de pagamento futuro por transferência ou por boleto? Será que essa medida afetaria muito o fluxo de caixa mensal?

Imaginem agora, se aumentarmos o número de gastos, ou sofisticarmos as classificações e indicadores. Imaginem quanto de lucro, melhoria da eficiência operacional e ROE a mais a clínica poderia ter, e ainda, atendendo melhor seu público-alvo, conhecendo melhor seus hábitos e preferências!

Referências bibliográficas

1. Santos JJ. Contabilidade e Análise de Custos. 5 ed. São Paulo: Atlas; 2009.
2. Bornia AC. Análise gerencial de custos – Aplicação em empresas modernas 2 ed. São Paulo: Atlas; 2009.
3. Nakagawa M. ABC Custeio baseado em atividades. 2 ed. São Paulo: Atlas; 2008.
4. Kaplan RS, Anderson SR. Time-driven activity-based costing. [S.I.]: Harvard Business Review; 2004. p. 131-138.

7 Orçamento em Organizações de Saúde

Alessandra Helena Valente Miyazaki
Antonio Shenjiro Kinukawa
Marcelo Martinho Pedro
Paulo Knorich Zuffo

Introdução

Diversas mudanças socioeconômicas tornaram o setor da saúde cada vez mais complexo e competitivo. São exemplos o envelhecimento da população, a menor assimetria das informações, a presença de grandes investidores privados, os custos em alta, as transformações digitais e as inovações, bem como a maior concentração setorial. Nesse mundo em rápida transformação, o planejamento estratégico e financeiro tornou-se essencial e muito dinâmico. E, como ferramenta fundamental para o atingimento das metas de gestão e entendimento da organização, há o orçamento.

Este capítulo apresenta os principais conceitos do orçamento empresarial e sua aplicação nas instituições de saúde. O leitor estará situado em algum ponto do orçamento, seja na função estratégica, tática ou operacional. A partir dessa perspectiva, poderá perceber as utilidades do orçamento para o seu trabalho e para a organização.

Contextualização

A palavra **orçamento** suscita alguns pensamentos. A maioria remete a estruturas complexas contábeis, cobranças e responsabilização, pouca compreensão das bases para elaboração dos números etc. Porém, ele é um aliado na compreensão do que está acontecendo na organização, instigando e desenvolvendo competências e recursos de maneira mais organizada e antecipada, evitando sustos e buscando uma maior eficiência no uso dos recursos, maximizando, assim, as relações de risco-retorno e de custo-benefício. As organizações perenes e de sucesso contam com planejamentos, orçamentos e controles, e criam maior valor e são mais sustentáveis.

A medição só é efetiva a partir do momento em que a organização tem consciência sobre o seu destino, os recursos envolvidos e a jornada a cumprir. E isso vale para todas as organizações, com e sem fins lucrativos, grandes e pequenas, *startups* e veteranas.

Para Sahlman (2002)[1] ao criar estratégias de empreendedorismo sensatas, a recíproca é verdadeira: é melhor saber onde você pode terminar e ter um mapa para chegar lá. Um plano de negócio deve ser o lugar onde esse mapa é desenhado, pois, como todo viajante sabe, uma jornada é menos arriscada quando você conhece o caminho.

Orçamento empresarial

Reconhecido pelo brilhantismo no mundo da administração, Deming (1990),[2] proferiu a seguinte frase "não se gerencia o que não se mede, não se mede o que não se define, não se define o que não se entende, não há sucesso no que não se gerencia".

O orçamento empresarial ou planejamento operacional materializa, mensura, o planejamento estratégico ao trabalhar com quantidades e valores monetários. Ajuda a identificar que partes da organização contribuem ou não para a criação de valor lembrando que valor é o que é medido (Kinukawa; 2019).[3] Já na década de 1980, Sanvicente (1986)[4] preconizava a importância da sistematização do planejamento:

"A formalização e a sistematização do orçamento criam condições para que se progrida no sentido da otimização da ação administrativa, documentando-se planos e programas e permitindo uma aferição mais objetiva do desempenho dos diversos setores da empresa".[4]

O orçamento empresarial pode ser definido como:

"Um processo de pensar sistematicamente sobre o futuro e prever possíveis problemas... por meio de um processo organizado e lógico para explorar o desconhecido" (Ross; 2025).[5]

Ele consiste na distribuição das propostas realizadas no planejamento tático para as áreas de responsabilidades. São definidos os investimentos, os recursos, os volumes de produção, as receitas, os gastos e os resultados esperados.

Uma vez determinado o plano estratégico corporativo, o orçamento operacional se inicia, construído a partir do entendimento do(s) mercado(s) onde a empresa atua. O primeiro passo na construção da estratégia de marketing é a formulação do posicionamento, ou seja, "o lugar único, ocupado pela empresa/produto na mente do consumidor" (Reis; 2015).[6]

Com base no posicionamento, será implementado o plano tático, que define as atividades que levarão ao atingimento dos objetivos traçados e informa as receitas esperadas.

Com a quantificação das receitas são levantados os custos, despesas e investimentos necessários para o atingimento dos objetivos financeiros.

Uma vez finalizado e aprovado pela direção, o orçamento passa, então, a ser utilizado para acompanhamento periódico dos resultados obtidos e indicação das áreas/atividades passíveis de melhoria.

Para que serve um orçamento?

As principais utilidades do sistema orçamentário são: perseguir melhores resultados; adequar a estrutura organizacional; coordenar as atividades e atuar de maneira conjunta; dar consistência nas ações organizacionais; analisar antecipadamente as políticas básicas; promover o comprometimento das pessoas; racionalizar o uso dos recursos; tomar decisões amparadas em estudos, propiciar foco nos assuntos estratégicos; racionalizar custos pela evidenciação das áreas de eficiência ou ineficiência; sinergia na administração, desenvolver e adquirir competências; mitigar riscos e implementar planos de contingência.

O orçamento empresarial com estimativa, acompanhamento, controle e planos contingenciais assegura a boa prática nas responsabilidades de planejar, organizar, dirigir e controlar com vistas ao atingimento dos objetivos da empresa.

Integração das estruturas

O sistema orçamentário requer integração com o sistema contábil. A Contabilidade padroniza as informações a serem distribuídas a toda organização, e na classificação correta, para que se possa tomar decisões em bases sólidas (Cooper, Kaplan; 1998),[7] destacam a importância da integração dos sistemas para a gestão:

"...os gerentes podem acessar tanto os dados desse sistema de transações financeiras quanto os dados de muitos outros sistemas de informações organizacionais, como os sistemas de planejamento e controle de produção, controle de estoques, registro de pedidos, engenharia e administração do relacionamento com o cliente. Eles podem processar os dados provenientes desses sistemas diversos a fim de gerar relatórios precisos e relevantes do ponto de vista gerencial sobre custos e eficiência de seus processos, produtos e clientes".[7]

As demonstrações financeiras (DFs) com os valores realizados são fontes de informações para a elaboração do orçamento. No acompanhamento e controle orçamentário, as DFs mostram os valores realizados para efeito de comparação com o planejado.

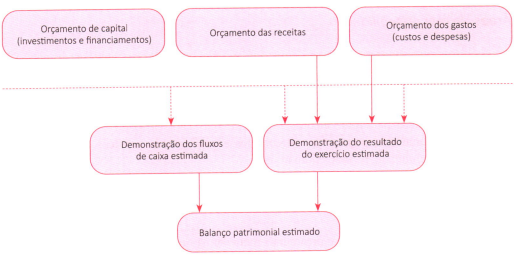

Figura 7.1 – *Estrutura do orçamento empresarial.*
Fonte: Elaborada pelos autores; 2021.

Limitações

Ao trabalhar com variáveis futuras, o processo de planejamento organizacional apresenta limitações (Welsch; 1983)[8] enumera as seguintes limitações para as quais é preciso mitigar os riscos: (1) o plano de resultados é com base em estimativas; (2) o programa de planejamento e controle de resultados deve ser permanentemente adaptado às circunstâncias existentes; (3) a execução de um plano de resultados não é automática; (4) o plano de resultados não deve tomar o lugar da administração.

As limitações são mitigadas com a cultura empresarial de planejamento e orçamento por meio da aprendizagem contínua.

Requisitos para elaboração

Welsch (1983)[8] identificou seis passos para serem seguidos na adoção do orçamento empresarial: (1) comprometimento da alta administração; (2) identificação e avaliação das características da empresa e do meio em que opera; (3) avaliação da estrutura organizacional e de atribuições de responsabilidades administrativas e das alterações necessárias para um orçamento eficaz; (4) sistema contábil organizado para que possa ser ajustado às responsabilidades administrativas (por unidade de responsabilidade) e possa fornecer dados históricos úteis para planejamento e avaliação de desempenho; (5) determinação prévia da dimensão de tempo para o orçamento e (6) estabelecimento de um programa de educação orçamentária.

Para a mudança da cultura organizacional é imprescindível o compromisso da alta administração, a transparência com comunicação efetiva e a participação de todos. O orçamento pode ser feito em planilha eletrônica.

Áreas de responsabilidades

As áreas de responsabilidade são constituídas pelas unidades estratégicas de negócios (UEN), centros de custos de apoio, centros de custos administrativos e centros de investimentos.

Há ainda o corte por áreas centralizadoras, que são centros de custos que coordenam atividades específicas para todas as unidades, a exemplo das áreas comerciais, tecnologia da informação e comunicação, engenharia, compras e suprimentos, serviços administrativos, financeiro, contabilidade, recursos humanos etc.

Área facilitadora

O sistema de planejamento e orçamento requer uma área facilitadora cuja função é gerenciar o processo junto às áreas operacionais e estratégicas, a exemplo da controladoria ou outra área afim.

Análise de sensibilidade

O processo orçamentário requer simulações em consonância com as premissas orçamentárias adotadas. O valor do investimento altera a capacidade instalada da empresa que por sua vez influencia no volume de serviços prestados.

Outra variável importante é a simulação para os diversos cenários econômicos como a realista, a pessimista e a otimista.

Programação ou cronograma

A distribuição de uma sequência lógica, viável e negociada de atividades orçamentárias para um determinado período é conhecida como programação ou cronograma.

Para que seja elaborado, analisado e aprovado antes do início do exercício orçado, os trabalhos sobre a elaboração do orçamento do ano seguinte, normalmente, começam no início do segundo semestre do ano atual. Essa base em dados realizados dificilmente será a do ano completo, até dezembro. O normal é utilizar os dados realizados até outubro. Nessa situação, o orçamento vai trabalhar com estimativas para os meses de novembro e dezembro do ano base. O orçamento é planejado para catorze meses. Se nos dois meses estimados para o ano base houver fortes oscilações é conveniente ajustar essa base para que os valores orçados para o exercício seguinte não sejam contaminados.

Metodologias orçamentárias

As organizações estão passando por inovações e transformações cada vez maiores e mais profundas o que as obriga a buscar constantemente novas metodologias e ferramentas que as auxiliem a aperfeiçoar a gestão (Calvo, Almeida, Bispo; 2012,[9] Coelho; 2018[10]).

Orçamento estático

O orçamento estático ou fixo, parte do pressuposto de que as peças orçamentárias não serão modificadas após sua construção (Coelho; 2018).[10]

As variáveis utilizadas e os valores permanecem inalterados durante todo o período orçado. O controle orçamentário é realizado pelos valores orçados nas contas contábeis como as receitas, os custos, as despesas e os resultados. Divergências nas quantidades e nos preços não são considerados. A empresa consegue identificar a conta contábil com a divergência entre o orçado e o realizado. Para detalhar as variações ocorridas nas contas contábeis é preciso utilizar os conceitos do orçamento flexível.

Orçamento flexível

O orçamento flexível analisa os montantes realizados, *vis a vis*, os orçados, comparando as variações nas quantidades e nos valores unitários. O pressuposto é de que os gastos se comportam de maneiras diferentes (Pinto *et al.*; 2009).[11] Por meio do orçamento flexível é possível identificar as origens das variações, quaisquer que sejam, nas quantidades, nos valores unitários ou ambos. É importante porque permite analisar e corrigir fatos ocorridos que não foram estimados até a aprovação, e que muitas vezes, não dependem do esforço da equipe de colaboradores, o que poderia penalizá-los, ou beneficiá-los, sem a correspondente ação deles.

Orçamento incremental

O orçamento incremental é um modelo popular que utiliza a base de dados histórica para estabelecer os valores orçados para um período futuro. Faz uso também de todas as informações disponíveis como os cenários econômicos, o mercado de atuação e os investimentos previstos para as projeções, previsões e predições. É simples, ágil e econômico.

Orçamento base zero (OBZ)

O orçamento base zero (OBZ) revisa todas as atividades dos processos da empresa em busca de racionalidades ou atividades que agregam valor à empresa. Essas racionalidades podem ser originadas pelas inovações, novos modos de organização, pessoas, especializações, modelos de contratações etc. O OBZ proporciona um controle de gastos da organização acompanhada do conhecimento das atividades garantindo informações mais confiáveis para a elaboração do planejamento de suas metas e objetivos (Calvo, Almeida, Bispo; 2012).[9]

O modelo exige elevada especialização e maturidade da organização, sendo mais oneroso e complexo, pois, além do seu desenvolvimento, envolve a quebra dos chamados "feudos" dentro da empresa, o que afeta diretamente as pessoas em sua percepção social. O desafio é achar o ponto de equilíbrio entre os ganhos e os gastos para desenvolver e operar essa metodologia.

Controle matricial

É muito útil no controle dos gastos da organização. Os gastos são gerenciados por conta contábil e por centros de responsabilidade e custos que consomem recursos da empresa. Entra em cena o gestor de conta e os gerentes de unidades (Calvo, Almeida, Bispo; 2012).[9]

A título ilustrativo, a conta de telefone de um hospital é controlada pelo gestor responsável pelos gastos com comunicação. Os gerentes dos centros de responsabilidade que utilizam os serviços telefônicos, como as unidades pronto-socorro e recepção, gerenciam seus gastos e prestam contas para o gestor da conta. É uma estratégia vencedora em termos de orçamento sendo recomendada para todas as organizações.

Orçamento baseado em atividades

O orçamento baseado em atividades realiza a projeção dos recursos nas atividades por meio de direcionadores (Coelho; 2018),[10] considerando as atividades e os processos dos ciclos de prestação de serviços, do início até o fim. Assim, as atividades que criam valor são incrementadas, as que destroem valor eliminadas e as necessárias, mas que não criam valor, são minimizadas. O modelo identifica mais custos diretos e os indiretos são alocados por direcionadores (*drivers*). *Driver* é o verdadeiro causador do custo (Pinto *et al.*; 2009).[11] Com a metodologia de custeio *Time-driven Activity-based Costing* (TD-ABC) (Kaplan, Norton; 1997),[14] essa estratégia começa a ganhar corpo nas organizações.

Orçamento contínuo

O orçamento contínuo ou *rolling forecasting* é caracterizado pela substituição do valor orçado de um exercício pelo valor realizado desse mesmo período. Haverá sempre uma projeção (móvel) para o próximo período orçamentário (Calvo, Almeida, Bispo; 2012),[9] sendo a periodicidade mensal a mais praticada. No decorrer do tempo, a empresa vai substituindo os valores orçados pelos realizados e estimando os períodos seguintes a partir dessa nova base realizada. Esse orçamento permite aos gestores, saber, com os resultados obtidos até o momento, onde a empresa estará no final do período orçado, caso não se adote medidas corretivas de rumo.

Orçamento beyond budgeting

O orçamento é lastreado no "empoderamento" das lideranças da empresa por meio da descentralização e da flexibilização. A proposta é especificar a formatação da gestão sem a existência do orçamento anual nas organizações (Kaplan, Anderson; 2004).[13] A ideia é criar clima organizacional favorável descentralizando a gestão fundamentada na cultura organizacional de empreendedorismo, produtividade e satisfação dos clientes. A busca de sinergias entre as unidades exige maturidade, muita negociação e um processo de reconhecimento das pessoas que favoreça o compartilhamento.

Sistema de metas

Uma vez negociado e aprovado o orçamento empresarial, os diversos objetivos quantificados são desdobrados e replicados para as instâncias inferiores na forma de metas realistas, mas desafiadoras.

As empresas utilizam os módulos de orçamento e controle do sistema ERP (*Enterprise Resource Planning*) para essa tarefa. A ferramenta *Balanced Scorecard* (BSC) (Kaplan, Norton; 1997)[14] é uma visão alternativa à utilização e amplitude dos objetivos dentro do processo de planejamento como um todo. A vantagem do BSC é facilitar a gestão equilibrando objetivos de curto e longo prazo, medidas financeiras e não financeiras, indicadores de tendências e ocorrências e perspectivas internas e externas de desempenho.

Orçamento empresarial: aplicação

Cronograma

O cronograma é fundamental para o andamento das atividades orçamentárias pois, por meio dessa ferramenta, são firmados os compromissos com os envolvidos na elaboração e execução dos orçamentos.

É recomendável iniciar pelo orçamento de capital porque ele define a capacidade instalada frente à disponibilidade de recursos, a demanda do mercado e os novos serviços a serem ofertados aos clientes.

Premissas operacionais e estratégicas

As primeiras atividades no processo orçamentário são as definições dos indicadores estratégicos, econômicos e operacionais para o exercício orçado. Premissas estratégicas se referem à expansão ou redução na produção, a aquisição de novos negócios, a política de recursos humanos (RH), o lançamento de novos serviços (produtos), a política de racionalização de custos etc.

São indicadores econômicos as taxas da inflação, dos juros para aplicação e captação de recursos, do crescimento da economia, do câmbio, do reajuste salarial, as alíquotas dos tributos, entre outras.

Para a operação é preciso estimar os preços, as devoluções e abatimentos das vendas, as perdas por não recebimento dos clientes, as vendas a prazo, as margens brutas das vendas, as depreciações e as amortizações, os prazos médios de recebimento e de pagamento etc. São bases de dados e de informações:
- **Interna**: média últimos 12 meses, último valor, mês do ano anterior etc.
- **Externa**: *benchmark* com empresas semelhantes, associações de classes, consultorias especializadas (Boletim Focus do Banco Central do Brasil; 2021),[15] Ministério da Economia etc.

As premissas são definidas pela alta administração, ouvidas as lideranças da organização.

Orçamento de capital ou investimentos e de financiamento

O orçamento de capital determina a capacidade produtiva da organização pela realização de investimentos em ativos tangíveis ou intangíveis. Os maiores motivadores são a obsolescência e desgaste dos ativos atuais, os planos de crescimento e a inovação. O orçamento de capital consome capital próprio e/ou onera a empresa com a tomada de capital de terceiros. Ele impacta a rentabilidade e a lucratividade da empresa em diversos exercícios (Coelho; 2018).[10] O prazo de maturação, quando o investimento começa a gerar resultados, do orçamento de capital usualmente é superior ao prazo do orçamento empresarial.

A cultura de orçar os investimentos em horizontes superiores a um ano facilita a elaboração dos orçamentos dos exercícios seguintes pela classificação das propostas por prioridades necessárias, prováveis e possíveis.

O orçamento do exercício, além de considerar os novos investimentos, precisa carregar os gastos comprometidos em períodos anteriores que serão realizados no exercício, ora em elaboração. A compra de um ativo pode trazer junto à logística de entrega e desmontagem, a infraestrutura, a montagem, o treinamento de equipes e suprimentos e vir acompanhada de custos ou despesas como a manutenção. Gastos que fidelizam a empresa a longo prazo com um fabricante ou fornecedor requerem análises, negociações e contratos adequados, inclusive de manutenção.

Não é raro surgir a necessidade de fazer investimentos não contemplados no orçamento em andamento. O orçamento possibilita estimar um montante na rubrica "Outros Investimentos" para esses casos. Pode-se, ainda, utilizar a verba de investimento orçado e não realizado. A última opção, é elevar o montante orçado mediante comprovados resultados positivos para empresa.

Para o gerenciamento, cada investimento orçado precisa vir acompanhando de conta contábil, centro de responsabilidade, condição de investimento de períodos passados ou sem verba orçada, valor em moeda estrangeira, se cabível, quantidades e valores unitários, a composição entre os valores dos produtos e dos serviços etc.

No orçamento de capital são definidas as fontes de financiamentos, seja o capital próprio dos acionistas ou sócios, ou o capital de terceiros, das instituições financeiras, fornecedores etc. O segredo é utilizar a fonte certa para o investimento em termos de montante, custo (taxa de juros), prazo e natureza. Investimentos de longo prazo, exigem fontes de financiamento de longo prazo.

Depreciação e amortização

O gasto com depreciação e amortização é considerado nas demonstrações financeiras e na formação dos preços. Outra opção para a formação dos preços é o uso do custo do capital utilizado.

Análise de viabilidade econômica dos investimentos

Os investimentos orçados para o período precisam apresentar viabilidade econômica. Os métodos mais usuais são o *payback* simples, *payback* descontado, Valor presente líquido (VPL), Taxa interna de retorno (TIR) e o Índice de lucratividade líquida (ILL).

Orçamento operacional

O orçamento operacional contempla o orçamento de vendas, de produção e o orçamento de despesas.[10] Começa pela ocupação da capacidade instalada para gerar os resultados econômicos (DRE) e financeiros (DFC) da organização. Ele considera as premissas econômicas, estratégicas e operacionais, a produção estimada para a capacidade instalada, a gestão do capital de giro, dentre outras variáveis.

As organizações estabelecidas podem utilizar os históricos de quantidades produzidas, valores, proporções e os relacionamentos com os congêneres como referência para a confecção do orçamento. Os novos negócios, *disruptivos* e inovadores, requerem pesquisas de mercado para o dimensionamento das variáveis orçamentárias.

Capacidade instalada e capacidade utilizada

A partir da demanda de mercado e por meio da verificação da capacidade instalada e dos ganhos de eficiência, as organizações estimam o volume de produção. Capacidade instalada é a estrutura da empresa dedicada para a prestação do serviço e compreende as estruturas físicas, os equipamentos, as pessoas etc. Geralmente são custos fixos por meio dos quais quanto maior a taxa de utilização, melhor a contribuição para o resultado da empresa.

A taxa de ocupação é o volume de produção previsto para o período dada a capacidade instalada disponível. Conforme visto, a capacidade instalada é definida no orçamento de capital.

Produtividade

A produtividade é considerada como a relação da saída de produtos/serviços *versus* os recursos utilizados para produzi-los. Quanto maior a utilização, maior a produtividade. Para as empresas com elevado grau de investimentos e de custo fixo como os hospitais, a produtividade traduzida em taxa de ocupação é essencial para obter os melhores resultados.

Pessoas

O orçamento de pessoas é proposto pela área centralizadora de recursos humanos em consonância com as áreas gestoras das unidades produtiva, apoio e administrativa.

Alguns pontos observados envolvem considerar a estimativa da capacidade ocupada e não a instalada, os horários de maior demanda de pessoas, o desempenho de funções estratégicas marcados por elevados conhecimentos, difícil reposição, cultura da empresa etc. São tratados os cargos e funções, quantidades, salários, movimentações internas e seleção externa.

A proposta orçamentária sobre os recursos humanos levanta grande atenção da direção com vistas ao alinhamento aos objetivos corporativos como resultados econômicos, geração de caixa, sustentabilidade social e ambiental, entre outros.

Demonstrações financeiras (DFs)

Os principais relatórios financeiros são o balanço patrimonial (BP) que representa a estrutura patrimonial empregada; a demonstração do resultado do exercício (DRE), que explicita a criação de riqueza e a demonstração dos fluxos de caixa (DFC) que mostra a criação de valor pela organização.

Indicadores de desempenho

Os indicadores de desempenho são medidas utilizadas pelas empresas para avaliar a *performance* da empresa frente ao orçamento realizado. São destacados os indicadores, índice de liquidez corrente (LC), capital circulante líquido (CCL), EBITDA (*Earnings before interest, taxes, depreciation and amortization*), taxa de retorno sobre o patrimônio líquido (*return on equity* – ROE), prazo médio de compra (PMC), prazo médio de recebimento (PMR) e prazo médio de estoques (PME).

Controle orçamentário

O controle ou a execução orçamentária é um instrumento da contabilidade gerencial que visa permitir à organização, identificar quão próximo estão seus resultados em relação ao que planejou para dado período.[8] Analisa as variações, suas causas e define o plano de ação corretiva para reverter eventual incompatibilidade com o orçado.

A periodicidade usual é a mensal. Com o aumento da competitividade e a necessidade de controles mais acurados, muitas variáveis do controle são gerenciadas diariamente. As comparações usuais são: (1) entre o realizado e o orçado do mês; (2) entre o realizado e o orçado acumulado no ano até o mês da execução orçamentária; (3) entre o realizado projetado para o período completo e o orçado para o período completo; (4) com o realizado do mesmo mês do ano anterior e (5) com o realizado acumulado no ano até o mês da execução orçamentária.

Esses indicadores são enriquecidos com análises e reflexões do gestor, como a questão das sazonalidades na área da saúde em decorrência de período de férias. As principais técnicas utilizadas no controle orçamentário são a análise vertical (cálculo da participação relativa de cada conta das demonstrações em relação ao total), a análise horizontal (mostra a evolução histórica da conta) e a análise dos indicadores de desempenho.

Controle do orçamento de capital

O controle do orçamento de capital verifica se o cronograma físico e financeiro dos investimentos estão em conformidade com o orçado. Todos os gastos são registrados em seus respectivos números de requisições cujas variações são justificadas pelos responsáveis.

Controle do orçamento operacional

O controle do orçamento operacional é feito pelo acompanhamento da produção de um período em quantidades e em valores monetários. Do desempenho quantitativo e monetário dependem os resultados econômicos, a geração de caixa e a estrutura de capital da empresa. Apesar de a princípio o alcance de metas superiores parecer muito bom, isso somente se verificará se toda a organização estiver preparada para tanto, o que por vezes é raro devido aos diversos gargalos existentes (restrição).

Conclusão

A arte da administração de planejar, organizar, coordenar e controlar para alcançar os objetivos traçados persiste há séculos, haja vista as grandes obras registradas nos livros. O orçamento empresarial, ao materializar o planejamento estratégico em objetivos gerenciáveis quantificados, valorados e programados, permite acompanhar a realização dos objetivos no decorrer do tempo e estimular as correções de rotas em caso de desvios, demonstra a sua vital utilidade para as organizações no cumprimento da sua missão.

Para o sucesso do processo orçamentário é preciso a participação de todos os envolvidos. São requeridas das pessoas que vão trabalhar diretamente no modelo orçamentário conhecimentos generalistas e espírito empreendedor, que dominem as diversas disciplinas ligadas à administração.

Uma vez implantado o sistema de orçamento empresarial, o retorno dos investimentos é auspicioso. Ter pessoas qualificadas caminhando juntas, com sucesso, na direção decidida em conjunto, é o melhor retorno esperado do orçamento empresarial.

Para firmar os conceitos apresentados, foi elaborado o Caso da Zen Clinic, que mostra de maneira simples, a elaboração dos orçamentos de capital e operacional.

Caso Zen Clinic

A Zen Clinic foi constituída, em dezembro de 20X0, para atender o mercado de clientes particulares da classe C, na cidade de São Paulo. Com confortáveis instalações atende com dois consultórios, um em clínica geral e outro em pediatria. Iniciou as operações em 31 de dezembro de 20X0.

Após um mês de operação, a clínica auferiu lucro líquido de R$ 10.612,00 representado retorno sobre o patrimônio líquido (ROE) de 6,7% no mês e margem líquida de 5,9%.

Pela metodologia de custeio variável, o custo unitário da consulta de clínica geral foi de R$ 8,25 e de pediatria R$ 11,25.

Os custos unitários das consultas pela metodologia de custeio por absorção pleno (Matos; 2002)[16] foram de R$ 186,95 para a clínica geral e de R$ 342,27 para a pediatria.

O resultado operacional da demonstração do resultado do exercício gerencial foi de R$ 10.262 sendo R$ 31.022 da clínica geral e R$ 20.760 negativos, da pediatria.

Diante do déficit na pediatria e dos resultados aquém do esperado, os sócios, que cursaram MBA em reconhecida escola, solicitaram revisar urgentemente o orçamento de fevereiro de 20X1.

Solução

- **Passo 1**: novas estratégias para o mês de fevereiro.

O tempo médio das consultas de pediatria, de 40 minutos, é o dobro da consulta de clínica geral, de 20 minutos. A taxa de ocupação de 70% da pediatria é inferior ao da clínica geral de 80%.

O menor movimento da clínica deveu-se a sazonalidade em decorrência das férias escolares e dos trabalhos. Para fevereiro foi consenso elevar a taxa de ocupação da pediatria de 80% para 90% mantendo o orçado para a clínica geral de 90% da capacidade.

O preço único por consulta era de R$ 250,00. Após pesquisa no mercado, o preço da consulta pediátrica foi para R$ 300,00.

- **Passo 2**: premissas orçamentárias.

As premissas de janeiro foram mantidas.

Tabela 7.1 Premissas orçamentárias			
MESES	**JAN**	**FEV**	**20X1**
INDICADORES ECONÔMICOS			
IPCA – IBGE	0,00%	0,00%	4,5%
Reajuste preços	0,00%	0,00%	3,0%
Taxa juros – SELIC	0,50%	0,50%	6,17%
Custo capital terceiros	1,17%	1,17%	15,0%
Custo capital próprio	1,53%	1,53%	20,0%
Reajuste salarial	0,00%	0,00%	4,5%
INDICADORES OPERACIONAIS			
Devoluções e abatimentos	0,0%	0,0%	
Provisão para devedores duvidosos	1,0%	1,0%	
Vendas a prazo	50,0%	50,0%	
Margem bruta – medicamentos	30,0%	30,0%	
Margem bruta – materiais médicos	60,0%	60,0%	
Depreciação linear – obras e equipamentos. (meses)	60	60	
Depreciação linear – móveis (meses)	60	60	
Prazo médio de recebimento (dias)	30	30	
Prazo médio de pagamento (dias)	30	30	
Prazo médio de estoques (dias)	7	8	

Fonte: Elaborada pelos autores.

- **Passo 3**: orçamento de capital.

O orçamento de capital não sofreu alteração.

Tabela 7.2 Orçamento de capital – 20X1							
UNIDADE GESTORA	**PRODUTO**	**TIPO DE INVESTIMENTO**	**NATUREZA**	**QUANT.**	**UNITÁRIO**	**TOTAL**	**PRIORIDADE**
Diretoria	Reforma consultórios	Obras civis	Reforma	2	25,0	50	Alta
Diretoria	Aparelhos diversos	Equipamentos médicos	Novo	1	10,0	10	Alta
Diretoria	Instalações diversas	Equipamentos	Novo	1	6,0	6	Alta
Diretoria	Móveis diversos	Móveis e utensílios	Novo	1	12,0	12	Alta
Total						78	

Fonte: Elaborada pelos autores.

- **Passo 4:** capacidade instalada.

A capacidade instalada foi mantida.

TURNO ATENDIMENTO						TOTAL CONSULTAS	
Tabela 7.3 Previsão da capacidade instalada – fevereiro de 20X1							
	SEG	TER	QUA	QUI	SEX	SEMANA	MÊS (1)
Horário inicial	7	7	7	7	7		
Horário final	17	17	17	17	17		
Capacidade consultas (minutos)	600	600	600	600	600	3.000	12.000
CONSULTAS DE CLÍNICA GERAL							
Tempo médio por consulta (minutos)	20	20	20	20	20		
Capacidade plena (quantidade por consultório)	30	30	30	30	30	150	600
Quantidade de consultórios	1	1	1	1	1		
Total	30	30	30	30	30	150	600
CONSULTAS DE PEDIATRIA							
Tempo médio por consulta (minutos)	40	40	40	40	40		
Capacidade plena (quantidade por consultório)	15	15	15	15	15	75	300
Quantidade de consultórios	1	1	1	1	1		
Total	15	15	15	15	15	75	300
Total da clínica	45	45	45	45	45	225	900

(1) 4 semanas.

Fonte: Elaborada pelos autores.

- **Passo 5:** produção dos consultórios.

Com a revisão da taxa de ocupação da pediatria para 90% em fevereiro são esperadas 270 consultas (300 × 90%) em pediatria e 540 consultas em clínica geral (600 × 90%).

Passo 5: Recursos humanos

O orçamento de pessoas não foi alterado.

CENTRO CUSTO	CARGO	REGIME	CARGA HORÁRIA	TOTAL HORAS	VALOR HORA	SALÁRIO	QUANT. MÊS	TOTAL SALÁRIOS
Tabela 7.4 Quadro de pessoal – 20X1								
Administração	Secretária	CLT	40	40	30,00	4.800	1	4.800
Administração	Recepcionista	CLT	30	60	20,00	2.400	2	4.800
Pediatria	Médico	PJ	50	50	180,00	36.000	1	36.000
Clínico geral	Médico	PJ	50	50	220,00	44.000	1	44.000
Total							5	89.600

Valores em reais.

Fonte: Elaborada pelos autores.

- **Passo 6:** matriz de lançamentos orçada para fevereiro 20X1.

Os valores dos eventos contábeis foram orçados considerando as premissas orçamentárias, os contratos de compra e venda e de prestação de serviços, a taxa de ocupação dos

Tabela 7.5
Matriz de lançamentos orçada

EVENTOS	CAIXA	CTAS. RECEBER	PDD	ESTOQUE	IMOB.	DEPRECIAÇÃO	FORNECEDORES	ENC. SOCIAIS	CAPITAL SOC.	LUCRO AC.	RESULTADO
Saldo inicial 01/01/20X1	3.895,00	89.625,00	-896,00	1.306,00	78.000,00	-1.300,00 =	7.000,00 =	5.018,00	148.000,00	10.612,00	0,00
1 Recebimento das vendas a prazo	89.625,00	-89.625,00									
2 Pagamento aos fornecedores	-7.000,00						-7.000,00				
3 Depreciação imobilizado (valor do custo dividido por 60 meses)						-1.300,00					-1.300,00
4 Serviços profissionais médicos (conforme contrato)	-80.000,00										-80.000,00
5 Locação do imóvel (conforme contrato)	-10.000,00										-10.000,00
6 Serviço manutenção (contrato: 2% do valor imobilizado)	-1.560,00										-1.560,00
7 Compra de mat/med* (consumo orçado: quant. × preço)				7.000,00			7.000,00				
8 Consumo de mat/med* (custo médio unitário × quant. consultas)				-6.480,00							-6.480,00
9 Pessoal – salários (valor salários × quant. funcionários)	-28.800,00										-28.800,00
10 Pessoal – encargos gerais (91,7% sobre os salários)	-26.400,00										-26.400,00
11 Pessoal – 13º salário (8,3% sobre os salários)								5.018,00			-5.018,00
12 Serviços de limpeza (conforme contrato)	-3.000,00										-3.000,00
13 Serviços de contabilidade (conforme contrato)	-1.500,00										-1.500,00
14 Consumo de água (consumo 30 m3 × R$ 0,044)	-1.320,00										-1.320,00
15 Serviços de telefonia (consumo 600 MB × R$ 0,005)	-3.000,00										-3.000,00
16 Energia elétrica (consumo 1.000 kWh × R$ 0,50)	-500,00										-500,00
17 Receita de vendas à vista (preço unitário × quant. consultas)	108.000,00										108.000,00
18 Receita de vendas a prazo (preço unitário × quant. consultas)		108.000,00									108.000,00
19 Provisão devedores duvidosos (1% sobre saldo das vendas prazo)			-1.080,00								-1.080,00
20 Receita financeira (0,5% sobre saldo caixa líquido)	19,00										19,00
Subtotal	38.459,00	108.000,00	-1.976,00	1.826,00	78.000,00	-2.600,00 =	7.000,00 =	10.036,00	148.000,00	10.612,00	46.061,00
21 Encerramento do exercício em 28/02/20X1										46.061,00	-46.061,00
22 Pagamento de dividendos (sem distribuição lucro)	0,00									0,00	0,00
Total	38.459,00	108.000,00	-1.976,00	1.826,00	78.000,00	-2.600,00 =	7.000,00 =	10.036,00	148.000,00	56.673,00	0,00
	218.859,00					218.859,00					

*mat/med = materiais e medicamentos.

Valores em reais.

Fonte: Elaborada pelos autores.

consultórios e os preços das consultas. A coluna eventos do Tabela 7.5 apresenta, além da identificação, o cálculo dos valores dos lançamentos contábeis.

- **Passo 7:** demonstração do resultado do exercício (DRE) orçado.

Tabela 7.6 Demonstração do resultado do exercício		
CONTAS		**FEVEREIRO 20X1**
	Receita bruta	216.000,00
-	Custo do serviço prestado	-162.558,00
=	Lucro bruto	53.442,00
-	Despesas operacionais	-7.400,00
	Despesas administrativas	-7.400,00
=	Lucro operacional	46.042,00
+/-	Resultado financeiro	19,00
=	Lucro líquido	46.061,00

Valores em reais.

Fonte: Elaborada pelos autores.

- **Passo 8:** balanço patrimonial (BP) orçado.

Tabela 7.7 Balanço patrimonial					
ATIVO	**31/01/20X1**	**28/02/20X1**	**PASSIVO E PATRIMÔNIO LIQUIDO**	**31/01/20X1**	**28/02/20X1**
Ativo circulante	93.930,00	146.309,00	Passivo circulante	12.018,00	17.036,00
Disponível	3.895,00	38.459,00	Fornecedores	7.000,00	7.000,00
Contas a receber	89.625,00	108.000,00	Encargos sociais	5.018,00	10.036,00
Provisão PDD	-896,00	-1.976,00			
Estoques	1.306,00	1.826,00			
Ativo não circulante	76.700,00	75.400,00	Passivo não circulante	0,00	0,00
Imobilizado	76.700,00	75.400,00	Patrimônio líquido	158.612,00	204.673,00
Reformas e equipamentos	78.000,00	78.000,00	Capital social	148.000,00	148.000,00
(-) Depreciação acumulada	-1.300,00	-2.600,00	Lucros acumulados	10.612,00	56.673,00
Ativo total	170.630,00	221.709,00	PASSIVO + PL	170.630,00	

Valores em reais.

Fonte: Elaborada pelos autores.

- **Passo 9:** demonstração dos fluxos de caixa (DFC) método indireto – orçado.

Tabela 7.8 Demonstração dos fluxos de caixa (método indireto)	
CONTAS	**28/02/20X1**
Lucro período	46.061,00
Depreciação	1.300,00
Lucro do período ajustado	47.361,00
(Aumento) ou redução do ativo	-17.815,00
Variações contas a receber (+ ativo)	-18.375,00

Continua...

Continuação

Tabela 7.8 Demonstração dos fluxos de caixa (método indireto)	
CONTAS	28/02/20X1
Variações PDD (- Ativo)	1.080,00
Variações no estoque (+ ativo)	-520,00
Aumento ou (redução) do passivo	5.018,00
Variações contas a pagar (+ passivo)	0,00
Variações encargos sociais (+ passivo)	5.018,00
Caixa gerado pelas atividades operacionais	34.564,00
Pagamento aquisição de móveis (+ ativo)	0,00
Caixa gerado pelas atividades investimentos	0,00
Integralização capital social (+ PL)	0,00
Pagamento dividendos	0,00
Caixa gerado pelas atividades financiamento	0,00
Variação do caixa e equivalentes (FCO + FCI + FCF)	34.564,00
Saldo inicial de caixa e equivalentes – 31/01/20X1	3.895,00
Saldo final de caixa e equivalentes – 28/01/20X1	38.459,00

Valores em reais.

Fonte: Elaborada pelos autores.

Conclusão

As medidas providenciadas para fevereiro elevaram substancialmente os resultados orçados, lucro líquido de R$ 46.061, retorno sobre o Patrimônio líquido (ROE) de 22,5% no mês e margem líquida de 21,3%.

Não houve alterações dignas de nota nos custos calculados pelo custeio variável. A despesa variável com PDD cresceu pelo maior faturamento a prazo. Os custos apurados pelo custeio por absorção caíram. Os custos unitários das consultas da clínica geral caíram para R$ 170,33 e da pediatria para R$ 285,22 refletindo os ganhos de produtividade.

O resultado operacional da demonstração do resultado do exercício gerencial foi de R$ 47.012 dos quais R$ 43.022 foi gerado pela clínica geral e R$ 3.990 pela pediatria que reverte o prejuízo de janeiro.

Referências bibliográficas

1. Sahlman WA. Como elaborar um grande plano de negócios. In: Empreendedorismo e estratégia / Harvard Business Review. tradução Fábio Fernandes. Rio de Janeiro: Campus, 2002. p.50.
2. Deming WE. Qualidade: a revolução da administração. Saraiva: Rio de Janeiro, 1990.
3. Kinukawa AS. Medição de valor na saúde: uma análise sobre a implementação do modelo de mensuração de cuidados em saúde baseado em valor no Brasil [master's thesis]. São Paulo: Escola de Administração de Empresas, Fundação Getulio Vargas; 2019. 176 p.
4. Sanvicente AZ. Orçamento na administração de empresas: planejamento e controle. 2. ed. São Paulo: Atlas, 1995; p. 16.

5. Ross SA et al. Fundamentos de administração financeira. Tradução de Leonardo Zilio, Rafaela Guimarães Barbosa. 9. ed. Porto Alegre: AMGH, 2013. p. 93.

6. Ries Al, Trout J. Posicionamento: a batalha por sua mente. São Paulo: Makron Books, 2009.

7. Kaplan RS, Cooper R. Custo e desempenho: administre seus custos para ser mais competitivo. Tradução de O. P. Traduções. São Paulo: Futura, 1998. p. 18.

8. Welsch GA. Orçamento empresarial. Tradução e adaptação à terminologia contábil brasileira de Antônio Zoratto Sanvicente. 4. ed. São Paulo: Atlas, 1983. p.63; p.65; p. 84-85.

9. Calvo IP, Almeida JMB, Bispo PL, Ferreira WL. Orçamento empresarial. Rio de Janeiro: Editora FGV, 2012. p.43, 50, 51, 93, 114.

10. Coelho FS. Orçamento e controle. Rio de Janeiro: Editora FGV, 2018. (p.28, 30, 144, 146)

11. Pinto AAG, Coura B, Salgado FF, Dantas MB. Gestão de custos em saúde. Rio de Janeiro: Editora FGV, 2009. p. 94.

12. Kaplan RS, Anderson SR. Time-driven activity-based costing. Harvard Business Review, 2004, p. 131-138.

13. Frezatti F. Orçamento empresarial: planejamento e controle gerencial. 6.ed. São Paulo: Atlas, 2017. p. 31, 85, 105.

14. Kaplan RS, Norton DP. A estratégia em ação: balanced scorecard. 6. ed. Rio de Janeiro: Campus, 1997.

15. Focus. Relatório de mercado. Expectativas de mercado. [publicação na web] 2021, acesso em 30 de maio de 2021. Disponível em https://www.bcb.gov.br/publicacoes/focus/14052021.

16. Matos, AJ. Gstão de custos hospitalares: técnica, análise e tomada de decisão. São Paulo: Editora STS, 2002. p. 98.

8 | Metodologias Ágeis e Gestão de Projetos

Alan Jonathan Kulikovski Troccoli
Francis Paulus Martins

Conceituação de valor na concepção de um projeto

Pensando de maneira ampliada, os negócios sempre tem como base um projeto. E para ser um projeto de sucesso, seja esse um projeto interno ou externo da organização, não bastará simplesmente uma boa ideia, ou até mesmo estar em linha com as tendências ou ainda ter os melhores profissionais. Torna-se vital, primeiramente, saber que DOR (leia-se DOR como uma necessidade, desejo ou problema) se está atendendo, pois é justamente a DOR que agrega valor aos interessados e fará com que esses venham a aderir ao produto do projeto (leia produto do projeto como o resultado de um projeto, seja esse um produto, um serviço ou até mesmo um resultado).

Dessa maneira, podemos considerar que a gestão de projetos está cada vez mais centrada no cliente, sendo esse o grande protagonista nesse contexto em função de não aceitar ou aderir a projetos que não atendam suas dores, fato esse que se comprova, pois a preocupação dos gestores de projeto não se resume mais em simplesmente entregar o projeto, mas também se esse projeto está em linha com os anseios do cliente, ou seja, se agrega valor.

O conceito de MVP (*minimum viable product* – mínimo produto viável)

O conceito do MVP vem sendo cada vez mais utilizado nos projetos, pois tem como objetivo principal introduzir no mercado uma versão mais compacta de um produto ou serviço, justamente com o objetivo de testar os conceitos, funções ou até mesmo a satisfação do usuário no uso, não esquecendo que o retorno do investimento ocorre mais rapidamente. A ideia também de utilizar esse conceito é agilizar o lançamento do produto do projeto, pois se estabelece um ponto de corte no escopo, e assim já é lançada uma primeira versão. Contudo, não é simplesmente cortar o escopo, vai mais além, pois o ponto de corte estabelecido já deve entregar valor para o cliente. Ou seja, não se trata de cortar o escopo, ou fazer menos para entregar uma primeira versão mais rápido, mais sim entender o que seria um mínimo que já atenda, pelo menos de modo parcial, as dores dos clientes ou usuários.

A gestão de projetos tem mudado muito ao longo dos anos, sendo introduzidos mudanças, inovações e flexibilidade aos processos. Esse fato traz mais agilidade, menos burocracia e maior fluidez. Isso é importante uma vez que os projetos estão cada vez mais complexos, com prazos reduzidos frente as demandas do mercado e, por consequência, mais difíceis de serem gerenciados. Dessa maneira, o conceito da gestão de projetos tradicional, o qual se utiliza de grupos de processos e áreas de conhecimento amplamente utilizadas por muitos anos, já está desgastado e não se enquadra mais dentro do contexto contemporâneo.

O momento atual requer uma gestão de projetos mais focada no entendimento da necessidade do cliente, podendo esse ser interno ou externo a organização. As demandas são mais desafiadoras e deverão ser enfrentadas por gerentes e equipes de projeto melhor preparadas, focadas na entrega de valor para o cliente, assim como no resultado para a organização. Para Sutherland (2019)[1] as equipes são responsáveis por fazer as coisas no mundo do trabalho. Existem equipes que fazem carros, atendem telefone, realizam cirurgias, programam computadores, dão notícias e invadem apartamentos ocupados por terroristas. É claro que existem artesãos que trabalham sozinhos, mas as equipes são responsáveis por fazer o mundo girar.

Nesse contexto de mudança constante, as metodologias ágeis ganharam muito espaço nas organizações, e desmistificou-se aquele conceito errôneo de que metodologias ágeis só servem para desenvolvimento de *software*. Ou seja, podem ser utilizados em qualquer tipo de projeto. Segundo Camargo (2019)[2] ser ágil é ter a habilidade de entregar valor para os clientes, em um ambiente complexo, dinâmico e incerto, absorvendo rapidamente as mudanças e se adaptando constantemente. Não é sinônimo de velocidade. Dar mais valor à capacidade de adaptação a mudanças do que a elaboração de um plano perfeito é um desafio para as organizações. A gestão de projeto híbrida ou gestão de projeto flexível é compreendida como a junção de vários métodos, aproveitando e adequando o que cada um tem de melhor.

Na atualidade, o método ágil mais utilizado nas organizações é o *Scrum*, que contempla o uso do MVP, versionando e incrementando o projeto com o escopo faltante por meio dos *sprints* (leia *sprint* como uma nova versão do projeto que já leva em consideração o escopo faltante e o *feedback* do cliente). O *sprint* acontece, dependendo de cada projeto com suas particularidades, no intervalo mínimo de uma semana podendo chegar até um mês ou mais.

Estrutura e definição das entregas do projeto

A diferença entre o sucesso e o fracasso de um projeto está diretamente relacionada com a qualidade do planejamento. Planejar não significa simplesmente ter as melhores ferramentas ou os melhores profissionais, vai muito além, pois a base inicial para o sucesso de qualquer planejamento é a mudança de mentalidade da equipe do projeto, ou seja, unir as melhores ferramentas, com os melhores profissionais e todos sinergicamente focados no planejamento. Para Sutherland (2019)[1] em geral, quando as pessoas falam sobre grandes equipes ou times, eles só falam sobre aquele senso transcendente de objetivo. No entanto, embora esse seja um elemento crítico, é apenas uma das pernas de um banco de três pernas. Tão crítica quanto, mas talvez menos celebrada, é a liberdade de fazer o seu trabalho do modo que você acredita ser o melhor, ou seja, ter autonomia. Em todas as grandes equipes, são os seus membros que decidem de que maneira vão atingir os objetivos definidos pelos líderes da organização.

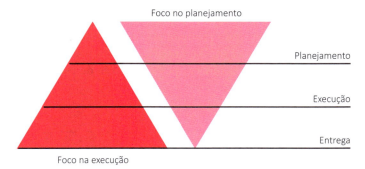

Figura 8.1 – *Relação entre foco no planejamento e foco na execução.*
Fonte: Elaborada pelos autores.

É muito comum tendermos a executar ao invés de planejar, pois a execução torna real, tangibiliza, transforma e gera entendimento do que é de fato o projeto. Contudo, como demonstrado na Figura 8.1, especificamente no topo da pirâmide, temos um projeto com um planejamento superficial e tão logo inicie a execução também iniciarão os retrabalhos, as surpresas e os problemas. Perceba que uma equipe com foco principal em execução, sofrerá com mudanças a todo momento e o problema se agrava na base na pirâmide, pois já se foram tantas modificações, tanto tempo e custo extra gastos, que o projeto nesse momento pode chegar a um ponto de ser inviável e não trazer retorno para a empresa ou ainda, pior, não atender mais o que o cliente queria, pois já mudou tanto que ficou descaracterizado e fora de contexto. Segundo Carvalho (2018)[3] o que os clientes precisam é uma solução para seus problemas, e não somente projetos planejados e executados com extrema eficiência.

Assim sendo, o primeiro passo para o sucesso de um projeto é ter uma equipe focada em planejamento, utilizando técnicas para a criação de uma estrutura adequada que englobe todas as entregas do mesmo. Nessa condição, o projeto se torna mais previsível, menos suscetível a mudanças, menos sujeito a alterações de prazo e custo, ou seja, o planejamento é decisivo para a qualidade da entrega do projeto para o cliente e para a organização.

O cronograma

Seja qual for o método presente na gestão de um projeto, sempre teremos um cronograma presente. Certamente o cronograma é uma ferramenta de planejamento e geração de indicadores, que podem ser de tempo, custo, avanço e até mesmo de risco. Existem as entregas com suas respectivas atividades a serem executadas organizadas de maneira sequencial, tendo como resultado a ordenação logica dos acontecimentos sabendo exatamente o seu início e termino.

O modo de criação de um cronograma é muito abrangente, pode-se utilizar planilhas eletrônicas, ou os inúmeros *softwares* disponíveis atualmente no mercado. Seja qual for o meio de criação, sempre pense no contexto da transformação digital e rapidez de atualização e distribuição aos interessados do projeto, pois o cronograma é uma parte importante no acompanhamento, e que necessita de atualização e controle constantes.

Entendida a importância de um cronograma, se faz necessário ter em mente que é impossível construí-lo com precisão como primeira atividade de um projeto, inobstante o fato de muitas empresas imaginarem que sim. O cronograma é adequadamente concebido, e pode ser confiável quando sua construção acontece após a definição do escopo, com suas entregas, atividades e responsabilidades.

As aquisições

Quando falamos de aquisições em projetos, existe muito frequentemente a impressão errônea que a equipe de projeto irá fazer o papel do departamento de compras. O objetivo principal de se tratar aquisições dentro de um projeto, significa de maneira bem simples definir critérios que possam nortear o departamento de compras na escolha do melhor fornecedor que atenda o que projeto necessita. Essa boa prática de definição de critérios torna-se muito importante, uma vez que o comprador às vezes não tem competência técnica para definir que fornecedor tem mais potencial de melhor atender o que o projeto precisa, e não sabendo, utiliza como único critério o de menor preço.

Logicamente, o preço do item comprado tem relevância, mas não pode ser o único fator de decisão na escolha do fornecedor para o projeto. Dessa maneira, o papel da equipe do projeto deve ser o de determinar critérios, e garantir que estes sejam utilizados pela equipe de compras. As aquisições em projeto também envolvem a definição de contratos, com base nos acordos entre a empresa e o fornecedor, tudo que foi acordado entre as partes deverá estar descrito, assim ambas as partes saberão o que será entregue e o que irão receber.

O controle das aquisições também é uma necessidade muito presente, pois é a equipe do projeto que deve verificar se o departamento de compras está cumprindo o rito junto ao fornecedor, isso porque, a responsabilidade da gestão do fornecedor é de compras e o sucesso da aquisição e do projeto como um todo é de responsabilidade do gerente do projeto.

A comunicação

Apesar de toda a tecnologia com acesso em tempo real, a comunicação ainda é o maior problema e mais presente nas organizações, em especial nos projetos. A problemática toda em projetos acontece em função de uma falta de planejamento do que comunicar, como também da falta de definição de quem é o responsável por comunicar. Desse modo sem um planejamento e sem um responsável, nada acontece.

A comunicação é de responsabilidade do gerente de projetos, e ele deve coletar as informações, estabelecer vínculos entre todas as partes envolvidas, consolidar tudo e disseminar as informações do andamento do projeto, como também os resultados frente aos indicadores de desempenho estabelecidos. Assim sendo, a comunicação em um projeto deve ter periodicidade, de maneira que em toda interação com os interessados do projeto exista uma novidade a ser comunicada. Outro ponto de destaque é que a comunicação além de ter periodicidade, precisa informar algo que seja de interesse de todos, ou seja, o mínimo é comunicar o prazo e o custo, contudo existem vários outros pontos do projeto que também poderiam ser comunicados, como p. ex., a satisfação do cliente com as entregas parciais.

Riscos e oportunidades

Os riscos estão presentes na vida das pessoas e das empresas, e são inerentes a nossa vontade ou crença. Os projetos, em particular, estão sujeitos a muitos riscos uma vez que são envolvidas muitas pessoas, máquinas, processos, leis, normas, regulamentos e até mesmo terceiros. Portanto, é fundamental estabelecer o mapeamento dos riscos, saber sua probabilidade de ocorrência, seu impacto financeiro e logicamente preparar as contramedidas que objetivam amenizar o ônus caso esse risco se torne realidade. Não podemos também esquecer que existem os riscos positivos, que costumeiramente chamamos de oportunidades, e esses também são medidos pela probabilidade e impacto, porém, nesse caso o impacto seria um bônus, ou seja, um risco positivo tem como base a economia ou até mesmo a entrada de receita no projeto.

O ponto mais complexo e controverso na gestão dos riscos é justamente a definição da probabilidade de ocorrência, pois não podemos usar histórico, uma vez que o que aconteceu ou não no passado não é referência no presente, justamente uma vez que o risco acontece ou não em função das variáveis que o cercam naquele momento, naquela determinada situação, naquele determinado projeto. Em resumo, temos que fugir dos vieses pois um risco acontecido com determinada empresa, ou com determinado projeto ou até mesmo em uma determinada situação não pode ser generalizado partindo do pressuposto de que em todos os projetos isso irá acontecer da mesma maneira, na mesma proporção, no mesmo tempo ou até com as mesmas variáveis. Assim, para fugirmos desse erro de avaliação probabilística, precisamos utilizar ferramentas, que tiram os vieses e avaliam as probabilidades dos riscos com base naquela situação e naquele momento.

A base para a avaliação dos riscos é justamente o conhecimento das variáveis que o tornam um risco real, dessa maneira, para uma boa avaliação e contingenciamento torna-se importante conhecer o contexto do risco, como também fazer o uso de ferramentas adequadas de análise. Vale também ressaltar que a avaliação dos riscos de um projeto é fundamental, pois o projeto pode estar sujeito a muitos riscos com grandes impactos financeiros, e dessa maneira a melhor decisão a se tomar é justamente abortar ou até mesmo modificar o escopo do projeto de modo a reduzir ou até mesmo eliminar a probabilidade de ocorrências dos riscos.

O ciclo de vida do projeto

Uma questão muito importante dentro do contexto de um projeto é justamente entendermos quais são as fases de um projeto do início ao término. Quando tratamos das fases de um projeto, o primeiro passo é alinhar junto aos interessados do projeto, em especial, com a alta gestão e a equipe do projeto, o que queremos, e onde devemos chegar. Certamente, dependendo do projeto, podemos também envolver outras áreas da empresa, o cliente, terceiros, entre outros que venham a agregar e dar um balizamento mínimo para que assim possamos iniciar efetivamente o projeto. Dado esse alinhamento, podemos iniciar o planejamento, justamente criando o escopo, entendendo quais são as grandes entregas e suas respectivas atividades que nortearão o projeto até o seu término.

Cabe ressaltar que após todo o planejamento do projeto, passamos para o momento de executar, ou seja, colocar em prática tudo que foi planejado. Nesse momento é muito importante ter o cliente, interno ou externo, acompanhando e liberando os avanços alcançados pela equipe do projeto, pois se o cliente tiver acesso ao projeto somente ao final, muito provavelmente o que estará sendo entregue não atenderá o que o cliente deseja, e assim damos margem para retrabalhos e carregar problemas ao longo de todo o projeto, e esses já poderiam ter sido resolvidos em cada interação com o cliente, e ao final existiria muito pouco a ser retrabalhado ou praticamente nada a ser feito.

Ademais, o término do projeto também é um momento de aprendizado para a equipe, pois certamente aprendemos e superamos vários obstáculos, e esses servirão como base para outros projetos. Esse momento de aprendizado, chamamos de lições aprendidas, e deve ser uma prática a ser realizada logo ao término do projeto, uma vez que o gerente do projeto deveria junto à equipe, discutir os problemas encontrados, como foram resolvidos, se esses podem estabelecer um novo padrão de trabalho.

Caso – Projeto *Coil Champion*

Um grande fornecedor de equipamentos médicos enfrentava dificuldades em manter um bom NPS (*Net Promoter Score*), recebendo constantes notas detratoras de seus principais clientes em todo o Brasil. A alta cúpula da empresa decidiu então que esse seria um de seus principais focos no planejamento estratégico para o ano de 2020, a melhoria da satisfação ao cliente.

Como em todo processo de planejamento estratégico foram definidas metas estratégicas que se cascatearam em objetivos táticos, ou seja, projetos, com foco na melhoria do NPS. Durante esse processo identificaram que as notas detratoras descendiam de diferentes causas--raiz, mas duas se destacavam:

- **Problemas comerciais:** clientes insatisfeitos com o produto comprado, que não atendia exatamente a sua demanda pois não havia um processo de venda consultiva bem elaborado.
- **Problemas de serviços:** clientes insatisfeitos por tempo de máquina parada.

Foi elaborado então um portfólio de projetos que endereçasse esses dois problemas principais.

Sobre o negócio

O *core-business* da empresa em questão é a venda de equipamentos de ressonância magnética, tomografia computadorizada, máquinas de raios X, hemodinâmicas, ultrassom, monitores multiparamétricos, desfibriladores, entre outros produtos. Além da venda desses produtos, uma grande fonte de receita provém dos contratos de manutenção após o término do período de garantia dos equipamentos, que funciona como um seguro de carro onde o cliente paga uma mensalidade para ter o atendimento e todas as peças necessárias para troca no caso de parada do equipamento. Ou seja, o cliente paga um valor fixo e não precisa preocupar-se em desembolsar nada além daquele valor para manter seu equipamento em dia.

A dor dos clientes

Quando acontece algum problema técnico que cause a parada do equipamento, inicia-se então uma corrida contra o tempo para que todo o fluxo de atendimento seja processado a fim de recolocar aquele equipamento para funcionar novamente. Em um país de dimensões continentais como o Brasil e com um centro de distribuição de peças localizado em São Paulo é de se imaginar que são várias as dificuldades para fazer uma peça chegar a algumas regiões mais remotas. Dentre outros fatores, a dificuldade logística é um dos principais fatores que causam a demora no restabelecimento do equipamento. Durante esse tempo, o cliente deixa de faturar e em casos como da modalidade de ressonância magnética, o prejuízo pode chegar a milhares de reais em apenas um dia, dado o alto valor do *ticket* médio de um exame de ressonância magnética.

Estrutura e definição das entregas do projeto

Nessa situação, atacar as questões logísticas poderia ser uma opção, porém, não resolveria completamente o problema e insatisfação dos clientes, pois apenas reduzir o tempo de entrega de peças ou aumentar a disponibilidade de estoque não solucionaria a causa-raiz, que era a parada do equipamento em si, por problemas técnicos. Foram estruturados projetos para cada uma das modalidades de equipamentos a fim de se identificar quais eram as principais causas das paradas de máquinas e a partir daí, elaborar um planejamento para reduzir essas paradas técnicas.

Na análise de Pareto foi identificado que a maior causa de parada da ressonância magnética não era por falha do equipamento em si, mas sim das bobinas que são usadas para os diferentes exames. E dentre os principais problemas técnicos das bobinas, o maior ofensor era a quebra dos cabos e conectores que conectam as bobinas às máquinas de ressonância, pois são cabos moles e que se manuseados de maneira incorreta ou negligente podem ser danificados facilmente. Muitas bobinas eram guardadas incorretamente, com os cabos dobrados e retorcidos, e muitos conectores eram forçados à conexão de maneira incorreta, danificando assim seus pinos de conexão.

Outra causa de quebra de bobinas que aparecia logo na sequência da análise era a quebra por motivos de queda das mesmas, devido ao posicionamento incorreto da bobina no paciente. A partir desse cenário, já se tornou possível identificar os principais entregáveis desse projeto, que de maneira simplificada são:
- Desenvolvimento de um treinamento ao cliente (técnicos usuários das bobinas).

- Elaboração de um processo de treinamento a clientes que adquirirem novos equipamentos de ressonância magnética.
- Oferta do treinamento aos principais clientes ofensores do NPS.

O projeto recebeu o nome de *Coil Champion* (*Coil* significa bobina em inglês) e de maneira simplificada temos o exemplo na Figura 8.2 de estrutura analítica do projeto (EAP).

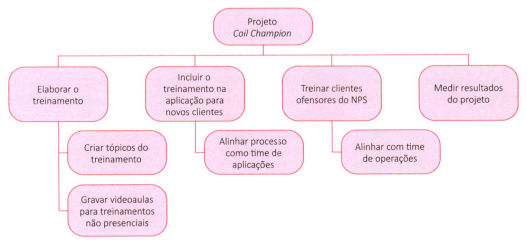

Figura 8.2 – *Estrutura analítica do projeto (EAP).*
Fonte: Elaborado pelos autores.

O projeto foi inicialmente dividido em duas fases. Por ter um apelo fortemente aplicacionista, a primeira fase consistiu na elaboração do material de treinamento. Nessa etapa, após definição dos principais tópicos, partiu-se então para a gravação de vídeos demonstrativos. Parece algo trivial, porém, não é devido à grande quantidade de tipos de bobinas e detalhes em cada explicação. Além disso, foi necessário montar um cronograma junto a alguns clientes parceiros para realizar as gravações, entre um exame e outro, pois a empresa não dispunha de uma máquina de ressonância magnética para fins de demonstração. Essa etapa durou aproximadamente 6 meses.

Após a finalização do material era hora de colocá-lo para teste. Na segunda parte do cronograma, foram realizados pilotos nas instalações de novos equipamentos em alguns clientes. A aplicação (treinamento de usabilidade) já fazia parte da última etapa do processo de instalação de novos equipamentos, porém foi necessária uma readequação da agenda para incluir toda a parte relacionada ao novo material desenvolvido especialmente para as bobinas. Foram realizados pilotos em alguns clientes e também um questionário para avaliação do cliente sobre essa nova etapa. O resultado foi satisfatório e então partiu-se para uma terceira parte do cronograma, a aplicação para clientes existentes e com um alto nível de parada por conta de problemas com bobinas.

Nessa terceira etapa foi necessário o envolvimento dos gerentes operacionais regionais, que conhecem os clientes e já têm um relacionamento construído ao longo do tempo, ajudando no agendamento desse treinamento a fim de prover um processo de educação continuada, um pouco diferente da abordagem que estava sendo realizada com novos clientes. Inicialmente esse envolvimento não havia sido considerado e a equipe de aplicação encontrava dificuldades para conseguir esses agendamentos pois o cliente não tinha interesse em parar sua agenda de exames para realizar treinamento da equipe de operadores, mas após o envolvimento dos gerentes regionais e revisão do cronograma então o projeto voltou a andar com a rapidez esperada. Essa etapa durou mais seis meses, completando ao todo um ano de projeto.

Comunicação

Em um projeto desse porte onde são envolvidos stakeholders internos e externos a comunicação é um enorme desafio. Assim, identificar, avaliar e, efetivamente, gerenciar os stakeholders de um projeto por meio de prescrições de ações gerenciais, entendendo atributos de poder, legitimidade e urgência, são importantes no processo de tomada de decisão no âmbito dos projetos (Carvalho & Rabechini; 2018). Para tanto, foi elaborado um plano de comunicação interno voltado a dois grupos de stakeholders principais: a alta gerência, com informativos semanais via e-mail com o andamento do projeto, cronograma em alto nível dos principais entregáveis atingidos, como finalização do desenvolvimento do material, resultados da implementação piloto e acompanhamento do NPS mensal. O segundo grupo de stakeholders era a equipe do projeto, que realizava reuniões quinzenais às sextas-feiras para alinhar todos os detalhes do projeto e formalizar pedidos de ajuda à alta gerência quando necessário. O gerente do projeto era quem concentrava as principais ações e atualizava o plano de comunicação a todos os interessados. Esse plano seguiu dessa maneira durante toda a primeira fase do projeto.

Na segunda fase foi adicionado um plano de comunicação aos clientes externos por meio da equipe de marketing que desenvolveu um material explicando a importância da abertura da agenda de exames e aceitação para realização do treinamento a fim de capacitar seus principais operadores e reduzir assim as quebras de bobina e tempo de máquina parada. No material constava inclusive o quanto o cliente poderia economizar em média com a redução de tempo de máquina parada e continuidade do serviço devido à redução da quebra de bobinas, usando como base alguns cálculos de clientes que participaram da primeira fase do projeto.

Resultados

Após um ano do início do projeto, e considerando que esse seria seu prazo total, era hora então de medir os resultados. Conforme explicado em seções anteriores desse case, o resultado seria medido de duas maneiras principais: o NPS dos clientes que possuíam máquinas de ressonância magnética e o consumo de bobinas em contratos de manutenção e máquinas em garantia.

Para o primeiro ponto, da mesma maneira como o NPS foi medido antes do projeto (com identificação das suas principais causas-raiz nas notas detratoras) também foi medido no período pós-implantação (três meses, ou seja, um quarto de ano). O resultado foi uma melhora de 9 pontos percentuais no resultado geral de NPS. Obviamente, dentro desse resultado também foram consideradas outras ações e projetos que descendiam do planejamento estratégico, porém, o critério *uptime*, ou seja, tempo de máquina funcionando, foi o principal fator de percepção de melhora do ponto de vista dos clientes.

Com relação ao segundo ponto, (consumo de bobinas em contrato de manutenção e garantia), também houve uma melhora significativa e impactante para os resultados financeiros da empresa. O modo de análise foi o seguinte: foi medido o consumo de bobinas durante o período de um ano pré-implantação e depois comparado proporcionalmente com o período de três meses pós-implantação do projeto. Houve uma redução de 26% nos custos de troca de bobinas em garantia e sob contrato, impactando positivamente a margem dos contratos de manutenção e garantia.

Após a implantação do projeto, as atividades de treinamento e educação continuada se tornaram parte dos processos da empresa, mantendo os ganhos e benefícios do projeto ao longo do tempo, tanto do ponto de vista do cliente, com melhora no tempo de máquina funcionando, como para a saúde financeira da organização, com redução de custos e melhora na margem.

Case – Sistema Gestor de Saúde de Maringá – um sistema de sucesso*

O Brasil possui 5.565 municípios, mas nem 10% possuem sistema de gestão em saúde com prontuário eletrônico, e essa aquisição resultaria em grande economia. Com isso, os municípios se deparam com a dificuldade de organização de trabalho e acesso aos históricos gerados nos serviços de saúde, que em muitos casos são solicitados para processos de aposentadoria, afastamento e até mesmo por invalidez. Nesses casos, a solicitação por um documento que foi armazenado há alguns anos atrás, tem seu atendimento moroso, ainda mais se o arquivo não foi catalogado. Também é fato, a falta de integração e comunicação entre unidades de saúde, secretarias municipais e até sistemas do ministério da saúde, resultando no uso inadequado dos indicadores para planejamento em saúde pelo gestor municipal, que não consegue acompanhar todos os processos realizados.

Um dos casos de sucesso de prontuário eletrônico do paciente é o de Maringá/PR, com o Sistema Gestor Saúde (SGS), sistema esse que teve como principal objetivo mitigar os problemas causados pela falta de informatização que dificulta a estruturação de dados para o gestor municipal, além de humanizar o atendimento ao paciente e otimizar o trabalho do profissional de saúde. Importante ressaltar que a grande inovação do SGS são as integrações com os sistemas do Ministério da Saúde, destacando a integração com o e-SUS AB, sistema esse desenvolvido para reestruturar e qualificar as informações da Atenção Básica a nível nacional.

Cessão do código fonte do SGS aos municípios brasileiros

Devido ao grande sucesso do SGS, na oportunidade, foi disponibilizado o código fonte do sistema gratuitamente aos municípios, para que os mesmos também tivessem grandes avanços, automatizando as funções operacionais em larga escala com a finalidade de aumentar a eficiência das operações, que antes eram realizadas manualmente. Mas poucos municípios aderiram a essa cessão.

A cessão do código fonte do SGS se apresenta como solução para um grande passo na informatização de um Município, pois a cessão é totalmente gratuita, sendo o Município solicitante responsável apenas pela implantação, e deve ser utilizado exclusivamente nas atividades relativas à função de gestor do Sistema Único de Saúde, bem como no alcance de suas atribuições na atenção básica. Uma rede de saúde pública informatizada gera satisfação para o cidadão, que passa a não enfrentar filas para agendamento de consultas, atendimento médico, retirada de medicamentos e até resultados de exames podendo visualizar em casa por meio do Portal Saúde.

O Portal Saúde Maringá é outra ação inédita com um avanço da tecnologia na cidade, que por meio do Cartão Saúde Maringá (CSM) disponibiliza *on-line* e em tempo real os resultados de exames, histórico de atendimento e carteira de vacinação a todos os cidadãos que utilizam as unidades de saúde e possuem o CSM.

Metas atingidas

Uma das principais metas nesse projeto do SGS era o envio de dados ao ministério da saúde, principais entregáveis do sistema, e que foram definidos por meio dos seguintes módulos:

- **Estoques:** entrada de estoque, requisição de estoque, saída de estoque, saída para usuário SUS e conferência de medicamentos.
- **Atendimento:** agendamento de consultas, controle de atendimento, pré-consulta e prontuário eletrônico (alertas, evolução, acompanhamento de pré-natal, acompanhamento de hipertensos e diabéticos, genograma, odontograma, prescrição médica (integração com módulo de estoque), solicitação de exames (integração com módulo laboratorial), dados vitais, anamnese e atestado médico).
- **Programa saúde família:** área e microárea, cadastro de usuário sus, cadastro de família, ficha de PSF e cartão municipal de saúde.
- **Módulo hospitalar:** painel de leitos, autorização de internação hospitalar (AIH) e autorização de procedimento de auto custo (APAC).
- **Laboratório:** solicitação de exames, agendamento de exames, coleta e impressão de etiquetas, controle de cotas, remessa de exames, integração com interfaceamento (*layout* CETUS), importação automática de resultados e análise e laudo de exames.
- **Vacinas:** solicitação de imunobiológicos especiais, controle de evento adverso pós-vacinal, saída de imunobiológicos e controle de campanha.
- **Vigilância sanitária:** cadastro de estabelecimento, reclamação/processos e zoonoses.
- **Vigilância epidemiológica:** notificação de agravo.
- **Integrações com o Ministério da Saúde:** CadSUS Web, SISAIH, SIAB, SisPrenatal, SI-PNI, SIGTAP e CNES.
- **Faturamento:** conta de procedimentos e fechamento de faturamento.
- **Novas implementações:** portal saúde, central de regulação, central de regulação, prontuário hospitalar, roteiro de inspeção, painel de leitos, painel de gestão, imagem, agendamento e atendimento.

Cronograma

Em um projeto dessa magnitude, as entregas precisaram ser divididas por fases e por áreas. No total, o cronograma do projeto durou um ano, sendo dividido pelas seguintes demandas.

Cronograma físico

Com foco em redução de público no espaço interno da recepção da Unidade Básica de Saúde, melhorando a ambiência do local. Para implantação do módulo foi encaminhado um funcionário do Centro de Informação em Saúde (CIS) para treinar os servidores das unidades de saúde e técnicos de informática para instalação dos equipamentos.

Cronograma financeiro

Para as metas financeiras foram computados os gastos com papel, impressão, manutenção de equipamentos, entre outros. Também foram instalados equipamentos como computadores e impressoras para melhoria do acesso dos servidores, com intuito de não deixar o cidadão aguardando por uma informação, cadastro no sistema ou geração de senha para acesso ao Portal. Para a implantação desses equipamentos foram despendidos um valor de R$ 265.871,98.

Orçamento

1 gerente de TI; 3 suportes técnicos para homologação e aprendizado do sistema; A equipe técnica disponibilizada para o desenvolvimento do projeto foi: 1 desenvolvedor JAVA Sênior; 2 desenvolvedores JAVA Pleno; 1 desenvolvedor JAVA Júnior; 1 desenvolvedor DELPHI, Sênior; 1 administrador de banco de dados ORACLE em tempo parcial para consulta da equipe sob demanda.

Beneficiários diretos

No momento da implantação dos módulos do projeto, a população de Maringá era de 385.753 habitantes, e no momento haviam sido entregues em torno de 200.000 cartões. Esses cartões possuem o código do usuário (código do prontuário em Maringá) essencial para acessar o Portal Saúde, e o número do Cartão Nacional de Saúde (CNS), exigido também por todas as operadoras de saúde. O Cidadão beneficiário direto são os que possuem o CSM para acessar e realizar as consultas disponíveis.

Beneficiários indiretos

Servidores, trabalhadores da Rede Pública de Saúde e Gestores.

O Portal Saúde foi lançado no dia 28 de abril de 2014. Após o lançamento do Portal, o Centro de Informação em Saúde mobilizado pelo bom atendimento ao cidadão iniciou um trabalho juntamente com as Agentes Comunitárias de Saúde (ACS) para qualificar a entrega dos cartões, atualização de cadastros, informações sobre o Portal e geração de senha por meio do SGS (sistema esse já utilizado). Assim os números tiveram um crescente aumento conforme o benefício foi sendo disseminado à população.

A contribuição do Cartão na integração entre o local e nacional é dada pela captura de informações no ato do atendimento prestado ao usuário e o acompanhamento do seu fluxo subsequente, em cada contato desse usuário com o SUS, em qualquer localidade do país. Considerando que a população busca serviços em diferentes municípios, é de fundamental importância que a identificação dos usuários seja vinculada a um município, mas tenha validade nacional. É esse o objetivo do cadastramento, gerar um número nacional de identificação, mas vinculado ao município de residência do cidadão. Esse número é impresso no cartão do usuário e permite sua identificação sempre que buscar serviços no SUS.

Em dezembro de 2014, o Portal Saúde Maringá foi classificado em 2º Lugar no Prêmio Inovasus 2014, do Ministério da Saúde, e recebeu uma premiação no valor de R$ 130.000,00 destinado ao Fundo Municipal de Saúde.

Atualmente, o Departamento de Informática do Sistema Único de Saúde do Ministério da Saúde (DATASUS-MS) lançou a Rede Nacional de Dados em Saúde (RNDS), um projeto estruturado do Conecte SUS, onde todos os municípios deverão enviar as informações padronizadas para a RNDS. Essas informações serão padronizadas pelo DATASUS por meio de modelos de informação de documentos clínicos, e estarão disponibilizadas no guia de integração da RNDS para qualquer integrador.

Assim, por meio do Conecte SUS profissional será possível acessar o histórico clínico do paciente e dar continuidade ao seu tratamento que foi iniciado em outro município. Da mesma maneira, o cidadão poderá acessar seus dados de saúde por meio do Conecte SUS Cidadão, estando sempre atualizado com todas as informações essenciais para acompanhar suas consultas, procedimentos, exames, vacinas, entre outros.

*Fonte: Case realizado com apoio da aluna Andréia Cristina de Souza.

Referências bibliográficas

1. Sutherland JS. A Arte de Fazer o Dobro do Trabalho na Metade do Tempo – 1ªed, Rio de Janeiro: Sextante, 2019.
2. Camargo R, Ribas T. Gestão Ágil de Projetos – 1ªed, São Paulo: Saraiva, 2019.
3. Carvalho MM, Rabechini Junior R. Fundamentos em Gestão de Projetos – Construindo Competências para Gerenciar Projetos – 5ª ed., São Paulo: Atlas, 2018.

9 Dinâmica das Negociações

Geraldo Luiz de Almeida Pinto
Cláudio Ferreira Oliveira

> *"O mundo em que estamos vivendo começou a gerar*
> *problemas que não podem ser resolvidos com o tipo*
> *e a qualidade de pensamento que esse mesmo mundo*
> *vinha empregando e transmitindo até agora."*
>
> Albert Einstein

Introdução

A época das imposições, de qualquer natureza, se torna cada vez mais afastada da realidade de nosso dia a dia. Os paradigmas estão mudando, e, em todos os segmentos de nossa vida, seja pessoal, seja profissional, todos querem participar de decisões.

Negociar soluções, portanto, é uma atividade fundamental para a resolução dos conflitos, em decorrência das percepções diferenciadas por cada parte em cada situação, e exige um grau de preparação que permita atingirmos nossos objetivos com o mínimo de concessões.

Vivemos ainda um grande aprendizado em relação ao processo de negociação, e não são poucas as vezes que fechamos acordos que, verificamos depois, não abrangeram todas as oportunidades disponíveis, ou que cedemos desnecessariamente em alguns aspectos.

Devemos estar preparados para, na mesa de negociação, buscar toda a possibilidade de ganhos, não nos limitando ao que Tom Peters (2004)[1] classificou como "sucessos medíocres", que, em sua opinião, merecem mais punição que reconhecimento.

Conceitos básicos

Conceito de negociação

Negociação é a técnica de modificar situações e aproveitar oportunidades por meio de acordos mutuamente satisfatórios. Cabe dissecar o conceito:

- **Técnica:** em contraposição ao conceito de arte, por disponibilizar ferramentas e conceitos que podem ser desenvolvidos por meio do aprendizado e da prática.
- **Modificar situações:** implica em considerar a possibilidade de, pelo diálogo e entendimento da argumentação de cada parte, alterar-se proposições inicialmente colocadas.
- **Aproveitar oportunidades:** no sentido de buscar explorar todas as possibilidades possíveis de acordo, valorizando o interesse comum, às vezes esquecido pelo impasse em algum ponto menos crucial.
- **Acordos mutuamente satisfatórios:** onde a gama de áreas de interesse é extensa, pois nunca se sabe com precisão qual a questão vital para cada parte. Pode-se não entender, p. ex., por que um lado cedeu tantos descontos, mas, talvez o real interesse fosse cumprir uma meta de vendas e não obter margem.

Ciclo da negociação

Muitos ainda consideram que negociar é sentar-se à mesa com a outra parte, fechar um acordo e dar por encerrado o processo. Não é isso, tão somente: o ciclo de negociação envolve três etapas igualmente relevantes:

A etapa de Preparar, ou o Planejamento da Negociação, desde o momento que nos conscientizamos de que há um impasse a ser resolvido, até pelo menos a abertura do processo de entendimento com a outra parte. Mesmo durante a execução da negociação, muitas vezes as condições do processo nos indicam a necessidade de reprocessarmos aspectos do planejamento. Sem dúvida, podemos afirmar que o sucesso consciente nas negociações se deve, em grande parte, ao seu planejamento.

A etapa de Negociar, ou a Execução da Negociação, que são as ações desenvolvidas na mesa de negociação, até o fechamento do acordo ou abandono do processo. O sucesso está relacionado ao planejamento adequado, à utilização das estratégias e táticas consistentes com os objetivos traçados e à habilidade e credibilidade do negociador.

A etapa de Aprender, ou Avaliação da Negociação, que corresponde ao importante aprendizado obtido pela análise dos erros e acertos cometidos, a qualidade do planejamento feito, a avaliação do estilo dos negociadores, as concessões não previstas, de um lado e do outro. Sempre cometeremos novos erros, porém podemos e devemos evitar a repetição dos antigos.

Pode-se afirmar, portanto, que se queremos negociar bem, devemos estar atentos às três fases do processo – Planejamento, Realização e Avaliação, que exploraremos em itens específicos.

Natureza dos conflitos

Conflito ocorre quando há um desacordo de interesses, ideias ou posições em um tema comum entre duas ou mais pessoas ou partes que buscam defender seus interesses pessoais em detrimento dos coletivos. Os conflitos fazem parte da natureza humana, das relações interpessoais e organizacionais. Onde há um grupo de pessoas, há conflitos e oportunidades de mudanças.

Os conflitos bem geridos podem se tornar a força propulsora de mudanças positivas, reforçam relações interpessoais e organizacionais, e agregam valor entre as partes.

Nas tratativas relacionais e empresariais existem três tipos de conflitos:

- **Conflitos interpessoais:** são os que ocorrem entre pessoas em situações de trabalho, amizade, relações familiares, relações afetivas e no convívio social em geral;
- **Conflitos intragrupos:** ocorrem no interior de um grupo, entre integrantes de equipes de trabalho, familiares, comunidades. Esses conflitos se referem à maneira do grupo tomar decisões quando há divergências entre subgrupos em seu interior.
- **Conflitos intergrupos e interorganizacionais:** são os que ocorrem entre organizações concorrentes ou interdependentes, sindicatos e organizações patronais, vizinhos, organizações políticas, minorias sociais. Todos os conflitos entre grupos empresariais ou sociais.

Os conflitos interpessoais também podem ocorrer nas situações de conflitos intragrupos e intergrupos o que aumenta a complexidade das suas tratativas e deve ser objeto de constante atenção pelos negociadores envolvidos.

Em quaisquer tipos de conflitos, também pode haver mais de duas partes envolvidas, nesse caso são classificados como conflitos multipartites.

Tipos de abordagens em negociação

Em termos práticos, dois tipos de abordagem vão determinar a orientação da estruturação de todo o processo de uma negociação:

A abordagem distributiva, negociações orientadas à reivindicação de valor, em que não há relacionamentos a serem preservados, portanto, de caráter pontual, em que as partes dissimulam suas preferências e pressupostos, blefam quando conveniente, e tem como meta obter o máximo de ganhos, sem qualquer preocupação com os resultados da outra parte. É a chamada relação ganha-perde. Normalmente é realizada focando apenas uma dimensão, como preço.

A abordagem integrativa visa criar valor, e o foco, além do objeto em si da negociação, está na criação ou preservação de relacionamento entre as partes, orientando as ações para um maior compartilhamento de informações, uma abertura mais franca em relação aos interesses e necessidades e a busca de ganhos mútuos. A meta, evidentemente, é atingir os próprios objetivos, mas, ao contrário da abordagem distributiva, com a proposta de causar o menor prejuízo à outra parte. É a relação dita ganha-ganha. Nesse tipo de negociação, busca-se explorar todas as dimensões conhecidas, tipo preço, prazo, condições de pagamento, níveis de serviço, logística etc., bem como criar dimensões que possam agregar valor ao processo.

Objeto da negociação

O objeto/escopo da negociação é a definição exata do que está sendo negociado ou do conflito que deve ser solucionado, para tanto é fundamental que se caracterize os limites que se objetiva tratar, de maneira que fique claro para todas as partes envolvidas qual a questão ou questões que serão abordadas e que estarão sendo negociadas. Essa compreensão de todos é de extrema importância, uma vez que é com base no entendimento do objeto que as partes definirão suas expectativas, caso o objeto não esteja claro e bem compreendido, a possibilidade da geração de frustrações e desentendimentos durante o processo de negociação possivelmente será ampliada.

O objeto pode ser a aquisição ou locação de um bem, a contratação de um serviço, o escopo de um projeto, a negociação de um contrato novo ou que está sendo renegociado, um acordo comercial, uma negociação salarial ou sindical, a maneira de reconhecer um trabalho ou atividade, um processo que deve ser aprimorado entre empresas parceiras ou entre diferentes áreas da mesma empresa, o prazo para conclusão de um projeto, os requisitos de qualidade ou *performance* de um produto ou serviço, os níveis de serviço esperados, enfim tudo o que pode gerar conflito e necessita de acordo entre as partes.

Contexto das negociações

O contexto contempla duas dimensões: o ambiente interno em que a negociação será realizada e o ambiente externo, cenário macro, vivenciado durante o processo.

O ambiente interno compreende todos os aspectos do entorno próximo, seja ele interno à organização ou aquele relativo às diferentes partes, ou organizações envolvidas no processo. Abrange, entre outros aspectos, o relacionamento entre as partes, nível de estresse, relação de poder, dependência ou interdependência, ambiente e cultura organizacional, situação financeira, diferentes necessidades de tempo para fechamento e cumprimento do acordo, importância do tema para os envolvidos, histórico das relações pessoais e empresariais.

O ambiente externo é composto por todos os aspectos macro que permeiam o momento da negociação, como cenário político, econômico, ambiental, social, cultural, religioso, demográfico, comercial e regulatório.

Os negociadores devem possuir uma visão holística de todo o contexto, bem como ter a compreensão de que o ambiente é dinâmico e eventuais mudanças ao longo da negociação podem interferir diretamente nos resultados esperados. Esse conhecimento possibilitará um melhor entendimento de todos os aspectos envolvidos, possibilitando um melhor planejamento, criação de opções de geração de valor e geração de alternativas ao longo do processo de negociação.

Variáveis fundamentais na negociação – poder, tempo e informação

Em qualquer negociação, independentemente de sua natureza e de sua importância, três variáveis fundamentais condicionam esse processo: poder, tempo e informação. Avaliar e identificar a presença das variáveis e a possível interligação entre elas é crítico para a efetividade do planejamento e obtenção de resultados.

Poder

Segundo Pinto (2008),[2] *"O poder social é uma relação entre agentes na qual uma das partes, em função dos recursos de que dispõe ou do uso que deles faz, induz, em sentido de seu interesse, o comportamento da outra parte, diretamente ou por meio de uma estrutura que as vincula."*

Cohen (2005)[3] analisa dois tipos de poderes: os pessoais e os circunstanciais.

Os *poderes pessoais* são natos, presentes em qualquer situação, independentemente do papel desempenhado, dos conhecimentos e das habilidades para lidar com pessoas. Pode-se citar, entre outros, nesse conjunto:

- **O poder da moralidade:** a percepção da solidez dos princípios éticos do agente.
- **O poder da persistência:** da perseverança na busca de resultados.
- **O poder da capacidade persuasiva:** a clareza e consistência da argumentação, ajustadas à compreensão dos paradigmas da outra parte.

Os poderes circunstanciais abrangidos nessa classificação enfocam as circunstâncias e o tipo de cada negociação, analisando-se cada fato de maneira diferenciada, agindo o ambiente como influenciador da negociação. Entre outros, podemos citar:

- **O poder da especialização:** em decorrência da experiência e do conhecimento profundo de todas as variáveis relacionadas ao objeto da negociação.
- **O poder da legitimidade e do cargo formal:** que não pode ser negado pela outra parte.
- **O poder dos riscos:** a capacidade de medir as alternativas e correr riscos com inteligência na busca de um acordo melhor.

Tempo

A questão do tempo está associada aos limites de prazo de cada parte na negociação. De modo geral, as concessões mais importantes acontecem sempre próximas ao prazo final do processo. É fácil perceber que, se pudermos estimar corretamente qual o limite de tempo da outra parte, podemos conduzir a negociação de formar a prolongá-la até próximo do limite, exercendo pressão e obrigando a concessões para fechar o acordo.

Jamais devemos, é claro, dar indicações à outra parte dos nossos limites.

Informação

A palavra "informação" sempre foi ambígua e liberalmente empregada para definir diversos conceitos. Informação é o resultado do processamento, manipulação e organização de dados de maneira que represente uma modificação (quantitativa ou qualitativa) no conhecimento do sistema (pessoa, animal ou máquina) que a recebe.

Pode-se dizer que é um conjunto de dados com um significado, ou seja, informação é tudo que reduz a incerteza a respeito de algo ou que aumenta o conhecimento a respeito de algo.

Pela definição, fica latente que a informação é uma questão central no planejamento das negociações. É o ingrediente básico do qual dependem os processos de decisão. Quanto mais informação dispomos sobre o objeto da negociação, sobre o ambiente, sobre o mercado, os concorrentes, os preços, os envolvidos, mais preparados estaremos para defender nossos interesses.

A informação, e o conhecimento dela decorrente, é que permitirá o estabelecimento de nossas linhas de argumentação, questionar as colocações da outra parte e responder as objeções que surgirem.

A informação, sem qualquer exagero, é um fator determinante no sucesso da negociação e a grande chave para uma vantagem competitiva.

Aspectos comportamentais na negociação

Percepção

A percepção é o modo como o indivíduo organiza e interpreta a informação que vem por meio dos sentidos, por meio dos quais o ser humano toma conhecimento do mundo exterior: a visão, a audição, o olfato, o tato e a gustação.

É fundamental a atenção aos problemas de percepção, pois nosso entendimento, condicionado pelos filtros pelos quais passamos as informações que recebemos, pode ser bem diferente da percepção de outro negociador, cujos filtros são diferentes dos nossos. Por isso, é importante que, durante um processo de debate, tenhamos a capacidade de "passar para o outro lado", ou seja, não considerarmos nossa percepção como verdade absoluta e tentarmos compreender a lógica de raciocínio da outra parte.

Comunicação

Comunicação é uma palavra multifacetada que abrange praticamente qualquer interação com outras pessoas: conversa normal, persuasão, ensino e negociação.

A palavra Comunicação é um laço que engloba pelo menos duas pessoas. Quando nos comunicamos com outra pessoa, percebemos sua reação e reagimos de acordo com nossos sentimentos e pensamentos. Nosso comportamento é gerado pelas reações internas àquilo que vemos e escutamos. Só prestando atenção ao outro teremos uma ideia do que dizer ou fazer em seguida. E o outro reage ao nosso comportamento da mesma maneira.

Nós nos comunicamos por meio das palavras, do tom de nossa voz e do nosso corpo: postura, gesto e expressões. É impossível não se comunicar. Alguma mensagem é sempre transmitida, mesmo quando não dizemos nada e ficamos parados.

A comunicação envolve muito mais do que apenas palavras. Estudos demonstraram que em uma apresentação diante de um grupo de pessoas, 55% do impacto são determinados pela linguagem corporal – postura, gestos e contato visual –, 38% pelo tom de voz e apenas 7% pelo conteúdo da apresentação. As porcentagens podem variar dependendo da situação, mas sem dúvida alguma a linguagem corporal e o tom de voz fazem uma imensa diferença no impacto e no significado do que dizemos. Não é só o que dizemos que faz a diferença.

Para conseguir uma comunicação eficiente, parta do princípio de que o significado da comunicação é a reação obtida, e, portanto, temos que ter a constante preocupação de validar com a outra parte o entendimento do que estamos tentando transmitir.

Etapa de planejamento da negociação

O planejamento de uma negociação pode ser dividido nas seguintes fases:
- Análise da negociação.
- Análise dos interesses e necessidades das partes.
- Avaliação, seleção e priorização de objetivos.
- Identificação do ponto limite da negociação.
- Listagem das concessões e opções possíveis.
- BATNA – alternativa para o caso de não acordo.
- Determinação da estratégia.
- Seleção das táticas.
- Simulação da negociação.

Análise da negociação

A etapa inicia-se com proposta de uma negociação, pelo nosso lado ou pelo outro, e a tomada de consciência de que há um conflito a ser resolvido, ao mesmo tempo em que identificamos a existência de um interesse comum, motivador da proposta. Não devemos esquecer que, quando convidamos ou somos convidados para uma negociação, estamos atribuindo poder ao outro lado.

A questão fundamental, nesse primeiro momento, é a identificação da estrutura da negociação, buscando entender qual o escopo, as partes envolvidas (inclusive *stakeholders*), o que queremos obter e o que entendemos que o outro lado vai perseguir. A avaliação do relacionamento existente ou desejado com a outra parte é também fundamental.

Deve-se avaliar ainda o entorno da negociação, o impacto da negociação em relação, p. ex., ao mercado, a outros parceiros, clientes e concorrentes. A avaliação determina nosso interesse em aceitar ou recusar a negociação, e já delineia, em caso positivo, se nossa abordagem será distributiva ou integrativa.

As características da negociação em análise indicam, caso decidamos prosseguir, o perfil mais adequado dos nossos negociadores.

Análise de interesses das partes envolvidas

É a etapa mais negligenciada no Planejamento da Negociação, exatamente a que vai influenciar fortemente todo o restante do processo. É fundamental distinguir dois termos: Posição e Interesses.

A Posição é a exigência ou postura concreta apresentada por cada parte, na proposição de uma negociação, e nem sempre representa o que realmente deseja obter. Pode ser apenas uma "cortina de fumaça" ocultando a meta real. Por exemplo, ao apresentar as reivindicações de uma categoria, em uma negociação salarial, o sindicato apresenta uma pauta com posições irreais, às vezes absurdas, a qual evidentemente não reflete a real expectativa de ganho. Portanto, negociar tendo como base as informações das posições não é produtivo.

Os Interesses são as motivações subjacentes, como necessidades, desejos, temores, preocupações legítimas de cada parte. Os interesses são os fatores que realmente nos levam a buscar uma negociação. A posição é apenas a maneira inicial de apresentá-los, muitas vezes de maneira infeliz. Os interesses são a base para compormos os nossos objetivos na fase seguinte.

O mesmo processo deve ser realizado em relação aos interesses da outra parte. Evidentemente caberá uma dose de especulação alta, mas a geração de uma lista de interesses prováveis e sua priorização nos auxiliará a tentar pontuar os objetivos da outra parte. Mais que isso, a própria lista gerada representa a base para perguntas que nos auxiliarão a validar nossas suposições.

Importante termos em mente que os interesses, tanto de um lado como de outro, são legítimos, isso é, representam as percepções de necessidades reais de cada parte. Jamais podemos partir do princípio de que nossos interesses são os "certos" e os da outra parte, os "errados".

O objetivo de uma negociação é a conciliação de interesses, e não posições – os interesses definem o problema, o conflito verdadeiro entre as partes, e o sucesso do processo é descobrir como atendê-los.

Avaliação, seleção e priorização de objetivos

A partir dos interesses priorizados, devemos confrontá-los com o objeto/escopo proposto e iniciar a avaliação dos objetivos a serem alcançados nessa negociação específica.

Cabe, evidentemente, desde ajustes no escopo da negociação como revisão dos próprios interesses inicialmente priorizados.

Embora pareça óbvio, muitas vezes comete-se o erro de focar em objetivos não essenciais, pela influência da maneira como as informações são apresentadas, ou pela sua disponibilidade mais imediata, sem buscarmos o que realmente é o ponto focal, nem sempre aparente.

É fundamental considerarmos quais as verdadeiras questões da negociação, a importância de cada uma, inclusive para a outra parte, as barganhas possíveis, as possibilidades de trocas, a viabilidade de cada alternativa gerada.

Os objetivos traçados devem explicitar claramente o objeto e escopo previsto, e todas as variáveis mensuráveis (como p. ex., prazos, preços, condições de pagamento, garantias etc.) que permitam, sem sombra de dúvida, a elaboração e acompanhamento de contratos futuros. Em negociações internas, esses fatores devem possibilitar a assinatura de acordos de nível de serviço também mensuráveis.

Após traçados, os objetivos devem ser selecionados, priorizados, e analisados em relação à abertura para possíveis concessões.

O sucesso da negociação, e muitas vezes, o empenho do negociador decorre da força do objetivo traçado.

Também, nessa etapa, vamos analisar os interesses que vislumbramos para a outra parte e tentar estimar os objetivos que acreditamos vão perseguir.

Identificação do ponto-limite da negociação

Sabemos que nem sempre, ou dificilmente, atingiremos todos os nossos objetivos na maneira idealmente proposta. Em alguns, identificamos a possibilidade de concessões, e o problema é determinarmos o limite de concessões, o ponto em que, ultrapassado, a negociação deixa de ser interessante para nós.

O estabelecimento do ponto-limite está relacionado ao que poderíamos chamar de Plano B, também conhecido como BATNA – Alternativa para o caso de não acordo). A ideia é, no momento que nos dispomos a entrar em uma negociação, refletirmos e analisarmos sobre o que aconteceria se não conseguíssemos fechar o acordo, selecionando a melhor hipótese.

O ponto-limite de uma negociação é exatamente qualquer situação melhor que o que dispomos no Plano B.

Listagem das concessões e opções possíveis

Estabelecidos os objetivos e o ponto limite da negociação, devem ser analisadas todas as possibilidades de concessões, selecionando-se aquelas que prejudiquem ao mínimo a obtenção de resultados.

Como nas outras etapas, devemos listar também as concessões que imaginamos que a outra parte possa oferecer.

Quando imaginamos concessões, não podemos nos ater apenas a valores monetários, mas principalmente descobrir maneiras de substituir esses valores por outras variáveis que acrescentem valor. Em negociações comerciais, p. ex., podemos considerar prazos de pagamento, extensão do contrato, garantias adicionais, inclusão de novos itens ou serviços, contratos de manutenção, cartas de referência e outras variáveis que possam interessar a outra parte.

Durante a etapa de execução da negociação as concessões deverão ser feitas de modo a aproximar as partes e, como nas outras etapas, devemos também avaliar quais concessões a outra parte estará preparada para fazer e, sempre que possível, buscar situações em que as concessões sejam cedidas mutuamente de maneira a estabelecer uma relação ganha-ganha.

Uma maneira de planejarmos e priorizarmos as concessões é utilizar a matriz de concessões apresentada na Figura 9.1.

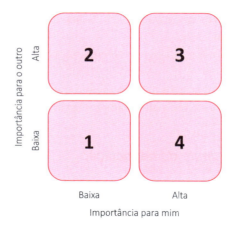

Figura 9.1 – *Matriz de concessões.*
Fonte: Apostila Negociação e Administração de Conflitos – Prof. C audio Ferreira de Oliveira/FGV.

Para completar essa matriz deveremos pensar nos interesses que estarão em jogo e, a partir daí, definir a importância de cada uma das concessões possíveis pensando nos interesses de ambas as partes.

BATNA – alternativa para o caso de não acordo

Ocorre com frequência que ao longo do processo, os negociadores não consigam atingir plenamente os objetivos traçados. Nesse caso têm que ter claro quais são os seus limites e quais concessões serão feitas, conforme citado nos itens anteriores. O estabelecimento desses limites fica mais fácil quando se dispõem de um plano B, isso é, o que será feito caso a negociação não seja concluída a contento.

A Harvard Negotiation Institute desenvolveu uma metodologia – BATNA – *Best Alternative to a Negotiated Agreement,* que pode ser traduzida para o português como MACNA, Melhor Alternativa para o Caso de Não Acordo, correspondente ao Plano B, e deve ser construída pelos negociadores durante o planejamento da negociação.

A BATNA deve ser bem determinada, pois contribui para a definição do ponto limite a que se deve chegar durante as argumentações e que, uma vez não atingido, determina o momento de abandonar a negociação.

É uma referência para a negociação em curso, logo aquele que tem a mais forte, tem mais poder e está em vantagem durante o processo, por outro lado, a BATNA mais fraca deixa o negociador em posição menos favorável e com necessidade de aumentar as concessões.

Determinação das estratégias – variáveis de decisão

As etapas anteriores construíram **o que** se pretende obter na negociação.

A preparação, agora, é **como** vamos agir para atingir os resultados, ou seja, qual a estratégia que vamos adotar durante a execução da negociação.

A estratégia é a diretriz geral, que indica o caminho que precisamos percorrer de nossos desejos e necessidades até nossos objetivos, e define o modelo de Negociação.

A escolha da estratégia é condicionada pela análise da importância do relacionamento com a outra parte e importância da obtenção dos resultados.

Nessa análise, além de todas as informações recolhidas na fase de planejamento, são relevantes as variáveis de tempo, poder e informação.

Podemos listar cinco estratégias básicas, conforme Figura 9.2.

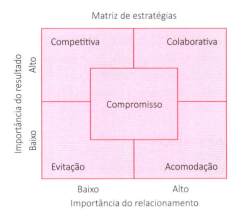

Figura 9.2 – *Matriz de estratégicas básicas.*
Fonte: Apostila Negociação e Administração de Conflitos – Prof. Geraldo Pinto/FGV.

- **Competitiva**: ganhar a qualquer custo, sem qualquer preocupação com a outra parte, e é adequada quando o relacionamento não tem relevância e o resultado é importante.
- **Colaborativa**: busca de soluções que atendam aos interesses de ambas as partes, encaminhando a negociação para o ganha-ganha, dada a relevância tanto do resultado como do relacionamento.
- **Compromisso**: situação intermediária, em que o grau de relacionamento sugere colaboração e os resultados também tem relativa importância, e o objetivo é fechar acordo, preservando o relacionamento e obtendo alguns resultados. É também chamada de *"a arte do possível"* e é talvez para onde se encaminhem boa parte das negociações integrativas.
- **Evitação**: ocorre quando nem relacionamento, nem resultados são importantes, e o negociador retira-se da negociação ou simplesmente declina da negociação. É uma estratégia também utilizada quando, por alguma razão, verifica-se que o momento não é propício ou o poder da outra parte é desproporcional, justificando adiar o processo.
- **Acomodação**: utilizada quando o relacionamento é forte, e os resultados não têm maior importância, abrindo-se mão desses para preservar o relacionamento.

Pode ocorrer também por força do poder da outra parte ou até por desprendimento e generosidade do negociador.

Seleção das táticas para negociações competitivas e colaborativas

As táticas são os meios para perseguirmos a estratégia escolhida, dando-lhe substância na forma de uma linha de ação concreta. As táticas, portanto, nunca devem ser orientadas para os objetivos, e sim para a estratégia.

Podemos considerar as táticas como as armas da negociação, e devemos dominar tantas quanto possível, usá-las com eficiência e saber variar. Não há espaço para preferências pessoais ou vaidades do negociador. Além disso devemos identificar as táticas utilizadas pela outra parte para podermos nos posicionar melhor.

Quando o negociador adota uma única tática, essa é rapidamente mapeada pela outra parte e seus efeitos são reduzidos ou anulados. Nessa linha de raciocínio, devemos estar atentos quando negociamos repetidas vezes com as mesmas empresas, pois é comum, seja pelos treinamentos ou pela cultura empresarial, que os negociadores tenham uma postura semelhante de ação, o que pode facilitar nosso entendimento sobre sua maneira de agir.

Etapa de execução da negociação

A etapa de execução apresenta quatro fases naturais:
- Abertura.
- Apresentação das posições.
- Argumentação.
- Acordo ou abandono.

Abertura

É a fase de aquecimento, tempo que os negociadores precisam para conhecer e familiarizar com o local e a situação. Procura-se, nesse momento, a criação de um clima amigável, a busca do *rapport*. Muitas vezes, é o início do relacionamento de partes que não se conheciam, e a busca de um clima de confiança é fundamental.

Na abertura, tem-se uma primeira visão geral das questões, e é importante tentarmos identificar qual a autoridade do negociador da outra parte e sua autonomia para assinar acordos.

O tempo despendido nessa fase é em decorrência do objeto da negociação, de sua complexidade, e, muitas vezes, do contexto cultural, seja da empresa ou do país onde ela ocorre.

Apresentação de posições

É o início da fase mais técnica da negociação, com a apresentação das propostas iniciais de cada parte, a troca de argumentos em apoio às posições apresentadas, e a busca de informações que permitam visualizar os aspectos realmente essenciais para a outra parte e a possibilidade de concessões.

O intercâmbio de informações, nessa fase. deve ser feito com o cuidado de não gerar, desde já, qualquer tipo de compromisso.

Argumentação

A fase de argumentação é distinta em função da abordagem das negociações, se distributivas ou integrativas Lewicki, Saunders e Minton (2014)[4] propõem as ações para cada abordagem.

Nas negociações *distributivas*, a argumentação (na verdade barganha) das partes se dará em função de três pontos:

- **O ponto-alvo**: o ponto no qual um negociador gostaria de concluir as negociações – sua meta otimista.
- **O ponto de resistência**: o ponto-limite do negociador, o valor além do qual ele não continuará a negociação.
- **O preço pedido**: o preço inicial estabelecido pelo vendedor.

O espaço entre os pontos de resistência das duas partes determina a zona de acordo potencial, e é nessa área que a barganha em si acontece, já que qualquer coisa fora desses pontos será sumariamente rejeitada por um dos dois negociadores.

O processo de argumentação gira em torno da possibilidade de descobrirmos o ponto de resistência da outra parte, limite onde o resultado nos favorece.

Nas negociações *integrativas*, a argumentação segue outra dinâmica:

- Criação de um fluxo livre de informações. Os negociadores devem estar dispostos a revelar seus verdadeiros objetivos (no *timing* correto, é claro) e escutar um ao outro cuidadosamente. Ou seja, os negociadores têm que criar as condições para uma discussão livre e aberta de todos os assuntos e preocupações relacionadas. Quando isso não ocorre, as negociações acabam não atingindo as vantagens da estratégia colaborativa, e caminham para a estratégia de compromisso.
- Entendimento dos verdadeiros interesses e os objetivos do outro negociador. Na fase de planejamento, especulamos sobre os interesses e objetivos da outra parte, e, nesse ponto, vamos validar ou não nosso entendimento. Se queremos efetivamente satisfazer as necessidades do outro, temos que estimular o compartilhamento de informações sobre preferências e prioridades, e fazer um verdadeiro esforço para entender o que o outro lado realmente quer alcançar.
- Ênfase nos pontos em comum entre as partes e minimização das diferenças. Um dos aspectos mais representativos para viabilizar uma negociação é a existência de interesses comuns, que poderíamos definir como meta coletiva. O esforço, nesse momento, é valorizar a meta coletiva, ajustando as perspectivas individuais à relevância correta, ou seja, subordinando a busca de resultados à obtenção dos fatores realmente essenciais.
- Busca de soluções que venham ao encontro dos objetivos de ambos os lados. A qualidade do resultado de uma negociação integrativa deve ser medida pela verificação do nível de atendimento dos interesses de ambas as partes, cujo grau determinará a manutenção do relacionamento em bases sólidas. Negociações desse tipo exigem que o negociador entenda que o problema do outro é parte do seu problema, e colocar-se na perspectiva do outro é uma exigência básica. Um aspecto importante a ser considerado nessa abordagem é a flexibilidade dos negociadores. Entende-se como flexibilidade, a maior ou menor capacidade do negociador em considerar as contribuições,

ideias, necessidades do seu interlocutor, assim como a maior ou menor capacidade do negociador ver a mudança ou mesmo uma nova ideia como uma ótima oportunidade e não uma ameaça.

Acordo ou abandono

Saner (2002)[5] afirma que, "se tudo correu bem, ao final da terceira fase, uma ou mais soluções satisfatórias estarão sobre a mesa – ou, ao contrário, não se criou um ambiente de cooperação e não foi possível superar as divergências." Em ambos os casos, o objetivo dessa fase é levar a negociação a uma conclusão.

O fator determinante da busca do acordo ou o abandono da negociação é a comparação das propostas de solução com o Plano B de cada parte.

Fisher, Ury e Patton (1994)[6] reforçam a necessidade de se buscar a adoção de soluções que representem um padrão justo, um critério objetivo, independentemente da vontade pura e simples de qualquer das partes. Critérios como valor de mercado, opinião especializada ou indicadores específicos encaminham uma solução justa que induz à aceitação de acordos sem o sentimento de estar sendo lesado, prejuízo certo para relacionamentos.

Lewicki, Saunders e Minton (2014)[4] sugerem que devemos manter as decisões experimentais e condicionais até que todos os aspectos da proposta final estejam completos – um pacote prévio, ou seja, nada deve ser considerado como finalizado até que tudo esteja concluído.

Esse pacote prévio deve então ser analisado, revisto e acordado entre as partes, gerando um "texto único" a ser passado, sempre que necessário, de uma parte para a outra, até que todos os lados aceitem plenamente as colocações do acordo, base para o contrato a ser elaborado, quando for o caso.

Etapa de avaliação da negociação

A etapa de avaliação da negociação, extremamente crítica, consiste na verificação do que saiu certo ou errado durante o processo, promovendo o aprendizado a partir da experiência vivida, evitando a repetição de erros em novas negociações e registrando aspectos relativos à maneira de negociar da outra parte, informações que podem ser importantes em ocasiões futuras com os mesmos interlocutores.

Na avaliação, devemos considerar:

- Se conseguimos identificar corretamente os interesses e objetivos da outra parte.
- O acerto da estratégia e das táticas escolhidas e utilizadas.
- O uso correto e momento adequado para as concessões.
- A comparação entre os resultados esperados e os obtidos.
- A análise crítica dos erros e acertos durante o processo de negociação.
- Os pontos positivos e negativos mais relevantes.
- O comportamento do negociador e sua equipe.

- O registro das ações principais da outra parte, com modo de fazer concessões, linguagem corporal, o estilo dos negociadores.
- O registro de todas as informações, para treinamento e uso futuro em novas negociações.

Considerações finais

Não é de hoje que o mercado tem uma percepção clara da necessidade de uma profunda reforma no sistema hospitalar brasileiro. Assistimos os constantes conflitos entre clínicas e hospitais e operadores de planos de saúde, em relação aos preços praticados. O mesmo ocorre nas compras de medicamentos, em que a desproporção de poder é evidente e beneficia, de modo geral, os fabricantes. São frequentes negociações das instituições médicas com a esfera pública, com órgãos reguladores (ANVISA, ANS), Secretarias Municipais e Estaduais de Saúde. Dificilmente vemos sucesso nas tentativas de hospitais se associarem para resolução de problemas comuns.

É um cenário que indica a fundamental necessidade dos gestores de clínicas e hospitais estarem instrumentados e capacitados para gerir as mudanças que fatalmente virão, administrar conflitos e conseguir, nas mesas de negociação, resultados que atendam aos seus legítimos interesses e objetivos.

Os temas abordados neste capítulo evidentemente não esgotam o assunto, e, pelo contrário, apenas indicam a necessidade de aprofundamento do estudo das técnicas de negociação como a maneira possível de obtenção de melhores resultados na solução das nossas demandas.

Referências bibliográficas

1. Peters T. Reimagine: excelência nos negócios em uma era de desordem. São Paulo: Futura, 2004.
2. Pinto JRA. O conceito de Poder. Rio de Janeiro: Livraria Francisco Alves Editora Ltda., 2008.
3. Cohen H. Você pode negociar tudo. Rio de Janeiro: Elsevier; São Paulo: HSM Management, 2005.
4. Lewicki RL, Saunders DM, Minton JW. Fundamentos da negociação. 5ª ed. Porto Alegre: AMGH Editora, 2014.
5. Saner R. O negociador experiente: estratégias, táticas, motivação, comportamento, liderança. São Paulo: Editora SENAC São Paulo, 2002
6. Fisher R, Ury W, Patton B. Como chegar ao sim: a negociação de acordos sem concessões. 2ª ed. Rio de Janeiro: Imago, 1994.

10 Sustentabilidade em Organizações de Saúde

Eduardo Rosa Pedreira

Introdução

Em 1919, no país berço do capitalismo moderno, os irmãos Dodge que tinham uma parcela minoritária de ações da Ford Motor Company, processaram Henry Ford. A queixa era de que, ao invés de distribuir o lucro para os acionistas, Ford o estava reinvestindo no próprio negócio. Esse investimento do ganho da companhia nela mesma beneficiaria funcionários e consumidores, mas segundo os autores da ação judicial, isso era feito às custas dos acionistas, que sendo os reais proprietários terminavam por sair prejudicados nessa situação. A Suprema Corte do Estado de Michigan deu ganho de causa aos Dodge. Criou assim uma sólida jurisprudência para as próximas disputas entre acionistas e gestores, além de solidificar a visão de que o objetivo essencial de uma empresa é a maximização de ganho para os acionistas (Stout; 2008).[1]

Décadas depois, no florescer dos anos 1970, o economista americano Milton Friedman (1970)[2] iria de maneira enfática propagar que a única responsabilidade social de uma empresa é incrementar seus benefícios, cabendo aos gestores do negócio, dentro dos limites da lei e da ética, uma única responsabilidade: a de maximizar o retorno dos acionistas.

Essa maneira de enxergar os negócios, como organizações cuja única ou principal vocação é a maximização do retorno aos seus donos, vem sendo ao longo do tempo discutida e podemos até mesmo dizer, suplantada. Esse modelo focado nos acionistas (*shareholders*) tem-se mostrado insuficiente para explicar as razões pelas quais, de fato, um negócio deve existir. Além dos proprietários, há outros públicos relevantes ou partes interessadas (*stakeholders*) pelas quais a empresa e seus gestores são também responsáveis (Pinto; 2004).[3]

Foi essa mudança mental que possibilitou a construção de um conceito que entende o negócio, realmente sustentável, como sendo aquele que é **economicamente viável, socialmente justo e ambientalmente responsável**. Um negócio não pode ser apenas bom para seus acionistas, precisa também o ser para o mundo. Deve buscar sustentar-se, perenizar-se, sem destruir a sociedade e o planeta. Nessa perspectiva, o lucro (*profit*) dá as mãos ao social (*people*) e o ambiental (*planet*), Elkinton (1997).[4] A empresa existe para gerar valor, isso é, entregar algo de valor para todos os seus *stakeholders*. Daí, decorre sua lucratividade. Note-se: não se trata de renunciar ao lucro, mas de reposicioná-lo, colocando-o como consequência da geração de valor e não como uma meta que o negócio deve buscar atingir a todo e qualquer custo.

Com o crescimento do mercado de saúde privada no mundo e no Brasil, é notória a evolução na profissionalização de muitas empresas. Especialmente clínicas e hospitais que estão, por assim dizer, lá na ponta, lidando com a saúde humana de maneira bem direta, devem ser protagonistas nesse novo cenário de uma gestão mais sustentável dos negócios.

É justamente o que propõe a reflexão contida neste capítulo: como fazer com que a gestão de uma clínica e/ou hospital seja cada vez mais sustentável? Pois bem, o primeiro passo é a ética, fundamento de toda essa concepção de maior sustentabilidade dos negócios privados. Por isso começamos falando de ética, depois passamos para o pilar social e finalizamos com a questão ambiental.

Ética: Eis a questão!

Wiesel, aclamado escritor judeu e ganhador do prêmio Nobel da Paz, fez uma afirmação digna de ser conservada em nossa memória: "*Não há suficientes respostas literárias, psicológicas ou históricas para a tragédia humana, há apenas respostas morais*", Marchionni (2008).[5] Egresso de Auschwitz, onde encontrou o mal em uma de suas mais puras traduções, não satisfeito com as razões meramente psicológicas, sociais e econômicas oferecidas por pensadores como Freud, Rousseau e Marx, para as desgraças que causamos, acrescenta a essas explicações uma que lhes é anterior. Na visão desse sobrevivente do terror nazista, esse e outros períodos sombrios da nossa história, são desdobramentos da ausência de uma consciência mínima de moralidade e de valores éticos. Ao apontar a ausência de ética como a causa dos nossos males mais profundos, Wiesel coloca-a no centro do debate, contrariando assim o senso comum que tende a considerá-la como um aspecto menor. Elevada a esse patamar de importância, deve ela permear todas as dimensões da nossa existência, ficando dentro de sua esfera tudo aquilo que interessa a vida humana.

A prevalecer essa lógica, como falar de saúde no Brasil sem refletir também e principalmente sobre ética? Como pensar sobre gestão de instituições de saúde, sem incluir a ética como uma das suas mais importantes dimensões? Aqui reside a razão de ser deste capítulo: evidenciar as indissolúveis ligações, as mútuas interpelações e implicações existentes entre essas que são duas das mais fundamentais áreas da nossa vida. Para tanto, inicialmente definiremos o que é ética, depois mostraremos que a ética na saúde é um resultado da saúde ética dos profissionais, instituições e negócios feitos nesse contexto, finalmente mostraremos como a ética e a responsabilidade social são diferenciais estratégicos na gestão de clínicas e hospitais.

Ética: uma possível conceituação

A ética nasceu a partir da filosofia grega quando seus mais célebres pensadores empreenderam uma jornada racional em busca de resposta para uma questão central: *como devemos nós viver?* Ferry (2010).[6] A reflexão filosófica em decorrência desse questionamento, gerou uma "ciência" do viver, uma instrução tutelada pela razão sobre como devemos agir para se alcançar uma vida boa, bela e justa. Definiu-se um conjunto de valores, parâmetros e comportamentos por meio dos quais o bom, o belo e justo seriam atingidos como estilo de vida. Ética é esse conjunto de valores por meio dos quais o comportamento, os parâmetros pessoais e sociais devem acontecer. Em linguagem mais coloquial, trata-se de um banco de dados composto por valores bons e justos, aos quais toda a existência humana e as sociedades deveriam submeterem-se a fim de viverem bem.

Embora etimologicamente os termos ética (do grego *ethos*, costumes) e moral (do latim *mores*, hábitos) tenham significados quase sinônimos Maingueneau (2008),[7] há diferenças sutis nem sempre percebidas. Como muito bem ponderou Cortina (2003):[8] "*Ética e moral distinguem-se simplesmente no sentido de que, enquanto a moral faz parte da vida cotidiana das sociedades e dos indivíduos, e não foi inventada pelos filósofos, a ética é um saber filosófico.*" Em busca de maior clareza, podemos ainda dizer que a moral se refere a normas de condutas vigentes geradas por uma sociedade, enquanto a ética resulta do exercício da razão crítica. A regra moral vem de fora do indivíduo, herdada intuitivamente de uma determinada cultura, com forte tonalidade emocional, de aplicação mais local e temporal; o valor ético nasce de uma reflexão interior, racional, mais aplicável universalmente, pois trata-se de uma meta-moral, uma visão que se situa além da moral, uma teoria racional sobre o bem e o mal, os valores e juízos.

A ética tem como preocupação central discernir o certo e o errado, o bem e o mal, o justo e o injusto. Essa, como se supõe, não é uma tarefa simples. Discernir eticamente uma determinada situação envolve muita dificuldade. Não é sem razão que surgiram ao longo da história diferentes teorias e modelos éticos conflitantes, Russ (1999).[9] Esse grau de dificuldade aumenta ainda mais dentro de alguns setores específicos da nossa sociedade. Nesses, encontram-se alojadas questões de especial complexidade, pois a dimensão ética se choca com aspectos legais, sociais, pessoais etc. A saúde, seja pública ou privada, é, sem dúvida, um desses setores nos quais, por assim dizer, exige-se um corte cirúrgico de altíssima precisão ética a fim de que se discirna o certo do errado.

Tome-se a exemplo, o caso da anencefalia, uma má-formação incompatível com a vida, em que o feto não tem cérebro, ou em linguagem mais técnica, uma ausência total ou parcial do encéfalo e da calota craniana, Smith (1982).[10] Curiosamente o Brasil é o quarto país do mundo em prevalência de anencefalia, segundo dados divulgados pela Organização Mundial de Saúde, em 2003. Em cada dez mil gestações no país, cerca de nove são de fetos anencéfalos, "*uma taxa mais de cinquenta vezes maior que a observada em países como a França, Bélgica ou Áustria*", Medeiros (2004).[11] Atualmente com o avanço da tecnologia, a maior parte dos casos de anencefalia é detectada durante a gravidez, é precisamente "*essa possibilidade de diagnosticar a presença de doenças incuráveis...em um feto que coloca casais e os profissionais da saúde diante do dilema de manter ou de interromper uma gravidez.*", Brandt (2007).[12]

Dois casos são paradigmáticos quanto a nos revelar a complexidade do discernimento ético nessa questão:

- Em novembro de 2003, uma ecografia atestou que o feto de Gabriela Cordeiro era anencefálico. Por viver no Brasil, um dos poucos países do mundo, no qual a legislação ainda proíbe a interrupção da gravidez em casos dessa natureza, Gabriela durante quatro meses lutou na justiça pelo direito de antecipar o parto e assim interromper a gravidez. A justiça oscilava entre a negação e autorização. Quando seu pleito chegou ao Supremo Tribunal Federal e os ministros se preparavam para julgá-lo, Maria Vida, seu bebê que resistiu apenas sete minutos depois do parto, já havia morrido. Tanto Gabriela como Maria Vida, trouxeram à tona com sua história, o fato de que desde 1999, mais de três mil mulheres já tinham conseguiu autorização judicial para a interrupção da gestação depois de comprovado o diagnóstico de doença incompatível com a vida nos seus fetos, Ruibal (2020).[13] Não sabemos quantos pedidos foram negados.

- Theresa Ann Camp Pearson, conhecida publicamente como Bebê Teresa, foi uma criança com anencefalia nascida na Flórida em 1992, Chartrand (1999).[14] Os bebês anencéfalos são comumente chamados de bebês sem cérebro, o que nos dá apenas uma ideia parcial do problema. Partes importantes do encéfalo – cérebro e cerebelo – estão ausentes, bem como o topo do crânio. Entretanto, esses bebês têm o tronco cerebral e por isso as funções autônomas de respiração e batimentos cardíacos são possíveis. Esse caso teria passado despercebido, não fosse o pedido pouco comum feito pelos pais à corte daquele estado americano. Diante da curta perspectiva de existência de Theresa, que mesmo se sobrevivesse nunca teria uma vida consciente, eles pediram permissão legal para oferecer os órgãos do seu bebê para transplante. Refletiram que ao doar seus rins, fígado, coração, pulmões e olhos estariam ajudando outras crianças. Os médicos que convivem com a fatalidade de ver nascerem a cada ano uma quantidade significativa de crianças sofrendo por não terem órgãos disponíveis para transplante, acharam uma boa ideia. A boa intenção dos pais esbarrou na questão legal. Os órgãos não puderam ser retirados, pois a legislação daquele estado apenas permite a remoção deles quando o doador for declarado oficialmente morto, Becker (2004).[15] Nove dias depois a bebê morreu! Já era tarde para as outras crianças, os órgãos estavam em estado de excessiva deterioração.

Todas as partes envolvidas em experiências dessa natureza, buscam decidir pelo que é mais correto eticamente. A dificuldade de julgar acontece pela variedade de ângulos pelos quais se possam analisar questões como essas e uma vez que se muda a vista de um ponto, necessariamente muda-se também o ponto de vista. Estão implicados o direito das mães, o bem-estar do feto, o dever dos médicos, o papel do estado... Ao tentar buscar qual é a melhor decisão ética, defrontamo-nos com um feixe de perguntas reveladoras da complexidade desse cenário: não tem o casal e mais especificamente a mulher o direito de interromper, sem a necessidade da intervenção estatal, a gravidez nesse tipo de situação? Tem o estado o direito de interferir na vida de um indivíduo, cercando-lhe a prerrogativa de escolher? Se um feto for, ainda que com uma doença incompatível com a vida, considerado um ser humano vivo, a interrupção dessa gestação não se constituiria em uma transgressão digna do arbítrio dos poderes constituídos? O médico, que segundo os códigos mais antigos reguladores de sua profissão, tem como o primeiro dever a beneficência, e no que respeita o tratamento das doenças, deve sempre prevalecer o princípio hipocrático de "ajudar ou, ao menos, não causar dano", ao defender a interrupção da gestação nesses casos, estaria cumprindo sua obrigação? A doação de órgãos de bebês anencéfalos não estaria ajudando tantas outras crianças? O que vale mais: um bebê condenado a um curto viver e mesmo assim totalmente incompatível com a realidade extrauterina, ou a salvação de crianças que poderiam ter asseguradas a longevidade e a qualidade de sua existência se recebessem um transplante de órgãos? A vida possui em si um valor intrínseco que qualquer interrupção dela, ainda que por motivos nobres e consequências boas, seria uma violação à qual nenhum ser humano tem direito?

Esse conjunto de interrogações e pontos de vista, evidenciam com máxima clareza a difícil relação entre ética e saúde. A dificuldade do discernimento e do comportamento ético, é em si mesma, um convite a colocar esse tema como um dos mais importantes na formação e atuação de todos os atores que labutam no âmbito da saúde pública e privada no Brasil.

Ética na saúde depende da saúde ética

As palavras, saúde e ética, se usadas teoricamente podem apenas representar termos vazios inseridos dentro de discursos puramente etéreos. Quando nós as pensamos praticamente e as colocamos dentro da realidade brasileira, o termo saúde assume o rosto concreto de um número de pacientes desrespeitados em seu inalienável direito de receber ajuda para minorar seus males, mas se veem vítimas de uma equação social que os deixa dependentes de um sistema público comprovadamente pouco confiável; sim, a palavra saúde tem o matiz da, nem sempre harmônica (porque não dizer muito conflituosa), relação entre os profissionais de saúde e seus empregadores, sejam eles públicos ou privados, submetidos a uma carga de trabalho muitas vezes ultrajante, comprometedora até da qualidade do serviço prestado e consequentemente da condição de fazer as melhores escolhas; por outro lado, gestores tendo de lidar com profissionais incapazes de lembrar a importância do seu trabalho assumindo uma postura relapsa, e em alguns casos, flagrantemente antiética; por sua vez, a palavra ética quando deixa de ser uma peça de retórica, na prática cotidiana da saúde, se materializa no desafio dos gestores entre prestar o melhor, o mais digno serviço aos pacientes e por questões de lucratividade fazer as mais variadas manobras para fechar as contas; ética traduz-se, a depender de onde se exerce a prestação de serviço, por se decidir quem vai viver e ter que lidar com as razões e os corolários dessa escolha.

Tendo por base esse cotidiano prático, no qual as palavras ganham real concretude, afirmarmos somente ser possível ter ética na saúde como consequência direta da saúde ética de todos os envolvidos nesse setor, seja público ou privado. Incrementar a saúde ética, é, pois, o caminho mais seguro para se ter ainda mais a tão desejada ética na saúde. Apresentar propostas detalhadas nesse sentido, vai muito além do espaço e do escopo deste capítulo. Entretanto, ainda que brevemente, sugerimos como rota de ação a pedagogia dos círculos concêntricos. A sábia natureza nos revela como um lago é afetado a partir de uma pequena pedra causadora de um círculo que se amplia em outros maiores até remexer toda a extensão de suas águas. Nessa pedagogia, começa-se a partir de um núcleo estratégico que naturalmente irá afetar o todo. O núcleo estratégico da saúde para o qual devemos sempre buscar a excelência da decisão ética está composto hoje no Brasil de dois principiais atores: os médicos e os gestores. Ambos têm em comum o fato de terem poder, ainda que em níveis diferentes, para tomar decisões capazes de afetar por extensão um número significativo de pessoas. Em certo sentido, são os principais responsáveis pela formação da cultura nos ambientes nos quais atuam. Não somente, mas principalmente eles são, para retornar a metáfora anterior, a pedra jogada no lago capaz de remexer qualitativamente suas águas.

Quanto ao médico, uma das propostas mais óbvias e necessárias vai de encontro a que se corrija urgentemente uma lacuna na sua formação. Em excelente livro, o Dr. Sérgio Rego, da Fiocruz, volta os olhos para essa questão. Após pesquisar diversas faculdades de Medicina, conclui que as instituições não dedicam o devido tempo de formação ética aos alunos, justamente porque, comumente o departamento de ética não é muito atuante como os outros departamentos com mais recursos, inclusive financeiros, se comparados, p. ex., com as cadeiras de especialização, Rego (2005).[16] Consequentemente, em uma fase estratégica da formação desse profissional, uma vertente das mais importantes no exercício de sua profissão tem reduzida importância. Fruto dessa lacuna, os profissionais desenvolvem uma frágil "consciência ética" que muitas vezes significa apenas ter bom senso nas tomadas de decisões, quando deveriam estar melhor preparados para fazerem juízos mais críticos capazes de dar qualidade a escolha; outros acham, refletindo uma lógica já superada, que quanto melhor tecnicamente exercem suas intervenções, tanto mais éticos serão. Sem dúvida, conhecimento, perícia, habilidade técnica são elementos essenciais para se adquirir níveis de excelência e quando atingidos fazem o médico cumprir em parte o seu dever ético. Todavia, suas ações não se reduzem somente a técnica, estão contidas nelas outras dimensões.

Talvez uma das razões a explicar o lugar de coadjuvante menor que a ética tem na formação dos profissionais de saúde, é equivocadamente transformá-la em uma questão de foro íntimo, deixando ao indivíduo o poder da decisão. Fazer isso é esquecer que ela, como já apontado aqui, nasce da mais rigorosa reflexão e do estudo filosófico, podendo ser, em certo sentido, considerada uma "ciência" que exige no seu ensino e aprendizagem forte preparo intelectual. É isso que nos diz Ronald Carson, comentando artigo de Paul Ramsey: *"Há 30 anos, Paul Ramsey registrou algumas ideias provocadoras a propósito das ciências humanas no currículo médico. "A menos que tornemos a educação médica mais literária, a ética não encontrará lugar adequado na mesma. A ética é uma pesquisa intelectual, portanto, sua educação na medicina deve ser primordialmente letrada", disse Ramsey. Ser literato significa ter habilidades para comunicar-se em uma determinada linguagem – nesse caso, a da moralidade. Tal capacidade de aprendizado, conforme Ramsey, é requisito mínimo da educação médica. E ele vai adiante: "mais literária" refere-se a algo além, implicando ser versado em ampla escala de experiência moral.",* Arruda (2006).[17]

Em que pesem as excelentes reflexões e propostas que existem com relação ao ensino da ética para os profissionais de saúde, obviamente a formação de uma consciência e comportamento ético do médico não dependem apenas de seu processo de educação formal. Há que se ter uma inteligência e uma dignidade que o próprio exercício de uma profissão de propósitos tão humanitários naturalmente oferece àqueles cujo senso de vocação os torna sensíveis ao seu papel na vida das pessoas. Aqui reside um ponto de especial atenção. Quem é o profissional de saúde? Que privilégios sua formação lhe dá que implica em fortes responsabilidades para com os seus pacientes? O que fazer para lidar com o natural deslumbramento advindo do poder de ter conhecimentos tão importantes para a preservação de uma vida? Uma resposta significativa a essas perguntas, nos é dada, por Maria Tereza Morano (2003):[18] "é sempre importante mencionar que os profissionais de saúde, utilizam um conjunto de conhecimentos que constitui patrimônio cultural da humanidade, não pertence a eles como agentes do saber acumulado, a eles pertence à perícia, a maior ou menor habilidade (arte) na execução das técnicas e conhecimentos adquiridos. Esse conjunto decorre, como é direito supor, do saber acumulado pela observação no próprio homem, transmitido pelas escolas públicas em grande maioria (mas não apenas por elas) ou sob treinamento em hospitais públicos ou instituições pelo poder público, portanto, *sob custódia social. Daí se entende que a atenção à saúde voltada para a sociedade, em geral, constitui procedimento de alto propósito humanitário e deve ser vista como um ato de respeito à coisa pública e uma maneira de devolver à sociedade aquilo que lhe pertence por origem e vocação histórica. Assim, contradiz-se a raivosa arrogância dos profissionais de saúde como proprietários do saber e detentores absolutos do conhecimento sobre a vida e a morte.*"

Como notado acima, não só o médico é um ator ético de vital importância no cenário discutido até aqui, mas também os gestores. Esses são responsáveis quase diretos pela cultura organizacional dos estabelecimentos de saúde sobre os quais exercem sua liderança. Por suas mãos passam decisões que demandam posicionamentos éticos fundamentais. Não somente do médico deve se exigir sólida formação e comportamento ético, mas também e principalmente dos gestores. São esses que garantirão um ambiente organizacional seguro para que aqueles exerçam sua profissão dentro de uma cultura organizacional na qual a ética é valorizada.

Não importa a natureza de um negócio, um gestor está posto na posição de liderança para cumprir a primordial tarefa de gerar lucro. Uma clínica, hospital, laboratório de análises clínicas, uma seguradora e operadora de saúde etc., são empresas que não podem se furtar a lógica do mercado e do capital na qual estão inseridas. Nesse caso, é evidente a mudança de paradigma quando um estabelecimento de saúde deixa de ser um bem de serviço prestado pelo estado em retorno aos impostos pagos pela população e um negócio que tem como um dos seus principais interesses, senão o principal, o de gerar lucro para seus acionistas e proprietários. A lucratividade como consequência da boa gestão e prestação de serviço é uma legítima recompensa de um negócio de saúde do setor privado. O lucro é o bônus, o ônus está em que esses estabelecimentos estão sujeitos aos mesmíssimos desafios de mercado que qualquer outra empresa. Ter de lidar com uma acirrada concorrência é um bom exemplo dessa realidade. Já é lugar-comum em nosso saber, que nossa saúde ética fica debilitada quando se trata de agir corretamente com a concorrência. Muitas vezes, sob a pressão tão comum das "leis" mercadológicas, gestores da área de saúde adotam métodos e soluções questionáveis do ponto de vista ético. Mas afinal, pensam e justificam: isso é um negócio e temos que fazê-lo lucrativo!

A fragilidade do sistema de saúde público brasileiro tem aberto cada vez mais espaço para o florescimento de negócios privados nessa área, consequentemente o número de gestores lidando com esse tipo de prestação de serviço aumenta na mesma proporção. Caso ilustrativo são os planos de saúde complementar ou privados adotados por maioria absoluta da faixa populacional financeiramente capaz de arcar com seus custos. Já na década de 1980, havia cerca de 15 milhões de segurados de planos de saúde particulares, registrados pela Associação

Brasileira de Medicina de Grupo (ABRAMGE), bem como pela Federação das Cooperativas Médicas (UNIMED). As grandes seguradoras e operadoras assumiram com voracidade esse mercado o que deu a elas uma situação de hegemonia nos muitos fluxos de negócios existentes dentro dele. Tanto os médicos, que já no início da década de 1990 registravam uma enorme dependência das operadoras de planos de saúde para manter suas atividades em consultório, como outras empresas prestadoras de serviço de saúde, os laboratórios de análise clínica, p. ex., vendo escassear os seus clientes particulares e juntamente com o desgaste de relacionamento comercial com a esfera pública, não tiveram dúvida em se associar as seguradoras e operadoras, criando uma rede poderosa.

Um interessante caso de estudo dessa questão nos é relatado na revista Ciência & Saúde Coletiva da Associação Brasileira de Pós-Graduação em Saúde Coletiva, Santos (2011).[19]

Resguardando nomes e identidades, as autoras do artigo, assim descrevem a situação:

"Em uma determinada cidade do Brasil ocorreu uma disputa de mercado muito acirrada no âmbito das análises clínicas. Um determinado laboratório "A" (LAB-A), detentor de aproximadamente 70% do mercado na região adotou uma postura bastante aguerrida na disputa mercadológica, propondo ao maior plano de saúde daquela área uma parceria. Nesse acordo bilateral, o LAB-A passaria uma parcela de suas ações ao plano, tornando-se então um prestador de serviço próprio dele, o que os isentaria de uma possível caracterização de monopólio perante a lei. O resultado do acordo entre as empresas foi firmado com a criação de uma terceira empresa, na qual os sócios participariam com ações iguais. A partir de então o LAB-A/plano tornou-se o único prestador de serviços no âmbito de análises clínicas para o citado plano, que por sua vez receberia grandes descontos nos preços dos exames solicitados. Concretizada essa parceria todos os outros laboratórios de análises clínicas foram descredenciados a atender os usuários do plano. Um segundo laboratório, LAB-B, concorrente mais próximo do LAB-A, responsável por aproximadamente 20% dos atendimentos do referido plano de saúde, com o estabelecimento dessa parceria sofreu grande impacto, perdendo nesse momento 50% da sua demanda e 40% do seu faturamento.

Diante desse quadro, o gestor do LAB-B convocou uma reunião com os gestores de outros laboratórios também prejudicados por essa medida, a fim de discutirem possíveis alternativas. Houve a reunião, mas não chegaram a um denominador comum, nem tampouco ficou estabelecida comissão para representá-los frente à possível reunião com o gestor do plano. Diante do impasse, o gestor do LAB-B reuniu-se com o diretor do plano, a fim de expor as suas dificuldades, inclusive por recentemente ter investido na certificação do seu laboratório por um órgão internacional e estar precisando de um tempo para restabelecer seu equilíbrio financeiro, bem como os problemas sociais em relação aos seus funcionários e, também, a necessidade de prestar serviço à comunidade na qual faz parte. Diante do exposto, o plano de saúde concedeu mais três meses de atendimento a todos os laboratórios descredenciados.

Temendo represálias dos seus usuários, pela falta de opções de escolha, o plano permitiu que alguns laboratórios de pequeno porte atendessem, todavia excluiu os laboratórios mais estruturados, inclusive o LAB-B. Em meio aos acontecimentos o diretor do LAB-B viu-se em sérias dificuldades, devido à subutilização dos seus serviços pela perda do referido plano. Esse laboratório caracterizado como de médio porte na cidade com 15 anos de funcionamento possuía 22 funcionários.

Nesse momento, entra em questão, a responsabilidade social da empresa e o dilema de como manter-se no mercado de maneira viável, sem demitir colaboradores e diminuir seu compromisso com a qualidade dos serviços prestados. Após refletir, o gestor do LAB-B não enxergou no momento outra alternativa senão cortar custos e começou a demitir funcionários. Durante certo tempo esse laboratório sofreu grave crise com problemas de ordem financeira em decorrência da associação do seu concorrente com sua maior fonte de renda. Para não sucumbir de vez, o gestor do LAB-B resolveu propor sociedade a um grande grupo médico da cidade, onde nesse acordo venderia parte de suas ações a ele e a partir de então, ganharia o direito de atender os usuários do plano acima citado, já que o gestor do grupo médico era um dos conselheiros do plano, que no seu estatuto interno impedia o descredenciamento de conselheiros. Com essa sociedade, o LAB-B, passa então a atender os usuários do plano, encontrando assim uma alternativa viável de sobrevivência diante de um cenário adverso."

Existem algumas maneiras de olharmos esse relato. Uma delas é do ponto de vista da gestão puramente focada no lucro. Por essa via, quem sabe alguns até admirariam a inventividade de um grupo de gestores para conseguir criar e manter um monopólio sob uma fachada legal, cujo domínio de mercado aniquilaria qualquer chance de concorrência. Todavia, se enxergarmos por um outro ângulo, buscando julgar a integridade ética da ação dos gestores, a sua atitude depredatória de um setor, tornando-se únicos beneficiários daquele quinhão mercadológico, mas conspirando contra a sustentabilidade de outros *stakeholders* por meio de uma manobra jurídica capaz de conferir legitimidade, porém incapaz de limpar a mancha de uma ação contrária a ética; se lançarmos esse olhar, seriam esses gestores dignos da nossa admiração? Se essas atitudes terminam por ser bem recompensadas e até mesmo enaltecidas como paradigma a ser seguido, o que acontecerá com esse setor? Analisado apenas o aspecto da lucratividade, não estaríamos diante de uma cena de sucesso na qual a inteligência gerencial deu provas de sua enorme competência? Entretanto, se julgado o mesmo caso em busca do bom e do justo, não estaríamos diante de um fracasso cujos imprevisíveis desdobramentos poderiam ameaçar inclusive a própria sustentabilidade do negócio a médio e longo prazo?

Todas essas perguntas supracitadas, quando tomadas realmente a sério, nos introduzirão a um passo mais adiante na reflexão proposta até aqui: levando em consideração que diferentemente de outros setores, os usuários do serviço de saúde quando vitimados por uma gestão não ética sofrem o dano na própria "carne", que um paciente insatisfeito nesse caso é mais do que um "cliente" infeliz, mas uma pessoa lesada em seu direito fundamental, não seria a ética e consequentemente a responsabilidade social um enorme diferencial na gestão de instituições de saúde em geral e em particular de clínicas e hospitais?

A ética e responsabilidade social como diferenciais estratégicos na gestão de clínicas hospitais e indústrias da saúde

Dizer que ética e responsabilidade social podem se tornar aspectos estratégicos na Gestão de Clínicas, Hospitais e Indústrias da Saúde, pode parecer, à primeira vista, uma afirmação puramente ingênua e carente de fundamentação. Afinal, a parcela da população brasileira capaz de arcar com os custos da saúde privada, quando se vê na condição de paciente, decide primariamente a partir de um critério técnico-econômico. Técnico, por que tudo quanto um paciente deseja é ter a segurança de estar sendo cuidado pelos mais bem preparados profissionais em termos de conhecimento e atualização, bem como em instituições que ostentam equipamentos de última geração com garantia e adequada manutenção, qualidade da hotelaria etc. Econômico, porque são exatamente determinadas categorias de planos de saúde, ou larga renda pessoal, que se garante acesso aos melhores tecnicamente. Aos 36 anos de idade, um professor foi vítima de um infarto do miocárdio e prestes a sofrer uma cirurgia de revascularização, a família optou por conhecida equipe médica, cuja competência a colocava no *"ranking"* das melhores. Operou-se ali o mais elementar raciocínio: na iminência de uma enfermidade deve-se buscar os melhores médicos juntamente com as melhores clínicas e hospitais.

Diante desse arrazoado, não seria óbvio concluir que pacientes não contabilizam a ética e responsabilidade social como sendo um fator de decisão? Como então, nesse contexto, podemos considerar esses dois aspectos como estratégicos para a gestão de uma clínica ou hospital? Ou por palavras mais cruas: se ética e responsabilidade social não são necessariamente variáveis importantes na equação do lucro, como considerá-las importantes na gestão?

Quando examinamos três casos de hospitais no Brasil, fica evidente que seus gestores se fizeram as perguntas acima e concluíram, contrariando uma certa expectativa, que esses são sim aspectos imprescindíveis de sua gestão. Todos primaram por estampar nos seus web sites, que como se sabe hoje, tornou-se o cartão de vista por excelência de uma instituição, aquilo que realizam no campo da ética e responsabilidade social.

Essas três instituições em questão foram certificadas pela Joint Commission International Accreditation.[20] Sendo uma divisão internacional da Joint Commission Resources, a JCI trabalha com instituições de saúde, ministérios da saúde e organizações globais em mais de 80 países, desde 1994. Desenvolveu essa certificação visando a melhoria da qualidade da assistência e da segurança do cuidado ao paciente, por meio do fornecimento de serviços fruto de soluções práticas e sustentáveis.

O Hospital Copa D'or no Rio de Janeiro, pertencente ao grupo Lab's D'or, faz uma interessante relação entre ética e responsabilidade social, vendo essa, como uma natural resultante daquela. Nota-se, pelo menos no âmbito do planejamento, a preocupação de fazer da ética um elemento essencial da gestão pois *"o código de ética representa o interesse e responsabilidade em promover valores considerados essenciais. Ele é um instrumento de reafirmação das intenções e base das práticas institucionais, onde a relação com o cliente interno e externo é a principal fonte de motivação"*.[21] Seis valores fundamentais orientam o trabalho de todos a fim de atingir a missão da instituição: humanização, credibilidade, respeito, desenvolvimento, competência e integridade. Nesse espírito, afirma que como resultante da evolução e amadurecimento da prática do Código de Ética do Hospital Copa D'Or, as ações de Responsabilidade Social passaram a fazer parte do cotidiano de quem atua na instituição.

Outro exemplo interessante vem do Hospital Israelita Albert Einstein em São Paulo. O tópico da responsabilidade social aparece no mesmo "naipe" que outros importantes aspectos da instituição. São descritas algumas ações nessa área das quais citamos três: o Albert Einsten assumiu a gestão do Hospital Municipal Dr. Moysés Deutsch inaugurado em 2008 e localizado no Jardim Ângela, zona sul da cidade de São Paulo, sendo o único hospital em um raio de 7 km, atendendo uma população aproximada de 600.000 habitantes; o programa de transplante feitos em parceria com o SUS, resultando em 230 desses procedimentos somente no ano de 2009 e ainda, o programa de prevenção em saúde feito na comunidade de Paraisópolis via um ambulatório e um centro de promoção e atenção à saúde.[22]

Um terceiro caso ainda mais notável é do Hospital Moinhos de Vento em Porto Alegre[23] que colocou em seu portfólio virtual a questão da responsabilidade social como um dos destaques da gestão. Indo além dos outros, o hospital porto-alegrense, não apenas descreve suas ações nessa área, mas disponibiliza seu balanço social, incluindo ainda os projetos ambientais sob o "guarda-chuva" da responsabilidade social, revelando assim estar afinando com o estágio mais avançado desse conceito.

Sabemos que a responsabilidade social é um termo muito ambíguo e tem recebido várias definições, Ashley (2001).[24] Mas à luz dos casos aqui citados, sugerimos entender esse conceito, no contexto específico tratado nesse texto, como sendo uma postura assumida por uma clínica ou hospital de integrar em sua gestão ações capazes de beneficiar outros públicos, além dos seus pacientes e colaboradores. É uma extensão de suas atividades visando intervir socialmente na vida e realidade de pessoas que por suas posses naturais não teriam acesso a elas. Ao fazerem isso, os gestores justamente ganham benefícios indiretos, mas nos revelam como esse aspecto não pode ser mais desprezado por esse tipo de organização no Brasil.

Buscando ir ainda além do que nos revelam os exemplos citados sobre quão estratégica é a ética na gestão, devemos ainda lembrar que essa dimensão da relação paciente – médico – clínica ou hospital não é consciente ou fácil de se explicitar. Raramente na condição de paciente se faz uma pergunta do tipo: *vocês aqui são realmente éticos?* Entretanto, a conduta ética é uma premissa implícita nessa relação, posto que, não se espera desses profissionais e estabelecimentos, p. ex., que submetam pacientes a exames desnecessários ou que os retenham em unidades de terapia intensiva somente para ganhar um pouco mais de dinheiro do plano responsável pela cobertura dos procedimentos. Quando se vive a experiência de uma ressonância magnética, espera-se implicitamente que o aparelho diagnóstico esteja com sua manutenção absolutamente em dia, pois caso contrário, o resultado do exame estaria drasticamente comprometido acarretando imprevisíveis consequências posteriores. Mas se por um momento imaginarmos que venha a conhecimento público uma conduta não ética de uma determinada clínica ou hospital, não é difícil supor como isso causaria um impacto negativo na receita, afinal quem de posse dessa informação confiaria a si mesmo ou seus queridos aos cuidados desse estabelecimento? O raciocínio é elementar demais não carecendo de maior aprofundamento: é óbvia a constatação de que conquanto o critério ético não seja a variável explícita, uma gestão ética na saúde é uma exigência implícita, uma imposição, não só da consciência pessoal de médicos e gestores, como também de mercado. Se uma transgressão ética, quando descoberta é capaz de abalar profundamente a confiança dos pacientes-clientes, podendo causar prejuízos financeiros até mesmo irreversíveis, como não considerar a ética um aspecto estratégico na gestão de instituições prestadora de serviço em saúde que tem no lucro um dos seus objetivos?

Frédéric Bastiat, economista liberal Francês, do século XIV, fazendo uma diferenciação entre um bom e um mau economista diz que *"na esfera econômica, um ato, um hábito, uma instituição, uma lei não geram somente um efeito, mas uma série de efeitos. Entre esses, só o primeiro é imediato. Manifesta-se simultaneamente com sua causa. É visível. Os outros só aparecem depois e não são visíveis. Podemos nos dar por felizes se conseguirmos prevê-los (...) Entre um bom e um mau economista existe uma diferença: o último se detém no efeito que se vê; o primeiro leva em conta tanto o efeito que se vê quanto aqueles que se devem prever".* Parafraseando o brilhante Bastiat, pode-se dizer que a diferença entre a boa e a má gestão na área da saúde é aquela capaz de se deter nos efeitos visíveis de suas ações e posturas, bem como nas invisíveis, aquelas implícitas como a ética, mas com enorme poder de repercussão em todos aqueles que direta ou indiretamente são afetados por ela.

A responsabilidade ambiental

Junta-se ao lucro ético e a responsabilidade social, o terceiro pilar desse tripé de uma gestão sustentável: a responsabilidade ambiental.

Cumprir com sua responsabilidade para com o meio ambiente é o óbvio exigido na gestão de uma clínica, hospital, laboratório, indústria da saúde O rigoroso cumprimento da legislação ambiental, embora algo elementar, já traz consigo enormes benefícios para o negócio em si e para toda sociedade. Adequar suas atividades ao que rege a lei é evitar passivos que podem sair muito caro e a depender da gravidade, até mesmo inviabilizar o negócio. Por isso, assumir a responsabilidade ambiental não é uma opção, é uma obrigação.

Porém, mais do que a obediência ao que preconiza as obrigações legais, a gestão verdadeiramente sustentável na questão ambiental é aquela que busca a inovação. Inovar é também ir além do simples atendimento do aspecto é legal. É buscar ações e práticas capazes de fazer com que a relação com meio ambiente seja além de respeitosa, lucrativa, Trigueiro (2005).[25]

Aqui estão algumas ações que gestores e gestoras podem promover e que farão toda a diferença. Senão, veja:

- Medir o impacto de emissão de gases nocivos a atmosfera. A atividade hospitalar, do laboratório e da indústria da saúde, como qualquer outra, impacta o meio ambiente. Mensurar esse impacto é o primeiro passo para geri-lo.
- Diminuição dos resíduos dos serviços de saúde. O resíduo é a pegada que a essencial prestação de serviço em saúde deixa. Diminuí-la é de vital importância.
- Buscar a eficiência energética. Fazer a transição de uma economia baseada em combustível fóssil que esgarça os recursos renováveis para uma economia verde é um desafio mundial. Contudo, dentro do universo de hospital, laboratório ou das indústrias da saúde pode-se tomar medidas práticas que possam alcançar essa eficiência do uso de energia, com claros benefícios econômicos.
- Construir uma criteriosa lista de fornecedores, comprometidos com uma agenda ambiental, cujos produtos sejam mais sustentáveis e eficientes. Clínicas, hospitais, laboratórios, operadoras verticalizadas e indústrias da saúde devem e podem fazer parte de um já existente grupo de empresas que vem adotando compras sustentáveis e assim trazendo significativo diferencial ao negócio.

Conclusão

Como em uma tela de tapeçaria, qual o desenho somente se faz perceber pelas linhas mestras que costuram sua forma, esse texto, tem igualmente algumas ideias-chave costuradas uma na outra para oferecer uma imagem conceitual e prática do conteúdo exposto. Vale a pena, à guisa de conclusão, retomar essas linhas. São elas:

- A ética nasceu como resultado de mentes inquietas em busca de uma reposta racional para uma das mais célebres questões da nossa existência. O milenar conhecimento advindo dessa jornada intelectual constitui-se em uma profunda sabedoria capaz de trazer para nosso viver o bom, o justo e o belo. Portanto, nada mais impreciso com a história desse esforço mental para produzir valores éticos, do que achar que ética é uma questão pessoal e que cada indivíduo ou sociedade deve ter a sua.

- Ética e saúde são duas das mais importantes dimensões do nosso existir. Há uma profunda ligação subjetiva e objetiva entre elas. Uma saúde integral e sólida nos faz viver biopsicossocialmente melhor. A ética é o alicerce invisível dessa construção! No campo da saúde existe muitas encruzilhadas, questões de profunda complexidade para se discernir eticamente. Entrelaçam-se muitas vezes as dimensões legais, pessoais, sociais, familiares, estatais com a dimensão ética, o que dificulta nossa capacidade de encontrar nesse emaranhado o mais certo e justo a fazer. Enquanto não investirmos intensamente na saúde ética dos profissionais estratégicos que atuam na saúde, não teremos ética na saúde. Médicos, equipe de saúde e gestores são, por assim dizer, *major players* nesse cenário. Esses são intrinsecamente responsáveis pela qualidade ética das organizações prestadoras de saúde.

- A gestão de uma clínica ou hospital é de particular dificuldade. Não se pode tratar essas instituições apenas como negócios, esquecendo que passam em seus leitos e corredores pessoas vivendo em profunda vulnerabilidade, carentes de uma segurança que sua enfermidade lhes rouba. Portanto, como ser gestor nessa área sem entender essa dimensão humanitária dessa instituição? Por um outro lado, estamos falando sim de um negócio, legítimo em sua busca de lucro e digno de receber as melhores técnicas de gestão a fim de que eficácia e eficiência gerem a melhor lucratividade possível aos seus acionistas. Alcançar esse delicado equilíbrio é uma tarefa para um novo tipo de gestor, alguém capaz de pensar mais integralmente o negócio como sendo uma plataforma de geração de lucro e também de sustentabilidade para todos quantos estão expostos à sua influência. A ética, a responsabilidade social e ambiental são os elementos capazes de atingir esse equilíbrio. Isso porque, é a consciência ética que pode ajudar a dizer não a tentação de mergulhar com voracidade no lucro, esquecendo o certo e o errado. É pela via da responsabilidade social e ambiental que essas instituições podem transferir conhecimento, abrigar pessoas e ser um ponto de encontro de um exército de voluntários a favor da vida humana e do planeta. Esses são aspectos estratégicos de uma gestão afinada com os novos tempos, que requerem que os negócios além de lucrativos sejam social e ambientalmente justos e responsáveis, criando assim um modo de gestão, uma gestão sustentável de organizações de saúde.

Referências bibliográficas

1. Stout L. Why We Should Stop Teaching Dodge v. Ford. Virginia law and business review. 2008; 3(1): 164-76.
2. Friedman M. The New York Times. 1970 Set 13: Section SM: 17.
3. Pinto MCS. A Economia de Comunhão sob o Olhar da Teoria dos Stakeholders [dissertation's thesis]. Rio de Janeiro: PUC. 2004.
4. Elkinton J. The triple bottom line. In: Russo, M. Environmental management: Readings and cases. Los Angeles: Sage Publications Inc.; 1997.
5. Marchionni A. Ética a arte do bem, 1ª ed, Petrópolis, Vozes: 17, 2008.
6. Ferry JL. Aprender a Viver. São Paulo: Companhia das Letras; 2010.
7. Maingueneau D. A propósito do ethos. IN: Mota, A. & Salgado, L. Ethos discursivo. São Paulo: Editora Contexto, 2010.
8. Cortina A. O fazer ético: guia para a educação moral. São Paulo: Moderna; 2003.
9. Russ J. Pensamento ético contemporâneo. São Paulo: Paulus, 1999.
10. Smith DW. Recognizable Patterns of Human Malformation Saunders, Third Edition, 1982.
11. Medeiros M. Anencefalia no Brasil: o que os dados mundiais revelam? In: Anencefalia, o pensamento brasileiro em sua pluralidade, Brasília, Anis: 15, 2004.
12. Brandt RA. Ética médica no novo milênio. Einstein. Educação continuada em saúde, v. 5, p. 91-92, 2007.
13. Ruibal A. A controvérsia constitucional do aborto no Brasil: Inovação na interação entre movimento social e Supremo Tribunal Federal. Rev. Direito e Práx., 2020, 11 (02), p. 1166-1187.
14. Chartrand S. New York Times, Legal Definition of Death Is Questioned in Florida Infant Case, 1999. Disponível na internet: http://www.nytimes.com/1992/03/29/us/legal-definition-of-death-is-questioned-in-florida-infantcase.html?pagewanted=1 (03/02/2010).
15. Becker M. Anencéfalo: um natimorto cerebral. In: Anencefalia, o pensamento brasileiro em sua pluralidade. Brasília: Anis, 2004.
16. Rego S. A formação ética dos médicos – saindo da adolescência com a vida (dos outros) nas mãos. Rio de Janeiro, Ed. Fiocruz: 2005.
17. Arruda LRB. Aspectos emocionais da relação auditor-auditado. Dissertação De Mestrado, Rio de Janeiro, Fundação Unimed e Universidade Gama Filho, 2006.
18. Morano MTAP. Ensino da ética para os profissionais de saúde e efeitos sociais. In: Rev. Humanidades, Fortaleza, v. 18, n. 1, p. 28-32, jan./jun. 2003.
19. Pinheiro MS, Brito AMG, Jeraldo VLS, Pinheiro KS. Aspectos éticos em uma disputa de mercado entre laboratórios clínicos e um plano de saúde: relato de caso. Ciência & Saúde Coletiva, 16 (1) 2011, pp. 731-734.
20. Joint Commission International. Disponível em: https://www.jointcommissioninternational.org/. Acesso em 03/03/2010
21. Disponível em: http://www.redelabsdor.com.br/copador. Acesso em 25/02/20
22. Disponível em: http://www.einstein.br/responsabilidade-social/Paginas/Responsabilidade-social.aspx: Acesso em: 25/02/2010
23. Disponível em: http://www.hospitalmoinhos.org.br/content/responsabilidade_social/apresentacao.aspx: (26/02/2010)
24. Ashley A (coord). Ética e Responsabilidade Social nos Negócios, São Paulo, Saraiva: 2002.
25. Trigueiro A. Mundo Sustentável. Rio de Janeiro: Editora Globo, 2010.

11 | Tecnologias Convergentes em Gestão da Saúde

Alan Jonathan Kulikovski Troccoli
Américo Rodotá Stefano

Introdução

Neste capítulo, a ambição não é cobrir todo o universo de Gestão de Informação na Área de Saúde, mas ater-se aos seus usos mais significativos, como as aplicações para Gestão Hospitalar, Jornada de Paciente, o potencial da "Internet das Coisas" (doravante IoT), Big Data e Inteligência Artificial.

Uma retrospectiva histórica dos sistemas de informação em saúde nos mostra que ao longo do tempo foram implantados grupos diferentes de aplicações em paralelo, sem a preocupação de integração entre os mesmos.

O primeiro grupo de aplicações estava associado a Gestão Financeira e Contábil dos Hospitais privilegiando a visão do Hospital como uma empresa prestadora de Serviços, sem entrar nos aspectos clínicos dos pacientes. Essas soluções começaram a ser implantadas nas décadas de 1960/70, nos antigos *Mainframes* (primeiros computadores centrais de grande porte).

Já o segundo grupo de aplicações visava atender especialidades clínicas do paciente, como Prontuários de Pacientes, Gestão de Exames Laboratoriais, Hemodinâmica, Sistemas de Gestão Imagens Radiológicas (RIS/PACS, *radiology information systems/picture archiving computer systems*) etc. E essas soluções, em sua maioria nasceu já nos anos 1980/90, quando os PCs (computadores pequenos de uso pessoal, *personal computers*) foram popularizados.

Dado o panorama inicial acima, fica claro que não houve planejamento para a integração da Gestão do Hospital enquanto empresa com a Gestão da Saúde do Paciente, e assim fica fácil entender as dificuldades atuais de trabalhar de maneira coordenada os aspectos administrativos e clínicos na área de Saúde.

No entanto, já há alguns anos estão sendo feitos inúmeros esforços para integração, padronização e comunicação entre as múltiplas aplicações. Essas ações visam criar uma terminologia clínica, de custeio e de administração comum entre todos os participantes do complexo ecossistema de saúde.

Algumas dessas padronizações já são velhas conhecidas e já estão consagradas e outras ainda em consolidação de uso em âmbito internacional:

- **CDI-10:** Códigos Internacional de Doenças.
- **DICOM:** Padrão para Imagens Médicas (*Digital Imaging and Communications in Medicine*).
- **HL7/FHIR:** *"Health Level 7"/"Fast Health Information Record"*.

Mas, ainda há uma longa jornada para integração de todas as informações na área da saúde, pois além dos Hospitais, os quais tem bases de dados isoladas, temos todo um ecossistema que inclui Laboratórios de Análises Clínicas, Planos de Saúde Privado, Sistema Público (SUS), Prontuários de Clínicas e Médicos independentes, Indústria Farmacêutica, Centros de Pesquisa e diversas outras Organizações de Saúde.

E outro importante desafio é fazer os Sistemas de Gestão de Saúde transporem as paredes dos Hospitais, Clínicas e Laboratórios, passando a acompanhar os indivíduos no seu dia a dia, auxiliando-os a gerir a sua própria saúde, gerando informações para estratégias individuais preventivas, suportando-os para que se tornem protagonistas no cuidado pessoal.

Desafios da gestão de informações na saúde

A área de Saúde tem inúmeros desafios, entre os quais os custos crescentes e o risco a privacidade dos indivíduos, podem ser diretamente endereçados pela Gestão de Informação.

Os gastos globais de saúde crescem em ritmo acelerado devido a inúmeras causas, mas vamos focar nossa atenção em apenas dois aspectos:

- Envelhecimento da população e consequente aumento de doenças crônicas associadas a idade.
- Inflação médica, devida ao uso de novas tecnologias, a entrada de novos medicamentos e ao aumento da complexidade dos tratamentos.

A crescente conscientização dos consumidores e a judicialização da saúde, cria um paradigma de necessidade de redução custos, concomitante com o aumento da qualidade percebida dos serviços prestados, chegando a algo impossível de ser alcançado pelo atual modelo.

Então, torna-se urgente uma revisão do modelo de Gestão Saúde, migrando da Medicina Curativa para a Medicina Preventiva. Nessa mudança de paradigma, a gestão da informação pode dar uma grande contribuição para criação de um novo modo de cuidados.

No que diz respeito aos custos crescentes, o uso de tecnologias hoje comuns como p. ex., a telefonia móvel, os dispositivos inteligentes, grandes repositórios de dados e Inteligência Artificial, podem suportar estratégias de Medicina Preventiva com benéficos tanto na Saúde dos Indivíduos como na Saúde Populacional.

A coleta de dados *on-line* dos indivíduos monitorando sinais vitais, comportamentos com níveis de atividades físicas, dieta, uso de medicamentos, localização geográfica, variações na coloração da pele, das pupilas e até do tom de voz, se analisados adequadamente, podem antecipar problemas de saúde, indicar tendência a comportamentos insalubres e grau de engajamento de um paciente ao tratamento.

A cada dia, os recursos de gerenciamento e captura de dados tornam-se mais baratos e populares. A exemplo disso, recente pesquisa do Centro de Tecnologia de Informação Aplicada da FGV

(FGVcia),[1] estima que existam em uso no Brasil, 424 milhões de dispositivos digitais, e falando especificamente de smartphones, o mesmo estudo, aponta que há mais de um por habitante em uso no Brasil, sendo ao todo, 234 milhões de celulares inteligentes. Somado a isso é estimado que 11% dos usuários de celulares inteligentes possuem relógios inteligentes (*smartwatchs*), os quais mesmo em seus modelos mais básicos são capazes de coletar e transmitir importantes dados relativos à saúde do indivíduo, como batimento cardíaco, nível de atividade física, qualidade do sono, e até em alguns modelos temperatura corpórea e nível de oxigenação do sangue.

Outro mercado crescente é o dos dispositivos médicos digitais para uso doméstico para doentes crônicos, os quais coletam e transmitem dados de nível de glicemia (glicômetros e *patchs*), de pressão arterial, de peso corpóreo, temperatura e até exames de testagem rápida (como testes de COVID19, HIV, vírus Zika, Chikunguya, dengue, hepatite, HDL, hemoglobina glicada etc.).

Todos esses recursos já disponíveis, e outros em forte processo de popularização, permitem o acompanhamento em tempo real da saúde do indivíduo, bem como o armazenamento de informações históricas e detecção de variações de indicadores de saúde.

Com capacidade de coleta e de acompanhamento de informações de saúde, somados a uma reeducação dos indivíduos para que esses assumam o protagonismo de seus cuidados, muitas doenças crônicas podem ter seus impactos reduzidos, dando maior qualidade de vida, uma significativa redução dos procedimentos de medicina curativa e consequentemente uma redução de custos gerais dos cuidados com saúde.

Essas tecnologias "de tempo real" (ou *on-line*) associadas a estratégias de educação para saúde (exemplo: "gamificação") podem auxiliar na mudança de comportamentos inadequados, p. ex., como ajudar pacientes crônicos a mudarem seus hábitos alimentares, adotarem atividades físicas na sua rotina, utilizarem seus medicamentos na quantidade e frequência corretas, em resumo se engajarem em seus tratamentos, tomando para si o protagonismo no cuidado com sua saúde, agindo de maneira preventiva.

Esses dados coletados de todos os indivíduos de uma população, organizados por faixas etárias, grupos comportamentais, por etnia, demografia, circulação, patologias e uso de medicamentos, uma vez tratados e analisados podem gerar informações relevantes para uso em políticas e programas de saúde populacional, além de poder até identificar epidemias e pandemias com muito mais rapidez.

Porém, juntamente com essa crescente coleta e disponibilização de dados, os riscos a privacidade aumentam em razão direta a crescente transformação digital dos serviços de Saúde, potencializando o desrespeito a diretos individuais e coletivos, crimes digitais e a judicialização da saúde.

Assim, essas estratégias e tecnologias combinadas, se por um lado podem ser capazes de gerar enormes benefícios, por outro lado geram um enorme perigo as liberdades individuais e a privacidade dos cidadãos.

Da mesma maneira que é possível trazer benefícios como aperfeiçoar tratamentos (incluindo a personalização desses), educar a população para gestão da própria saúde, identificar pandemias/epidemias, antecipar diagnósticos de indivíduos e outros, essa mesma informação pode ser usada para discriminar indivíduos e grupos inteiros de pessoas, as diferenciando por propensão a doenças crônicas ou degenerativas, podendo chegar ao extremo de negar a esses o acesso a serviços de saúde público e privados e oportunidades profissionais.

A fim de inibir o uso indevido dessas informações e reduzir os aspectos negativos da transformação digital na Sociedade, e consequentemente na Saúde, a "Lei Geral de Proteção de Dados" (ou LGPD) foi institucionalizada.

A LGPD[2] é um instrumento legal que visa coibir o mau uso da informação individual, por meio de regras sobre as operações realizadas sobre os dados pessoais de um indivíduo, visando a proteção à privacidade, transparência sobre o uso da informação, segurança jurídica, favorecimento à concorrência e uso ético da informação. Isso será feito por meio de padronização e de normas, e uma legislação dotada de forte capacidade disciplinar para punir contraventores de maneira exemplar.

Porém, trata-se de uma legislação ainda em processo de maturação, exposta a um ambiente tecnológico de enorme velocidade de inovação e com abrangência global, não podendo ser contida por divisões geográficas ou políticas.

Assim, esse não é apenas um grande desafio tecnológico, mas também um enorme desafio legal para construção de uma legislação sólida, abrangente e com forte viés interpretativo para realmente garantir a segurança da população, de grupos sociais, étnicos, culturais, chegando até a proteção dos indivíduos.

Gestão da informação

A Gestão de Informação em qualquer segmento, seja no Setor Privado ou Público, no Setor Automotivo ou na Saúde, ou outro qualquer, é fortemente afetada por quatro forças básicas, listas a seguir por ordem de importância:

4. Tecnologia.
3. Mensuração.
2. Processos.
1. Cultura/Liderança.

A numeração invertida não é um erro de edição, mas sim proposital, para deixar claro que a Tecnologia está na quarta e última posição por grau de importância. O senso comum muitas vezes nos faz pensar que a grande vedete da Gestão da Informação são os recursos tecnológicos, como equipamentos (*hardware*) e sistemas (*softwares*), porém, os recursos técnicos são apenas ferramentas, são as partes, peças e o combustível da "Máquina" da Gestão de Informação.

Certamente a escolha das tecnologias a serem utilizadas para gerir uma organização é de suma importância, pois as mesmas devem ser aderentes aos objetivos, necessidades, processos e vieses do setor onde ela está inserida.

Dessa maneira, a escolha das tecnologias deve ser orquestrada pela alta direção da organização, porém definida pela área de TI, a qual tem a responsabilidade de apresentar as soluções de mercado sob as seguintes perspectivas:

- Eficiência e aplicabilidade para as finalidades indicadas.
- Aderência as operações da instituição e potencial de otimização dessas.
- Entender seus custos de implantação e de operação.
- A escalabilidade dessas soluções para que elas estejam alinhadas com as expectativas de crescimento.

A terceira Força atuante é a Mensuração, visto que a Gestão de Informação tem por objetivo aumentar a qualidade, segurança e produtividade da organização, assim medir é item fundamental para avaliar e auditar a *performance* operacional.

A exemplo disso, vamos imaginar um sistema integrado de prescrição e estoque de farmácia, que não traga um ou mais dos benefícios mensuráveis relacionados a aumento de segurança do paciente, redução de custos e otimização de tempos. E para isso precisamos ter medidas de antes e depois para avaliar a efetividade das ferramentas e processos automatizados. Muitas vezes, um aumento da segurança do paciente pode resultar em aumento de custos, visto que a entrada de dados exigirá mais horas trabalhadas da equipe assistencial na farmácia e no processo de administração dos medicamentos, no entanto, uma redução de erros de separação de drogas e da administração dessas tem impacto direto na redução de efeitos adversos, perdas humanas e processos judiciais, os quais podem justificar o investimento.

Na sequência, a segunda força em termos de importância são os processos. Sem processos bem definidos qualquer informatização é extremamente complexa, e às vezes pode até ser inviável. Informatizar é sinônimo de automação de processos, apenas com processos claros e padronizados podemos criar rotinas em um sistema para entrada de dados e gestão da operação. Muitas organizações de saúde têm atividades realizadas de maneira informal, baseadas em pessoas, relações de confiança, sem padronização entre os profissionais e departamentos. É fácil verificar isso em nosso dia a dia, quando da saída de profissionais específicos, certas atividades deixam de ser realizadas, ou tornam-se mais morosas, ou perdem rastreabilidade, ou pior ainda, provocam perdas financeiras e humanas.

Daí a importância de uma revisão de todos os processos da organização, antes de qualquer iniciativa de informatização, os profissionais devem conhecer esses processos, entendê-los e se apropriar dos mesmos.

Um exemplo real e frequente é quando um hospital decide implantar um sistema de Gestão Financeira para ter maior controle de seus custos, a fim de ter visões de custos por departamento, procedimentos, por leitos, por profissional e outros, porém, se a área financeira não tiver uma estrutura de custos, estruturas contábeis bem definidas e corretamente segregadas, é impossível enxergar essas informações. E além das estruturas e segregações dos custos, é necessária a uma disciplina clara de como esses dados serão inseridos, dentro dos tempos e classificações corretas.

E finalmente, a primeira e mais importante das forças para gestão de TI, são a Cultura e a Liderança da Organização. Um dos principais fatores de insucesso em projetos de tecnologia da informação, é a não adesão dos colaboradores ao novo sistema que irá substituir os processos manuais, por ferramentas digitais. Um novo sistema sempre implica em mudanças na maneira do trabalho diário, tirando os profissionais de suas zonas de conforto e os fazendo repensar e reorganizar seu trabalho para realizar as mesmas atividades por meio da nova ferramenta. Isso é facilmente comprovado com nossa vivência diária, quando uma interface de um simples editor de texto ou planilha sofre mudanças, e se faz necessário localizar as funcionalidades regularmente utilizada. A mudança do prontuário do paciente em papel para o digital causa sempre uma série de resistências.

A "venda" interna de um projeto de Prontuário Eletrônico de Paciente ou de um Sistema de Gestão Hospitalar, deve ser feita apresentando seus possíveis benefícios e uma conscientização sobre a importância do engajamento dos profissionais.

Os futuros usuários devem ser engajados na revisão dos processos existentes, uma análise criteriosa de sua importância e sentido, bem como na identificação de zonas cinzentas e pontos de interações informais, que não passam por um processo claro (a exemplo de informações passadas verbalmente, ou via papel, ou e-mail, ou qualquer ferramenta não estruturada).

A construção dessa cultura é um processo árduo e de longo prazo, pois envolve uma mudança comportamental de todos os profissionais e da própria liderança.

Assim como indivíduos, organizações podem aprender, evoluir e amadurecer, assim, o grau de maturidade da Tecnologia da Informação é resultado da maturidade de seus profissionais, de seus processos e seus sistemas.

Graus de maturidade de TI

Um modelo didático para entendermos o processo de amadurecimento da Tecnologia de Informação é o Modelo de Venkatraman,[3] que representa esse processo em cinco níveis, sendo dois níveis iniciais descritos como evolucionários e outros três seguintes como revolucionários.

Os dois primeiros níveis evolucionários podem trazer grandes benefícios ao modelo de negócio atual da organização por meio da automação de tarefas repetitivas, possibilidade de visão histórica/cronológica da informação e aumento da qualidade dos serviços e produtos atualmente oferecidos.

O primeiro degrau dessa escala chama-se "**Exploração Localizada**",[3] que é o mais comumente encontrado nas organizações de Saúde, tratando-se de um estágio onde a organização implanta soluções estanque para solução de problemas específicos. Na área Hospitalar isso é muito frequente, dada a diversidade de especialidades e a complexidade operacional dos ambientes de saúde. Assim, são necessários diversos sistemas, que atuam em atividades específicas de diferentes departamentos, muitas vezes, com baixo nível de integração entre eles. Assim o Sistema Financeiro Contábil / Faturamento, não conversa diretamente o Sistema de Gestão de Recursos Humanos, tão pouco com os Sistemas de Gestão de Informações e Imagens Médicas (LIS, *Laboratory Information System*, RIS/PACS, *Radiology Information Systems/Picture Archiving Computer Systems*), ou mesmo com Prontuários Eletrônicos do Paciente (PEP).

Quando um Hospital se encontra no degrau de "Exploração Localizada" os diversos sistemas atuam de maneira independente, muitas vezes até em plataformas de *hardware* diferentes, ou seja, não foi planejada nenhuma integração entre esses.

No entanto, para que o Hospital seja funcional, esses dados tem que ser trocados entre os sistemas, e isso será realizado de modo manual, não automatizada e desestruturada como, planilhas eletrônicas, arquivos de Texto, e-mails, relatórios Impressos, anotações manuais, entre outros.

Base de dados independentes, sendo alimentados por vias diferentes, criam grandes riscos de duplicação e inconsistência de informações. Uma situação muito comum é a de pacientes serem registrados com nomes diferentes em sistemas distintos, gerando duplicações, o que quando consolidadas podem gerar problemas enormes tanto do ponto de vista clínico, como do ponto de vista financeiro.

Vamos imaginar um cenário, onde em um mesmo Hospital tenhamos três sistemas independentes, com entradas de dados feitas por departamentos diferentes e bases de dados diferentes. E nesses três sistemas, em momentos diferentes, a Equipe do Departamento Financeiro insira o nome do Paciente "Jose da Silva Xavier", depois esse mesmo paciente seja inserido no Prontuário Eletrônico como "Josué da Silva" e no sistema de Exames Laboratoriais como "Jose Xavier". Ou seja, temos três indivíduos diferentes cadastrados dentro do Hospital, mas que na verdade são apenas um.

Veja na Tabela 11.1 um exemplo teórico de dados armazenados em sistemas diferentes de pacientes com nomes semelhantes. Como os sistemas não são conectados e não é feito o cruzamento de informações podemos ter os mais variados erros.

Tabela 11.1 Exemplos de inconsistência de dados					
SISTEMA	ENTRADA DE DADOS	BASE DE DADOS NOME REAL	PACIENTE A: CAMPO NOME JOSE DA SILVA XAVIER	PACIENTE B: CAMPO NOME JOSUE FRANSCICO DA SILVA	RISCOS
Faturamento	Departamento financeiro contábil	A	Jose S Xavier	Joseu F da Silva	Erros de cobrança
Prontuário eletrônico do paciente	Equipe assistencial (corpo médico e enfermagem)	B	Josue da Silva	Josue da Silva	Troca de medicação ou exames
Exames laboratoriais	Departamento de análises laboratoriais	C	Jose da Silva	Jose da Silva	Erros de cobrança

Fonte: Elaborada pelos autores; 2021.

O erro mais comum seria faturamentos errados, podendo variar entre a triplicação do mesmo valor, até a não cobrança dos valores devidos.

Outro erro seria a duplicação de exames devido a desconexão entre o Prontuário Eletrônico do Paciente e o Sistema de Exames Laboratoriais.

Ou ainda mais grave, ocorrer uma troca de exames ou medicação, devido a existência de paciente homônimo em um dos sistemas, podendo gerar intercorrências e até óbito.

O segundo degrau dos Níveis de Maturidade de TI chama-se "**Integração Interna de Processo**",[3] trata-se de uma evolução natural do nível anterior, onde as diferentes áreas e departamentos da organização já tem boa parte de seus processos automatizados, porém esses não se comunicam e tão pouco tem seus processos integrados.

Esse segundo nível tem como objetivo operar como se a organização tivesse um único sistema de informação, o qual atenda a todas as suas áreas, onde todos os processos e fluxos de trabalho estejam integrados.

O conceito de um único sistema integrando todos os processos da organização é de fácil compreensão e do entendimento das vantagens que isso traz, porém, a implementação pode ser extremamente difícil. A origem das dificuldades está justamente no nível anterior de "Exploração Localizada", quando os diversos departamentos da organização em diferentes momentos implantaram sistemas independentes, com bases de dados distintas e com arquitetura inadequada para troca de dados.

As abordagens mais usuais são a integração desses diferentes sistemas já existentes ou a substituição por solução que substitua a maioria das ferramentas legadas ou todas elas.

Ambas as abordagens levam a projetos longos, complexos e com grande impacto na organização e seus colaboradores.

A primeira abordagem envolve grandes esforços de integração, os quais serão exclusivos para aquela organização e toda vez que um dos sistemas ao redor evoluírem serão mais esforços de adaptação. O ponto positivo dessa abordagem, é o baixo impacto na maneira de trabalhar dos colaboradores dessa organização, visto que as soluções já são conhecidas pelos usuários e certamente a rejeição as mudanças será pequena, podendo até ser nula.

No entanto, uma solução desse tipo não é sustentável a longo prazo, dada a necessidade contínua de investimentos para adaptação e manutenção de diversos sistemas e plataformas, que certamente se tornará inviável ao longo do tempo.

A segunda abordagem que é a troca de todos os diversos sistemas existentes por uma única solução, pode certamente trazer grandes benefícios, visto que as questões de integração de processos já estão solucionadas. Porém, existem dois aspectos que devem ser considerados:

- Uma mudança de um Sistema de Gestão Hospitalar envolve um enorme impacto cultural, que muitas vezes resulta em uma enorme resistência a adoção dessa nova solução pelos colaboradores da organização.
- Uma Solução de Gestão Hospitalar de Mercado, ou vulgarmente chamada de "Solução de Prateleira" exigirá muitos esforços para customização.

Nesse segundo nível de maturidade é fundamental que seja feito um esforço efetivo de mapeamento dos processos existentes e uma análise detalhada de eventuais descontinuidades de troca de informação entre os departamentos da organização. O desenho de fluxos completos, com pontos de checagem de consistência e processamento das informações é fundamental para implantação de um Sistema Integrado de Gestão Hospitalar.

É fundamental que a Organização e seus colaboradores apropriem-se dos seus processos, tirando-os do contexto tácito (informal e boca a boca) e os explicite e formalize. Sem essa estruturação de processos é impossível formalizá-los.

Em resumo, no nível de "Integração de Processos já começam a aparecer importantes benéficos para a operação como:

- Baixo risco de duplicação e incoerência de dados.
- Redução de retrabalho por inconsistência de dados.
- Possibilidade de medição da eficiência dos processos, permitindo análise de tempos para execução, volumes, quantidades, frequências, taxas de erros etc.

O terceiro degrau dos Níveis de Maturidade de TI chama-se **"Reengenharia de Processos"**,[3] e trata-se do primeiro nível revolucionário, o qual é apenas possível quando há um domínio amplo dos processos da organização, bem como a capacidade de medir a *performance* desses. Não é possível saltar esse nível, pois esse possui total dependência do anterior. A melhor maneira de entendermos os benefícios desse nível é por meio de exemplos, assim apresentarei dois casos que comumente encontramos em organizações de Saúde:

- Otimização de filas de atendimento em pronto-socorro:
  - Quando temos um sistema que abarca todos os fluxos de Pronto-socorro, desde a admissão, triagem, atendimento, consulta, prescrição, observação e internação e

desfecho. A partir do momento que esses fluxos estão integrados é possível medir o número de atendimentos, os tempos para execução de procedimentos, as patologias diagnosticadas, as drogas prescritas, quantidades de erros etc., e ao analisá-las em linhas de tempo e por sazonalidade, podemos achar gargalos operacionais, pontos de perdas e pontos de falha.

– Uma vez identificadas as ineficiências, é possível tratá-las e otimizar os processos e as vezes, até eliminarmos atividades intermediárias.

- Aumento da segurança do paciente:
    – Um dos processos mais críticos em Hospitais é a precisão na execução das atividades de prescrição, separação e ministração de medicamentos.
    – Para tanto são estabelecidas diversas etapas de checagem na farmácia, na identificação das drogas e dos pacientes.

Em um ambiente com bom grau de maturidade na gestão de informação é usual a automação dessas etapas, por meio da integração dos seguintes módulos do Prontuário Eletrônico do Paciente:

- Módulo de prescrição e farmácia: onde o médico, após a anamnese, pode prescrever medicamentos:
    – Processo manual: sujeito a erros nas dosagens e problemas de interação medicamentosa e desperdícios.
    – Processo automatizado: via um prontuário eletrônico que dá suporte a definição da dosagem e sinaliza riscos de interação medicamentosa. Fazendo o fracionamento dos medicamentos, separação e identificação, automatizado, usando fracionadores robotizados.
- Módulo de beira do leito: onde os profissionais assistenciais (enfermeiros, técnicos de enfermagem), identificam o paciente, checam os medicamentos e os administram. Podendo ser feito:
    – Manualmente com checagem de etapas.
    – Automatizada suportada por dispensadores robotizados e dispositivos de identificação (sejam com base em códigos de barras, QR Codes, RFI etc.) (Figura 11.1).

Em resumo, quando a organização atinge o nível de maturidade de "**Reengenharia de Processos**"[3] essa começa a ter *Processos mais eficientes, maior controle operacional, maior flexibilidade operacional e tolerância a mudanças e Planejamento e Previsão.*

O quarto degrau dos Níveis de Maturidade de TI chama-se "**Reengenharia de Rede de Negócios**",[3] é quando a Gestão de Informação transpõe as paredes da organização e se expande por meio de todo ecossistema do Mercado onde ela está inserida. Na área da Saúde, hoje já podemos ver os primeiros passos na integração entre Hospitais e:

- Portais de compras eletrônicas de medicamentos e insumos.
- Sistemas normatizadores de procedimentos para saúde pública (tabela SUS) e para saúde suplementar (TUSS/TISS).
- Laboratórios de medicina diagnóstica.

Esse é apenas o começo, nos exemplos acima é fácil perceber que as integrações estão mais associadas a processos transacionais que geram trocas financeiras.

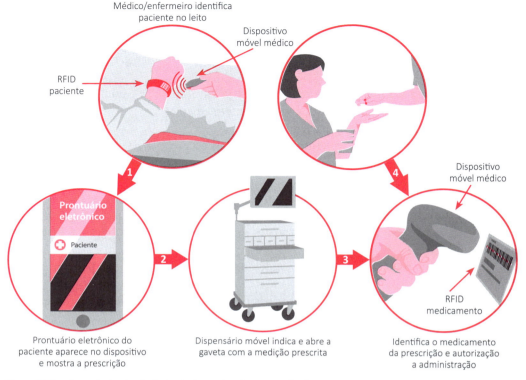

Figura 11.1 – *Exemplo de circuito fechado de medicação automatizado.*
Fonte: Elaborada pelos autores; 2021.

Até o momento pouco foi feito na área de dados clínicos dos pacientes, na qual as integrações de informações têm potencial transformador na Gestão da Saúde dos Indivíduos e na Gestão da Saúde Populacional.

Até o momento, as bases de dados de prontuário eletrônico de pacientes não são integradas, cada Hospital tem seus próprios dados e esses se limitam as intervenções e passagens do paciente naquela organização. Os históricos dos pacientes estão totalmente segmentados, pois não é raro que as informações de um indivíduo, tem os dados sobre o seu nascimento um Hospital Maternidade, já as suas passagens da sua infância e vida adulta estarão distribuídas em diversos Prontos-socorros, consultórios particulares, e também diferentes laboratórios de medicina diagnóstica.

Mas já existem iniciativas visando um futuro, onde as informações de saúde clínica de indivíduos, de famílias e até mesmo de populações possam ser consolidadas com visão histórica, permitindo analisar as influências de tratamentos, de comportamentos e de aspectos ambientais.

A iniciativa mais promissora é a Health Level Seven International (HL7 International), que é uma organização internacional de normalização, que estruturou um sistema de mensageria e de normatizadores internacionais para a transferência de dados clínicos e administrativos entre sistemas de informação em saúde, como Hospitais, Planos de Saúde Suplementar, Sistemas

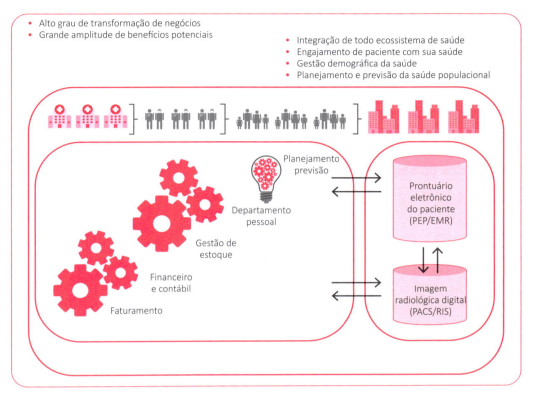

Figura 11.2 – *Exemplo de "Reengenharia de Rede de Negócios" na área da Saúde.*
Fonte: Elaborada pelos autores; 2021.

de Saúde Pública, Clínicas, Consultórios, Hospitais, Laboratórios de Medicina Diagnóstica, Indústria Farmacêutica, Equipamentos Médicos, Dispositivos de IoT etc.

A padronização do HL7 vem tomando corpo nos últimos anos, pois esse tem sido adotado por órgãos de emissão de padrões como a International Organization for Standardization (ISSO) e o American National Standards Institute (ANSI).

Em resumo, nesse nível de maturidade a organização de saúde já começa a ter importantes benefícios como, *Integração de todo Ecossistema de Saúde*, *Engajamento de Paciente*, *Planejamento e Previsão da Saúde Populacional*.

O Quinto degrau dos Níveis de Maturidade de TI chama-se **"Redefinição de Escopo de Negócios"**,[3] é quando a Gestão de Informação tem um impacto transformador no modelo de negócio, e muitas vezes em todo ecossistema onde a organização está inserido.

Na área da Saúde, os exemplos são raros, mas as pressões existentes do atual ambiente de saúde populacional, do aumento de custos dos processos curativos, do envelhecimento da população e outros fatores ligados a pressões sociais e do perfil de consumo dos indivíduos, irão provavelmente conduzir a modelos de negócios onde a Tecnologia da Informação auxiliará em processos de Medicina Preventiva com enfoque na Gestão da Saúde Populacional.

A Internet das Coisas (IoT, *Internet of the Things*), Big Data e Inteligência Artificial, permitirão monitorar a saúde dos indivíduos, auxiliá-los na adoção de comportamentos mais saudáveis e prevenir problemas de saúde.

Com as mesmas informações consolidadas por grupos populacionais, será possível antecipar epidemias, pandemias, bem como apoiar a evolução rápida de tratamentos mais efetivos de quaisquer patologias, por meio da obtenção de dados estatísticos em tempo real dos protocolos aplicados, comparados com os desfechos desses grandes grupos.

Internet das coisas (IoT)

O potencial de uso da Internet das Coisas na área de saúde é enorme e já existem diversas aplicações em nosso dia a dia, mas há muito por vir.

Atualmente as aplicações mais comuns são nos equipamentos médicos, como:

- Monitores de sinais vitais de UTI (que auxiliam as equipes assistenciais no acompanhamento de pacientes e transferem dados para os PEPs).
- Unitarizadores e dispensadores de Medicamentos (que integrados ao prontuário eletrônico do paciente, reduzem erros na farmácia).

No entanto, o grande potencial da IoT está além das paredes dos Hospitais, possibilitando atividades de acompanhamento remoto como:

- Monitoramento de doentes crônicos como diabéticos, cardiopatas, portados de problemas respiratórios, via glicosímetros digitais, relógios inteligentes (*smartwatch*) etc.
- Acompanhamento e educação de pacientes para aumentar seu engajamento nos tratamentos, por meio de simples aplicativos de celulares e outros dispositivos vestíveis (*wearables*), para monitoração de atividades físicas, consumo de alimentos, uso de medicamentos etc.

No entanto, o IoT é uma ferramenta que envolve um claro entendimento das dinâmicas dos tratamentos e de seus pontos de intervenção nos pacientes. Essa tecnologia somente será efetiva se ela for incorporada na vida diária dos indivíduos, para tanto, estratégias para tornar seu uso simplificado e até prazeroso irá auxiliar na mudança comportamental

Outro aspecto de enorme relevância é a quantidade maciça de dados que esses dispositivos de IoT aplicados a saúde irão gerar.

Indivíduos podem ter sinais vitais monitorados 24 horas, nas mais diversas condições: sono, despertos, praticando atividades físicas etc. Em breve quando grandes grupos populacionais aderirem ao uso desses dispositivos, o volume de dados gerado será algo realmente enorme. O que nos remete ao nosso próximo tema, Big Data.

Big Data

Big Data é um termo amplamente utilizado para nomear conjuntos de dados muito grandes ou complexos, que sistemas de processamento de dados convencionais não são capazes de tratar.

O objetivo do Big Data é a análise, captura, curadoria de dados, pesquisa e organização da informação. A estratégia utilizada se baseia em 5 características básicas dos *Data Lakes*, que são usualmente chamados de os 5 Vs do Big Data: *Velocidade*, a velocidade que os dados são gerados; *Volume*, a quantidade gerada dessa informação; *Variedade*, a diversidade da informação; *Veracidade*, quão verdadeira e correta é essa informação; e finalmente, o *Valor,* onde os 4 Vs anteriores criam informações com Valor para análise ou atuação para o negócio.

No entanto, esses dados na saúde são dispersos, desconectados, não padronizados, estruturados e não estruturados. Se esses dados puderem ser agrupados, integrados e organizados, esses são capazes de gerar informações extremamente relevantes.

Para criarmos um repositório de Big Data na área de Saúde podemos construí-lo a partir de grandes Repositórios de Dados (os *Data Lakes*), que podem ser:

- Prontuários Eletrônicos de Pacientes (as quais possuem Veracidade, mas baixo Volume, temporalidade limitada ao tempo de internação).
- Laudos médicos (as quais possuem Veracidade, mas baixa Variedade).
- Informações Públicas de Saúde (as quais possuem Veracidade, mas baixa Velocidade de atualização).
- Dados gerados por dispositivos de IoT (os quais possuem grande Volume, mas baixa Variedade de dados).
- Redes Sociais (as quais possuem grande Volume, grande Variedade, Grande velocidade, mas baixa Veracidade).
- Sites de Comércio Eletrônico (os quais possuem grande Volume, mas baixa Variedade de dados).

Uma vez estruturado de modo coerente, o produto final de um Big Data aplicado a área da saúde pode nos trazer informações relevantes e aplicáveis ao:

- Planejamento e a Gestão da Saúde Populacional e seus de custos.
- Validação de Tratamentos, Protocolos e medicamentos, por meio da análise dos respectivos desfechos, em indivíduos e grupos populacionais.
- Identificação mais rápida de Epidemias e Pandemias.

Inteligência Artificial

As aplicações de Inteligência Artificial avançam a passos largos em nossa vida cotidiana, e na área da saúde já existem diversas aplicações.

No entanto, é fundamental diferenciarmos os três tipos básicos de Inteligência Artificial, para entendermos suas aplicações na Saúde:

- **Aprendizado de máquina (*Machine Learning*)**: onde são apresentadas ao computador exemplos de entradas e saídas desejadas, fornecidas por um "professor". O objetivo é aprender uma regra geral que mapeia entradas para as saídas. Um exemplo interessante é o uso de *Machine Learning na análise da tomografia computadorizada para doenças respiratórias*, onde sistema alimentado por imagens e os respectivos laudos gerados por médicos, os usa para gradativamente aprender a analisar as imagens e fazer novos laudos.

- **Inteligência artificial fraca:** centra a sua investigação na criação de inteligência artificial, que não é capaz de realmente raciocinar e resolver problemas. Uma máquina com essa característica de inteligência agiria como se fosse inteligente, mas não tem autoconsciência ou noção de si.

Um exemplo digno de nota são os sistemas de *Operações cirúrgicas assistidas por robótica*, A utilização de robôs assistentes em microcirurgias. Esses sistemas empregam técnicas de visão computacional para criar um modelo tridimensional da anatomia interna de um paciente, e depois utiliza controle robótico para orientar a inserção de uma prótese de substituição do quadril.

- **A Inteligência geral artificial (AGI) ou forte:** denominada como "IA forte", ela também é conhecida como inteligência geral artificial, pois, possui habilidades cognitivas humanas generalizadas e quando é apresentado alguma tarefa desconhecida, ela pode encontrar uma solução sem precisar de ajuda humana.

Em Saúde, um caso interessante em fase de desenvolvimento é o *Tratamento Direcionado*, onde com a ajuda de tecnologias como *Deep Learning* e AI, os sistemas serão capazes de realizar uma avaliação geral do paciente, analisar sua evolução e fornecer o tratamento correto no momento certo, de maneira muito similar ao processo cognitivo realizado por um profissional de medicina.

Conclusão

O atual modelo de gestão de saúde, seja no setor público ou no privado, enfrenta sérios problemas de sustentabilidade financeira e social. Os crescentes custos da assistência médica a tornam cada vez mais difícil de ser custeada, seja pelo Estado, pela iniciativa privada ou por pessoas físicas. Fora isso, a pressão pelo aumento da qualidade dos serviços de saúde gera um paradoxo de difícil solução: Como aumentar o grau de satisfação e ainda reduzir os custos gerais?

Os recursos tecnológicos não são o bastante para resolvermos esse paradoxo, sendo para tanto necessário o redesenho do modelo de gestão de saúde como um todo, partindo do atual onde predomina a medicina curativa, para outro onde a medicina preventiva e o autocuidado passem a ter uma importância muito maior.

Nesse redesenho de modelo, estratégias de gestão integrada de informações de saúde, a capacidade de captação de dados em tempo real e processos de ludificação para engajamento de pacientes a tratamentos e educação para saúde, nos permitirão realizar o gerenciamento da saúde além das paredes dos hospitais e integrá-lo as rotinas diárias da população.

Referências bibliográficas

1. Portal FGV, Centro de Tecnologia de Informação Aplicada (FGVcia) da Escola de Administração de Empresas de São Paulo (FGV EAESP), https://portal.fgv.br/noticias/brasil-tem-424-milhoes-dispositivos-digitais-uso-revela-31a-pesquisa-anual-fgvcia
2. Portal gov.br, Governo Federal, Ministério da Defesa: Lei Geral de Proteção de Dados, (LGPD), Lei nº 13.709, de 14 de agosto de 2018, https://www.gov.br/defesa/pt-br/acesso-a-informacao/lei-geral-de-protecao-de-dados-pessoais-lgpd
3. Henderson J, Venkatraman N. Strategic alignment: A model for organizational transformation via Information Technology. Working Paper 3223-90, Cambridge, MA: Sloan School of Management, Massachusetts Institute of Technology, 1990. 182 p.

12 Gestão da Cadeia de Suprimentos

Geraldo Luiz de Almeida Pinto
Renata Aparecida de Campos Fernandes

Introdução

A atividade de suprimentos nas clínicas e hospitais brasileiros, à exceção dos anos mais recentes, sempre foi vista como um simples conjunto de atividades operacionais de menor relevância, um mal necessário, cujos resultados não se refletiam no desempenho do negócio.

Atividade vista, em alguns casos, até como meramente administrativa, a logística de suprimentos compreendia um conjunto de disciplinas tratando do fluxo de materiais, dentro de uma ótica de controle e racionalidade de processo. A abordagem principal é funcional, tratando da eficiência no uso de recursos, sem maiores considerações em relação aos impactos na capacidade competitiva das empresas.

Os setores mais competitivos do mercado, como o de alimentos e a indústria automobilística, organizam-se em função dos conceitos mais modernos de logística integrada e gestão da cadeia de suprimentos (*Supply Chain Management*). Entretanto, parte significativa dos segmentos do mercado ainda não atua em consonância com as melhores práticas, perdendo oportunidades de representativas reduções de custos e aumento da competitividade. Dentre esses segmentos, inclui-se a área de clínicas, laboratórios e hospitais, onde a otimização de recursos na atividade de suprimentos poderia gerar a redução do custo dos procedimentos ou se refletir em melhores resultados financeiros.

> *"A logística moderna também é um paradoxo. Existe desde o início da civilização: não constitui de modo algum uma novidade. No entanto, a implementação das melhores práticas logísticas tornou-se uma das áreas operacionais mais desafiadoras e interessantes da administração nos setores público e privado."*
> Bowersox, Closs (2001)[1]

185

A logística como elemento diferenciador adquire ênfase estratégica, identificada como a última fronteira em que se podem explorar novas vantagens competitivas, é aí que surge o conceito de Gestão da Cadeia de Suprimentos (*Supply Chain Management*) cujo pano de fundo é a globalização e o avanço na tecnologia da informação.

Gerenciamento da cadeia de suprimento (*supply chain management*)

A Cadeia de Suprimentos é fonte de vantagem competitiva. Cada vez mais, as empresas se dão conta da importância que tem as funções envolvidas nessa atividade.

A própria dificuldade de abastecimento de alguns insumos durante a pandemia do COVID-19, mostrou claramente o quão estratégico é a cadeia de abastecimento das empresas e o quanto é crítico para a manutenção dos seus negócios as organizações estarem mais bem preparadas para continuarem vivas em um mercado cada vez mais dinâmico, que exige flexibilidade, agilidade e rápida recuperação em períodos de adversidades e, portanto, precisa de uma cadeia de suprimento resiliente.

Tivemos vários exemplos de rupturas ocasionadas por motivos diversos, seja porque as empresas ficaram paradas por um período e estavam despreparadas para qualquer retomada; porque precisaram aumentar rapidamente suas condições de fabricação para fornecimento de insumos, como máscaras ou álcool em gel, em volumes absurdamente mais altos, ou mesmo, pelo aumento expressivo de demanda de setores como o *e-commerce*, uma vez que o isolamento social levou a um aumento significativo das compras *on-line*, demandando maiores volumes de caixas de papelão, que ficaram escassas no mercado.

Todo o ciclo de abastecimento de vacinas para a população brasileira foi colocado em pauta, nos vários meios de comunicação, onde pôde-se observar a complexidade tanto do abastecimento do insumo como da distribuição das vacinas, seja porque o insumo farmacêutico (IFA) é fabricado no exterior (Índia e China) e precisa de uma logística internacional para chegar em nosso país e ser utilizado na fabricação das vacinas, seja porque a vacina precisa de temperatura controlada e portanto, tanto a armazenagem quanto o transporte exigem condições especiais. O Brasil, com suas dimensões continentais e maior modal utilizado sendo o transporte rodoviário, tem os desafios de fazer com que as vacinas cheguem em condições de utilização em cidades distantes, respeitando-se sua cadeia fria, com os cuidados para a manutenção da temperatura necessária.

Indústrias multinacionais já perceberam a relevância das funções envolvidas na cadeia de abastecimento há tempos e estão bastante avançadas nos controles e integração dessas funções, trabalhando de maneira colaborativa e caminhando cada vez mais para a transformação digital.

"Gerenciamento da Cadeia de Suprimentos é a coordenação estratégica e sistêmica das funções de negócio tradicionais bem como as ações táticas que perpassam essas funções em uma companhia e por meio de negócios dentro da cadeia logística com o propósito de aprimorar o desempenho de longo prazo das companhias individualmente e da cadeia de suprimento como um todo".
Council of Supply Chain Management Professionals – CSCMP (2003)[2]

Chopra (2003)[3] destaca que "uma cadeia de suprimentos engloba todos os estágios envolvidos, direta ou indiretamente, no atendimento de um pedido de um cliente, incluindo não apenas fabricantes e fornecedores, mas também transportadoras, depósitos, varejistas e os próprios clientes".

A tradução do termo *supply chain* para o português é cadeia logística. O termo em inglês reforça a imagem de integração dos diversos componentes da cadeia, dos elos da corrente, que são as diversas empresas consideradas individualmente (*chain* = corrente).

Assim, p. ex., a cadeia logística de medicamentos envolve, dentre outros: fornecedores de matéria-prima, laboratórios, distribuidores, farmácias, hospitais e clínicas, clientes e pacientes.

A gestão da cadeia de suprimento abrange a gestão de todos os recursos de produção, demanda e aquisição de todas as empresas envolvidas na cadeia. Um aspecto muito importante é que o sucesso de cada empresa da cadeia depende do sucesso da cadeia como um todo e qualquer ponto fraco prejudica a competitividade do conjunto. A resistência de uma corrente é igual à resistência de seu elo mais fraco. Idealmente, todos os componentes da cadeia devem lutar por melhoria de competitividade de todos os elementos da cadeia, por uma questão de sobrevivência.

A efetividade de atuação da cadeia indica a importância da transparência na troca de informações, integração de sistemas, e a gestão conjunta dos inventários e outros recursos de produção e de transporte.

Todos esses pontos, se mal administrados, acabam levando a custos desnecessários e perdas de produtividade que são arcados por todos. Quanto maior for a visibilidade logística entre os parceiros, melhor será a utilização desses recursos produtivos. Cada vez mais a competição ocorre entre cadeias de suprimento integradas e não mais entre empresas individuais.

Parcela considerável do esforço para a melhoria de produtividade da cadeia está relacionada com a melhoria de gestão e da troca de informações ágil entre todos os parceiros. A logística já representa um diferencial competitivo, cada vez mais importante. Nesse contexto, a capacidade das empresas em entender sua cadeia logística de suprimento completa e ampliar as fronteiras dos esforços de melhoria de produtividade para além dos seus próprios muros, pode representar a diferença entre o sucesso e o fracasso.

Um grande ganho do controle da cadeia logística é a rastreabilidade do produto, desde a sua produção até o seu consumo dentro dos hospitais. E o mais importante é que a legislação brasileira estabelece que todos os participantes da cadeia de suprimentos de produtos farmacêuticos, ou seja, fabricantes/importadores, transportadores, distribuidores, entre outros, respondem solidariamente pela identificação, eficácia, qualidade e segurança dos produtos.

Logística de suprimento

> *"Logística é a parcela do processo da cadeia de suprimentos que planeja, implanta e controla, de maneira eficiente e eficaz, o fluxo e fluxo reverso e a estocagem de materiais, serviços, e as informações correlacionadas, entre o ponto de origem e o ponto de consumo, de modo a atender os requisitos dos clientes."*
> Council of Supply Chain Management Professionals – CSCMP (2003)[2]

A atividade, portanto, é voltada ao planejamento e otimização do processo, a interação das funções, as interfaces, a interferência de cada função no resultado, os *trade-offs* possíveis, os desenvolvimentos necessários para reduzir o custo total. É um requisito, entretanto, que a equipe domine as técnicas usadas em cada uma das funções, para poder identificar a necessidade de intervenções.

Tradicionalmente, a área de suprimentos tem sido estruturada por funções, tratando, sem integração maior, as atividades de Compra, Gestão de Estoques, Armazenamento, Qualidade, Cadastro, Classificação etc., modelo condizente com a cultura tradicional. A prevalência da estrutura funcional gera algumas áreas de superposição e indefinição de responsabilidades, bem como impede uma visão de custo total.

A busca de competitividade e da otimização de resultados indicou a necessidade de novos paradigmas, e a tendência geral, no mercado, é a mudança de visão de ação por função para a visão logística do suprimento, avançando para o gerenciamento da cadeia de suprimentos, buscando a agregação de valor por meio da redução do custo total da atividade e maior nível de atendimento aos clientes.

Entendemos como atribuição da organização de suprimentos o direcionamento da Logística de Suprimento na instituição, por meio de diretrizes e estratégias, a divulgação de novas técnicas, a avaliação dos processos, o aproveitamento de ganhos de escala e o acionamento de outras atividades quando identificadas oportunidades de ganho.

S&OP e melhorias na cadeia de abastecimento

A indústria, fornecedora de insumos hospitalares e medicamentos, tem papel relevante no gerenciamento da cadeia de suprimentos, e cabe comentar as ferramentas utilizadas. Uma das ferramentas, senão a mais forte, para garantir um alinhamento robusto entre todos na organização industrial, contemplando informações tanto qualitativas quanto quantitativas, é a *S&OP* (*Sales & Operations Planning*).

Segundo *Bowersox, Cloos* (2001),[1] *S&OP* é um processo organizacional que "coordena os planos de oferta e demanda em toda a empresa, que inclui o compartilhamento de informações e a definição de responsabilidades, visando desenvolver de modo sistemático um planejamento comum e coerente".

O processo de *S&OP* exige mudança de cultura e traz enormes benefícios para a companhia. Além de ser um processo de melhoria contínua, faz com que as estimativas de vendas e necessidades de atendimento sejam niveladas mais próximas à realidade do negócio, evitando gastos desnecessários e investimentos indevidos em estoques. A integração por meio de um processo de *S&OP* **ajuda a desafiar de** maneira positiva as expectativas, e possibilita um senso maior de realidade para os números da companhia.

Devendo ser utilizada em indústrias e empresas de serviços, inclusive em hospitais e clínicas, o processo de *S&OP* realizado de modo estruturado e consistente, permite às empresas uma maneira de trabalho integrada e uma participação efetiva de todas as áreas chaves da organização: Vendas, Marketing, Atendimento, Desenvolvimento de Produtos, Logística, Manufatura e Finanças.

Isso mostra aos envolvidos a importância de cada um no processo e quebra os silos existentes, fazendo com que o barco seja remado para o mesmo lado. Cria uma comunicação transparente e une os times em prol dos objetivos corporativos comuns.

O processo de *S&OP* torna a empresa focada no cliente. É o verdadeiro suporte para atingir o *customer centricity*, pois abre entre todos a *performance* da empresa, as reais necessidades dos clientes e a capacidade da empresa em atendê-las. Incentiva discussões saudáveis e "fora da caixa" quanto a melhores maneiras de atender essas necessidades, superar a concorrência, ser mais flexível e ter sucesso nos negócios. Faz bem para as empresas e para os participantes, pois esses enxergam sua verdadeira contribuição e se sentem realizados em contribuir para um objetivo maior.

Uma ferramenta que fomenta a colaboração entre a indústria e seus fornecedores mais críticos é o *Vendor Managed Inventory* (VMI). É uma modalidade utilizada quando existe uma parceria bem estabelecida entre a empresa compradora e fornecedora. Essa é uma estratégia onde o fornecedor fica responsável por administrar o estoque do comprador. O comprador determina o ponto de reposição e cabe ao fornecedor gerenciar o estoque dos itens acordados, realizando as entregas à medida que os estoques cheguem ao ponto onde novas remessas precisam ser efetuadas. É necessário a utilização de sistemas informatizados para que o fornecedor tenha acesso aos estoques do comprador, e para garantir uma coordenação eficaz das entregas. O fornecedor realiza o faturamento das mercadorias e as respectivas entregas, conforme prévio acordo.

O estoque consignado também é um tipo de VMI. A diferença é que o estoque fica na casa do cliente disponível para sua utilização e é faturado pelo fornecedor apenas após a confirmação do uso.

Tanto VMI quanto consignação são utilizados por indústrias, mas também já aparecem como estratégia de grandes hospitais.

Seguindo a linha crescente do foco das indústrias na transformação digital, uma outra ferramenta que está sendo bastante utilizada em funções operacionais é o *Robotic Process Automation* (RPA). Em algumas situações, a utilização do RPA pode gerar economias de até 65% para as empresas naquelas funções específicas. Seu grande objetivo é automatizar atividades repetitivas, que consomem muito tempo das pessoas, e permitir que essas foquem em atividades que agregam valor.

A visibilidade ao longo da cadeia de abastecimento é primordial para garantir o seu perfeito funcionamento, por esse motivo, sem a utilização de tecnologia, a velocidade esperada e a redução da variabilidade dos processos não são possíveis de acontecer.

Estruturação da atividade de gestão de suprimento

A Gestão de suprimentos é o conjunto de ações de Planejamento, Organização, Direção, Coordenação e Controle de todas as ações do processo de suprimento dos materiais necessários às atividades de uma empresa. Envolve recursos humanos, recursos físicos, sistemas de informação, uso de ativos etc., constituindo-se, portanto, em um sistema complexo, que trataremos como Sistema de Suprimento de Material.

Processos do sistema de suprimento de material

Os processos do Sistema de Suprimento de Material se dividem em três categorias:
- **Processos gerenciais:** conduzem o bom funcionamento de todo o sistema, promovem a melhoria contínua e saltos de melhoria – necessitam das competências clássicas da área de administração de empresas. São básicos:
  - Planejamento de suprimento.
  - Avaliação de resultados do suprimento.
- **Processos técnicos de suprimento:** produzem o atendimento das demandas de materiais, objetivo principal do sistema de suprimento e necessitam das competências específicas da área de suprimento de material. Dividem-se em:
  - Classificação e codificação de materiais.
  - Qualificação de fornecedores.
  - Gestão da demanda.
  - Gestão dos estoques.
  - Contratação de bens e serviços.
  - Armazenagem e distribuição.
- **Processos de apoio:** suportam todas as atividades da empresa – necessitam de competências características das diversas áreas envolvidas, como: TI, RH, Apoio Administrativo, Tributário etc.

Organização da área de suprimento

A estrutura organizacional da atividade de suprimentos deve ser projetada de modo a favorecer, da melhor maneira, a execução dos processos que geram os produtos a serem entregues aos clientes. Portanto, devem ser realizadas a partir de uma profunda análise dos processos envolvidos na geração dos produtos responsáveis pela "margem de valor" criada pelo funcionamento da instituição.

A orientação da estrutura organizacional deve favorecer, ainda, o desenvolvimento de projetos voltados para a promoção de saltos de melhoria no suprimento e suportar a introdução de novas ações do tipo: logística e gestão da cadeia de suprimento, desenvolvimento de novas oportunidades de negócio (atender novas áreas da empresa), desenvolvimento do *e-Procurement*, desenvolvimento de novas maneiras de obtenção de materiais como a metodologia "*Strategic Sourcing*", entre outras.

Planejamento do suprimento

Processo que promove o desdobramento do Plano Estratégico da empresa, avalia os cenários para a atividade de suprimentos, realiza diagnósticos e análises estratégicas que impactem o suprimento e define as Políticas para o Suprimento de Materiais.

Divulga as políticas, diretrizes e estratégias (orientação estratégica) e, ainda, estabelece as diretrizes de relacionamento com o mercado fornecedor.

O Planejamento de Suprimento abrange todas as suas funções (compras, gestão, qualidade, movimentação, transporte, estocagem etc.) exigindo uma avaliação conjunta de maneira a gerar, para cada função, objetivos e metas que sejam harmônicos e efetivamente direcionem o sistema para um rumo comum. É necessário, portanto, enfocar a área de suprimentos considerando todo o ciclo logístico dos materiais. Os produtos da atividade são o conjunto de objetivos e metas, as estratégias, diretrizes e a Política de Estoques.

Avaliação de resultados do suprimento

Processo que define os indicadores de desempenho corporativos, promovendo o acompanhamento periódico dos mesmos, por meio de relatórios gerenciais; identifica referenciais de excelência (*benchmark*) no mercado e efetua comparações com os indicadores selecionados; planeja e coordena a execução de auditorias de suprimento. Além dos indicadores de desempenho, o processo de avaliação também verifica o cumprimento dos padrões gerencial, de processo e operacionais, fundamentais para o *compliance* da empresa.

Efetua, em resumo, a análise do desempenho global da área de suprimento e sua contribuição para os resultados da companhia.

Identificação e codificação de materiais e serviços

Processo de apoio que identifica, classifica, codifica e cataloga os materiais, garantindo uma linguagem comum para o processamento de informações e execução otimizada das atividades de suprimento.

A **identificação** descreve o material, padronizando e individualizando sua descrição em relação a qualquer outro item (SKU).

A **codificação** organiza os itens em grupos e subgrupos, visando facilitar seu gerenciamento.

A **catalogação** é a disponibilização das informações no ERP da empresa, possibilitando as requisições dos clientes e resgate dos dados no momento da aquisição.

Gestão da qualificação de fornecedores

Processo de qualificação, cadastramento, acompanhamento e avaliação de desempenho de fornecedores de bens e serviços, bem como administração do sistema de consequências do processo de avaliação. Os fornecedores podem ser classificados:
- Pela natureza de fornecimento:
  - Fornecedores de serviços.
  - Fornecedores de bens.
- Quanto à criticidade dos bens ou serviços fornecidos:
  - Fornecedores qualificados (fornecimento de bens e serviços críticos).
  - Fornecedores simples (fornecimento de bens e serviços não críticos).

Critérios para habilitação do fornecedor

- **Critério técnico**: avalia a capacidade técnica do fornecedor para o fornecimento de bens e/ou serviços, demonstrando os recursos necessários para atender à demanda.
- **Critério econômico-financeiro**: avalia as evidências da solidez econômico-financeira de modo a assegurar a continuidade e cumprimento do fornecimento.
- **Critério legal**: avalia o cumprimento das obrigações dos fornecedores perante os órgãos de governo e perante a sociedade de modo que estejam regularmente constituídos e seus representantes legalmente habilitados, conforme as leis de cada localidade e país.
- **Critério SMS** (segurança, meio ambiente e saúde ocupacional): avalia a aplicação e implementação do padrão gerencial de política e diretrizes de segurança, meio ambiente e saúde ocupacional, valorizando e estimulando a certificação das normas aplicáveis.
- **Critério responsabilidade social**: avalia a gestão da empresa considerando as certificações, programas, planos e práticas de responsabilidade social, a partir de documentos apresentados e validados.

Gestão da demanda e estoques

É a etapa do processo de suprimento em que são analisadas as demandas informadas pelos clientes, com o objetivo de estabelecer o modelo logístico de suprimento de cada item.

Orienta as demandas imediatas para que o atendimento seja por meio de compras, pelo estoque, ou ainda transferências internas ou entre hospitais da mesma rede. Planeja o atendimento de demandas em busca dos menores custos de suprir, com a manutenção ou melhoria do nível de atendimento.

Para demandas que se repetem, com potencial de benefícios (principalmente a redução do preço na compra), prioriza o tratamento dessas demandas e seleciona a estratégia de aquisição a ser adotada para cada uma delas. Por outro lado, em outra vertente, planeja o atendimento de demandas pontuais associadas aos investimentos da Companhia.

A falta do adequado reconhecimento do processo "Gestão da Demanda" tem como consequência iniciativas simultâneas e desordenadas em diferentes áreas do sistema de suprimento, tendo em vista que a necessidade de se trabalhar as demandas é percebida pelos que fazem aquisições, pelos que lidam com estoques, pelos que desenvolvem fornecedores e produtos etc.

Gestão de estoques

O ideal é que pudéssemos dispor de condições de não formar estoques, que representam imobilização de capital. Entretanto, como o mercado não pode nos atender sempre de maneira imediata, torna-se necessário mantermos em estoque os materiais indispensáveis ao atendimento das demandas de modo a evitarmos paralisações das atividades que gerem prejuízos ou comprometam a segurança de pessoas e do meio ambiente. A Gestão de Estoques, nesse contexto, pode ser definida como:

> *"Função responsável pelo planejamento e controle da formação, manutenção e desmobilização de estoques, de acordo com os níveis de investimento e de serviço estabelecidos na Política de Suprimento."*
> *Pinto, 2020*[4]

O desafio da Gestão de Estoques é, portanto, conseguir o equilíbrio entre a necessidade de investir o menos possível em estoques, e, ao mesmo tempo, garantir satisfação ao cliente, atendendo suas necessidades de maneira adequada.

Executa as atividades necessárias para que os estoques sejam mantidos nos níveis planejados. Aciona obtenções, transferências e alienações.

Ballou (2001)[5] destaca que "os estoques continuam a representar o principal uso de capital no canal de suprimentos. Gerenciá-los bem significa mantê-los no nível mais baixo possível consistente com um equilíbrio dos custos diretos e indiretos atribuídos ao seu nível e com a necessidade de manter um nível desejado de disponibilidade do produto".

Para obter a seletividade de ações e determinação correta das políticas de estoque, esses são classificados em relação ao valor (Curva ABC), à importância operacional (XYZ), tipo de demanda (probabilística, programada, estratégica) e dificuldade de obtenção dos bens e serviços.

No Planejamento de Estoques duas visões, às vezes conflitantes, devem ser trabalhadas, para determinação da política de formação, manutenção e desmobilização dos estoques.

- **Nível de Imobilização de Capital em Estoques:** gerando ações como aumento do giro de estoques ou redução de Itens Inativos.
- **Nível de Atendimento aos clientes:** com ações como melhoria no nível de atendimento ou redução dos prazos de atendimento.

O Controle de Estoques é a etapa executiva da Gestão de Estoques. Podemos definir Controle de Estoques como:

"Conjunto de atividades de registro, controle e análise da movimentação de materiais, visando a determinação de quantidades a serem adquiridas (quanto) e o período adequado para as compras (quando), a fim de permitir a continuidade operacional da empresa, em conformidade com os objetivos e políticas determinados para a Gestão de Estoques."

A operacionalização do Controle de Estoques é efetuada por meio dos Métodos de Controle, que obrigatoriamente devem responder às questões de quando e quanto comprar. Todo e qualquer item de estoque deve estar associado a um método, garantindo seu gerenciamento. A análise periódica dos níveis de estoque determina ainda as ações de Saneamento e Destinação de Estoques.

Contratação de bens e serviços

Contratação de Bens e Serviços é o conjunto de atividades relacionadas à obtenção de materiais e serviços necessários à empresa, no mercado interno e externo, em condições técnicas e econômicas adequadas. O processo abrange o ciclo desde a identificação de necessidades de aquisição até a liberação dos materiais pelos fornecedores para a posse pela empresa compradora.

Um processo de compra, que resulta em desembolso, somente deve ser iniciado depois de esgotadas todas as possibilidades de atendimento da necessidade por meio de utilização de itens em estoque, inclusive alternativos, quando possível, bem como transferências entre unidades do mesmo grupo

Planejamento da função de contratação de bens e serviços

A orientação mais atualizada do papel de contratação é o foco na ação estratégica, com os aspectos rotineiros da atividade automatizados ou controlados pelo pessoal de escritório, cabendo à alta administração envolver a atividade de compras no processo de decisão estratégica.

Bayle (2000)[6] reforça, entre as principais razões para o crescimento do envolvimento de compras na tomada de decisões estratégicas, o fato de "as compras serem vistas como uma área de *agregação de valor,* não simplesmente de redução de custos".

O envolvimento no planejamento do negócio necessita do domínio de toda a operação, bem como de um entendimento claro dos relacionamentos internos complexos da empresa em relação aos materiais, às informações exigidas e às pessoas envolvidas.

Estratégias de compra básicas

Compras por meio de processo competitivo

Processo competitivo é o procedimento de abordagem do mercado fornecedor com vistas a obter propostas para a aquisição de material, em processo licitatório, selecionando a proposta mais vantajosa em função dos critérios de decisão definidos.

É a estratégia predominante e inicial, por permitir a avaliação das oportunidades oferecidas pelo mercado e reduzir os dispêndios com a aquisição de bens e materiais.

Os critérios básicos de decisão de licitações são menor preço, preço e fatores técnicos ou ainda somente fatores técnicos.

A análise da complexidade do mercado e da importância do material para a empresa deverá indicar a modalidade de contratação de cada categoria de material. Nas licitações em que se consideram fatores técnicos, consideram-se normalmente variáveis como: Qualidade, Nível de Atendimento, Prazo de entrega, Pontualidade, Situação Financeira da Empresa, Suporte local ao produto vendido e Flexibilidade para atender processos sazonais. A seleção das variáveis de escolha depende do produto e modalidade de compras envolvidas.

Compras sem processo competitivo

Ocorrem em circunstâncias específicas, em que o processo competitivo não traz benefícios, como compras de pequeno valor, casos de emergência, materiais com fornecedor exclusivo, softwares, sobressalentes adquiridos do fabricante, entre outros.

Strategic Sourcing

O *Strategic Sourcing* pode ser definido como "um processo disciplinado e sistemático de reduzir o custo total (TCO) de materiais, produtos e serviços comprados ao mesmo tempo em que se mantém ou melhora os níveis de qualidade, serviço e tecnologia, alinhado à visão de negócios da empresa".

A metodologia considera seis passos essenciais, em cada categoria analisada:

1. Especificação das necessidades internas – o que será comprado.
2. Análise do custo total – quanto custa a categoria.
3. Análise do mercado fornecedor – como se comporta o mercado.
4. Identificação de potenciais fornecedores – quem está apto a fornecer.
5. Definição do modelo de contratação – como será comprado.
6. Implementação do contrato – conforme acordo firmado.

O estudo é precedido da definição de macroestratégias de contratação, considerando dois fatores básicos: a importância operacional de cada categoria para a empresa e a complexidade da aquisição.

Modelos de contratação

Modo de contratação para determinada categoria de bens ou serviços, escolhida dentre as opções de uma estratégia de contratação, em função das características do mercado fornecedor, da necessidade de controle interno do suprimento e da gestão dos estoques, ou em decorrência de estudo de *Strategic Sourcing* realizado para a categoria. Contempla detalhamento suficiente para a execução da contratação.

São modelos de contratação, p. ex., a Compra *spot*, Contrato, Contrato global, Arrendamento mercantil (*leasing*), Alianças, Parcerias, e Compra eletrônica (*e-Procurement*).

Processo de execução da contratação – etapas

- **Análise dos pedidos de compras**: consiste em verificar todos os aspectos que influenciem a execução correta do procedimento de compra, bem como permita identificar a melhor estratégia de consulta ao mercado fornecedor.
- **Convocação de fornecedores**: trata-se do processo por meio do qual, o mercado toma conhecimento das condições para habilitação dos interessados, os critérios para pro-

cessamento e julgamento da licitação, assim como as condições para o fornecimento do material requisitado.

- **Análise de propostas:** exame das propostas apresentadas para fornecimento do material, em confronto com o estipulado no documento convocatório, e tem por objetivo sua classificação, com base no critério de julgamento estabelecido.
- **Julgamento de propostas:** escolha do proponente vencedor de um processo competitivo, tendo por base, o critério de julgamento estabelecido no documento convocatório, podendo considerar os resultados das análises técnica, comercial e técnico-econômica.
- **Colocação da compra:** nessa fase é emitido o documento contratual (Notas de Empenho, Autorizações de Entrega de Material, *Purchase Order* etc.), por meio do qual se formaliza a contratação junto ao fornecedor, com detalhamento compatível à complexidade e condições da compra.
- **Diligenciamento da compra:** conjunto de atividades exercidas com a finalidade de assegurar o cumprimento de todos os eventos e condições constantes do documento contratual tanto por parte do Fornecedor quanto pela própria Empresa.
- **Encerramento do processo de compra:** fase de finalização do processamento da compra, em relação ao atendimento integral de todos os itens constantes do pedido de compras, bem como as providências de pagamento.

Armazenagem e distribuição

A Armazenagem executa todas as atividades de recebimento, estocagem, entrega e preservação de materiais, enquanto a Distribuição garante as atividades necessárias para que os materiais colocados na posse da empresa sejam movimentados desde o ponto onde a transferência da posse tenha ocorrido até a entrega ao usuário que irá utilizar o material.

A farmácia hospitalar possui duas funções: a) receber, armazenar e distribuir medicamentos aos pacientes; e b) preparar ou fabricar medicamentos. Por isso seu armazenamento consiste em três tipos:

- Medicamentos de prateleira, agulhas, seringas e outros insumos farmacêuticos.
- Psicotrópicos, drogas com controle rigoroso de utilização, devendo informar constantemente as autoridades da saúde sobre seu uso e o estoque existente.
- Materiais refrigerados como, p. ex., antibióticos, que costumam ser feitos em geladeira comum, tipo doméstico.

A dimensão da farmácia e das áreas internas deve seguir a norma de regulamentação de cada país. A RDC nº 50 de 21/02/2002 é um instrumento que consolida em um regulamento técnico várias normas voltadas para orientar o planejamento, programação, elaboração, avaliação e aprovação de projetos físicos de estabelecimentos assistenciais de saúde.

Indicadores de desempenho

A avaliação de desempenho é uma atividade permanente e fundamental, para qualquer função da atividade de suprimento e para o resultado do sistema como um todo.

Pelos índices de avaliação podemos aferir a qualidade e efetividade das nossas ações, verificar o cumprimento dos objetivos e metas e analisar se a evolução dos níveis de estoques é compatível com as diretrizes da Política de Estoques.

Os indicadores mais usuais na Gestão de Estoques são o Giro dos Estoques, Cobertura dos Estoques, Nível de Serviço, Percentagem de Itens sem consumo, *On-Time In-Full* (OTIF).

Os indicadores de desempenho, na contratação, podem estar associados a várias dimensões:

- **Atendimento:** com indicadores como: Itens atendidos na data requerida, prazo médio de colocação de itens, tempo médio de atendimento a pagamento, nível de satisfação dos clientes.
- **Desempenho quantitativo:** com indicadores como quantidade de compras colocadas e valor, pedidos de compra sem colocação por faixa de prazo, Itens em diligenciamento, Processamento de pedidos de pagamento.
- **Produtividade:** como total de pedidos de compra colocados/total de empregados.
- **Qualidade:** como exemplo, a confiabilidade das informações no banco de dados.
- **Custo:** com indicadores de custo operacional por empregado, custo de administração da área de compras, custo agregado de compras.

Estudo de caso: seleção de transportadora em uma indústria farmacêutica

Uma das grandes decisões a serem tomadas pelos profissionais da cadeia de abastecimento é balancear os custos e níveis de serviço, ao mesmo tempo em que a qualidade seja garantida. Um dos maiores custos logísticos na indústria está atrelado aos custos de fretes. Então, o cuidado na seleção dos fornecedores tanto qualitativa quanto quantitativamente é essencial para o sucesso da operação.

Por esse motivo, métodos de apoio à decisão se tornam fundamentais, o que fez com que uma renomada indústria farmacêutica utilizasse métodos de apoio à decisão multicritério (MCDA) para realizar a seleção de sua transportadora para o RS, sendo que só seguiram para essa fase as transportadoras com as devidas licenças regulatórias para o transporte de medicamentos.

Em síntese, os métodos de análise multicritério consistem em ordenar um conjunto de alternativas avaliando o desempenho delas por meio de um conjunto de critérios, usualmente conflitantes. Com isso gerando uma matriz de decisão.

A farmacêutica decidiu utilizar uma combinação entre os métodos PROMETHEE II e TOPSIS.

O método PROMETHEE II é com base no cálculo de graus de preferência por meio de uma pontuação (entre 0 e 1) que expressa como uma alternativa é preferível em relação a outra do ponto de vista do tomador de decisão.

O método TOPSIS vem sendo bastante utilizado para ranquear alternativas por ordem de preferência. O princípio básico do TOPSIS consiste em escolher uma alternativa que esteja tão próxima quanto possível da solução ideal positiva e o mais distante quanto possível da solução ideal negativa.

Foram considerados as propostas de cinco transportadoras e elaborados junto aos decisores os critérios para seleção com seus respectivos pesos.

A definição dos pesos para cada critério foi uma etapa bastante discutida entre os decisores. Visto que na análise realizada, para 80% das entregas é necessário realizar agendamento prévio junto ao cliente/distribuidor, os decisores definiram esse critério com o segundo maior peso.

Após a definição da matriz de decisão, respectivos pesos e limiares de preferência e indiferença, foram executados os passos no Microsoft Excel dos métodos TOPSIS e PROMETHEE II, de acordo com modelagem dos métodos discutidas na metodologia do trabalho, obtendo-se os seguintes resultados (Tabela 12.1).

Tabela 12.1 Resultado comparativo entre os métodos TOPSIS e PROMETHEE II		
	MODELO PROMETHEE II	MÉTODO TOP SIS
1ª posição	T3	T4
2ª posição	T4	T1
3ª posição	T1	T3
4ª posição	T2	T2
5ª posição	T5	T5

Fonte: Elaborada pelos autores, 2020.

Como conclusão, apesar da diferença no ordenamento final entre as transportadoras, a recomendação foi considerar a T4 a mais apropriada, pois por uma diferença muito pequena ela não ficou na primeira posição, também pelo método PROMETHEE II, o que sugeriu ser a transportadora T4 a mais adequada.

O passo seguinte foi executar a análise de sensibilidade, pois as incertezas e, principalmente, alterações nos dados de entrada, bem como as imprecisões que podem ocorrer na fase de modelagem devem ser levadas em consideração. Ademais, conforme exposto dentro do contexto de MCDA, importante seguir o conceito de que a "solução ótima" deve dar lugar ao conceito de "boa solução". Assim, as mudanças na estrutura de preferência devem ser realizadas por meio da análise de sensibilidade.

Na análise de sensibilidade alterou-se o peso do critério TDE (Taxa de Dificuldade de Entrega) de 20% para 15% e do critério prazo de entrega de 15% para 20%, com o objetivo de avaliar se o resultado seria diferente invertendo os pesos atribuídos originalmente na modelagem, uma vez que esses critérios geraram maior discussão na fase de definição dos pesos. Essa análise de sensibilidade permite ao decisores entender se o cenário seria muito diferente e avaliar potenciais impactos ou mudanças caso julguem necessário. Com os resultados obtidos, foi mantida a decisão pela T4.

Importante observar que o método utilizado pode ser aplicado a qualquer decisão, seja na seleção de fornecedores ou em qualquer outra decisão de grande impacto nos negócios.

Tabela 12.2 Análise de sensibilidade com alteração de pesos (TDE) e *lead-time*		
	MODELO PROMETHEE II	MÉTODO TOP SIS
1ª posição	T3	T4
2ª posição	T4	T3
3ª posição	T2	T1
4ª posição	T1	T2
5ª posição	T5	T5

Fonte: Elaborada pelos autores; 2020).

Considerações finais

O suprimento de Bens e Serviços, em clínicas e hospitais, não raro supera mais de 50% do total de custos envolvidos no funcionamento da instituição. Como visto, é um setor que ainda não se beneficia das possibilidades de redução de custos com a utilização de técnicas mais adequadas no gerenciamento de suprimentos, e, portanto, não usufrui das vantagens decorrentes.

Este capítulo procurou indicar os pontos essenciais que devem ser considerados na organização, estruturação e operação da atividade de suprimentos, o **que** fazer, deixando aos gestores a necessidade de aprofundar o conhecimento, na busca do **como** fazer e executar cada um dos processos evidenciados.

Referências bibliográficas

1. Bowersox DJ, Closs DJ. Logística empresarial – Ed. Atlas: São Paulo, 2001.
2. Council of Supply Chain Management Professionals - Available from: https://cscmp.org/CSCMP/Educate/SCM_Definitions_and_Glossary_of_Terms.aspx - 2003.
3. Chopra S, Meindl P. Gerenciamento da Cadeia de Suprimentos – Prentice Hall: São Paulo, 2003.
4. Pinto GLA. Apostila Gestão de Suprimentos de Bens e Serviços em Saúde – FGV: Rio de Janeiro, 2020.
5. Ballou RH. Gerenciamento da Cadeia de Suprimentos – Ed. Bookman: Porto Alegre, 2001.
6. Baily P, Farmer D, Jessop D, Jones D. Compras – Ed. Atlas: São Paulo, 2000.

13 | Enfoque Jurídico na Saúde

Magaly Arrais da Silva
Priscilla Saito Nunes de Souza

Introdução

A atuação da assessoria jurídica como apoio à administração e gestão de Companhias da Área da Saúde, sejam elas clínicas, hospitais, planos de saúde, laboratórios ou indústrias da saúde, tem-se mostrado cada vez mais importante no contexto corporativo. Uma das principais funções do assessor jurídico é a de identificar riscos inerentes às atividades dessas empresas, mensurar seus impactos e consequências e fornecer ao corpo diretivo e gestores, orientações e soluções seguras para minimização desses riscos. O assessor jurídico atua como um "clínico geral" do Direito e sempre que necessário, direcionará questões aos advogados especialistas, para que, juntos, somados os conhecimentos e especificidades sobre o negócio, aos conhecimentos específicos de cada área do Direito, construam a melhor e mais segura solução à Companhia, permitindo que o corpo diretivo e gestores conheçam potenciais riscos e tenham condições de tomar decisões com segurança.

Vale lembrar, que no mundo corporativo atual, é essencial que as empresas se estruturem de modo a maximizar sua produção e, consequentemente, seus resultados, para garantir o sucesso de sua gestão. O binômio maximização de resultados *vs.* minimização de riscos e impactos negativos é, atualmente, um dos maiores desafios dos gestores, e o assessor jurídico, por trabalhar em parceria com esses gestores, se torna um importante elo nesse cenário corporativo. Além disso, com foco na maximização da produção e resultados, empresas atuantes no segmento da saúde têm, com bastante sucesso, utilizado o instrumento que chamamos de profissionalização de gestores, efetivada pela contratação de qualificados profissionais de diversas áreas, dentre elas medicina, enfermagem, nutrição, direito, administração, economia, finanças, contabilidade, custos e orçamentos, recursos humanos, dentre outras.

Médicos, enfermeiros, fonoaudiólogos, fisioterapeutas, nutricionistas, farmacêuticos, têm, cada vez mais, ocupado funções de cunho administrativo e têm demonstrado resultados bastante satisfatórios, na medida em que somam conhecimentos técnicos de suas áreas às técnicas de gestão e liderança. Se terceirizados, a contratação desses profissionais merece atenção e uma vez efetivada de acordo com a legislação vigente, especialmente nas esferas trabalhista e tributária, reduz riscos relativos a potenciais demandas e fiscalizações.

Com o objetivo de buscar constantemente o sucesso da gestão corporativa, como o assessor jurídico pode identificar riscos internos e externos e contribuir para que a Companhia atinja seus resultados e metas? O conhecimento da legislação e normas aplicáveis à área da Saúde e a correta identificação dos riscos inerentes às atividades de clínicas e hospitais, aliada à estratégia adequada às metas e objetivos da Companhia, favorecem o sucesso da gestão da área jurídica? A prevenção pode conferir resultados positivos à tomada de decisões dos gestores? De que maneira utilizar as ferramentas que o Direito nos disponibiliza, em benefício do dia a dia? O que os gestores de clínicas e hospitais devem conhecer sobre assuntos de Direito? O presente Capítulo tem por objetivo responder às questões ora formuladas, de modo a trazer ao conhecimento dos gestores qual o papel do assessor jurídico no contexto corporativo, bem como abordar alguns temas relevantes, que podem, eventualmente, comprometer o sucesso da gestão.

Assessor jurídico como *stakeholder*

A área jurídica tem conquistado terreno cada vez maior nas Organizações, que via de regra, têm por objetivo atingir metas e resultados definidos por um Planejamento Estratégico bem elaborado, gerenciado e conduzido.

A gestão de riscos, parte integrante e de suma importância ao Planejamento Estratégico, bem como do Programa de Integridade, a ser abordado no tópico *Compliance,* ao final deste capítulo, estabelece relação direta com a área jurídica, que tem, dentre outras funções, a identificação de riscos que podem causar impactos negativos à estratégia adotada ou que venha a ser adotada. Passa então a gestão de riscos, importante ferramenta, a ser elemento fundamental na gestão.

Podemos dizer que o objetivo comum da gestão de riscos em parceria com a área jurídica é o de identificar e analisar riscos tanto externos quanto internos, que podem representar impactos negativos. Essa parceria permite que os gestores tenham condições de tomar medidas e decisões seguras, visando evitar e reduzir, ou até mesmo, assumir e/ou transferir esses riscos. No entanto, qual a melhor definição para "risco" no atual mundo corporativo? De acordo com Borge (2001)[1], risco envolve o mau resultado, para a área de saúde, p. ex. um desfecho ruim.

Assim, sob o ponto de vista da área jurídica, enumeramos a seguir algumas situações, que pontualmente, chamamos de riscos externos, que independem da capacidade de gestão e controle da empresa e que, acima de tudo, podem repercutir em exposição a um mau resultado: demandas judiciais de natureza civil, dentre elas, ações de responsabilidade civil por eventos adversos; liminares visando cobertura de serviços, procedimentos, internações, materiais e medicamentos; demandas judiciais trabalhistas, cíveis e tributárias; demandas originadas por reclamações e/ou denúncias formuladas por pacientes junto ao Procon, denominadas demandas consumeristas; fiscalizações conduzidas por órgãos públicos, como Delegacias Regionais do Trabalho, Delegacias de Polícia (inquéritos policiais que versem sobre eventos adversos, solicitações de prontuários médicos), Receita Federal e INSS, dentre outros.

E de que modo podemos minimizar os impactos negativos em decorrência das situações ora enumeradas? Estar atento ao recebimento de correspondências do Poder Judiciário ou de qualquer Órgão Público, para que sejam tomadas as providências necessárias, observados os prazos estabelecidos, que podem ser bastante curtos, é a melhor maneira de gerenciar esses riscos, bem como de aumentar as chances de atingir resultado satisfatório.

Por outro lado, entendemos por riscos internos, os aspectos negativos, relacionados aos processos internos da Companhia, que tenham potencial de comprometer seus resultados. São exemplos de riscos internos: atraso na entrega de materiais e medicamentos e enxoval hospitalar higienizado; processo de cobrança de contas moroso. As empresas devem ser hábeis em operar e controlar seus principais processos, de modo que eles sejam consistentes, íntegros e documentados. A maneira mais adequada de controlar e minimizar os riscos acima exemplificados é a de definir em contrato prazos de entrega, previsão de deveres e obrigações das partes contratantes, bem como de vincular valores a um *Service Level Agreement* (SLA), elaborado em conjunto pela área jurídica e a área que contratará o fornecimento de serviços ou produtos.

Direito e saúde

O direito à saúde inalienável, de toda e qualquer pessoa, é um valor social a ser perseguido por toda a humanidade, e foi reconhecido pela Declaração Universal dos Direitos Humanos de 1948. Assegura as condições de bem-estar, desenvolvimento mental e social, conectando-se com o direito à vida, como pressuposto indispensável para sua existência ou como elemento agregado à sua qualidade.

A Constituição Federal do Brasil consagrou o direito fundamental à saúde nos artigos 1º, III; 6º, 23, II, 196, 198, II e § 2º, e 204. O artigo 196 da CF prescreve como dever do Estado a garantia do direito à saúde para todos os cidadãos, inclusive, para estrangeiros residentes no país, mediante políticas sociais e econômicas que visem "... a redução do risco de doença e de outros agravos, e ao acesso universal e igualitário às ações e serviços para sua promoção, proteção e recuperação". Deve possuir a máxima eficácia e efetividade possível, configurando-se ainda como requisito essencial para a dignidade humana que é fundamento da República segundo o artigo 1º, inciso III, da Constituição.

O artigo 199 da CF abriu portas às operadoras e planos de saúde, na medida em que faculta a participação da iniciativa privada a assistência à saúde, com a formação do sistema de saúde complementar ao sistema único de saúde, "... mediante contrato de direito público ou convênio, dando prioridade às instituições filantrópicas".

Em 2000 foi criada a Agência Nacional de Saúde Suplementar (ANS), vinculada ao Ministério da Saúde, criada pela Lei nº 9.961, de janeiro de 2000, responsável pela regulamentação e fiscalização da Saúde Complementar, que compreende as empresas de Autogestão; Medicina de Grupo; Planos de Administração; Cooperativas; e de Seguros de Saúde. A Agência nasceu com o objetivo de efetivar todas as previsões trazidas pela Lei nº 9.656/98 (Lei dos Planos de Saúde), e impedir práticas lesivas aos consumidores, estimulando comportamentos que reduzam os conflitos e promovam a estabilidade do setor.

Por outro lado, a Lei nº 10.185/2001 promoveu a equiparação dos seguros de saúde aos planos privados de assistência à saúde, subordinando-os à Lei nº 9.656/98 e à regulação da ANS. A Lei nº 10.850/2004 atribuiu à ANS competência para a instituição de programas de incentivo à adaptação de contratos de planos de saúde firmados até 02 de janeiro de 1999, para promover o acesso dos consumidores atrelados a esses tipos de contratos às garantias e direitos definidos na Lei nº 9.656/98.

Outro órgão regulador, vinculado ao Ministério da Saúde, a Agência Nacional de Vigilância Sanitária (ANVISA), foi fundada em 26 de janeiro de 1999, pela lei nº 9.782/1999, com a finalidade de fiscalizar a produção e consumo de produtos submetidos à vigilância sanitária, como p. ex., medicamentos, agrotóxicos e cosméticos.

Judicialização da saúde

A judicialização da saúde, definida como um fenômeno político-social por meio do qual o Poder Judiciário assume o papel para efetivação do Direito Fundamental à Saúde, previsto na Constituição de 1988, teve seu marco, no Brasil, no início da década de 1990, quando pacientes começaram a recorrer ao Poder Judiciário para obtenção de medicamentos antirretrovirais para HIV/AIDS. Como via alternativa a um sistema de saúde deficitário, a via judicial tem sido constantemente provocada por cidadãos/pacientes para garantia de tratamentos de saúde.

Temos, desse modo, uma transferência de poder, do Congresso Nacional e o Poder Executivo, para o Poder Judiciário, uma vez que o sistema de saúde não tem capacidade para atender à demanda de saúde da população, o que leva, por vezes, a população a recorrer ao Poder Judiciário, para obtenção de tratamento ou medicamento. Essa crescente demanda ao Poder Judiciário, causa desequilíbrio das contas públicas, já que o Estado, a quem cabe o dever de prover serviços de saúde, se vê obrigado a fornecer medicamentos, quase sempre de alto custo, à população demandante, com base em decisões judiciais, a que chamamos de liminares. Uma medida liminar nada mais é do que uma ordem judicial de caráter provisório, que visa assegurar direitos pleiteados pela parte, antes de uma análise criteriosa do pedido, essa entendida como a apresentação de defesa pela parte demandada e produção de provas documentais, periciais e testemunhais. São requisitos imprescindíveis para concessão de uma liminar, fundamentos jurídicos razoáveis, o chamado "*fumus boni iuris*" ou "fumaça do bom direito" e o "*periculum in mora*" ou "perigo da demora", ou seja, quando o tempo de espera da decisão possa acarretar prejuízos ao que pleiteia a liminar. Desde que observados os requisitos fundamentais, a concessão de liminar permite que um pedido de urgência seja atendido. A concessão de uma liminar não significa, entretanto, que o processo tenha terminado, ou que a decisão provisória não possa ser revisada.

De que maneira, então, diminuir o volume de ações e custos em decorrência de decisões liminares? Como solução alternativa, o Conselho Nacional de Justiça (CNJ), iniciou, em 2016, projeto para elaboração de plataforma digital denominado e-NatJus, que tem por objetivo constituir banco de dados técnicos, cientificamente fundamentado, para auxiliar os magistrados nas decisões relacionadas à saúde. Esse cadastro nacional de pareceres, notas técnicas, tem por objetivo oferecer uma base científica capaz de fornecer subsídios técnicos aos magistrados que necessitarem julgar demandas relacionadas à área da saúde.

Código de Defesa do Consumidor e relação com a área da saúde

O Código de Defesa do Consumidor, instituído pela Lei nº 8.078 de 11 de setembro de 1990[2], representou um avanço na história da defesa de consumidores brasileiros e teve, por óbvio, como principal objetivo, proteger e defender os direitos e necessidades do consumidor, o respeito à sua dignidade, saúde e segurança, a proteção de seus interesses econômicos, a melhoria da sua qualidade de vida, bem como a transparência e harmonia das relações de consumo, além de disciplinar as relações de consumo e estabelecer responsabilidades dos fornecedores de produtos e serviços, baseadas no princípio da boa-fé e transparência. O artigo 6º, incisos I, II e III do Código de Defesa do Consumidor, Lei nº 8.078, de 11 de setembro de 1990, fazem referência aos direitos do consumidor ao passo que o artigo 31 do mesmo Código estabelece que a apresentação de produtos ou serviços devem assegurar aos consumidores informações claras, corretas, precisas e ostensivas, sobre características, qualidade, quantidade, composição, preço, garantias, prazos de validade.

O Código de Defesa do Consumidor adotou a teoria da responsabilidade objetiva, aplicada aos fornecedores de produtos e serviços, prevista em seu artigo 14. Isso significa que aquele que fornece um produto ou presta qualquer tipo de serviço, que ofereça risco ao consumidor, ou ao paciente, já que tratamos da área da saúde, será responsabilizado, independentemente de sua culpa, na hipótese do consumidor sofrer qualquer dano ou prejuízo causado por risco oferecido. Já os profissionais liberais, que compõe as equipes multidisciplinares, de acordo com artigo 14 parágrafo 4º do Código de Defesa do Consumidor, são considerados prestadores pessoais de serviços e respondem subjetivamente, responsabilidade subjetiva, por eventuais danos causados a pacientes, se for comprovada atuação com culpa, ou seja, se for comprovada atuação negligente, imprudente ou imperita.

Do texto do Código de Defesa do Consumidor, extraímos importantes conceitos. Os artigos 2º e 3º do referido texto legal definem consumidor, fornecedor e serviços. Assim sendo, ao analisarmos as definições do Código de Defesa do Consumidor, temos as seguintes equivalências na área da Saúde:

- Paciente = Consumidor (art. 2º) = destinatário final dos serviços.

- Fornecedor de Serviços (art. 3°) = estabelecimentos de serviços de saúde e profissionais médicos, enfermeiros, nutricionistas, fitoterapeutas, fisioterapeutas, psicólogos, e todos os demais profissionais que integram as equipes multidisciplinares.
- Serviços (art. 3°, parágrafo 2°) = serviços remunerados da área de saúde.

De qualquer modo, qualquer que seja o tipo de responsabilidade, se faz necessário observar alguns requisitos que configuram a obrigação de responder por eventuais danos causados, a chamada responsabilidade civil. Traçaremos na sequência breves linhas sobre a responsabilidade civil, objetiva e subjetiva, aplicáveis aos fornecedores de serviços e profissionais da área da Saúde, respectivamente.

Responsabilidade civil, responsabilidade objetiva e responsabilidade subjetiva

A responsabilidade civil consiste na obrigação de uma pessoa em reparar os danos causados à outra. Em outras palavras, sempre que houver um dano, esse há de ser reparado. No entanto, é importante frisar que para que a responsabilidade civil seja caracterizada, ou seja, para que seja efetivada a obrigação de indenizar por dano, seja ele moral ou material, causado a alguém, é essencial que exista uma ação, um dano e a ligação entre a ação e o dano, o que chamamos, na esfera do direito, de nexo causal ou nexo de causalidade.

A ação é o fato a partir do qual o dever de ressarcimento, o dever de indenizar, é gerado, em outras palavras, ação é a violação a um direito e pode ser omissiva ou comissiva, ou seja, por ato que deixou de ser praticado ou por ato praticado. O dano é a lesão ou prejuízo patrimonial ou moral, contra vontade da vítima, em decorrência de ato lícito ou ilícito, praticado por alguém. É, na realidade, elemento essencial e indispensável para responsabilização do agente, causador do dano. Por fim, o nexo causal é configurado pela relação necessária entre a ação e o dano. Assim sendo, sem o nexo causal, inexiste a obrigação de reparar, de indenizar.

Destacamos, inicialmente, que a regra geral da responsabilidade civil é definida pelo *caput* do artigo 927, do Código Civil Brasileiro de 2002:[3] "art. 927. Aquele que, por ato ilícito (arts. 186 e 187), causar dano a outrem, fica obrigado a repará-lo. Parágrafo único. Haverá obrigação de reparar o dano, independentemente de culpa, nos casos especificados em lei, ou quando a atividade normalmente desenvolvida pelo autor do dano implicar, por sua natureza, risco para os direitos de outrem.". Sob a ótica da área da Saúde, a responsabilidade civil é fundamentada no risco ou na culpa, conforme já mencionado no subcapítulo acima, Código de Defesa do Consumidor. Vejamos a seguir a diferença entre ambas.

A responsabilidade aplicada aos hospitais, clínicas e planos de saúde, que são foco da grande maioria dos processos judiciais propostos por pacientes e/ou seus representantes, é definida pelo artigo 14, do Código de Defesa do Consumidor, como responsabilidade objetiva, fundamentada no risco que a atividade desenvolvida pode representar aos consumidores, na área da saúde, aos pacientes. Em outras palavras, a responsabilidade objetiva dispensa a culpabilidade, sendo que a obrigação de indenizar independe do conceito de dolo ou culpa, aplicável apenas aos profissionais liberais, como veremos adiante. Nesse sentido, observamos que os hospitais e clínicas, bem como laboratórios e todas as demais pessoas jurídicas que forneçam serviços de Saúde, serão **sempre** obrigados a indenizar pacientes ou seus representantes, por danos materiais ou morais causados, **independentemente** de culpa. Entende a literatura do Direito, bem como o Código de Defesa do Consumidor, que a obrigação de indenizar, independentemente de culpa do agente que causou o dano, decorre do risco da própria atividade. No entanto, o artigo 12 do Código de Defesa do Consumidor prevê no § 3º a possibilidade de exclusão da responsabilidade do fornecedor de serviços quando provar a culpa exclusiva do consumidor. Assim, se o paciente contribuir para ocorrência do dano, o que chamamos na esfera do Direito de culpa concorrente, o fornecedor de serviços poderá ser isento de qualquer responsabilização. Assim, se aquele que sofreu o dano, ou seja, se o lesado tiver concorrido culposamente para o evento danoso, a sua indenização será fixada, tendo-se em conta a gravidade de sua culpa em confronto com a do agente do dano. Temos, por consequência, que o valor da indenização será proporcional ao grau de culpa do autor do dano e da vítima.

Por outro lado, a responsabilidade pessoal do médico, envolve apuração de culpa. Essa responsabilidade é a chamada responsabilidade fundamentada na culpa, ou responsabilidade subjetiva, aplicada aos profissionais que prestam os serviços de Saúde, prevista no parágrafo 4º do artigo 14 do Código de Defesa do Consumidor.

No entanto, é importante frisar que para que a responsabilidade subjetiva seja caracterizada, ou seja, para que seja efetivada a obrigação de indenizar por dano, seja ele moral ou material, causado a alguém, é essencial que exista uma ação ilícita, um dano, ligação, relação entre a ação e o dano e a comprovação da culpa daquele que causou o dano. Encontramos no artigo 186 *caput* da Lei nº 10.406 de 10 de janeiro de 2002, Código Civil Brasileiro, a definição de ato ilícito: "art. 186. Aquele que por ação ou omissão voluntária, negligência ou imprudência, violar direito e causar prejuízo a outrem, ainda que exclusivamente moral, comete ato ilícito.".

Considerando que a responsabilidade aplicada aos profissionais liberais se baseia no conceito de culpa, é importante que os profissionais médicos, bem como todos aqueles que integram equipes multidisciplinares conheçam o conceito de culpa, pois do reconhecimento e da comprovação dessa, serão obrigados a reparar danos que eventualmente causem. Notamos que o ato, a ação, omissão ou dever são figuras constantes do conceito de culpa. Temos, portanto, que a análise da culpa tem por foco a ação ou a falta de ação (omissão) de determinado ato, que poderia evitar o dano. Assim sendo, na eventualidade de um médico ou qualquer profissional da Saúde causar dano a paciente, como vimos, a culpa será obrigatoriamente foco de avaliação e deverá ser comprovada para fins de indenização, de reparação de danos. Desse modo, será analisada a culpa em sentido estrito, que pode ser configurada pela imprudência, negligência ou imperícia.

Prontuário médico

A internação hospitalar de um paciente, ou o seu acompanhamento, em uma clínica tem consequências de duas naturezas distintas e relacionadas: no tocante à Saúde, a Companhia se compromete com o diagnóstico e tratamento; deve envidar todos os seus melhores esforços para o acerto e correção do primeiro e para a adequação e eficiência do segundo. Assim, a Companhia está ética e profissionalmente obrigada a lançar mão de seus melhores recursos profissionais e tecnológicos na busca do diagnóstico correto, bem como para a adoção e aplicação da terapêutica mais adequada e eficiente. No que concerne à esfera jurídica, a clínica, o laboratório ou hospital é responsável pelo que aconteça com o paciente enquanto ele estiver sob os seus cuidados.

Para o acompanhamento de ambos os aspectos, existe um instrumento que se presta ao registro cronológico e detalhado de tudo o que se passa com o paciente desde a sua admissão até a alta, o prontuário médico. Encontramos o conceito do prontuário médico no artigo 1º da Resolução Conselho Federal de Medicina nº1.638/2002: "... documento único constituído de um conjunto de informações, sinais e imagens registradas, geradas a partir de fatos, acontecimentos e situações sobre a saúde do paciente e a assistência a ele prestada, de caráter legal, sigiloso, que possibilita a comunicação entre membros da equipe multiprofissional, e a continuidade da assistência prestada ao indivíduo.".

O prontuário é um documento de dupla importância: do ponto de vista da Saúde, é uma peça cuja função é registrar todos os dados de diagnóstico, terapêutica e cuidados do paciente, contribuindo para o acerto do diagnóstico e a eficiência do tratamento; do ponto de vista jurídico, é um registro da internação, contribuindo para a segurança do paciente e de todos os profissionais envolvidos com o processo. Nesse sentido, o prontuário médico também constitui prova de extrema importância em ações judiciais com pedido de indenização, e se corretamente elaborado, observadas as orientações tanto do CFM como do CREMESP, COREN, CREFITO, CRN e demais conselhos aos quais pertencem a equipe multidisciplinar de saúde, comprovará que os cuidados destinados ao paciente foram adequados e em conformidade com os protocolos médicos, bem como fornecerá ao Juiz elementos suficientes para comprovar que os profissionais que prestaram cuidados ao paciente agiram com diligência, prudência e perícia, elementos necessários para afastar qualquer alegação de culpa.

Consentimento informado

É tema geral da área da Saúde e específico de muitas de suas profissões componentes a questão do Direito à informação do paciente em relação a todos os aspectos de sua Saúde. Assim, o profissional de Saúde está obrigado, ética e juridicamente, a proporcionar adequado e completo fluxo de informações ao paciente em relação ao seu estado de saúde e aos exames e procedimentos que sejam feitos ou planejados.

A obrigação de informar é mais explícita quando o exame ou procedimento a ser realizado envolve risco, seja de morte, lesão, dor ou de desconforto relevante para o paciente. Nos casos de procedimentos de risco, o paciente deverá ser previamente informado sobre todas as possibilidades, de modo completo e eficiente. Para que possa fazer livre e conscientemente a sua escolha, o paciente deve receber informações sobre as implicações de se submeter ao procedimento proposto, bem como da sua eventual negativa em fazê-lo. Elemento necessário ao atual exercício seguro da medicina, o consentimento informado é um direito do paciente, é a manifestação expressa da autonomia da vontade do paciente e um dever moral e legal do médico. É a ferramenta mais segura, disponível ao médico, de expor ao paciente as vantagens, desvantagens, inconvenientes e riscos do tratamento, intervenção ou procedimento, antes de sua realização. E é a maneira adequada do paciente exercer seu livre arbítrio e decidir se quer ser submetido a risco em decorrência de tratamento, intervenção ou procedimento.

O Novo Código de Ética Médica, Resolução CFM n° 2.217/2018, publicada no D.O.U. em 1º de novembro de 2018, vigente em 30 de abril de 2019, prevê em seu artigo 22, ser vedado ao médico: "Deixar de obter consentimento do paciente ou de seu representante legal após esclarecê-lo sobre o procedimento a ser realizado, salvo em caso de risco iminente de morte." Já, o artigo 34, do mesmo CEM, prevê a obrigação do médico, de informar ao paciente "... o diagnóstico, o prognóstico, os riscos e os objetivos do tratamento, salvo quando a comunicação direta possa lhe causar dano, devendo nesse caso, fazer a comunicação ao representante legal.". Vale lembrar que a obrigação de prestar informações claras e adequadas, também encontra previsão no artigo 6º do Código de Defesa do Consumidor, mencionado no subcapítulo Código de Defesa do Consumidor.

A manifestação da vontade do paciente, expressa pelo consentimento informado, constitui prova de extrema importância em ações judiciais com pedido de indenização, na medida em que comprova que o hospital/clínica, cumpriu com suas obrigações legais, prestando ao paciente, com a antecedência necessária, todas as informações necessárias e claras, relacionadas ao tratamento, intervenção ou procedimento a ser realizado. E, embora não exista obrigação legal de que a informação se dê por escrito, é conveniente que o hospital ou clínica tenham à disposição do paciente impressos com as informações a respeito dos riscos e benefícios dos principais exames e procedimentos, bem como com as consequências de sua não realização. O documento deve conter um campo para a marcação da opção do paciente e para a coleta de sua assinatura.

Contrato de prestação de serviços médico-hospitalares

O contrato de prestação de serviços médico-hospitalares tem papel fundamental na formalização da vontade das partes, e define as responsabilidades e os direitos das partes envolvidas quais sejam, pacientes e hospitais. Além disso, cumpre função essencial, prevista no artigo 31, do Código de Defesa do Consumidor, anteriormente citado, que prevê que o consumidor as informações relativas aos produtos ou serviços prestados aos consumidores devem ser prestadas de maneira clara, objetiva, precisa e em língua portuguesa.

O objeto do contrato de prestação de serviços médico-hospitalares deve apresentar, sempre que possível, de maneira clara e objetiva, especificação dos serviços e valores, modo de pagamento, regularidade e duração com o que parte contratante, ou seja, o paciente ou seu responsável legal deve concordar. Cumpre ressaltar que a medicina não é uma ciência exata, e por essa razão, nem sempre é possível esclarecer ao paciente, de maneira antecipada e detalhada, todos os valores, quantidades e composição, riscos e informações relacionadas aos serviços médico-hospitalares. Caso a contratação seja feita por paciente beneficiário de plano de saúde, o contrato deve ainda conter cláusula relativa à necessidade de prévia autorização do plano de saúde para realização dos serviços, sejam eles procedimentos, cirurgias ou exames de diagnóstico/imagem e na hipótese do plano de saúde deixar de cobrir qualquer despesa médico-hospitalar, o paciente deve ser informado que assumirá a responsabilidade financeira pelo pagamento, desde que o plano de saúde permita cobrança direta do paciente.

Entretanto, importante mencionar que o artigo 40 do CDC estabelece que o fornecedor será obrigado a entregar ao consumidor orçamento prévio discriminando o valor da mão de obra, dos materiais e equipamentos a serem empregados, as condições de pagamento, bem como as datas de início e término dos serviços. Como já mencionado, por se tratar a medicina de ciência inexata, nem sempre é possível prestar essas informações aos pacientes ou seus representantes legais. De qualquer modo, o entendimento do Poder Judiciário, em relação aos serviços de saúde é de que o prestador de serviços médico-hospitalares deve apresentar estimativa de custos ou orçamento prévio, sempre que possível (Acórdão 1062271-34.2014.8.26.0100). Porém, essa estimativa de custos não vincula o hospital, clínica e médicos aos valores previamente informados, por reconhecer a imprevisibilidade dos serviços médico-hospitalares, e nesse sentido, a validade da cobrança de despesas supervenientes é igualmente reconhecida.

É preciso ressaltar o conteúdo econômico de um contrato de prestação de serviço médico-hospitalar disponibilizado por uma entidade privada que não mantém convênio com o Sistema Único de Saúde (SUS). Apesar de ser inadmissível, a mercantilização da medicina, se o paciente manifesta a vontade de obter a prestação de serviço gratuita deverá recorrer aos hospitais públicos e as entidades filantrópicas e privadas que mantêm convênio com o SUS. No entanto, caso o paciente decida pela utilização de serviços médicos prestados por instituição de saúde privada, restará instituído vínculo jurídico obrigacional, materializado de acordo com a vontade das partes, quais sejam, paciente e hospital ou clínica, e consequente caracterização de obrigações recíprocas, competindo ao hospital a prestação dos serviços contratados e ao paciente o pagamento do preço dos serviços.

Modelos de cobrança ajustados entre credenciados e seguradoras e planos de saúde

No contexto da saúde suplementar brasileira, a ANS assumiu o desafio de capitanear o debate em torno dos modelos de remuneração adotados na relação entre as operadoras de planos de saúde e os prestadores de serviços de saúde com vistas à implementação de novas maneiras de remuneração baseadas em valor, que privilegiem a qualidade dos serviços prestados e que não se baseiem exclusivamente na redução dos custos. A ANS criou o Grupo Técnico de Modelos de Remuneração, em setembro de 2016, que culminou em 2019, com a publicação do Guia para Implementação de Modelos de Remuneração baseados em valor (ANS; 2019).

O modelo de remuneração é a maneira pela qual o recurso financeiro é alocado ao prestador de serviços de saúde, conhecidos como *Fee-for-service; Capitation*, Orçamentação global ou parcial, *Diagnosis Related Groupings* – DRG, *Bundles*. O Brasil ainda utiliza, na maioria dos casos, o modelo de Pagamento por Procedimento (*Fee-for-service* – FFS), especialmente no setor privado. O FFS tem como característica essencial o estímulo à competição por usuários e a remuneração por quantidade de serviços produzidos, com estímulo à sobreutilização de serviços, principalmente, os de remuneração mais elevada e maior custo. Nesse modelo, o prestador é remunerado por serviço prestado, sem considerar os resultados e a qualidade do serviço prestado (Miller; 2017). Esse assunto será abordado em dois capítulos exclusivos neste livro, com os nomes de Medição de Valor em Saúde (VBHC) e Planos de Saúde: Regulação e Mercado.

E nas estruturas verticalizadas de Medicina de Grupo, Seguradoras e Planos de Saúde que possuem clínicas e hospitais de rede própria, o profissional de saúde pode ser contratado como empregado, com vínculo CLT, e recebe de acordo com o número de horas trabalhadas, incluídos os benefícios sociais da relação formal de trabalho, a remuneração independe da produção de serviços, sem incentivo a produtividade. (Bessa; 2011).

A ANS recomenda os modelos remuneratórios baseados em valor em saúde, que assegurem a qualidade dos serviços prestados e não se baseiem exclusivamente na redução dos custos, elaborados na perspectiva da melhoria da qualidade do cuidado em saúde, centrados no paciente, contemplando o monitoramento e avaliação dos resultados e forte coordenação do cuidado. Porém, os conflitos são frequentes entres fontes pagadoras e fornecedores/prestadores de serviços em saúde; sendo a assessoria jurídica fundamental nas negociações para escolha do modelo de remuneração.

Cheque caução – proibição

A ANS veda o expediente dos hospitais particulares, qual seja, obrigar o acompanhante ou o próprio paciente a emitir cheque caução para fins de internação e a fim de garantir o pagamento das despesas hospitalares e honorários médicos. Por outro lado, o Código Civil de 2002 no artigo 156, também procurou remediar a vulnerabilidade dos usuários de serviços médicos em relação às práticas para garantia de tratamento de saúde, configurando estado de perigo ao assumir obrigação excessivamente onerosa. Além disso, em 2012, foi sancionada a Lei nº 12.653, que acrescentou ao Código Penal o art. 135-A, que tipificou como crime de omissão de socorro o condicionamento do atendimento médico-hospitalar emergencial a exigência de qualquer garantia, como cheque caução ou nota promissória, ou preenchimento de formulários administrativos.

O artigo 2º, da Lei nº 12.653, determina que estabelecimentos de saúde que realizem atendimento médico-hospitalar **emergencial** ficam obrigados a afixar, em local visível, cartaz ou equivalente, a informação que é crime a exigência de cheque caução, nota promissória ou qualquer garantia, bem como do preenchimento prévio de formulários administrativos, como condição para o atendimento médico-hospitalar emergencial.

Relações de emprego na área da saúde

As relações de emprego para profissionais da área da Saúde, como regra, observam leis e normas trabalhistas aplicadas para o mercado de trabalho em geral. A flexibilização das relações de emprego foi necessária para compatibilização as mudanças de ordem econômica, tecnológica, política e social existentes na relação entre o capital e o trabalho. E a pandemia causada pela COVID-19 flexibilizou, temporariamente, ainda mais, as relações de emprego, como maneira de ajuste da execução das atividades à nova realidade imposta pela pandemia.

A Consolidação das Leis do Trabalho (CLT), de 1940, estabelece garantias e direitos dos trabalhadores, via de regra não aplicáveis à terceirização de serviços. Em 2017, a Lei Federal 13.467/2017, denominada Reforma Trabalhista, em vigor desde 14.11.2017, promoveu reformulação das leis trabalhistas, sendo primordial o conhecimento e entendimento das alterações essenciais para assegurar a legalidade das ações, minimizando os litígios na Justiça do Trabalho, transmitindo segurança para a Companhia e seus funcionários.

A reforma trabalhista permitiu acordo direto entre a empresa e os funcionários contratados em regime CLT, para estipular, p. ex., a escala de trabalho, respeitando o limite de 44 horas semanais e até 2 horas extras diárias. Abriu, ainda, a possibilidade de acordo para diminuição do intervalo intrajornada. O tempo despendido pelo funcionário entre residência e o local de trabalho e vice-versa, conhecido como *hora in itinere*, deixou de ser computado à jornada de trabalho, conforme prevê o artigo 58, § 2º da Lei 13.467/2017.

A nova lei criou a jornada parcial de 26 horas semanais, com até 6 horas extras. Permitiu que os acordos de compensação e de banco de horas sejam feitos individualmente e sem necessidade de intervenção dos sindicatos. A ausência legal **da jornada de trabalho 12 por 36 horas** na CLT gerava divergência de posicionamento dos Tribunais Regionais do Trabalho e consequentemente, insegurança jurídica, já que referida jornada é frequentemente utilizada na área da saúde e aplicada por muitas empresas, lastreada por Acordos Coletivos de Trabalho ou Convenções Coletivas de Trabalho negociados e validados pelos sindicatos, justificada pela necessidade do atendimento contínuo aos pacientes, em hospitais e domicílios, além das unidades de terapia intensiva, urgências e emergências. Jornadas especiais de trabalho passaram a ser admitidas após o evento da reforma trabalhista, em qualquer contrato de trabalho CLT, desde que haja acordo entre o trabalhador e o empregador. A lei também permite que o trabalhador e o empregador estipulem entre si o tempo para intervalo de descanso e alimentação, o que permite que ele seja reduzido para até 30 minutos nas jornadas de trabalho de 08 horas diárias.

A título de exemplo, a reforma trabalhista previu a prática do *Home Office* ou teletrabalho, caracterizado, nos termos do artigo 75-B da CLT, pela prestação de serviços preponderantemente fora das dependências do empregador, mediante uso de tecnologia de informação e comunicação.

Profissionais da área da saúde podem ser contratados sob diferentes modalidades sem vínculo empregatício, como prestação de serviços terceirizados, contratação de cooperados associados a cooperativas e em determinados tipos de contratação, é possível o estabelecimento de contratos de comodato de espaço para desenvolvimento de determinada atividade, como p. ex., exames laboratoriais e de diagnóstico.

Terceirização de serviços de saúde

Terceirização de serviços consiste no processo pelo qual uma empresa repassa à outra empresa determinado serviço, visando obter especialização desse serviço, com melhor qualidade, maior produtividade e redução de custos. É imprescindível que a contratação seja formalizada por um contrato de prestação de serviços, que observe legislação e normas técnicas vigentes, evitando fraudes e inadimplemento das obrigações assumidas pelas partes. O contrato deve conter qualificação completa das partes e seus representantes legais, bem como cláusulas claras com especificação do objeto da contratação, valores e modo de remuneração, prazo de vigência da contratação e aviso prévio em caso de rescisão antecipada, obrigações e responsabilidades de cada uma das partes, estabelecimento de multa em caso de descumprimento de cláusulas contratuais, bem como estabelecimento de SLA (*Service Level Agreement*) ou Acordo de Nível de Serviço. A terceirização exige que a empresa contratada, ou prestadora de serviços, realize diretamente os serviços com autonomia técnica e administrativa, mediante observância dos termos do contrato, além de assumir integral responsabilidade pela contratação e remuneração de seus funcionários, colaboradores e se for o caso, de seus prestadores de serviços, bem como das obrigações trabalhistas, fiscais e previdenciárias. A terceirização deve obrigatoriamente afastar os requisitos previstos no artigo 3º da CLT, que configuram vínculo de emprego, quais sejam: habitualidade, pessoalidade, subordinação e dependência econômica.

A reforma trabalhista de 2017, prevista pela Lei 13.467/2017, alterou consideravelmente alguns dispositivos da CLT, permitindo a contratação de profissionais terceirizados, inclusive na atividade principal ou atividade fim, em qualquer segmento da economia, incluindo os estabelecimentos de saúde. Essas alterações trouxeram à Área da Saúde maior segurança quando da contratação de serviços multidisciplinares terceirizados, o que até a vigência da referida lei, era bastante combatido pelo Ministério Público do Trabalho (MPT). Importante mencionar que antes da reforma trabalhista, o Tribunal Superior do Trabalho (TST), publicou a Súmula 331, que considerava ilícita a terceirização da atividade principal ou atividade fim da empresa, definida em contrato social, mas permitia a terceirização de serviços especializados, serviços de limpeza e segurança patrimonial, desde que inexistente a pessoalidade e subordinação. Entretanto, mesmo após o advento da Reforma Trabalhista, em hipótese alguma, a contratação de serviços médicos permite controle de jornada, faltas, licenças, pois esses controles podem ensejar caracterização dos requisitos que configuram vínculo de emprego, previstos no artigo 3º da CLT.

A reforma trabalhista assegura aos empregados da empresa terceirizada, quando e enquanto vigorar o contrato de terceirização, mesmas condições oferecidas aos empregados da tomadora dos serviços, no que diz respeito à alimentação oferecida em refeitório; serviços de transporte; atendimento médico ou ambulatorial; treinamento; condições sanitárias e medidas de proteção à saúde e segurança do trabalho. Vale ressaltar que as novas regras são aplicáveis aos contratos formados após a vigência da lei. São de responsabilidade da empresa terceirizada a condução dos processos de recrutamento e seleção e admissão de profissionais qualificados, treinamento, controle de escalas, substituições por incapacidade, assim como eventuais demandas trabalhistas.

A reforma trabalhista trouxe ainda a figura da quarentena, que prevê no Capítulo III, art. 2º, 5-D, da Lei 13.467, que o empregado demitido não pode ser recontratado como terceirizado dentro do prazo de 18 meses após o seu desligamento. Referido dispositivo tem por objetivo proteger postos formais de emprego e evitar a substituição de funcionários contratados pelo regime CLT por terceirizados. O risco de substituição da modalidade de contratação CLT por contrato de prestação de serviços terceirizados é representado pela possibilidade de configuração de fraude às relações de emprego e caracterização de vínculo de emprego com a empresa tomadora dos serviços terceirizados, anterior empregadora pela modalidade CLT. Outro risco inerente à substituição de funcionário CLT por prestador de serviços terceirizado é o reconhecimento de unicidade contratual, ou seja, descaracterização do contrato de terceirização, e reconhecimento de um único contrato CLT, tendo como consequência o pagamento de todas as verbas trabalhistas previstas pela CLT, como férias, 13º salário, fundo de garantia do tempo de serviço (FGTS) e em caso de rescisão do contrato, aviso prévio, verbas rescisórias, multa de 40% sobre o FGTS, dentre outras.

A terceirização de serviços, incluindo serviços médicos, pode ser uma importante ferramenta de gestão, permitindo que as Companhias direcionem recursos especializados às áreas mais estratégicas, deixando a gestão de alguns processos para empresas contratadas, tornando o processo mais ágil, mais produtivo e mais otimizado. Entretanto, a terceirização pode apresentar desvantagens como a insegurança para os profissionais terceirizados; a perda de identidade institucional; a má qualidade dos serviços prestados pela empresa terceirizada, com consequente aumento de custos e prejuízos; e a falta de controle direto sobre a qualidade da prestação do serviço. Ademais, a ocorrência de fraudes nas terceirizações, pode representar atuação e investigações do Ministério Público do Trabalho, passíveis de aplicação de multas também pela Superintendência Regional do Trabalho; reclamações trabalhistas individuais propostas por médicos com pedido de reconhecimento de vínculo de emprego, o que potencializa o risco para o hospital ou plano de saúde, com importante perda financeira e precedente desfavorável.

A terceirização lícita, prevista no artigo 455 da CLT, cujos conceitos foram reformulados pela reforma trabalhista não deve ser confundida com o fenômeno denominado "pejotização", caracterizada pela contratação de empregado, via pessoa jurídica constituída para essa específica finalidade, com objetivo de fraudar relação formal de emprego, regida pela CLT. Como mencionado anteriormente, a terceirização não permite a configuração dos requisitos que caracterizam as relações formais de emprego, quais sejam, pessoalidade, habitualidade, subordinação e dependência econômica, previstos no já mencionado artigo 3º da CLT.

Mediação e arbitragem

Os métodos alternativos para solução dos conflitos, os autocompositivos como Mediação e Conciliação, e heterocompositivo como a Arbitragem, ganham espaço também nos litígios envolvendo negociações, contratos e relações de trabalho no setor da saúde no Brasil. A mediação é indicada para conflitos onde há relações de continuidade, como no setor de saúde, em casos envolvendo conflitos entre médicos e pacientes, hospitais e médicos, hospitais e pacientes, segurados e seguradores, seguradoras e resseguradoras, assim como para gestão hospitalar, em conflitos que envolvam hospitais e fornecedores, empresas terceirizadas e cooperativas, tendo inúmeras aplicações.

A Mediação tem previsão legal na Constituição Federal (artigo 5º, incisos XXXV e LXXVIII); no Código de Processo Civil (artigo 3º, §3º, artigo 166, artigo 334, entre outros) na Lei nº 13.140/2015, conhecida como "Lei de Mediação", que prevê no artigo 2º, os princípios e conceitos da autonomia da vontade, boa-fé e confidencialidade; e ainda na Resolução 125, do CNJ e Emenda nº 2/ 016. A Mediação confere as partes poder decisório para solução de seu conflito, com o auxílio de um terceiro, imparcial e independente, denominado mediador, que as auxilia no procedimento para restabelecer uma nova comunicação efetiva, focada nos reais interesses, em busca de soluções criativas de consenso e que tragam benefícios mútuos de "ganha-ganha", afastando barreiras estabelecidas pelo conflito.

No setor de saúde, além da capacitação técnica para mediação, é necessário o conhecimento do vocabulário, dos protocolos e de condições específicas do setor de saúde, favorecendo a interação com as partes, e preservando a decisão informada das partes. Ainda na fase extrajudicial, a Mediação pode promover a resolução de conflitos com celeridade, reduzindo custos e desgastes emocionais desnecessários com ações judiciais. Possui caráter sigiloso, mantendo a confidencialidade exigida pelos códigos de ética profissionais. Permite a participação de todos os integrantes de uma relação envolvendo médicos, gestores, terceirizados, fornecedores, laboratórios, clínicas, empresas diversas, pacientes, familiares, operadoras de seguros, planos de saúde, entre outras. As partes têm o poder de resolver as próprias divergências, com soluções próprias ou sugeridas por seus advogados, com o trabalho do mediador para alcançar a melhor alternativa de acordo negociado e que deverá ser efetivamente cumprido. O CNJ em deliberação recente, na Recomendação nº 100, de 16 de junho de 2021, recomenda o uso de métodos consensuais de solução de conflitos em demandas que versem sobre o direito à saúde.

No que se refere à Arbitragem, com a edição da Lei nº 9307/96, que regulamenta a aplicação da arbitragem, a alteração da Lei de Arbitragem de nº 13.129/15 e ainda as novas alterações do Código Civil de 2002, que tratam especificamente dos títulos executivos extrajudiciais, vislumbrou-se a aplicação da arbitragem à solução das divergências geradas pela prestação de serviços nas mais diferentes áreas da saúde. Os árbitros têm poder de decisão, e geralmente são profissionais afeitos a matéria e não têm que decidir diversos processos de uma só vez, o que contribui para especialização e celeridade das decisões arbitrais.

A arbitragem é cabível na solução de conflitos da área da saúde, sendo necessário verificar caso a caso. A lei de arbitragem permite que partes capazes discutam apenas direitos patrimoniais disponíveis. E como nem sempre os assuntos que se referem à saúde se identificam com esse objeto, é primordial analisar individualmente a pertinência e cabimento do instituto arbitral. A defesa do direito à saúde, não permite a solução por meio da arbitragem por envolver um direito pessoal e indisponível, com fundamento bioético. Mas, é aplicável na defesa indireta da saúde, nos pedidos de indenização ou pedidos de caráter econômico, na solução de conflitos envolvendo contratos, fusões e aquisições.

Compliance

O termo *Compliance*, em tradução livre para o português, conformidade, concordância, cumprimento, observância, é originário do verbo em inglês *to comply*, que significa cumprir, consentir. Sob o ponto de vista técnico, *compliance* é o dever legal das empresas, de promover uma cultura organizacional que estimule a conduta ética, íntegra e de respeito no ambiente corporativo, aliada ao compromisso com o cumprimento da lei e normas que regem sua atuação. Em outras palavras, *compliance*, importante ferramenta para garantir a sustentabilidade da Companhia, é entendido como um conjunto de diretrizes corporativas e politicas internas capazes de fomentar uma cultura ética, íntegra, transparente e de respeito, visando a observância e aderência à legislação e normas regulamentadoras.

Além disso, o programa de *compliance* tem por objetivo estabelecer mecanismos de identificação e tratamento adequado a eventuais desvios de conduta, inconformidades, fraudes, corrupção e lavagem de dinheiro. Esse conjunto de diretrizes corporativa e políticas é conhecido como Programa de Integridade, e de acordo com os termos do artigo 41, *caput* do Decreto nº 8.420, de 18 de março de 2015, reforçado pela Controladoria Geral da União CGU, consiste "... no âmbito de uma pessoa jurídica, no conjunto de mecanismos e procedimentos internos de integridade, auditoria e incentivo à denúncia de irregularidades e na aplicação efetiva de códigos de ética e de conduta, políticas e diretrizes com objetivo de detectar e sanar desvios, fraudes, irregularidades e atos ilícitos praticados contra a administração pública, nacional ou estrangeira.".

A título de elucidação, o enquadramento jurídico internacional conta com o *Foreign Corrupt Practices Act* – FCPA, lei americana decretada em 1977, com objetivo de combater punir atos e práticas de corrupção, suborno de funcionários públicos, que estabelece ainda obrigação às empresas listadas na Bolsa de Valores, que devem manter registros contábeis de acordo com a legislação; *United Kingdom Bribery Act* – UKBA, lei inglesa decretada em 2010, com objetivo de combater e punir atos de corrupção, suborno de funcionários públicos e também a corrupção corporativa, conhecida como *kickback* ou "bola". Em âmbito nacional, a Lei nº 12.846, de 1º de agosto de 2013 – Lei Anticorrupção, objetiva combater e punir a prática de atos de corrupção, lesivos contra administração pública nacional ou estrangeira e prevê multas de até 20% (vinte por cento) sobre o faturamento bruto anual em caso de infrações. Já o Decreto nº 8.420, de 18 de março de 2015, anteriormente citado, regulamenta a responsabilidade objetiva de pessoas jurídicas pela prática de atos contra a administração pública nacional ou estrangeira previstas na Lei Anticorrupção e dispõe em seu artigo 41, Parágrafo único, que "O programa de integridade deve ser estruturado, aplicado e atualizado de acordo com as características e riscos atuais das atividades de cada pessoa jurídica, a qual por sua vez deve garantir o constante aprimoramento e adaptação do referido programa, visando garantir sua efetividade.". Importante esclarecer que nos termos do referido Decreto, o Programa de *Compliance* é tratado como Programa de Integridade.

Cumpre ressaltar que segundo diretrizes internacionais, especificamente o Manual de Sentenças elaborado pela Comissão de Sentenças dos Estados, a estrutura de um Programa de *Compliance* deve ser suportada pelos seguintes pilares: (i) Suporte da Alta Administração; (ii) Avaliação e Gestão de Riscos; (iii) Código de Conduta e Políticas;

(iv) Controles Internos; (v) Treinamento e Comunicação; (vi) Canal de Denúncias; (vii) Investigações Internas; (viii) *Due Diligence*; (ix) Monitoramento e Auditorias.

Em âmbito nacional, a Controladoria Geral da União CGU, por sua vez, reitera os cinco pilares que se aplicados em conjunto e de maneira sistêmica, norteiam o chamado Programa de Integridade, conforme previsto no Decreto nº 8.420, de 18 de março de 2015: (i) Comprometimento e apoio da alta direção; (ii) Instância responsável pelo Programa de Integridade; (iii) Análise de perfil e riscos; (iv) Estruturação das regras e instrumentos e (v) Estratégias de monitoramento contínuo. Em outras palavras, o sucesso de um Programa de *Compliance* ou Programa de Integridade, depende de uma liderança ética, do apoio e comprometimento da alta direção. Ademais, fundamental que a Companhia defina um responsável pela elaboração, implementação e monitoramento do programa, a quem será conferida autonomia e independência para exercício de suas funções. Essa "instância responsável" agirá com imparcialidade e contará com recursos materiais e humanos para execução do programa, com acesso direto, sempre que necessário, ao mais alto corpo diretivo. A análise de perfil e riscos corresponde à adequada gestão de riscos, consistente na identificação, análise, classificação e tratamento de riscos, visando a redução de impactos à empresa, conforme mencionado no subcapítulo Papel da área jurídica em clínicas, hospitais e laboratórios. A estruturação de regras consiste na elaboração de código de ética e conduta, políticas e procedimentos que visam definir regras de conduta e prevenção de irregularidades a serem observadas por todos os funcionários, corpo diretivo, terceirizados, fornecedores de insumos e serviços. Instrumentos como canal de denúncias, plano de comunicação e treinamentos devem igualmente ser definidos e implementados. O programa de integridade deve envolver em cooperação, todos os departamentos da Companhia, assim como deve fazer parte do dia a dia da empresa, sendo necessária a definição de procedimentos e mecanismos capazes de mensurar a eficácia e aplicabilidade do programa, bem como a adequada gestão de riscos, a ser constantemente atualizada.

Com base no perfil e estratégia de cada empresa, referidos pilares de *compliance* servem como balizador para elaboração e implementação efetiva de um programa de *compliance* e representam um primeiro passo em direção à construção e manutenção da cultura ética, transparente e de respeito, em conformidade com a legislação e normatização, sendo essencial a manutenção de evidências e documentos que comprovem a eficácia do programa, no que diz respeito à prevenção, identificação e remediação de eventual ato lesivo. Lembramos que o programa de integridade pode ser utilizado como elemento de defesa pela Companhia, e se adequadamente implementado, executado e monitorado, será considerado pela CGU como fator de redução de multa.

Concluímos que a aplicação do *Compliance* no mundo corporativo vai muito além do estímulo a conduta ética, íntegra e de respeito, bem como ao cumprimento da lei e normas que regem a atuação das Companhias. Nesse sentido, vale citar as palavras da CGU: "Cada vez mais o mercado vem valorizando empresas comprometidas com a integridade, que passam a ter uma vantagem competitiva diante dos concorrentes e critérios diferenciais na obtenção de investimentos, créditos ou financiamentos. Pensar em um ambiente de negócios íntegro possibilita evoluir para um mercado em que características éticas das empresas tornam-se um diferencial no mundo corporativo".

Bibliografia

- "Programa de Integridade – Diretrizes para Empresas Privadas", Controladoria Geral da União CGU, Setembro 2015.
- Bessa RO. Análise dos modelos de remuneração médica no setor de saúde suplementar Brasileiro. 2011. 105f. Dissertação de Mestrado, Escola de Administração de Empresas de São Paulo, São Paulo, 2011.
- Boachie MK et al. Healthcare Provider - Payment Mechanisms: A Review of Literature. Journal of Behavioural Economics, Finance, Entrepreneurship, Accounting and Transport, Vol. 2, No. 2, 41-46, 2014. Disponível em: http://pubs.sciepub.com/jbe/2/2/2.
- Borge D. The book of risk. New York: Ed. John Wiley & Sons, Inc., 2001.
- Código Brasileiro de Direito do Consumidor – Comentado pelos autores do Anteprojeto de Lei – Ada Pelegrini Grinover, Antonio Hermann de Vasconcellos e Benjamin, Daniel Roberto Fink, José Geraldo Brito Filomeno, Kazue Watanabe, Nelson Nery Junior, Zelmo Denari. 8. ed. São Paulo: Forense Universitária, 2004.
- Código Civil Brasileiro – Comentado por Nelson Nery Jr / Rosa Maria de Andrade Nery. 8. ed. São Paulo: Revista dos Tribunais, 2011.
- Coelho G. Tem médio: processo Brasil demora em média 8 anos na Justiça Federal, diz CNJ. In: Conjur. Disponível em: https://www.conjur.com.br/2019-ago-28/processo-justica-federal-demora-anos-fase-execucao. Último acesso em 11.06.21.
- Cunha PCM. A Regulação Jurídica da Saúde Suplementar no Brasil. Rio de Janeiro: Lumen Juris, 2003.
- Martins SP. Flexibilização das condições de trabalho. São Paulo: Atlas S.A.; 2000.
- Miller HD. Why Value-Based Payment Isn't Working, and How to Fix It. Creating a Patient-Centered Payment System to Support Higher-Quality, More Affordable Health Care. Center for Healthcare Quality & Payment Reform. First Edition. October 2017.
- Neto VG. Serviços de assistência direta ao paciente. Vecina Neto G, Malik AM. Gestão em saúde. Rio de Janeiro (RJ): Guanabara Koogan, p. 209-29, 2011.
- Organização das Nações Unidas. Transformando nosso mundo: a Agenda 2030 para o desenvolvimento sustentável. Rio de Janeiro: ONU; 2015 [citado 21 fev 2020]. Disponível em: https://nacoesunidas.org/wp-content/uploads/2015/10/agenda2030-pt-br.pdf
- Pereira LCB. A reforma do Estado dos anos 90: lógica e mecanismos de controle. Brasília: Ministério da Administração Federal e Reforma do Estado; 1997. (Cadernos MARE da Reforma do Estado, v. 1).
- Porter ME, Teisberg EO. Repensando a saúde: estratégias para melhorar a qualidade e reduzir os custos. Tradução de Cristina Bazan. Porto Alegre: Bookman, 2007.
- Souza JC et al. Consequências dos modelos de remuneração de serviços hospitalares privados contratados por operadoras de autogestão em Saúde. I Encontro Nacional de Economia da Saúde: Saúde, Desenvolvimento e Território & VI Congresso de Economia da Saúde da América Latina e Caribe, 2014.
- Ugá MAD. Sistemas de alocação de recursos a prestadores de serviços de saúde – a experiência internacional. Ciência e Saúde Coletiva, Rio de Janeiro, 2012. Disponível em: http://www.scielosp.org/pdf/csc/v17n12/28.pdf .
- United States Sentencing Commission, Guidelines Manual, §3E1.1 (Nov. 2021).
- Vieira SF. O financiamento da saúde no Brasil e as metas da Agenda 2030: alto risco de insucesso. Rev Saude Publica. 2020;54:127.

14 | Gestão Baseada em Evidências em Saúde

Camille Rodrigues da Silva
Fábio Ferreira de Carvalho Junior

"A inteligência é a habilidade de se adaptar à mudança."
Stephen Hawking

A tomada de decisão pelo Gestor é uma arte. Uma arte na qual todos os elementos usados nessa tomada de decisão devem ser adequadamente avaliados e entendidos, no tempo adequado.

São inúmeros os fatores que devem ser levados em consideração nesse processo; uma correta avaliação do ecossistema, dos *stakeholders* envolvidos no processo, dos facilitadores e suas barreiras envolvidas na implementação, de fatores políticos, éticos e corporativos. O melhor entendimento dos fatores envolvidos é fundamental e a Medicina Baseada em Evidências (MBE) torna-se um importante elemento na tomada de decisão. Para gestores, o entendimento e a interpretação dessa ferramenta auxiliam que se mantenha o foco no melhor atendimento disponível aos seus pacientes. No ecossistema atual, a inovação, a tecnologia e o crescimento populacional fazem com que essa avaliação seja feita de modo sistemático e constante dentro das corporações.

A Medicina Baseada em Evidências (MBE), termo cunhado e primeiramente utilizado na Faculdade de Medicina da *Universidade McMaster,* pelo *Dr. Gordon Guyatt, no* Canadá, na década de 1980, para denominar uma estratégia de aprendizado clínico, pode ser definida como o uso consciente, explícito e criterioso das melhores evidências científicas disponíveis na literatura médica para tomar decisões em relação ao manejo dos pacientes.[1,2] Podemos considerá-la também o processo sistemático de selecionar, analisar e aplicar resultados válidos de publicações científicas como base para decisões clínicas, para o paciente individual. Depois, esses conceitos foram extrapolados para a área de gestão em saúde pelo Professor Muir Gray, da Universidade de Oxford, dando origem ao termo *Evidence Based Healthcare,* o qual poderíamos adaptar para "Gestão em Saúde Baseada em Evidências".

Atualmente, a implementação de um Programa Institucional de Medicina Baseada em Evidências é parte fundamental para a busca de excelência em saúde e consequente melhoria de qualidade assistencial.

O que se considera como "evidências" (que muitos autores também traduzem como provas científicas ou fatos) são estudos clínicos publicados em diferentes periódicos ou bancos de dados eletrônicos, sob forma de artigos clínicos originais que são fontes primárias de informação e resumos estruturados de artigos originais, revisões sistemáticas, Avaliações de Tecnologia em Saúde (ATS), Diretrizes (*Guidelines*) e Protocolos Clínicos.

Apesar de os conceitos clínico-epidemiológicos já serem conhecidos há bastante tempo, foi nas duas últimas décadas que grupos de especialistas no tema de MBE vem desenvolvendo uma série de métodos, cursos, publicações, bancos de dados eletrônicos e *websites* que permitem, cada vez mais, a ampliação dessas ideias na prática clínica diária. Esse esforço se traduz por uma prática da medicina mais eficaz e efetiva e, consequentemente, mais científica, o que resulta em melhores proventos para gestores, pacientes, médicos e profissionais da saúde.

Um aspecto importante a ser garantido é a maturidade da evidência selecionada. Antes de gastar esforços na implementação de uma evidência científica, é fundamental realizar uma análise da evidência em um prazo mais longo e de forma comparativa aos recursos atuais disponíveis.

Em resumo, implementar uma Prática Baseada em Evidências nada mais é do que garantir que todos os procedimentos e serviços de saúde oferecidos pela instituição baseiem-se nas melhores evidências científicas disponíveis. Ou seja, quando um determinado cliente é submetido a um procedimento clínico, p. ex., a escolha por esse procedimento é baseada em pesquisas que comprovam a sua eficácia e segurança. Quando o Departamento de Compras decide adquirir determinado equipamento, essa escolha também está baseada em informação científica sólida, ou quando há necessidade de elaboração de Protocolos de Tratamento, que seja feito dentro das bases da MBE.

Implementar a MBE é um passo essencial em instituições que querem melhorar a qualidade de sua prestação de serviços em saúde. Nos dias atuais é estimado que cerca de 30%-40% dos pacientes internados em instituições de saúde não recebem tratamentos apropriados, ou seja, com base em evidências, o que pode gerar a utilização de recursos de maneira ineficiente ou de procedimentos que podem expor seus pacientes, instituição ou profissionais a riscos desnecessários. Um bom exemplo dessa realidade é que, embora diversos estudos randomizados tenham comprovado que as estatinas são capazes de diminuir a mortalidade e morbidade em pacientes pós-infarto com hipercolesterolemia, a medicação continua não sendo prescrita em um grupo significativo de pacientes. Do mesmo modo, antibióticos continuam sendo prescritos em excesso em crianças com sintomas clínicos relacionados ao trato respiratório superior sabidamente virais.

Da mesma maneira que a melhor evidência científica não é ocasionalmente oferecida aos pacientes, em outras situações, cuidados em saúde desatualizados, caros e desnecessários continuam a ser fornecidos. Um estudo americano estimou que entre 8% e 86% dos procedimentos médicos realizados anualmente naquele país são desnecessários.[3] Ações clínicas ineficientes têm grande impacto nos custos pessoais e sociais.

Assim, é fundamental buscar aumentar o valor (isso é, disponibilizar aos clientes condutas custo-efetivas e seguras que tenham base em evidências) e reduzir o desperdício (isso é, práticas que não possuam base científica sólida).

No século passado, o conhecimento basicamente era privilégio do médico e de profissionais de saúde que apenas informavam o paciente de suas decisões. Com o advento da internet, das redes sociais e *smartphones*, atualmente a informação está disseminada e muitas vezes é o próprio cliente que traz a informação atualizada para as instituições prestadoras de serviços em saúde. Isso torna necessário que os profissionais que atuam na instituição estejam atualizados em relação as melhores evidências disponíveis, o que, cada vez mais, será um aspecto diferencial.

Expandir o conhecimento nas organizações é uma das principais estratégias para aumentar a qualidade do atendimento nas instituições de saúde e um importante componente da inteligência competitiva. Quanto mais qualificados forem os profissionais, mais assertivas serão as decisões, os processos e, consequentemente, os resultados das instituições.

Qual a importância da Medicina Baseada em Evidências (MBA) para gestores de organizações da área da saúde?

As vantagens da MBE podem ser vistas sob a perspectiva do gestor, do corpo clínico, do paciente e familiares.[4] Com relação ao gestor, ela auxilia na escolha das intervenções mais custo-efetivas, propiciando maior satisfação dos clientes e melhores resultados clínicos e financeiros para a instituição, além de o fato de contribuir na elaboração de pareceres e diretrizes clínicas. Do ponto de vista do corpo clínico e dos demais profissionais de saúde, ela propicia atualização permanente, aprendizado, conhecimento de métodos de pesquisa e, consequentemente, dos problemas dos pacientes de maneira científica, oportunidades de formar grupos de pesquisa e clubes de revisão, além de permitir que estudantes participem de maneira mais ativa das decisões médicas. Já do ponto de vista do paciente, o emprego da MBE promove o uso de intervenções com benefício comprovado e a aplicação mais efetiva e racional dos recursos, além de permitir que suas dúvidas sejam esclarecidas de maneira mais segura e objetiva.

Outro ponto importante está na segurança jurídica fornecida a pacientes, hospitais, instituições e profissionais de Saúde, por meio de Protocolos e Diretrizes bem desenvolvidos, evitando desgastes em processos e litígios relacionados a práticas clínicas mais complexas.

Com o passar do tempo, também reconheceu-se que os médicos necessitavam de uma orientação em como incorporar as evidências científicas em sua prática clínica.

A globalização da economia, a competição cada vez mais acirrada no mercado, aliado ao alto custo e a velocidade de descobertas e substituições de procedimentos e medicamentos são identificadas como estimuladores ao uso da MBE na análise de valor dos procedimentos e medicamentos. Os profissionais da área de saúde estão percebendo que somente cuidando da qualidade de seus serviços poderão garantir um crescimento sustentável a longo prazo.

Além disso, o conceito da Medicina Baseada em Evidências amadureceu e passou a envolver outros componentes, valorizando a decisão do paciente na escolha da proposta terapêutica, também levando em conta os recursos de saúde disponíveis, além de incorporar a equipe multiprofissional envolvida no sistema de saúde.

Uma das melhores maneiras de utilizar a Medicina Baseada em Evidências para melhorar a assistência hospitalar acontece por meio da implantação de Protocolos Assistenciais. Esse é um trabalho multidisciplinar envolvendo diversos *stakeholders*.

Os guias e diretrizes de tratamento são ferramentas promissoras para diminuir a distância entre o conhecimento e a o fornecimento de serviços de saúde de qualidade. No entanto, a transferência efetiva do conhecimento gerado nas diretrizes para a prática clínica permanece fragmentada e inconsistente.

Atualmente, temos o conceito de que as evidências são claras em demonstrar que palestras ou apresentações isoladas não são capazes de promover mudança de comportamento dos profissionais alvo e insuficientes para modificar a prática profissional. *Workshops* interativos podem trazer melhores resultados, embora todo um sistema de implementação, monitoramento e reforço positivo seja necessário para implementar com sucesso protocolos assistenciais e promover resultados adequados. Enfim, a comunicação e o modelo de aprendizagem estão em constante mudança e desenvolvimento, adaptando-se as necessidades emergentes.

Apesar dos avanços, o modo ideal de disseminar os novos conceitos científicos é motivo de grande discussão, uma vez que para garantir que a audiência-alvo receba as informações corretas, há necessidade de um plano de disseminação adequado. Sendo assim, ressalta-se o valor das comunidades de práticas e o *networking*, além de meios inovadores de disseminação e facilitadores para aplicação das evidências científicas.

Como implementar um programa institucional de Medicina Baseada em Evidências?

O caminho para implementação das mudanças é muitas vezes árduo. O faseamento e o seguimento de regras e procedimentos são fatores de sucesso. O entendimento das diversas fases de uma mudança se faz primordial. Para que o processo seja exitoso é interessante conhecer qual o *status* de adaptação as mudanças dos *stakeholders* envolvidos e seu entendimento em relação as mudanças (o porque, onde e como). Esse entendimento é imprescindível para que todos sejam colaboradores e se identifiquem como vetores de mudança, fundamentais para a implantação das mudanças propostas.

Existem diversos modelos propostos para gestão da mudança e que muito auxiliam na gestão e no sucesso desse processo. As fases devem ser identificadas e ações específicas tomadas a fim de auxiliar que os *stakeholders* ultrapassem as barreiras, e ao final aceitem as mudanças propostas ou até mesmo tornem-se vetores desse processo.

A liderança tem um papel fundamental, liderando pelo exemplo, deve se envolver na implementação e mobilizar o maior número de colaboradores no processo.

Culturas e valores diferentes podem demandar atitudes diferentes. Kitto *et al.*[5] descrevem em detalhes o treinamento e a implementação da MBE em cirurgiões, por exemplo.

Embora seja complexo mudar comportamentos dos provedores de serviços em saúde, os benefícios atingidos reforçam o valor do esforço da organização em implementar diretrizes que sabidamente agregam valor e qualidade em serviços. Estudos recentes têm mostrado que medidas simples são eficazes e de fácil utilização, como *checklists* e outros procedimentos rotineiros de checagem, com impacto positivo na mortalidade dos pacientes e diminuição de taxas de complicações clínicas e cirúrgicas.

Uma das principais dificuldades, em fornecer um atendimento de saúde de alta qualidade, está na barreira entre o acesso à evidência científica qualificada e a prática clínica. Diversas publicações são unânimes em demonstrar que os avanços científicos das últimas décadas não se traduziram em benefícios imediatos na prática clínica, mesmo em países desenvolvidos, como nos Estados Unidos ou na Europa. O grande desafio que vivenciamos nos dias atuais está justamente em transformar os avanços científicos já disponíveis em benefícios clínicos.

A comunicação dos dados científicos em publicações especializadas e apresentações em encontros científicos, em geral, não é suficiente para promover mudança nos cuidados de saúde.

Implementar MBE em uma instituição de Saúde envolve uma importante mudança cultural. Algumas características da equipe são necessárias a mudança, e muitas vezes não estão presentes em todos os *stakeholders* afetados, como p. ex. a aceitação de falhas, sendo até mesmo bem-vinda em algumas culturas, a cultura do *feedback*, a cultura do aprendizado e da integração, o foco e a responsabilidade no processo e o empoderamento de todos os vetores.

Mas mudar, como dissemos, não é fácil, não é simples implementar uma melhoria, um protocolo, que pode despertar diferentes reações ao longo das diferentes fases, sendo necessário um gestor capaz de identificá-las e prontamente estabelecer planos de ação individuais e coletivos. As adaptações podem acontecer de maneira proativa ou reativa.

Para tanto, é necessário um plano que englobe estratégias e ferramentas validadas de melhoria da prática clínica, sendo fundamental ser inclusiva, representando um trabalho conjunto entre a administração do hospital com o corpo clínico e com profissionais da saúde. Um projeto institucional estruturado e sistemático deve ser implementado, tendo metas claras e investimento apropriado.

Para implementação de um programa institucional de medicina baseada em evidências é necessário identificar as partes interessadas em um programa dessa natureza. De modo geral, as partes interessadas incluem: Diretores e superintendentes; Corpo clínico; Equipe de saúde; Administrativo e gerentes (comercial, controladoria, marketing, financeiro) e Pacientes.

A identificação das partes interessadas e que podem contribuir no processo é fundamental. Na sequência, é necessário motivar e convencer as partes interessadas a participar do programa. Para tanto, uma abordagem sistemática por passos se faz necessária, como descrita a seguir.

Primeiro passo

Criação de um setor de qualidade

O setor de qualidade (ou de prática baseada em evidências) idealmente deve ser multidisciplinar, envolvendo um médico com treinamento formal de técnicas de MBE (contratado para isso ou com perspectiva de treinamento), bem como outros profissionais de saúde, de acordo com o perfil da instituição. Outro ponto importante a ser considerado é deixar esse setor ligado aos setores com possibilidade de tomada de decisão dentro da instituição (alta direção), a exemplo de um Superintendente Corporativo ou Diretor Corporativo (CEO). Inicialmente, a estrutura física necessária pode ser enxuta, incluindo uma a duas salas com acesso à internet, computadores e estações de trabalho, além de uma sala de reuniões com possibilidade de realização de teleconferência. Deve ser determinado o escopo e o desenvolvimento seguindo as etapas de um Projeto, com reuniões frequentes para discussão de MBE, estabelecimento de protocolos assistenciais, desenvolvimento de ferramentas para melhoria da prática clínica, estabelecimento de indicadores etc.

Segundo passo

Sensibilização das partes interessadas

A sensibilização das partes interessadas pode ser realizada de modo contínuo.

Pequenos grupos de interação com discussão de casos e apresentação do trabalho do Setor de Qualidade são importantes para mobilizar os *stakeholders* na instituição e demonstrar os benefícios da Medicina Baseada em Evidências, além dos objetivos da Gestão Baseada em Saúde. Essas reuniões são muito válidas para troca de experiências e entendimento de gargalos na rotina do serviço de saúde.

No entanto, mudanças de comportamento são processos complexos, havendo necessidade de avaliação de todo o sistema de saúde, identificando barreiras sistemáticas para que as mudanças ocorram, com um enfoque dirigido a todos os envolvidos no processo decisório.

Terceiro passo

Identificar programas-chave e a busca das evidências

Uma vez estruturado o setor de Qualidade, é necessário identificar potenciais áreas assistenciais-chave, onde a atuação por meio de protocolos assistenciais e ferramentas de melhoria de qualidade podem levar a melhoria de processos e desfechos. Exemplos são: lavagem de mãos; prevenção de quedas; atendimento ao paciente com infarto agudo do miocárdio; atendimento ao paciente com acidente vascular cerebral; atendimento de parada cardíaca; critérios para padronização de medicamentos, entre outros.

Além disso é fundamental a importância na MBE na elaboração de Protocolos de Atendimento assistenciais e *guidelines*. No dia a dia do atendimento na área de saúde surgem diversas dúvidas, p. ex., sobre o diagnóstico (incluindo anamnese e exame físico), a estratificação de risco e o prognóstico, o tratamento e custo das intervenções. É justamente nesse momento, a partir da identificação de um problema clínico concreto, que tem início a prática da MBE. Assim, após se identificar uma dúvida ou um problema clínico a partir do atendimento de um paciente, o *Evidence Based Medicine Working Group* propõe algumas das etapas a serem cumpridas pelo profissional:

Identificar o problema e formular a questão clínica em quatro (ou cinco) partes

A questão clínica organizada em quatro partes representa o passo mais importante de todos, pois é a partir dela que se pode delimitar com clareza qual exatamente é a dúvida clínica que desejamos responder. O fato tem implicação direta no planejamento de uma busca na literatura que seja mais específica. Quanto mais clara e direta a pergunta, melhor será a qualidade da resposta obtida. As quatro partes da questão são: o tipo de paciente, o fator em estudo (ou intervenção que pode ser um tratamento, um teste diagnóstico, um fator prognóstico, o custo de um procedimento etc.), o controle, os desfechos de interesse e o tipo de enfoque (terapêutico, diagnóstico, prognóstico, custo ou etiológico). Dessa maneira, esse tipo de questão é denominada "PICO" (Paciente, Intervenção, Controle, Objetivo).

A formulação de questões no formato PICO não se restringe a dúvidas sobre tratamento, de modo que existem diferentes enfoques. Por exemplo, quanto a aspectos clínicos (como interpretar informações obtidas com anamnese e exame físico); etiologia (identificar causas e fatores de risco para doenças); testes diagnósticos (escolher e interpretar testes diagnósticos adequados à situação clínica); prognóstico (desfechos).

Buscar as evidências na literatura

Uma vez formulada a questão clínica, devemos buscar na literatura artigos que tenham estudado especificamente os componentes dessa questão e que, preferencialmente, tenham delineamento de acordo com o nosso enfoque clínico-epidemiológico.

É a partir da questão no formato PICO que iniciamos a busca por evidências. Dessa maneira, a partir dos componentes da questão no formato PICO, podemos delinear a busca por evidências da literatura combinando os diferentes termos da pergunta formulada. Assim, queremos encontrar artigos e revisões que ao mesmo tempo incluam o tipo de paciente, o tipo de intervenção, o tipo de comparação e o tipo de objetivo contido em nossa questão básica. Nas buscas, muitas vezes lançamos mão de expressões booleanas (*boolean operators*), que farão a combinação ou exclusão das palavras buscadas, dentre as mais usadas estão (AND, OR, NOT ou AND NOT),

Para a busca de evidências científicas, na prática clínica diária, a maneira mais rápida e eficaz de encontrá-las é consultar os bancos de dados previamente filtrados. Esses já trazem as evidências selecionadas e agrupadas, assim como avaliadas criticamente quanto aos aspectos de qualidade metodológica e com resultados resumidos sob a forma de parâmetros clínico-epidemiológicos de impacto.

Analisando criticamente as evidências

A leitura crítica de artigos é aspecto fundamental para o gestor e sua equipe que desejem praticar e avaliar a medicina baseada em evidências científicas. Isso porque, com a grande quantidade de informação gerada e disponibilizada continuamente nos dias correntes, é preciso identificar as evidências que realmente possuem qualidade suficiente para embasarem as decisões em saúde. De modo análogo, à anamnese de um paciente, a análise crítica de um artigo deve obedecer a sequência lógica que permita a detecção de possíveis erros sistemáticos (vieses) ou outras limitações que possam comprometer os resultados de um estudo.

A Medicina Baseada em Evidências sistematiza e organiza a busca de informações e a obtenção de evidências e seus graus de recomendação e tem como princípios:

Hierarquização de evidências

A qualidade e confiabilidade da informação gerada por um ensaio clínico randomizado, multicêntrico e com grande número de pacientes envolvidos são diferentes daquela proveniente de relatos de casos clínicos. Dessa maneira, dependendo do desenho das pesquisas, qualidade metodológica e relevância clínica dos desfechos avaliados, são gerados diferentes níveis de evidências com distintos graus de confiabilidade. Existem diversas classificações de níveis de evidências que diferem entre si, não havendo consenso na literatura.

Desse modo, dependendo do delineamento de pesquisa, da qualidade metodológica e da relevância clínica dos desfechos avaliados, podemos gerar diferentes níveis de evidências, o que se reflete na tomada de decisões em saúde com diferentes graus de confiabilidade. Na tentativa de superar esse impasse o grupo colaborativo GRADE desenvolveu uma classificação de níveis de evidência mais completa e de mais fácil aplicação do que as disponíveis atualmente.[6,7]

Um ensaio clínico randomizado (ECR) tem delineamento apropriado para gerar evidências usualmente requeridas para decisões sobre terapêutica. Vale lembrar, contudo, que a MBE, não se restringe a esse tipo de estudo, pois, dependendo do ponto de vista epidemiológico, o ECR pode ser até inviável eticamente (p.ex.: para abordagem de fatores de risco). Assim para cada um dos diferentes tipos de enfoque (preventivo, diagnóstico, etiológico, terapêutico, prognóstico etc.) existe um delineamento mais adequado ou "ideal".

Nos últimos anos, dois outros tipos de estudos, até certo ponto complementares, vem sendo desenvolvidos: a revisão sistemática e a metanálise. A revisão sistemática consiste em se analisar conjuntamente, em um único estudo, o resultado de vários outros com metodologia semelhante, a fim de responder a uma questão clínica específica. Dessa maneira, a revisão sistemática pode ser considerada como sendo um "estudo de estudos", pois tem como fonte de informação outros artigos e não indivíduos.

Uma classificação de evidências bastante utilizada é a classificação de OXFORD 2019 (*Oxford Centre For Evidence-Based Medicine – levels of evidence*) sendo a última revisão de 2011.[8] Basicamente cria níveis de aceitação das evidências nos Estudos avaliados. A tradicional pirâmide de Evidências é algo ilustrativo, que vêm conseguindo apresentar adequadamente a metodologia como vemos na Figura 14.1.

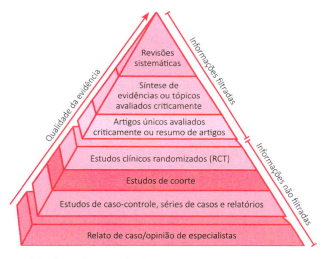

Figura 14.1 – *Pirâmide e medicina baseada em evidências.*
Fonte: Adaptada de Medicina Baseada em Evidências – Níveis de Evidência. Medicina Baseada em Evidências – Pirâmide e Medicina Baseada em Evidências – Gerador de Página. Curadores do Dartmouth College e Yale University. Produzido por Jan Glover, David Izzo, Karen Odato e Lei Wang. Adaptada de Sackett, Dl Strauss SE, Richardson WS *et al*. Evidence-Based Medicine. How to Practice and Teach EBM. 2nd edition. Edinburgh, UK: Churchill Livingston. 2000.

De acordo com a pirâmide, os estudos são categorizados de acordo com o nível de evidência. Uma maneira interessante de classificação foi proposta por Oxford no site da Universidade de Oxford - https://www.cebm.ox.ac.uk/

A organização das evidências serve para a apresentação didática, mas na prática, as linhas que separam os Estudos são tênues e as revisões sistemáticas e meta análises entremeiam todos os níveis das pirâmides.[9]

Revisões sistemáticas e metanálises[10-12]

Revisões sistemáticas podem ser definidas como investigações científicas, com métodos definidos a *priori*, geralmente revisada por pares, utilizando estudos originais como a sua "população". Esse tipo de estudo objetiva sintetizar os resultados de investigações primárias utilizando estratégias que minimizem a ocorrência de erros aleatórios e sistemáticos. Ou seja, uma revisão sistemática é um tipo de delineamento e pesquisa no qual os resultados de vários estudos de delineamento semelhante são analisados de maneira conjunta (p.ex., revisão sistemática de ensaios clínicos randomizados que testaram o efeito do uso de corticoides inalatórios no tratamento de asma brônquica). Nesse tipo de estudo podem ser empregados métodos estatísticos visando sumarizar os resultados dos diferentes estudos incluídos em uma única medida. Nesse caso, as revisões sistemáticas são denominadas metanálises. As demais revisões sistemáticas, que não combinam estatisticamente os resultados dos estudos individuais são denominadas *revisões sistemáticas qualitativas.*

Outros tipos de Revisão Sistemáticas de Literatura são as *Revisões Integrativas,* mais amplas, com a inclusão de estudos experimentais e não experimentais, além de dados da literatura teórica e empírica. Já a *Revisão Alvo ou Revisão Narrativa,* é organizada de maneira menos rigorosa na metodologia de sistematização. Não podemos deixar de citar as *Metanálises em rede ou Network*, que é uma metanálise, na qual três ou mais tratamentos são comparados, usando tanto a comparação direta das intervenções dentro dos RCTs e indireta entre os estudos avaliados usando um comparador comum.

Diretrizes e protocolos assistenciais

Uma definição formal de diretrizes é aquela proposta por Sackett[13] para quem podem ser consideradas "declarações sistematicamente desenvolvidas para auxiliar o médico e o paciente nas decisões relativas aos cuidados de saúde em determinada situação clínica".

Dado o volume de informações disponíveis na literatura, as diretrizes se fazem úteis por reunir e avaliar criticamente as melhores evidências disponíveis, bem como por sugerir estratégias de conduta podem agregar valor à experiência clínica e às preferências do paciente para a tomada de decisão clínica. O termo diretriz também é considerado a tradução de *guidelines* e utilizado com frequência como sinônimo de consenso. Muitas instituições de excelência tendem a definir as suas diretrizes de conduta para problemas frequentes por meio de *protocolos assistenciais.*

O ciclo de ação, monitoramento e controle na implementação da MBE de Straus *et al.*[6] define que a evidência científica deve ser cuidadosamente selecionada e adaptada ao contexto de saúde da instituição-alvo. As barreiras para implementação devem ser checadas e monitoradas, assim como as atividades de execução adequadas ao sistema de saúde. O monitoramento do uso do conhecimento e a sua aplicabilidade devem ser constantes, com medidas corretivas, se necessário, e reforços positivos.

No modelo do ciclo de ação de Straus *et al.*,[14] o processo de transformar conhecimento em ação é iterativo e dinâmico. Esse é um processo complexo que envolve criação de conhecimento e sua aplicação na prática clínica. O monitoramento e reforço constante garantem a manutenção do ciclo de ação conforme planejado. O aspecto fundamental do Ciclo de Ação é garantir que o resultado da implementação de novas condutas assistenciais baseada em evidências científicas seja efetivamente traduzido em desfechos clínicos válidos e benefícios assistenciais mensuráveis.

Define um Ciclo PDCA (do inglês: PLAN - DO - CHECK - ACT ou *Adjust*), mostrando que a evidência científica deve ser cuidadosamente selecionada e adaptada ao contexto de saúde da instituição alvo (Figura 14.2).

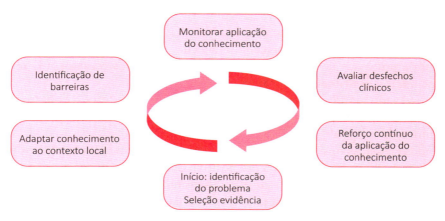

Figura 14.2 – *Ciclo de ação.*
Fonte: Adaptada de Strauss *et al.*

Alguns pesquisadores têm concentrado esforços em avaliar as barreiras e fatores de sucesso na implementação de protocolos assistenciais de prevenção e tratamento, sejam esses fatores relacionados ao corpo médico ou até, de maneira mais completa, examinando todo o grupo de provedores de saúde envolvidos em projetos institucionais, inclusive a administração.

Entender os fatores e experiências que influenciam na implementação dos protocolos assistenciais são críticos para se planejar e atingir o objetivo desejado.

Os fatores de sucesso mais relatados são: (1) presença de agentes facilitadores (em inglês chamados de *champions*), líderes locais e especialistas; (2) treinamento da equipe, investimento educacional e resolução ativa dos problemas relacionados a diretrizes; (3) forte liderança organizacional ou unidades de tratamento funcionando em times e (4) colaboração entre times multidisciplinares.

Já as três principais barreiras identificadas pelos estudos foram: (1) carga de trabalho elevada, escassez de tempo dos times para investir em novos procedimentos padronizados e falta de recursos; (2) falta de acesso aos equipamentos necessários e recursos e (3) resistência do time multiprofissional a mudança.

Ploeg *et al.*[15] destacam que a implementação de protocolos assistenciais requer investimentos em treinamento e materiais informativos, deslocamento de recursos para a atividade específica de profissionais facilitadores e adequação da carga horária, para que os times possam receber treinamento e incorporar novos procedimentos em suas atividades operacionais rotineiras.

Incorporar novos comportamentos é trabalhoso, requer reforço constante e equipes muito sobrecarregadas de trabalho serão naturalmente mais resistentes a mudanças.

Os fatores facilitadores identificados foram (1) tomar ciência das diretrizes por meio de pequenos grupos de interação, (2) atitudes e crenças positivas dos profissionais envolvidos, (3) suporte da liderança, (4) presença de facilitadores (*champions*), (5) trabalho em time e colaboração mútua, (6) suporte das associações profissionais e (7) colaboração entre organizações e network.

Já as barreiras identificadas no estudo foram: (1) atitudes e crenças negativas dos profissionais envolvidos, (2) integração limitada das recomendações das diretrizes com a estrutura e processos da organização, (3) tempo e recursos escassos, (4) mudanças organizacionais e de sistemas constantes.

Foi observado grande intersecção entre os fatores facilitadores e as barreiras identificadas, sendo que as percepções variaram conforme a função dos profissionais no corpo clínico do hospital.

Atitudes e crenças positivas da equipe de trabalho relacionadas aos novos procedimentos de trabalho geram um ambiente positivo e facilitam a incorporação dos novos processos. A percepção de que os resultados trarão melhores resultados no atendimento ao paciente também foi um fator positivo na aceitação da mudança. A postura do profissional facilitador de que as mudanças são incrementais e não radicais, e que boa parte do trabalho já realizado está adequada, também facilitou na adesão de novos comportamentos pelas equipes em treinamento.

O envolvimento da administração na implementação de protocolos assistenciais também foi destacado como fator contribuidor para o sucesso. Foi relatado pela equipe institucional como motivador verificar a participação da administração nas sessões educacionais e demais atividades relacionadas a implementação de novas diretrizes.

As constantes mudanças de processos e pessoas na organização foram descritas como barreiras para a implementação de protocolos assistenciais com base em diretrizes. Equipes envolvidas em múltiplas mudanças e fatores estressantes no ambiente de trabalho apresenta maior resistência e pessimismo na adoção de novas condutas assistenciais.

Análises econômicas em saúde[16-18]

O principal objetivo das análises econômicas em saúde é comparar o valor relativo de diferentes intervenções, dirigidas à promoção da saúde ou ao prolongamento da vida, fornecendo informações concretas para que a tomada de decisões na alocação de recursos seja a mais apropriada. Os tipos de análises econômicas mais comuns são: custo-efetividade, custo-benefício, custo-utilidade. De acordo com o tipo de análise realizada, o benefício em saúde pode ser expresso em anos de vida salvos ou expectativa de vida, na qual são estimadas razões de custo-efetividade. Se a unidade do desfecho clínico ou efetividade utilizada é a preferência do paciente ou a qualidade de vida, então o estudo avalia razões de custo-utilidade ou custo-preferência. Se o estudo converte o desfecho clínico em dólares ou unidade monetária, a relação calculada é expressa como custo-benefício.

Vale lembrar que a análise da eficiência de tecnologias em saúde não necessariamente deve incorporar um estudo econômico. Assim, tecnologias que comprovadamente agregam valor clínico (maior efetividade) em relação a sua alternativa e apresentam um menor custo global, por definição, são mais eficientes e devem ser implementadas (intervenções dominantes). Para as situações em que as tecnologias têm efetividade similar, é indispensável o cálculo de diferença de custo entre as estratégias, constituindo os estudos de custo minimização.

A Tabela 14.1 traz as principais avaliações econômicas em saúde.

Tabela 14.1 Principais avaliações econômicas em saúde			
TIPO	UNIDADE DE CUSTO	UNIDADE DE EFETIVIDADE	PRINCIPAIS VANTAGENS
Custo-minimização	Monetária	Nenhuma	Identifica diferenças de custo de intervenção entre alternativas semelhantes (produtos equivalentes em dose e eficácia)
Custo-efetividade	Monetária	Unidades naturais: anos de vida salvos, complicações prevenidas, internações etc.	Compara os custos de duas ou mais alternativas *vs.* resultados medidos em unidades naturais
Custo-utilidade	Monetária	Unidade de utilidade: QALY: ano de vida de qualidade ajustado – fator de expectativa de vida e utilidade (QALY)	Útil quando o tratamento prolonga a vida e/ou afeta a qualidade de vida
Custo-benefício	Monetária	Unidades monetárias para custos de intervenção e resultados; benefício ($)/custo ($)	Identifica o impacto de custo líquido de uma intervenção

As evidências de forma isolada não são suficientes para a tomada de decisão em saúde[19-21]

As evidências respondem com diferentes níveis de recomendação à pergunta de pesquisa. A aplicação das evidências deve sempre envolver a experiência do gestor, as circunstâncias clínicas, financeiras e logísticas, além das preferências dos pacientes e sua família. Enfim a decisão é multifatorial.

A avaliação crítica das informações disponíveis na literatura representa aspecto fundamental para o gestor e sua equipe, que deseja implementar a medicina baseada em evidências científicas dentro de uma instituição de saúde. A seleção adequada, planejamento e implementação cuidadosa de protocolos assistenciais com base em diretrizes científicas deve ser realizada por uma equipe técnica multiprofissional. No entanto, uma vez vencidas as dificuldades e barreiras iniciais, os principais benefícios resultantes descritos são otimização de recursos, redução de morbidade e mortalidade, com consequente melhora da qualidade de vida e satisfação dos pacientes.

Quarto passo

Identificar ferramentas validadas de melhoria de prática clínica e implementação dos protocolos

Nos últimos anos, tem-se estudado o efeito de diferentes estratégias que visem aumentar a incorporação de evidências na prática diária. O principal resultado dessas revisões sobre o tema sugere que, dentre as intervenções com benefício comprovado, destacam-se: o uso de sistemas de alerta e lembretes (*reminder systems*); o *academic detailing* (que são visitas educacionais e individuais "corpo a corpo") nas quais o médico recebe diretamente informações e material atualizado; a auditoria e *feedback*; as estratégias multifacetadas e os *meetings* interativos, nos quais o médico diretamente participa, opina e obtém as informações conforme a sua necessidade. Outras estratégias como auditoria e líderes formadores de opinião, por sua vez, possuem efeito moderado, sendo menos eficazes do que as intervenções citadas anteriormente.

O modo de medir o impacto de uma intervenção é crucial para avaliar de maneira adequada os seus resultados. A utilização de indicadores é ideal para analisar o impacto na vida real da implementação de protocolos assistenciais com base em diretrizes científicas. Os indicadores mais importantes estão relacionados ao desfecho de uma intervenção terapêutica, como evolução da doença, tempo de hospitalização e desfechos relacionados a mortalidade. O acompanhamento de indicadores pode ser realizado individualmente pela instituição, mas a análise comparativa entre diversas instituições traz troca de experiências construtivas e agrega valor.

Muitas vezes a seleção dos indicadores corretos e a coleta de informações confiáveis para a avaliação dos resultados da implementação de novas condutas assistenciais pode ser complexa e trabalhosa. A seleção de indicadores de uso frequente na literatura pode facilitar o monitoramento e estabelecimento de metas a serem alcançadas.

Considerações finais

Vivemos um novo momento assistencial em saúde, uma vez que a disponibilidade de evidências passa a ser aliada à experiência de gestores, a experiência clínica individual e preferências do paciente, no sentido de se instituir condutas em saúde que tragam mais benefícios do que prejuízos, além de promover o uso mais racional dos recursos financeiros.

A utilização das melhores evidências científicas disponíveis pode não garantir o acerto em todos os casos, mas, indubitavelmente, diminui de modo importante o erro. A decisão clínica baseada em evidências tem três componentes indissociáveis: as evidências, as preferências do doente e a experiência do profissional de saúde. É fundamental ainda, que se tenha em mente que não há respostas para tudo, devendo reconhecer-se que, dentro desse novo paradigma, lidamos diariamente com a incerteza, a qual fornece, justamente, o estímulo à pesquisa e geração de novos conhecimentos na área da saúde.

A MBE é fascinante enquanto ferramenta para gestão. Quando aplicada corretamente, de maneira sistemática e organizada, vai fornecer dados e indicadores, para nortear projetos e ações dentro de uma organização. Os temas abordados neste capítulo não esgotam o tema, mas tem o intuito de apresentar a importância do assunto e seu papel no contexto atual dos serviços em saúde. A Medicina Baseada em Evidências continua evoluindo e a busca por caminhos para melhorar a qualidade de vida dos pacientes e os serviços prestados pelas Instituições de Saúde necessita aprimoramento e acompanhamento constantes.

Referências bibliográficas

1. Guyatt G, Cook D, Haynes B. Evidence based medicine has come a long way. BMJ. 2004;329(7473):990-991. doi:10.1136/bmj.329.7473.990.
2. Montori VM, Guyatt GH. Progress in evidence-based medicine. JAMA. 2008;300(15):1814-1816. doi:10.1001/jama.300.15.1814.
3. Grol R, WensingM Part I: Principles of Implementation of Change - 1 Implementation of change in healthcare: a complex problem In: Richard Grol (Editor), Michel Wensing (Editor), Martin Eccles (Editor), David Davis (Editor): Wiley-Blackwell; 2013. 392 Pages
4. Sackett DL, Rosenberg WM. The need for evidence-based medicine. J R Soc Med. 1995;88(11):620-624.
5. Kitto, Simon & BSc, Ana & FRACS, Russell & Smith, Julian. (2010). Evidence-based medicine training and implementation in surgery: The role of surgical cultures. Journal of Evaluation in Clinical Practice. 17. 819 - 826. 10.1111/j.1365-2753.2010.01526.x.
6. Guyatt GH, Oxman AD, Kunz R, et al. What is "quality of evidence" and why is it important to clinicians?. BMJ. 2008;336(7651):995-998. doi:10.1136/bmj.39490.551019.BE.
7. Guyatt GH, Oxman AD, Vist GE, et al. GRADE: an emerging consensus on rating quality of evidence and strength of recommendations. BMJ. 2008;336(7650):924-926. doi:10.1136/bmj.39489.470347.AD.
8. OCEBM Levels of Evidence Working Group*. "The Oxford 2011 Levels of Evidence". Oxford Centre for Evidence-Based Medicine. http://www.cebm.net/index.aspx?o=5653 Accessed: 02/09/2021.
9. Murad MH, Asi N, Alsawas M, et al. New evidence pyramid. BMJ Evidence-Based Medicine 2016;21:125-127.
10. Higgins JPT, Thomas J, Chandler J, Cumpston M, Li T, Page MJ, Welch VA (editors). Cochrane Handbook for Systematic Reviews of Interventions. 2nd Edition. Chichester (UK): John Wiley & Sons, 2019.
11. Kysh L. Difference between a systematic review and a literature review. figshare. Poster (2013). https://doi.org/10.6084/m9.figshare.766364.v1.
12. Chaimani A, Caldwell DM, Li T, Higgins JP, Salanti G. Undertaking network meta-analyses. In Cochrane Handbook for Systematic Reviews of Interventions (eds J.P. Higgins, J. Thomas, J. Chandler, M. Cumpston, T. Li, M.J. Page and V.A. Welch) (2019). https://doi.org/10.1002/9781119536604.ch11.
13. Sackett DL, Richardson WS, Rosenberg W, Haynes RB. Evidence-based medicine. How to practice & teach. New York: EBM; 1997.
14. Straus SE, Tetroe JM, Graham ID. Knowledge translation is the use of knowledge in health care decision making. J Clin Epidemiol. 2011;64(1):6-10. doi:10.1016/j.jclinepi.2009.08.016.
15. Ploeg J, Davies B, Edwards N, Gifford W, Miller PE. Factors influencing best-practice guideline implementation: lessons learned from administrators, nursing staff, and project leaders. Worldviews Evid Based Nurs. 2007;4(4):210-219. doi:10.1111/j.1741-6787.2007.00106.x

16. Drummond M, Sculpher M, Torrance G, O'Brien B, Stoddart G. Methods for the Economic Evaluation of Health Care Programmes. 3rd ed Oxford: Oxford University Press; 2007.

17. Bootman L, Townsend R, McGhan W. Principles of Pharmacoeconomics. 3rd ed. Cincinnati, OH: Harvey Whitney Books Co., 2005.

18. Brasil. Ministério da Saúde. Secretaria-Executiva. Área de Economia da Saúde e Desenvolvimento. Avaliação econômica em saúde: desafios para gestão no Sistema Único de Saúde / Ministério da Saúde, Secretaria-Executiva, Área de Economia da Saúde e Desenvolvimento. – Brasília : Editora do Ministério da Saúde, 2008. 104 p: il. – (Série A. Normas e Manuais Técnicos) ISBN 978-85-334-1443-3.

19. Richardson WS, Wilson MC, Nishikawa J, Hayward RS. The well-built clinical question: a key to evidence-based decisions. ACP J Club. 1995;123(3):A12-A13.

20. Haynes B, Glasziou P, Straus S. Advances in evidence-based information resources for clinical practice. ACP J Club. 2000;132(1):A11-A14.

21. Yusuf Kitching AD. From journal to bedside: application of clinical trial results to individual patients. Evidence-Based Cardiovascular Medicine. 1997;1:29-31.

15 Gestão da Jornada do Paciente

Daniel Luiz Novaes Machado

Ponto de partida

A experiência do paciente abrange uma ampla gama de interações que os pacientes têm com o sistema de saúde. Segundo Wolf *et al.* (2021),[1] essas interações são caracterizadas por todos os encontros que existem entre os pacientes, os seus familiares e a força de trabalho da saúde, que são afetadas pelo recebimento do atendimento no tempo certo, a obtenção com facilidade do acesso as informações de resultados clínicos e o estabelecimento de uma boa e descomplicada comunicação com o provedor do cuidado.

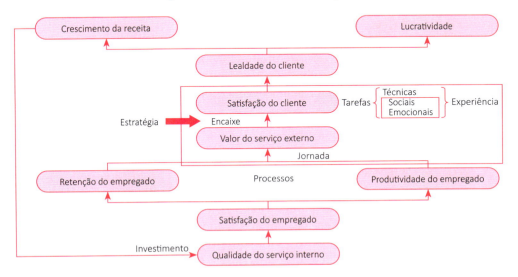

Figura 15.1 – *Os links da cadeia de lucro de serviços.*
Fonte: Adaptada de Heskett *et al.*; 1994;p.166.[2]

O ponto de partida para a gestão dos serviços orientada para a experiência do paciente é compreendê-la a partir de uma visão integrada e sistêmica. De acordo com o modelo é a partir da qualidade dos serviços prestada internamente pela organização que é possível proporcionar a satisfação dos colaboradores. Os colaboradores satisfeitos tendem a entregar o valor que se pretende pelo prestador de serviço. Caso haja um encaixe entre o valor ofertado e aquilo que o cliente espera para resolver o seu problema chega-se no nível da **satisfação**.

A **experiência do cliente** é o conjunto de percepções e impressões que o cliente possui sobre um prestador de serviços, após relacionar-se com ele por meio dos seus pontos de contato, para obter a solução que precisa para resolver os seus problemas. A **experiência** é minimizar ao máximo o esforço do cliente, retirando obstáculos, frustrações, aborrecimentos, qualquer atrito, "dores" e facilitando a interação, buscando criar um vínculo emocional com a marca.

Há uma importante contribuição de Beattie *et al.* (2015)[3] referente aos significados de **satisfação** e **experiência**. Os termos satisfação e experiência do paciente são frequentemente usados indistintamente, ou seja, de modo intercambiável, a despeito de seus significados diferentes. A satisfação está relacionada a distância entre às expectativas de um paciente sobre o serviço de saúde e a experiência ocorrida. A experiência é definida como as coisas que acontecem às pessoas e até que ponto as necessidades das pessoas são atendidas. Portanto, as questões propostas para apurar a experiência focarão em tudo o que ocorre, compreende e está em volta nos processos de atendimento dentro da jornada de um determinado evento (cuidado ou tratamento), enquanto a satisfação será pesquisada a partir de aspectos classificatórios, isolando todo o resto, de um determinado evento. Por exemplo, as questões relacionadas ao recebimento da medicação correta e na hora certa trarão respostas relacionadas a experiência, enquanto o paciente classificar a administração do medicamento isoladamente trará uma resposta relacionada a satisfação.

Seguindo na leitura do modelo da cadeia de Lucro de Serviços, o cliente satisfeito tende a ser fiel ao prestador de serviço, proporcionando crescimento de receita e maior rentabilidade. Uma parte desse resultado financeiro deve ser utilizado como investimento na qualificação do serviço interno e assim a cadeia continua.

Serviços

A prestação de serviços em saúde é complexa, pois considera aspectos físicos e emocionais do consumidor no diagnóstico e tratamento de doenças. Conforme Berry (2019),[4] a maioria dos serviços é "desejada", já a saúde é uma "necessidade", que muitas vezes é temida. Por exemplo, jantar em um restaurante ou *streaming* de um filme *on-line* são serviços "desejados", enquanto uma colonoscopia ou mamografia é um serviço de "necessidade".

Berry, Bendapudi (2007)[5] contribuem com esse assunto recomendando que há que se ter em mente, que os serviços de saúde devem se preparar para atender as necessidades integrais do paciente e não só a doença. Há que se buscar a customização, não apenas para as questões médicas do paciente, mas entra em cena a sua integralidade, incluindo preferências culturais, estado mental, aspectos financeiros e suporte da família, contribuindo para um planejamento mais eficaz do tratamento.

Berry, Davis, Wilmet (2015)[6] indicam que a prestação de serviços em saúde é única, singular. Há um cliente doente, que pode estar ansioso e com dor, para ser atendido. Isso por si só já difere das demais prestações de serviço de quem está bem. Serviços em saúde trazem o componente da "alta emoção", ou seja, a experiência do paciente é carregada de um forte impacto emocional, que pode criar e despertar sentimentos intensos como medo, ansiedade e incerteza antes mesmo de o serviço ser prestado. Frequentemente, os prestadores de serviços em saúde não se antecipam adequadamente a essas situações emocionais, consequentemente não minimizam o potencial efeito emocional negativo no "desenho" de suas ofertas de serviços.

Berry, Davis, Wilmet (2015)[6] propõe como possíveis soluções para mitigar a ansiedade e os medos dos pacientes a identificação dos gatilhos emocionais durante a experiência do paciente, o desenvolvimento de táticas para que haja respostas rápidas aos pacientes quando as emoções intensas surgirem, realçar e demonstrar o controle dos pacientes sobre o serviço prestado e contratar e treinar rigorosamente as pessoas que podem respeitosamente comunicar-se com os pacientes durante a prestação de serviços, para fortalecer a confiança dos mesmos.

Zeithaml, Bitner, Gremler (2011, p.39)[7] trazem o conceito de que "serviços são atos, processos e atuações oferecidos ou coproduzidos por uma entidade ou pessoa, para outra entidade ou pessoa". Outra definição é a de Fitzsimmons (2010, p.26)[8], em que "um serviço é uma experiência perecível, intangível, desenvolvida para um consumidor que desempenha o papel de coprodutor". Interessante notar nessa definição a associação do serviço a uma experiência. Pine, Gilmore (1998),[9] já falavam sobre o conceito da economia da experiência, que significa que as organizações devem proporcionar momentos únicos, personalizados e emoções marcantes e memoráveis aos seus clientes.

Chama a atenção, o fato de que os pacientes desempenham um papel fundamental na cocriação de valor e colaboração por meio de interações com prestadores de serviços. Lee (2017)[10] conceitua a cocriação de valor como as experiências geradas durante as interações dos pacientes com a equipe médica, que ajudam a maximizar a sua própria qualidade de atendimento e podem melhorar o valor percebido para os pacientes. São exemplos dessas interações: o compartilhamento ativo do *status* da doença e do histórico do tratamento médico individualizado, a busca por informações de um melhor tratamento e os relatos dos pacientes fornecendo as condições de saúde para em seguida a equipe médica sugerir o diagnóstico e os modos de tratamento. Em suma, momentos únicos e memoráveis vividos pelos pacientes, a cocriação de valor e as interações entre pacientes e prestadores de serviço em uma jornada de cuidado formam a experiência do paciente. Esse assunto ganhará profundidade no próximo tópico.

Clientes

Hoje, os pacientes esperam que os cuidados estejam disponíveis quando e como é mais conveniente e seguro para eles. Os pacientes querem acesso e transparência em relação aos seus cuidados e aos custos de seus tratamentos. Os pacientes querem ser tratados com respeito, como uma pessoa, não um sintoma, diagnóstico ou uma doença.

Lee (2017)[10] comenta que os pacientes, assim como qualquer cliente individual, são únicos por causa de suas diferentes doenças e tratamentos. Essa individualidade dos pacientes é um dos principais motivos pelos quais a experiência do paciente não pode ser gerenciada de maneira massificada e padronizada, controlada e mensurada apenas por aspectos técnicos e ser prevista de maneira antecipada; em outras palavras, cada paciente oferece uma experiência única em termos de emoção, personalidade, contexto e diversidade.

Robinson, Ginsburg (2009)[11] analisam a evolução da assistência à saúde orientada para o paciente. Segundo eles há mudanças no comportamento dos pacientes, que mesmo sob aconselhamento médico, participam mais da administração dos seus próprios cuidados. Isso ocorre porque há mais informações disponibilizadas em termos de preços, desempenho e comparação de tratamentos, que antes estavam sob domínio apenas dos profissionais da saúde e que agora são obtidas por meio de sites, redes sociais, grupos de pacientes e conselheiros pessoais. Nesse sentido, os pacientes tornam-se mais engajados, influenciadores, com maior capacidade de escolha e mais habilitados a uma decisão de tratamento compartilhada com os médicos.

Levantam-se questionamentos para a gestão da experiência do paciente: você conhece os seus pacientes? Você está focado naquilo que é a expectativa do seu paciente? Como está o seu lado investigativo sobre as determinantes de qualidade do seu paciente e sobre os reais progressos que eles estão esperando? A proposta é ajudar você a responder essas questões trabalhando três mapas: de **empatia**, de **valor** e da **jornada do cliente**.

Wolf *et al.* (2014)[12] contribuem com a definição da experiência do paciente. Conhecer os elementos dessa definição é útil para o gestor no seu trabalho de construção dos mapas de empatia, de valor e jornada do cliente. A seguir estão os elementos da definição da experiência do paciente:

- É algo que se estende ao longo do tempo, de modo contínuo e inclui muitos pontos de contato.
- É a qualidade e o valor recebido em todas as interações.
- É a redução do sofrimento e da ansiedade em toda jornada de cuidado.
- É a avaliação cumulativa do paciente sobre a jornada que eles têm com a organização, que começa quando eles precisam do atendimento e atravessam suas interações clínicas e emocionais, que são moldadas pelos colaboradores, processos e ambiente físico da organização e também são moldadas pelas expectativas dos pacientes em relação as entregas.
- É focar nas suas expectativas: perceber limpeza, obter informações claras sobre onde ir, conveniência, atendimento sem atraso, equipe prestativa na recepção, encontrar um médico com conhecimento técnico, claro, de fácil entendimento e compreensão,

respeitoso e que trata o paciente com dignidade, ser envolvido nas decisões de tratamento para experimentar uma redução de sintomas e problemas, receber informações sobre a causa e gestão da condição e informações sobre benefícios/efeitos colaterais do tratamento e ter a oportunidade de discutir problemas.

- É conhecer o paciente como indivíduo, personalizar os serviços de saúde para cada paciente, permitindo que os mesmos participem ativamente de seus cuidados.
- É a facilidade para obter resposta, incluindo: a autonomia do prestador de serviço, comunicação clara e precisa, confidencialidade e atenção imediata.

Wolf *et al.* (2014)[12] oferecem uma recomendação do que deve ser trabalhado pelo gestor em função das definições apresentadas, para direcionar esforços de melhoria da experiência do paciente:

- **Interações:** garantir que os colaboradores, demais canais, os processos, as políticas e comunicações estejam orquestradas e combinadas.
- **Cultura organizacional:** fazer com que os valores (crenças) da organização indiquem os comportamentos que se esperam dos colaboradores na entrega da experiência que o cliente busca.
- **Percepções:** mapear e identificar aquilo que o cliente quer reconhecer, entender e lembrar durante a sua jornada de cuidado.
- **Cuidado continuado:** reconhecer que a experiência, não é só um encontro do paciente com a organização, mas algo que se estende ao longo do tempo, direcionando ações para o ciclo de vida do paciente.
- **Integração:** reforçar que a experiência sob a perspectiva do paciente é única e não uma coleção de esforços distintos ou díspares.
- **Centralidade do paciente:** lembrar sempre que o ponto de partida de tudo é o paciente, que deve estar no centro da assistência, com suas tarefas para resolver, suas dores e ganhos que espera obter.
- **Engajamento:** reconhecer que os pacientes, familiares e membros de sua rede de apoio são participantes ativos na experiência de cuidado e devem estar engajados como proprietários participantes em seus encontros.

Os mesmos autores Wolf *et al.* (2021)[1] reexaminando a definição da experiência do paciente, indicam e incluem em seu estudo anterior cinco itens que o paciente identifica como importante em sua experiência. Essas inclusões trazem novos elementos que poderão ser trabalhados para melhorar a experiência do paciente, são elas:

- O profissional da saúde comunicar-se com clareza de modo que o paciente possa entender.
- Ser ouvido pelo profissional da saúde.
- Receber do profissional da saúde um plano claro de cuidado, que traga os fundamentos de porque esse plano é necessário.
- Ser perguntado pelo profissional de saúde para que se entenda as necessidades e preferências do paciente.
- Receber tratamento com cortesia e respeito.

Ainda procurando orientar os gestores sobre elementos que poderão ser trabalhados para melhorar a experiência do paciente, segue o ranking do "IBSP" – Instituto Brasileiro para Segurança do Paciente (2019)[13] dos cinco tópicos mais importantes para a experiência dos pacientes e de seus familiares nos serviços de saúde, mais especificamente em um hospital:

1º. **Decisão compartilhada** entre profissionais-pacientes e que ambos tenham acesso às informações.

2º. **Transição colaborativa e eficaz do cuidado na alta**: sinalizar com quem o paciente deve fazer contato após a alta.

3º. **Educação para o paciente sobre a sua condição, tratamento e medicação**: assegurar que o paciente compreenda totalmente as etapas da jornada de cuidado.

4º. **Telemedicina** para reduzir os processos de readmissão e melhorar a transição do cuidado pós-alta.

5º. **Medicação**: chegar ao melhor regime, combinando o histórico de cada paciente e o tratamento da dor.

A recomendação de Wolf *et al.* (2014, 2021)[1,12] e do ranking da IBS (2019)[13] apoiam o gestor para uma melhor orientação dos esforços de melhoria da experiência do paciente. Evidencia-se que é fundamental entender quais são os resultados que importam para o paciente, direcionando os esforços dos serviços de saúde para o cumprimento dessas necessidades. Conforme Scarpetta (2017)[14] esse movimento vem fortalecendo a importância da coleta de informações fornecidas por pacientes sobre seus resultados e sua experiência. É imperativo descobrir os resultados que importam, do ponto de vista do paciente, para fortalecer o sistema de saúde e consequentemente fornecer serviços de saúde moldados em torno do que os mesmos precisam. A receita é simples: perguntar aos próprios pacientes/clientes/usuários o que eles pensam em termos de qualidade da saúde.

Luxford, Sutton (2014)[15] concordam com o que foi exposto e indicam que organizações que obtêm sucesso em melhorar a experiência do paciente têm adotado uma estratégia que se aproxima daquilo que é o foco dos mesmos, por meio do resultado dos *feedbacks* e do engajamento dos envolvidos. Os autores reforçam que ao adotar a perspectiva do paciente, as organizações se permitem ir além das abordagens de tratamento "episódicas" e pontuais, para uma visão de cuidado continuado.

Mapa de empatia

A construção desse mapa começa com o conceito de Persona, já visto no capítulo de marketing. Segundo Stickdorn, Schneider (2014, p. 180)[16] "personas são perfis fictícios, muitas vezes desenvolvidos como uma maneira de representar um grupo específico de pessoas com base em seus interesses comuns". O produto final desse mapa é representar as "personas". Esse mapa é elaborado por meio do preenchimento de sete blocos.

- **Bloco 1**: definir qual é o perfil de seu cliente.
- **Bloco 2**: o que seu cliente precisa resolver (tarefas)? Quais valores quer receber dos colaboradores?
- **Bloco 3**: O que vê – tente enxergar o ambiente que o cliente frequenta, com os estímulos e pressões da sociedade que o (a) cerca. A quais tipos de ofertas o cliente está exposto?

- **Bloco 4: O que fala** – observe o que diz em público, o que você já escutou o seu cliente dizendo ou o que você imagina que possa falar?
- **Bloco 5: O que faz** – determine como seu cliente se comporta e como se relaciona em suas redes. Identifique quais são as atitudes do cliente.
- **Bloco 6: O que escuta** – pense sobre o que dizem as pessoas ao redor do cliente, os seus amigos, seus colegas de trabalho, seu chefe, as pessoas em quem se inspiram etc.
- **Bloco 7: O que pensa e sente** – o que se passa dentro da cabeça do cliente.

Dores: enumere os principais obstáculos para o sucesso e felicidade de seu cliente, tudo aquilo que o (a) impede, frustra ou amedronta. Quais riscos teme enfrentar?

Ganhos: descreva tudo aquilo que o cliente quer ou precisa obter, o que visa alcançar quando superar obstáculos, incluindo necessidades, expectativas e realização. Como conceitua e mede o sucesso?

Sentimentos: quais são as emoções do cliente no geral?

Os métodos recomendados para preencher esse mapa de empatia são: realizar pesquisas com clientes, fazer entrevistas com colaboradores, ler as manifestações dos clientes ocorridas em órgãos externos, SAC e ouvidoria, "escutar" ligações de áreas de atendimento, monitorar redes sociais e site da organização, observar as interações da jornada, *walkthrough* com o cliente e, finalmente, se passar por cliente por um dia.

Vale um breve aprofundamento sobre o preenchimento do bloco 2, pois ele compreende os **valores** que o cliente busca receber da organização e quais são as **tarefas** que quer resolver. Segundo Madruga (2018)[17] existem valores emocionais (intangíveis) e racionais (objetivos). São exemplos de valores emocionais: confiança, conforto, empatia, afetividade e segurança. Os exemplos de valores racionais são: economia e preço justo, localização, suporte e estrutura adequados, conhecimento técnico e velocidade na solução de problemas.

Referentes as tarefas que os clientes precisam resolverem, a sugestão para descobri-las é por meio da teoria *Jobs To Be Done* (JTBD). Conforme Nakagawa (2018),[18] o entendimento dessa teoria sugere que produtos ou serviços existem, ou deveriam existir, para executar tarefas para o cliente. A base da teoria é que os clientes não compram produtos ou serviços específicos. Eles, na verdade, contratam produtos ou serviços para realizarem trabalhos específicos que surgem em suas vidas. Olhando para o conceito de tarefas, Osterwalder *et al.* (2014, p. 12)[19] descreve como "aquilo que seus clientes estão tentando realizar no trabalho ou na vida em geral".

Mapa de valor

Analisando a Figura 15.2, há três campos para serem preenchidos no mapa do cliente e três campos no mapa de produto / serviço. No mapa do cliente, o campo tarefa do cliente deve repetir o bloco 2 do mapa de empatia, o campo ganhos e dores devem repetir o bloco 7 do mapa de empatia. No mapa de produto / serviço, o campo produtos e serviços deve listar em torno de quais produtos e serviços a proposta de valor é construída, o campo criadores de ganhos descreve como seus produtos e serviços criam ganhos para o cliente, produzindo resultados e benefícios que seu cliente espera, incluindo utilidade funcional, ganhos sociais, emoções positivas e economia de custos e no campo aliviadores de dores descreve-se como seus produtos e serviços aliviam as dores dos clientes, isso é, como você pretende eliminar ou reduzir as coisas que aborrecem e frustram seus clientes. O objetivo é conseguir o "encaixe" entre os dois lados, isso é, há uma correspondência entre os itens do lado esquerdo com o lado direito. É o momento em que os clientes se entusiasmam com a proposta de valor.

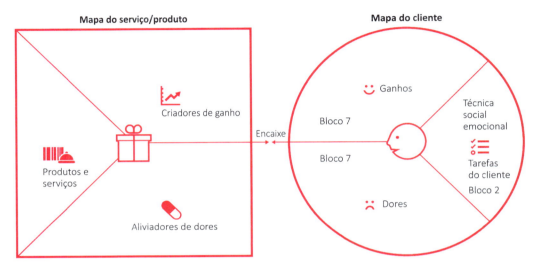

Figura 15.2 – *O Canvas de proposta de valor.*
Fonte: Adaptada de Osterwalder *et al.*; 2014, p. 8-9.[19]

Jornada

A definição que se propõe para jornada é de que se trata do caminho onde ocorrem as interações entre cliente/paciente/usuário e a organização, que deve ser sem atrito, descomplicado, humanizado, personalizado, customizado, ágil, seguro, resolutivo e memorável, totalmente construído sob o ponto de vista do cliente, para que ele encontre a solução, o progresso que precisa, e, assim resolva sua tarefa.

Os pontos de contato são os canais da jornada onde ocorrerão as interações paciente e prestador de serviço. Podemos citar como pontos de contato: canais de autoatendimento, site, totens, aplicativo, central de atendimento e atendimento presencial. Segundo Berry (2019),[4] para pacientes com doenças crônicas ou limitantes da vida, a experiência do paciente é representada por uma série contínua de eventos que compreendem uma infinidade de "pontos de contato" experienciais.

Importante associar o assunto pontos de contato com o acesso à prestação de serviços. Tenha em mente que você pode ter um serviço incrível para ser ofertado, mas se o caminho de acesso para esse serviço não funcionar não há o encontro entre o cliente e o seu serviço. Kressel (2019)[20] traz em seu artigo, que melhorar os acessos ao cuidado para o paciente, p. ex., por meio do apoio de ferramentas digitais, pode ajudar uma organização de saúde a permanecer competitiva em um mercado fortemente orientado para o paciente, ou seja, melhorar os acessos é um diferencial. São exemplos de acessos: como encontrar médicos, acessar agendas e agendar consultas. Portanto, ao considerar maneiras de tornar uma clínica, laboratório, hospital ou sistema de saúde mais centrado no consumidor, os gestores devem se concentrar primeiro nos fatores que influenciam o acesso ao atendimento, porque esses fatores são realmente o ponto crucial da aquisição e retenção do paciente.

A Figura 15.3 apresenta um mapa cronológico que permite a visualização das interações que fazem parte da jornada do cliente, dentro de um serviço. Nesse formato há uma maior clareza sobre a experiência dos clientes. Esse mapa não é um mero inventário dos pontos de contato, mas traz uma visão mais profunda das motivações e atitudes dos clientes.

Especificação da jornada				
Persona				
Tarefa				
FASES	**PRELIMINAR**	**CONSUMO**	**FINAL**	**PÓS**
Ações da persona				
Dores				
Ganhos				
Sentimentos				
Mapa de emoções				
Arco dramático				
Pontos de contato				
Oportunidades de melhoria				

Figura 15.3 – Framework *do mapa da jornada do cliente*.
Fonte: Adaptada de Kalbach; 2017, p. 255.[21]

Dentro desse assunto, Luxford, Sutton (2014)[15] afirmam que as visitas ambulatoriais, e mesmo os períodos de internação, configuram uma pequena parte da jornada do paciente e que historicamente os prestadores de serviço de saúde tem focado apenas, p. ex., no tempo em que os pacientes estão presentes em uma visita e contatando uma organização de saúde. Porém, a jornada é algo maior. O desafio é maior. O cuidado continuado começa quando o paciente pela primeira vez considera para onde ir para obter o cuidado que necessita. Portanto, é necessário entender quais são os demais fatores que interferem na experiência, incluindo o recebimento de prescrições médicas, condições de cuidado em casa e como os envolvidos interagem para a saúde integral.

Em linha com a amplitude da jornada Lee (2017),[10] chama a atenção para a ideia de que a jornada do paciente inclui muitos aspectos, que acontecem antes e depois de passar por experiências de cuidado no processo de serviço. O mapeamento de toda jornada do paciente possibilita uma visão mais precisa do ciclo de atividades do cuidado que são entregues ao paciente e os seus pontos de contato.

Refletindo sobre a gestão da jornada como um todo e do benefício que isso traz para a experiência do paciente, Miranda *et al.* (2015),[22] indica que pensar o processo (comunicação e coordenação do cuidado) de ponta a ponta, de maneira integrada, não fragmentada e isolada, pode aumentar a eficiência clínica, reduzir o desperdício e melhorar a experiência do paciente. Por exemplo, a integração entre as áreas e a existência de um prontuário eletrônico unificado podem melhorar a experiência do paciente, evitando consultas desnecessárias.

Trazendo as explicações sobre o mapa, verifica-se que há uma parte introdutória de informações, que começa com a especificação da jornada, isso é, qual o momento que será mapeado e que merecerá estudo. Depois identifica-se a persona. Aqui é importante aproveitar as respostas do bloco 1 do mapa de empatia. Encerra-se essa parte informando a tarefa que a persona enfrenta nessa jornada.

Existem quatro fases da interação nessa proposta de jornada: preliminar, consumo, final e pós. Cada uma dessas fases traz quais são as ações da persona. Você deve descrever, fase a fase, o que a persona faz. Ao descrever as ações deve-se utilizar frases "curtas" e que começam com verbo no infinitivo. Essas ações precisam ser descritas pela perspectiva do seu cliente em interação com o seu serviço. Acompanhe a seguir o exemplo:

- **Especificação da jornada:** ida a um pronto-socorro infantil.
- **Persona:** casal jovem (30 anos), juntos há pouco tempo (2 anos), com filho recém--nascido (6 meses), que não está passando bem e com dificuldade para dormir.
- **Tarefa:** obter um diagnóstico do que está acontecendo e a indicação de um tratamento.
- **Fase preliminar:** (1) preparar uma bolsa para a criança, (2) avisar a pediatra.
- **Fase de consumo:** (3) apresentar a situação da criança para o médico, (4) escutar a avaliação médica, (5) realizar exames solicitados para melhor avaliação, (6) aguardar os resultados dos exames, (7) esclarecer as dúvidas sobre os procedimentos recomendados e (8) solicitar que o médico do pronto-socorro contate a pediatra da criança.
- **Fase final:** (9) tomar medicação no local e (10) pagar pelos exames não cobertos no plano de saúde.
- **Fase pós:** (11) conhecer mais sobre o diagnóstico médico por meio do Google e YouTube.

Nesse exemplo, foram descritas (11) ações. Agora, para cada uma das (11) ações da persona deve-se preencher as informações das sete camadas a seguir:

- **Dores enfrentadas em cada ação:** o que aborrece, traz medo, representa obstáculos e a frustra.
- **Ganhos desejados em cada ação:** quais são os ganhos, esperanças e sonhos que espera obter.
- **Sentimentos em cada ação:** quais são os sentimentos que a acompanham.
- **Mapa de emoções em cada ação:** permite pontuar os momentos de satisfação e insatisfação enquanto usa um serviço. Uma sugestão de legenda para essa camada é utilizar: "wow" (memorável), satisfeito, "ok", insatisfeito e aborrecido (máxima dor).
- **Arco dramático em cada ação:** permite visualizar cada ação da persona como sendo realizado em um "palco". Como é o espetáculo da prestação de serviços? Instigante, intimista, tranquilo, empolgante ou grandioso? O foco aqui é expressar o nível de

engajamento e intensidade entre cliente e o prestador de serviços. Uma sugestão de legenda para essa camada é: "boom" (muito), médio e baixo "calmo".

- **Pontos de contato em cada ação:** quais são os canais utilizados pela persona em suas interações.
- **Oportunidade de melhoria em cada ação:** o que pode solucionar a falha do serviço e melhorá-lo, resolvendo assim o problema da persona.

Lee (2017)[10] aponta para o fato de que todas as atividades de cuidado ocorrem nos encontros de serviço ou também chamados pontos de contato. Por meio de seus vários encontros de serviço, cada paciente tem uma única experiência por meio de suas interações com a equipe médica e multiprofissional de saúde (assistencial). Assim, a experiência dos pacientes representa uma fonte rica de informações valiosas para projetar um serviço de saúde eficaz. As experiências do paciente podem ser capturadas por meio da integração das interações entre o prestador de serviço com os pacientes em determinados serviços de atendimento, as instalações, os equipamentos e tecnologia.

Trazendo a discussão para o campo das interações tecnológicas, Lee (2017)[10] observa que na atual era digital há uma ampliação dos possíveis canais de interação. Agora, os determinantes cruciais da experiência do paciente vão muito além do que ocorre no formato face a face. Isso traz benefícios de serviços, cada vez mais personalizados ao paciente, porque esses, ao utilizarem os serviços de cuidado, têm a oportunidade de identificar as suas preferências de cuidados pessoais, as experiências anteriores de cuidados (positivas ou negativas), as interações desejadas e os meios preferidos de interação. Com base nessas informações fornecidas, um prestador de cuidados pode compreender melhor como ouvir a voz dos pacientes, como encorajar a participação dos pacientes no tratamento e como criar interações para cocriação de valor. O prestador de cuidados pode ser mais empático.

Refletindo sobre o papel da empatia nas relações digitais que se estabelecem, constata-se que não é fácil para o prestador de serviços da saúde sentir o que o paciente sente, compreendendo profundamente os seus sentimentos e emoções envolvidos na jornada de cuidados, por meio de interações tecnológicas. Portanto, há muito para ser aprendido pelo gestor da saúde nessa era digital, principalmente sobre como criar diálogos e canais cada vez mais empáticos. O que fará a diferença será humanizar essa transformação, unindo tecnologia e empatia na criação de ações de digitais.

Hawrysz, Gierszewska, Bitkowska (2021)[23] reforçam que o atual contexto trouxe novos desafios para o gestor da saúde. Um deles é a compreensão e aplicação do uso das modernas tecnologias da informação e telecomunicações "telessaúde", que trazem novos pontos de contato e novas maneiras de interação, para o fornecimento de informação e atenção médica a pacientes. O outro desafio é conhecer a sua repercussão dentro de uma "nova" experiência com o serviço prestado. Passa a ser decisivo e fundamental descobrir o que está acontecendo com o paciente dentro dessa "nova" experiência, uma vez que o produto final da sua experiência pode afetar o resultado do seu tratamento e a sua decisão de continuar ou não com ele. Sabe-se que a experiência é afetada por vários fatores, p. ex., tempo de espera do atendimento, a obtenção de informações sobre a saúde e a empatia da equipe médica. Há outros que não derivam necessariamente do próprio processo de tratamento, p. ex. a localização da prestação de cuidados de saúde. De modo geral, todos esses fatores exemplificados são afetados por esse "novo" formato de interação. Portanto, há que se pesquisar e interpretar urgentemente o que está acontecendo com os pacientes.

Finalizando essa discussão, Lee (2017)[10] reforça o fato de que, uma vez que a experiência do paciente se refere aos resultados da interação entre um provedor de serviços e o paciente ao longo da duração do seu relacionamento, uma boa experiência significa que a percepção do paciente durante todos os pontos de contatos encontraram suas expectativas individuais e que há consistência em todos os momentos da entrega do serviço de saúde, incluindo aqueles momentos que são suportados por aspectos tecnológicos.

Caso – Intermountain Healthcare: o "fator emocional"

Fonte: Caso extraído e adaptado de Christensen *et al.* (2018, p. 87-90).[24]

O diretor de inovação do Intermountain Healthcare Transformation Lab tinha o desafio de oferecer ferramentas aos médicos para que eles fizessem um bom trabalho no atendimento aos pacientes. O diretor vinha tratando de um joelho enfermo. Resolveu consultar um dos melhores cirurgiões ortopédicos do Intermountain. Ele já havia estado várias vezes nas salas de exame do Intermountain, a trabalho, mas quando foi como paciente houve uma impressão diferente.

Enquanto esperava o médico, o **papel** sobre o qual sentou não passou conforto. Ficou com a impressão de que escorregaria da mesa de exame. O papel fazia barulho toda vez que se movimentava, impedindo que ficasse relaxado gerando ansiedade. O diretor reconheceu que aquele papel havia sido desenvolvido para manter a mesa de exame limpa. Entretanto, do ponto de vista do paciente, aquele papel realçava sua sensação de vulnerabilidade.

O médico começou a dar o prognóstico, o que poderia ser feito para corrigir o problema do diretor, esboçando em uma folha de papel. Nesse momento, o diretor lembrou-se que havia um *software* avançadíssimo no computador justamente às costas do médico para ajudá-lo a registrar e passar seu diagnóstico durante o exame. O médico não digitava a informação no computador por causa do tempo que levava e por dar as costas para seu paciente no momento de passar o diagnóstico.

1ª Questão: a sala de exame havia sido projetada para atender quais tarefas do paciente: funcional/técnica, emocional ou social?

A sala de exame estava projetada apenas para a dimensão funcional/técnica (papel para manter a mesa limpa e o *software* de última geração) e negligenciou-se a dimensão emocional (interagir e tranquilizar o paciente ansioso e vulnerável) ainda que nesse caso específico o médico tenha dado um jeito.

2ª Questão: quais são as suas sugestões para os próximos projetos de melhoria das práticas de atendimento aos pacientes da organização?

Instituir grupos de trabalho que estejam focados e orientados para mapear profundamente todas as tarefas (funcionais/técnicas, emocionais e sociais) dos pacientes e o progresso que esperam obter, aprendendo a ouvir o que eles não dizem. Garantir que esses grupos de trabalho façam as suas investigações no campo, local onde as coisas realmente acontecem e não em salas de reunião.

Referências bibliográficas

1. Wolf JA, Niederhauser V, Marshburn D, LaVela SL. "Reexamining "Defining Patient Experience": The human experience in healthcare," Patient Experience Journal. 2021; 8(1), article 4: 16-29.
2. Heskett JL, Jones TO, Loveman GW, Sasser WEJr, Schlesinger LA. Putting the service profit chain to work. Harvard Business Review. 1994 Mar-Apr;72(2l): 164–174.
3. Beattie M, Murphy DJ, Atherton I, Lauder W. Instruments to measure patient experience of healthcare quality in hospitals: a systematic review. Systematic reviews. 2015; 4(97): 1-21.
4. Berry LL. Service Innovation is urgent in healthcare. AMS Review. 2019 jun; 9(1): 77-92.
5. Berry LL, Bendapudi N. Health care: a fertile field for service research. Journal of Service Research. 2007; 10(2): 111-122.
6. Berry LL, Davis SW, Wilmet J. When the customer is stressed. Harvard Business Review. 2015; 93(2): 86-94.
7. Zeithaml VA, Bitner MJ, Gremler DD. Marketing de serviços: a empresa com foco no cliente. 5. ed. Porto Alegre: Bookman; 2011.
8. Fitzsimmons JA, Fitzsimmons MJ. Administração de Serviços: operações, estratégia e tecnologia da informação. 6. ed. Porto Alegre: Bookman; 2010.
9. Pine J, Gilmore J. "Welcome to the Experience Economy". Harvard Business Review. 1998 Jul-Aug;97-105.
10. Lee DH. A model for designing healthcare service based on the patient experience. International Journal of Healthcare Management. 2017:1-9.
11. Robinson JC, Ginsburg PB. Consumer-Driven Health Care: Promise and Performance. Health Affairs. 2009; 28(2):272-281.
12. Wolf JA, Niederhauser V, Marshburn D, LaVela SL. Defining Patient Experience. Patient Experience Journal. 2014 Apr; 1(1):7-19.
13. Instituto Brasileiro para Segurança do Paciente. Experiência do paciente: o que os pacientes esperam do hospital? (publicação na web); 2019 acesso em 03 de agosto de 2021. Disponível em:https://www.segurancadopaciente.com.br/seguranca-e-gestao/experiencia-do-paciente-o-que-os-pacientes-esperam-do-hospital/
14. Scarpetta S. The PaRIS initiative: Helping healthcare policies to do better for patients. Organization for Economic Cooperation and Development. The OECD Observer. 2017; n. 309:14-15.
15. Luxford K, Sutton S. How does patient experience fit into the overall healthcare picture? Patient Experience Journal. 2014;1(1):20-27.
16. Stickdorn M, Schneider J (orgs). Isso é design thinking de serviços: fundamentos, ferramentas e casos. Porto Alegre: Bookman; 2014.
17. Madruga R. Gestão do relacionamento e customer experience: a revolução na experiência do cliente. São Paulo: Atlas; 2018.
18. Nakagawa M. Job to be done: afinal de contas, o que é isso (e como se aplica ao meu negócio)? (publicação na web); 2018 (acesso em 15 de julho de 2021). Disponível em: https://www.linkedin.com/pulse/job-done-afinal-de-contas-o-que-%C3%A9-isso-e-como-se-aplica-nakagawa.
19. Osterwalder A, Pigneur Y, Bernarda G, Smith A. Alexander B, tradutor. Value Proposition Design: Como construir propostas de valor inovadoras. São Paulo: HSM do Brasil; 2014.
20. Kressel J. Improving Patient Acquisition and Retention with Digital Care Coordination. Healthcare Financial Management. 2019:1-4.
21. Kalbach J. Mapeamento de Experiências: um guia para criar valor por meio de jornadas, blueprints e diagramas. Rio de Janeiro: Alta Books; 2017.
22. Miranda R, Glenn SW, Leighton JA, Pasha SF, Gurudu SR, Teaford HG, Mertz LE, Lee HR, Mamby SA, Johnson MF, Raghu TS. Using Hybrid Change Strategies to Improve the Patient Experience in Outpatient Specialty Care. Journal of Healthcare Management. 2015;60(5):363-376.
23. Hawrysz L, Gierszewska G, Bitkowska A. The Research on Patient Satisfaction with Remote Healthcare Prior to and during the COVID-19 Pandemic. International Journal of Environmental Research and Public Health. 2021; 18(10):5338.
24. Christensen C, Dillon K, Duncan DS, Hall T. Muito Além da Sorte: processos inovadores para entender o que os clientes querem. Porto Alegre: Bookman; 2018.

16 Cuidados de Saúde Baseados em Valor

Antonio Shenjiro Kinukawa
Carlos Eduardo Sverdloff

Introdução

A maioria dos sistemas de saúde do mundo vem enfrentando sérias dificuldades para entregar cuidados de saúde com qualidade adequada e custos suportáveis. O envelhecimento da população, o aumento da prevalência das doenças crônicas, o maior acesso aos serviços de saúde e a incorporação incremental de novas tecnologias têm elevado, de maneira progressiva, os custos associados a serviços e produtos de saúde (Pedroso, Malik; 2015).[1]

Segundo dados da Organização Mundial de Saúde (OMS), em 2014, os gastos em saúde dos países membros chegaram a 9,9% do Produto Interno Bruto (PIB). Entre os anos 2005 e 2014, a porcentagem do PIB com gasto em saúde subiu de 15,2% para 17,1% nos Estados Unidos de América (EUA) e de 8,2% para 9,1% no Reino Unido, Organização Mundial da Saúde *apud* (Figueiredo *et al.*; 2018).[2] No Brasil, com uma população mais jovem, a relação gasto em saúde sobre PIB subiu de 8,0% em 2010 para 9,1% em 2019 (Brasil; 2021).[3]

Os países convivem com custos crescentes e elevados, muitos desperdícios, subutilizações e usos abusivos de serviços de saúde, foco nos procedimentos, cuidado descoordenado e fragmentação da rede de atenção, fragilidade da mensuração da qualidade e dos custos em saúde, não compartilhamento dos dados do sistema e envelhecimento da população.

O aumento dos custos em saúde não tem produzido a melhoria esperada na qualidade, o que pode ser comprovado pela contínua restrição do acesso, eventos adversos e insatisfação (Porter, Teisberg; 2006).[4]

A realidade brasileira, com custos em alta e receitas contingenciadas, eleva o risco de redução na qualidade dos serviços de saúde, evidenciadas pelas limitações nos acessos e a fragilidade nos resultados é alta. O país experimenta um crescimento exponencial na desigualdade social.

O presente capítulo apresenta alternativas que podem inflexionar essa tendência, ao mudar conceitos como foco em tratamentos, pacientes, processos e custos culminando na medição de valor na saúde.

Value-Based Healthcare (VBHC)

O *Value-Based Healthcare* (VBHC) ou em português, cuidados de saúde baseados em valor, é uma iniciativa global de reestruturação dos sistemas de saúde cujo objetivo é ampliar a oferta de valor aos pacientes, conter a escalada de custos e oferecer mais conveniência e serviços aos clientes (Porter; Teisberg, 2006).[4]

O termo "Valor em Saúde" foi cunhado por Michael Porter e Elizabeth Teisberg (2006 p. 22):

"O valor na assistência à saúde é determinado considerando-se a condição de saúde do paciente durante todo o ciclo de atendimento desde a monitoração e prevenção passando pelo tratamento e estendendo-se até o gerenciamento da doença." (Usamos o termo condição de saúde em vez de doença, sistema respiratório, circulatório etc., por ele estar estreitamente ligado ao valor para o paciente).

Esses autores supracitados, propõem um novo referencial estratégico que direcione todas as ações e serviços: o VBHC. Os autores acreditam que a competição por resultados melhores em saúde e menor custo tem potencial de influenciar organizações e governos na reestruturação dos sistemas de saúde.

Ainda segundo Porter e Teisberg (2006, p. 98): "O objetivo certo para a assistência à saúde é aumentar o valor para o paciente, ou seja, a qualidade dos resultados para o paciente em relação à quantia despendida".

Mas como seria possível atender às expectativas dos pacientes e reduzir os custos, ao mesmo tempo?

Para Porter (2010)[5] os *stakeholders* no setor de saúde tem uma vasta gama de objetivos, alguns contraditórios, o que leva à adoção de abordagens distintas, e ausência de uma estratégia clara. Todo o sistema de saúde deveria ser orientado para o mesmo objetivo, ou seja, prover valor para o paciente, unindo, assim, os interesses de todos os atores do sistema. Agindo de maneira integrada seria possível englobar os serviços que realmente importam, reduzindo outros e, com isso, aumentar a eficiência ao longo do tempo (Porter, Teisberg, 2006).[4]

Ou seja, resultados devem ser medidos, por uma condição médica específica e de modo multidimensional. Da mesma maneira, custos referem-se aos gastos totais para um ciclo completo de tratamento de uma condição e não aos custos de cada procedimento prestado de maneira individual.

O atual sistema recompensa aqueles que conseguem volume, obtém melhores negociações ou são capazes de minimizar custos – por vezes, às custas da diminuição da qualidade do cuidado prestado. Para Porter, o foco na área de saúde deveria mudar de volume para a criação de valor. Sistemas de saúde deveriam ser universais. Provedores de saúde deveriam ser remunerados pelos resultados obtidos (Porter; 2010).[5]

A agenda da reformulação do sistema para entrega de valor, proposta por Porter e Teisberg (2006)[4] e complementada por Porter e Lee (2013)[6], envolve alguns princípios e eixos estratégicos.

O principal deles é que as ações devem ser centradas nos pacientes e suas condições de saúde ao longo de todo o ciclo de atendimento, não apenas em cada procedimento. Considerando o aumento das condições crônicas de saúde, isso significa a realização de ações e serviços em médio e longo prazo, da prevenção à reabilitação ou até os cuidados no final de vida.

Para que a competição seja baseada em melhores resultados e menor custo, envolvendo o ciclo completo da condição de saúde, o modelo de pagamento também deverá ter esse foco. Entendendo a sustentabilidade financeira como fator importante tanto para organizações privadas como para os governos, torna-se imprescindível vincular o valor entregue à remuneração recebida, sempre considerando o ciclo completo de cuidado. Para evitar viés de seleção e disputa por transferência de risco, o pagamento por pacote deve ter ajustes por tipos de pacientes e severidades das doenças.

Valor em saúde

Valor pode ser entendido como o conjunto de crenças e atitudes que um indivíduo possui que levam ao julgamento do que é importante ou, eventualmente, a importância e significado da utilidade de algum elemento. Valor é o que é medido (Kinukawa, 2019).[7]

Kaplan e Norton (1997) afirmam: "medir é importante: o que não é medido não é gerenciado".

No universo VBHC, a definição de valor é o desfecho alcançado por unidade monetária que pode ser lida no indicador como a qualidade dividida pelo custo. É conhecida como a equação de Porter:

$$Valor\ em\ saúde = \frac{Desfechos\ clínicos}{Custos}$$

A equação norteia a maior parte da aceitação do conceito de VBHC.

No entanto, outras perspectivas podem (e devem ser consideradas). Sendo assim, há diversos tipos de "valor", como, por exemplo:

- **Valor de alocação**: assegurar que os recursos são considerados e distribuídos de maneira equitativa.
- **Valor pessoal**: assegurar que os valores de cada paciente são usados de maneira a otimizar os benefícios pessoais.
- **Valor técnico**: assegurar que os recursos são utilizados de maneira otimizada (evitando desperdícios).

- **Valor societário:** assegurar que a intervenção (em saúde) contribua para a coesão social, solidariedade, respeito mútuo, diversidade etc.

Desafios na implementação

A estratégia do cuidado com base em valor exige uma mudança importante na cultura organizacional dos serviços de saúde. E, como em qualquer indústria, isso impõe grande risco para as organizações, pois aproximadamente 60% a 70% das tentativas de transformação organizacional falham. Um dos fatores importantes para essa alta taxa de insucesso é a falta de capacitação dos gestores para guiar e sustentar as mudanças (Blanchard, 2011 *apud* Welbourne, 2014).[8]

Os principais percalços no desenho do novo modelo de remuneração são:

- Pequeno número de beneficiários envolvidos no novo modelo de remuneração.
- Incapacidade para cobrir os custos adicionais, inerentes à transição para o novo modelo de remuneração.
- Falta de reservas financeiras para gerir o aumento do risco relacionado à assistência.
- Falta de dados para estimar o potencial de economias e riscos envolvidos.
- Falta de garantia ou de estabilidade na continuação do novo modelo de remuneração.
- Falha do modelo de remuneração para resolver determinados tipos de necessidades do paciente ou questões particulares da carteira de beneficiários.
- Falta de interesse em fazer as mudanças necessárias para ter sucesso nas reduções de custos ou melhorias na qualidade.

Standard sets (padrões de resultado)

A espinha dorsal na padronização dos desfechos é dada por um conjunto de informações a serem coletadas chamada *standard set*: esse é um conjunto de questionários que são utilizados para o acompanhamento dos pacientes. O objetivo é a coleta de informações estruturadas que possibilita realizar estudos e tirar conclusões por meio da observação dos dados.

Os questionários são criados por um grupo internacional de especialistas com o objetivo de avaliar quais *scores* (pontuação) e instrumentos são os mais adequados para a mensuração do desfecho de uma determinada patologia.

Cada *standard set* traz um conjunto de perguntas que devem ser realizadas ao paciente em diferentes momentos. Como p. ex., na internação, 30, 60 e 180 dias após a alta, em relação à qualidade de vida, o aspecto funcional, emocional e assim por diante.

Cada patologia tem um cronograma específico de aplicação dos questionários. Esse processo é importante para que o paciente tenha a percepção da evolução da sua qualidade de vida até o retorno para a sua rotina habitual.

A importância dos *scale scores* (escalas de pontuação)

O uso dos instrumentos de mensuração em forma de escalas e testes validados nacionalmente e internacionalmente é defendido por possibilitar a coleta sistemática dos dados e a avaliação quantitativa dos fenômenos, viabilizando, ainda, a correlação de suas variáveis por meio de testes estatísticos.

Patient Reported Outcomes Measure (PROM)

Patient Reported Outcomes Measure (PROM) são os relatos da situação da saúde obtida diretamente do paciente, sem a interpretação de terceiros. Resposta de familiares e cuidadores são excepcionalidades. Os PROMs são um dos métodos de avaliação de desfecho que por sua vez são complementadas com índices de mortalidade, exames laboratoriais e de imagens, quantidade e duração de hospitalizações etc. Os PROMs fornecem informações cruciais para pacientes e médicos que devem enfrentar escolhas nos cuidados de saúde.

Patient Reported Experience Measure (PREM)

Outro componente importante da qualidade é a percepção do paciente quanto a experiência vivenciada durante o tratamento. Trata-se do indicador de qualidade na assistência à saúde, conhecido como PREM. É a opinião do paciente sobre o grau de humanização e do acolhimento proporcionado a ele pelo prestador (Kinukawa; 2019).[7]

Para Verma (2016)[9], a finalidade da avaliação da experiência do paciente é permitir que os mesmos forneçam *feedback* direto sobre seus cuidados para melhorar os serviços. As abordagens podem ser qualitativas e quantitativas por meio de pesquisas em papel ou via eletrônica, grupo focal, histórias ou jornada do paciente, observações etc.

Da mesma maneira que nos PROMs, há formulários padronizados, a exemplo do CAHPS – *Hospital Survey*. Para iniciar a pesquisa, muitos estão utilizando a metodologia Net Promoter Scores (NPS) desenvolvida por Satmetrix Systems, Inc., Bain & Company e Fred Reichheld (2018).[10]

Ferramentas para apuração dos custos

O denominador da equação de valor de Porter é o custo. A versão mais recente do sistema de custeio *Activity-based Costing* (ABC) é o *Time-driven Activity-Based Costing* (TDABC).

O sistema apura os custos considerando o valor monetário do recurso e o tempo despendido na execução de uma atividade, bem como os custos ao longo do processo de atendimento na assistência à saúde, incluindo os cuidados primários e especializados em ambientes hospitalares e ambulatoriais.

O mapeamento dos processos e a análise das atividades possibilitam a identificação das atividades que agregam valor, as quais requerem melhorias contínuas ou disruptivas por racionalizações ou inovações, as atividades que destroem valor, as atividades que precisam ser eliminadas e aquelas que não agregam valor, mas são necessárias e exigem reduções contínua de custos.

Uma das grandes vantagens do sistema de custeio TDABC é transformar o máximo de custos em "variáveis" facilitando o processo orçamentário, dando clareza para áreas de melhoria e facilitando o entendimento das inovações necessárias para melhoria dos desfechos desejados (Kaplan, Porter; 2013).[11]

Kaplan e Porter (2013)[11] sugerem a formação de preços com base em um *markup* sobre o custo total para um ciclo de tratamento (obtido pela soma dos custos dos recursos envolvidos nas atividades necessárias para entrega do ciclo de tratamento) originando o pagamento por pacote denominado *bundled service*.

Modelos de pagamento

Cuidado de saúde com base em valor é o modelo de entrega de atenção no qual fornecedores, hospitais e médicos são pagos em função dos desfechos obtidos pelos pacientes.

O modelo de pagamento tem grande influência sobre a organização dos serviços de saúde. O pagamento por procedimentos (*fee-for-service*) estimula o aumento nas quantidades de eventos, que pode resultar em utilização desnecessária de recursos de saúde. Nessa ótica, quanto mais doente a população, maior será a remuneração dos prestadores de serviços. A cultura do consumo e a falta de informações faz com que o usuário busque, cada vez mais, os produtos e serviços disponíveis, ou seja, a demanda guiada pela oferta, independentemente do valor associado. Predominante no Brasil, o pagamento por procedimento (*fee for service*), caracterizado como pagamentos retrospectivos, é centrado no médico e organizado para atender quadros agudos por meio de intervenções curativas.

Para Porter e Kaplan (2015)[12] o sistema de pagamento por procedimento é um jogo de soma zero, onde cada parte busca aumentar sua fatia por meio de ferramentas de incremento de poder de barganha. Há modelos centrados no paciente que buscam, além da reformulação do modelo de atenção, novas maneiras de remuneração de prestadores de serviços que privilegiem a qualidade e não o volume de procedimentos executados. O mais conhecido é o modelo de pagamento *bundled service*. Essa modalidade consiste em pagamentos dos serviços de saúde por pacotes e pelo ciclo completo do tratamento (Porter, Lee; 2013).[6]

Ainda segundo Porter e Kaplan (2015)[12], o reembolso por meio de pacotes de tratamento é a única abordagem que pode alinhar os agentes do sistema de saúde. Um pacote de tratamento é um pagamento único que engloba todos os procedimentos, testes, medicamentos, uso de equipamentos e instalações e serviços de uma equipe multidisciplinar para tratamento de uma condição médica por um ciclo completo de tratamento, seja para uma internação, tratamento ambulatorial ou reabilitação. No caso de doenças crônicas, um pagamento por pacote deve cobrir o tratamento de uma população por um período específico. Esses pagamentos devem ser atrelados ao atingimento dos resultados valorizados pelo paciente.

Para tornar possível a sua operacionalização, pagamentos devem incluir populações homogêneas (cujo riscos foram devidamente mensurados), incluindo comorbidades e complicações comuns e excluindo tratamentos não relacionados.

Para criação do pagamento por pacote, Porter e Kaplan (2015)[12] recomendam o seguinte passo a passo:

- Reunir um time multidisciplinar de especialistas, incluindo líderes clínicos, time de qualidade, finanças e compras.
- Reunir os times da fonte pagadora com o time do provedor para definição da condição médica a ser reembolsada, assim como entendimento do que é um ciclo de cuidados completo para essa condição e todos os serviços, produtos e equipamentos envolvidos nesse cuidado. É mais fácil começar com uma condição prevalente com um ciclo de tratamento bem definido – ex.: cirurgias ortopédicas como artroplastia de quadril ou de joelho.
- Chegar a um consenso entre médicos e pagadores sobre o que seria o resultado padrão (*standard set*) esperado para aquela condição e métricas para mensuração do tratamento. Já existem critérios internacionais, como o do International Consortium for Health Outcomes Measurement (ICHOM), que podem ser utilizados como padrão.
- Ajustar o risco. Em um primeiro momento, quando se está iniciando essa experiência, recomenda-se restringir os primeiros pacotes para pacientes sem complicações severas e comorbidades.
- Conhecer os custos para tratamento de uma determinada condição médica. Para tanto, sistemas de informação, que hoje são organizados com base nos métodos de pagamento atuais, devem ser reorganizados com foco no paciente (Kaplan e Porter defendem o método TDABC).
- Acessar áreas para melhoria, eliminar custos administrativos e processos clínicos que não contribuem para melhores resultados; assegurar envolvimento das equipes médicas e de profissionais da saúde; reduzir o tempo despendido em processos; redirecionar recursos para diagnóstico, consultas e educação médica, de modo a reduzir complicações; utilizar somente equipamentos, drogas e outros produtos que comprovadamente melhorem resultados; certificar-se que cuidados estão sendo oferecidos nas instalações mais adequadas; reduzir duplicidade de serviços em várias localidades.
- Comprometer-se com os resultados esperados e penalidades por desempenho abaixo do esperado em casos de complicações que poderiam ser prevenidas.
- Desenvolver uma provisão para limitar as perdas do provedor.
- Negociar o preço do pacote, com foco em preservar margens e não o preço histórico.
- Dividir o reembolso entre provedores. Se todos os provedores não fizerem parte da mesma instituição, esse mecanismo de divisão deve ser bem estabelecido *a priori*.
- Reportar resultados obtidos para fontes pagadoras e público em geral.

No entanto, se esses modelos de pagamento não estiverem relacionados com os resultados em saúde, podem estimular o racionamento de custos, gerando restrição de acesso.

Além disso, ocorre também o incentivo à seleção de pacientes saudáveis, impondo restrições àqueles com múltiplas condições. Essas ações reduzem o valor entregue à população e aumentam o custo a longo prazo (Porter, Kaplan; 2016).[13]

Pagamentos por pacote bem desenhados criarão uma competição saudável: pacientes receberão tratamento efetivo e de qualidade para sua condição médica, de maneira mais rápida e menos burocrática. Provedores efetivos atrairão mais pacientes, aumentando sua participação de mercado. Fornecedores de produtos que aumentam o valor para o paciente serão mais competitivos. Fontes pagadoras terão melhor controle dos custos de saúde e melhor gerenciamento de risco.

Os perdedores nessa equação serão os provedores que entregaram resultados inferiores aos dos seus pares, uma vez que infecções, complicações e readmissões que poderiam ser evitadas não mais serão reembolsadas. Fornecedores de produtos que não entregam resultados significativos perderão participação de mercado. Fontes pagadoras, como seguradoras, que não se adaptem às novas alternativas de pagamento, verão seus beneficiários migrando para a concorrência (Porter, Kaplan; 2015).[12]

O pagamento prospectivo como o *bundled service*, o *capitation*, as diárias globais e outros exige dos participantes a assunção de riscos. No entanto, os riscos não gerenciáveis devem ser arcados pelos pagadores finais.

O processo de implementação

Apesar de partir de uma definição bastante simples e direta, a implementação da proposta desses autores pressupõe uma verdadeira mudança do paradigma de atuação do atual sistema de saúde.

Implementar valor em saúde não é tarefa trivial. Não se trata de um simples passo, mas de uma estratégia abrangente. O atual sistema de saúde foi sustentado e retroalimentado, por décadas, por vários pilares: organização por especialidade médica praticada por médicos de modo independente; qualidade medida como seguimento de determinados processos; contabilidade de custos focada no atual modelo de cobrança; pagamentos por procedimento prestado (*fee-for-service*); sistemas de entrega com linhas duplicadas e pouca integração; feudos entre especialidades médicas e sistemas de tecnologia da informação (TI) não conectados (Porter, Lee; 2013).[6]

Dessa maneira, implementar valor em saúde exigirá comprometimento, uma cultura focada no paciente e uma sólida liderança. Todos os agentes deverão estar envolvidos. Profissionais de saúde e, particularmente, médicos terão um papel fundamental na transformação do sistema. A transição para novos modelos será multifacetada, ambígua e, provavelmente, complexa. É provável que tenhamos que conviver com múltiplos sistemas de pagamento em paralelo, com distintos níveis de riscos associados (Porter, Lee; 2013).[6]

A estratégia de valor em saúde pressupõe:
- Sair de um sistema organizado em torno do que os médicos fazem, para um sistema centrado no paciente e organizado em função de suas necessidades.
- Focar em valor ao invés de volume.

- Substituir o atual sistema fragmentado, onde cada provedor entrega uma ampla gama de serviços, para um sistema onde unidades especializadas em determinada condição médica entregue atendimento completo e multidisciplinar, com alta *expertise*.

E tudo isso remunerado por pacotes, de maneira que provedores mais eficientes na entrega de valor tenham maior margem que os de baixa *performance* (Porter; 2009).[14]

Aspectos práticos

A implementação do VBHC demanda gerenciamento de mudança. Transformações despertam ansiedade e insegurança, e é comum, nessas situações, que seres humanos mostrem-se céticos, resistentes e/ou apáticos. Vários autores vêm estudando esse fenômeno e vários são os títulos publicados sobre o assunto. Os próximos tópicos listam alguns conceitos básicos sobre o tema.

O renomado professor de Harvard, John Kotter propõe uma abordagem para gerenciamento de mudança que se tornou muito popular, pelos excelentes resultados empíricos. Conhecido como modelo de oito passos, envolve as seguintes recomendações: 1) gere senso de urgência; 2) crie uma aliança poderosa (advogados e multiplicadores); 3) desenvolva uma visão da mudança; 4) invista na comunicação; 5) dê poder para as pessoas agirem; 6) evidencie e comemore as vitórias de curto prazo; 7) não diminua o ritmo, consolide as melhorias e 8) torne a mudança parte da cultura organizacional (Kotter; 2007).[15]

O papel da liderança é fundamental na mudança da cultura organizacional (Schein; 2009).[16] Atitudes e comportamentos de executivos de alto escalão são interpretados pelos empregados como comportamentos desejados, sendo emulados (Hambrick, Mason; 1984).[17] Assim, é fundamental assegurar lideranças alinhadas com os objetivos do VBHC e comprometidas com seu papel, facilitando o processo de engajamento dos colaboradores.

VBHC também envolve gestão de projetos. É altamente preconizado seguir as recomendações e boas práticas de gestão de projetos, com relação a ferramentas (gestão de escopo, custo, cronograma), recursos, governança etc.

Definição do tratamento

A ideia de valor em saúde pode ser simples, mas os detalhes tornam sua aplicação complexa. A simples definição do tratamento é uma decisão relevante. Que condições estão mais avançadas em termos de dados levantados internacionalmente? Que metodologia seguir? Que resultados devem ser considerados? Como efetuar medidas? Que casos devem ser excluídos da mensuração? (Porter, Teisberg; 2006).[4]

Nesse sentido, recomenda-se um aprofundamento na literatura internacional, particularmente dos países nórdicos, Estados Unidos e Reino Unido, onde essas iniciativas estão mais avançadas. Medicina baseada em evidências, farmacoeconomia e uma visão crítica dos estudos científicos disponíveis pode auxiliar a identificação das terapias mais adequadas. VBHC pressupõe o seguimento de protocolos internacionalmente reconhecidos.

Implementar VBHC é um exercício complexo. É preferível iniciar com um piloto, considerando um momento específico (ex.: internação) de patologias bem documentadas e prevalentes, para, então, iniciar a expansão para outras condições. Por exemplo, é mais fácil iniciar o VBHC por meio do monitoramento de artroplastia de quadril que uma patologia crônica. Aqui também vale notar a importância da estratificação do risco: inicie com pacientes que não possuam comorbidades.

Identificando variações de tratamento

Padronização é fundamental para aplicação de *benchmarking* em VBHC, ou seja, para viabilizar o entendimento de quais organizações se mostram mais efetivas em entregar os desfechos desejados. Dada a variação de tratamentos disponíveis e a dificuldade de estabelecer comparações, vários conflitos podem surgir. Para evitar esses problemas, surgem iniciativas mundiais que visam garantir a comparabilidade entre instituições e facilitar a implantação do VBHC.

O *International Consortium for Health Outcomes Measurement* (ICHOM) definiu uma série de 39 *Standard Sets* cobrindo diferentes condições e para pacientes específicos da população (ICHOM; 2017,2021).[18] Os *Standard Sets* são definidos com base nos desfechos que mais importam para pacientes, e são produzidos por grupos de trabalho que reúnem especialistas renomados e representantes de pacientes. São abrangentes, mas objetivos, de modo a garantir sua aplicação global. Incluem condições iniciais e fatores de risco, de maneira a permitir estratificação de risco.

Em geral, o ICHOM recomenda coletar dados referentes aos pacientes, condições prévias, terapias e desfechos. Por exemplo, em relação aos dados dos pacientes, devem ser coletados: sexo, história prévia de cirurgias (no caso de cirurgia pélvica, data da cirurgia), idade, massa corporal, coexistência de prolapso e/ou incontinência urinária, diagnóstico de diabetes, síndrome do cólon irritável, dificuldades de cognição, uso de reposição hormonal (para mulheres), hiperplasia benigna de próstata (homens). Na sequência, deve-se anotar os dados sobre a terapia atual.

Como desfechos esperados pelos pacientes para Incontinência Urinária, encontram-se: frequência e percepção da carga representada pelos sintomas de bexiga hiperativa, impacto da bexiga hiperativa na qualidade de vida do paciente, reporte da atividade sexual, efeitos colaterais reportados pelo paciente e satisfação com o tratamento. Para cada uma dessas medidas são fornecidos questionários padronizados (no caso de Incontinência Urinária: ICIQ-OAB; OAB-q SF (4-*week recall*); ICIQ-MLUTSsex e ICIQFLUTSsex; TBS), assim como recomendações sobre o momento ideal para captura dos dados.

Uma vez definidos os desfechos esperados e modos de mensuração dos mesmos pelos *Standard Sets*, fica a questão: como entregá-los? A utilização de protocolos, com base nas recomendações internacionais, pode facilitar a padronização e a melhoria dos cuidados entregues. Uma vez obtido o consenso sobre protocolos a serem seguidos, é possível passar para o próximo passo, o mapeamento das atividades necessárias para entrega desses cuidados.

Definir a cadeia de valor para o tratamento

Nesse momento, faz-se necessário compreender a jornada do paciente na instituição e os pontos de contato, ou seja, todas as etapas e experiências que o paciente passa, desde a identificação de um sintoma, marcação de consulta, decisão por um tratamento etc., até a finalização da avaliação dos cuidados prestados.

Por exemplo, em uma consulta médica o paciente passará por um contato com a área administrativa, pela triagem com enfermeira, a consulta com o médico, e volta para a área administrativa para a finalização da consulta. Essa jornada pode ser representada graficamente.

Criar mapas de processos com as atividades

Os fluxogramas ajudam a compreender a experiência do paciente em cada etapa do processo, evidenciando ineficiências e gargalos, assim como as atividades mais relevantes para a entrega dos desfechos esperados.

A Figura 16.1 apresenta um exemplo de mapeamento das atividades e recursos necessários para entrega de uma consulta ao paciente Pedro. Note que, nos círculos, foram incluídos os tempos necessários para a realização das atividades. Esse mapeamento de tempos permite dimensionar a capacidade de produção dos "drivers". Aliado aos dados de demanda por essa atividade, é possível compreender se as estruturas físicas (capacidade instalada) e os recursos disponíveis são suficientes para atender às expectativas dos pacientes.

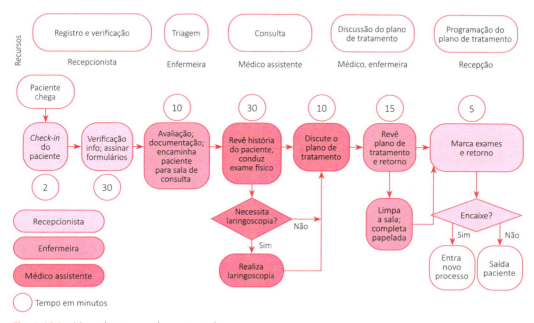

Figura 16.1 – *Mapa de processo de uma consulta.*
Fonte: Adaptada de Kaplan R, Porter M. How to Solve The Cost Crisis in Health Care. Harvard Business Review, Sel 2013.

Calcular o custo da consulta

O primeiro passo é apurar o custo hora ou minuto dos recursos envolvidos e identificados no mapa de processos. Para a consulta do paciente Pedro, p. ex., os custos hora do recurso pessoas são recepção R$ 25,00, enfermagem R$ 45,00 e médico R$ 300,00. O tempo para realizar as atividades envolvidas na consulta são: recepção 37 minutos, enfermagem 25 minutos e médico 40 minutos. O objeto do custeio é a consulta médica. O valor da consulta resulta da multiplicação dos respectivos tempos consumidos nas atividades pelos custos minutos dos recursos. Convertendo o custo hora em minutos pela divisão por 60 minutos, o valor da consulta do paciente Pedro é de R$ 234,17.

O exemplo considerou apenas os custos dos recursos pessoas para apresentar o método de cálculo. É sabido que a consulta pode envolver investimentos em imóveis, equipamentos, móveis etc., gastos com locações e serviços a exemplo de aluguéis, limpeza, água, energia elétrica etc. Para calcular o custo minutos desses recursos é utilizado o mesmo *drive*, o tempo em minutos. Os custos diretos, a exemplo dos medicamentos e materiais, são alocados diretamente ao objeto de custeio consulta.

Formação do preço da consulta

Com os gastos unitários totais de cada um dos atendimentos realizados pela clínica mensurados pela metodologia TDABC é aplicado uma margem para formar o preço. Para a definição da margem é preciso considerar os eventuais gastos que não fizeram parte dos custos a exemplo dos tributos e do lucro esperado pela clínica. O lucro é o retorno do capital investido pela sociedade na instituição (Kinukawa; 2019).[7]

O preço da consulta do paciente Pedro seria de R$ 334,53 para a margem de lucro de 30%. Se o evento consulta do Pedro não evoluir para outros serviços de saúde, o preço apurado pode ser caracterizado como *bundle service*. Do contrário, ele é uma parte do *bundle service*. Conforme a especialidade médica, o valor da consulta precisa ser ajustado aos riscos das variações nos medicamentos, materiais e exames.

Para a negociação com a fonte pagadora é desejável incluir o VBHC com indicador de valor em saúde, nos moldes do preconizado por Porter: Desfechos (PROM + PREM) dividido por Custos. Apenas para fins didáticos, se a nota da qualidade for 8,6 (nota 8,0 do PROM com participação de 70% e nota 10 do PREM com participação de 30%), ao dividir essa nota 8,6 pelo custo de R$ 234,17, o indicador de valor da consulta será de 0,0367 ou 36,7 se for por 1.000 eventos. Esse indicador por ser avaliado de maneira evolutiva com melhoria ou piora do serviço prestado pela organização e por meio do *benchmark* com outras organizações locais ou estrangeiras.

Benchmark (comparativo)

O ponto principal do VBHC é a melhoria contínua. A utilização de *standard set* permite que os desfechos para uma determinada patologia e população, sejam comparados entre instituições e regiões geográficas. Essa comparação pode gerar a identificação e divulgação de melhores práticas. Instituições com melhores desfechos poderiam formar alianças, a fim de facilitar negociações para pagamentos diferenciados para melhores resultados.

Idealmente, os resultados desses *benchmarks* seriam divulgados para o público leigo. Com isso, pacientes teriam critérios objetivos de comparação e escolha entre instituições e profissionais de saúde.

VBHC no Brasil: um caso prático

Em um movimento liderado pela ANAHP (Associação Nacional de Hospitais Privados) em 2017, foi constituído um grupo de trabalho para medição de desfechos que tem tido grande impacto tanto em processos, qualidade, modos de pagamento e outros segmentos da cadeia de valor.

O grupo inicial criou duas instâncias de governança: um comitê gestor, que é responsável pela orientação estratégica do projeto e um comitê executivo, que lida com assuntos operacionais e situações ocorridas durante a condução do projeto de implementação.

Para a condução do projeto, foi utilizado um leque de ferramentas, principalmente de duas fontes: gerenciamento de projetos e pesquisa clínica.

O projeto teve as suas atividades planejadas formalmente, com documentos como: Termo de Abertura do Projeto (TAP), *Work Breakdown Structure* (WBS), plano de gerenciamento de tempo, plano de comunicações, plano de gerenciamento de risco e plano de monitoramento e controle. Além disso, foram construídas diferentes ferramentas para controle de qualidade e avaliação de ciclos *Plan-Do-Study-Act* (PDSA).

Cada hospital teve liberdade de escolha na plataforma de coleta de dados (*Electronic Data Capture* – EDC), porém, o envio de dados à ANAHP, que funciona como uma centralizadora de dados para o projeto, foi feito de modo padronizado. A escolha de plataformas variou de ferramentas simples como planilhas de Excel quanto plataformas desenhadas, especificamente, para a coleta de desfechos.

Além da melhora na padronização e na coleta de dados, alguns dos hospitais participantes modificaram as dinâmicas internas e os protocolos de atendimento. O esforço grupal já levou a análises preliminares conjuntas na diferença de tempo de internação, o que certamente modificará políticas gerais de alta e tratamento.

Os hospitais seguiram a metodologia clássica prescrita pelo ICHOM, que incluiu *gap analysis* (análise pormenorizada que visa identificar lacunas na coleta de dados ou processos), mapeamento de processos, um planejamento do piloto, a realização de uma simulação com pacientes fictícios, um piloto e uma fase de *scale-up* (crescimento a uma fase de implementação de maior escala). Além disso, a ANAHP arquitetou uma metodologia baseada em gerenciamento de projetos, que incluiu planos de gerenciamento de escopo, cronograma, riscos e qualidade.

Em uma visão geral, a implementação dos *Standard Sets* tem induzido a melhorias significativas nos desfechos relatados pelos pacientes. Talvez o caso mais emblemático seja o da Martini Klinik (Hamburgo, Alemanha). Essa clínica apresenta taxas de mortalidade (5 anos) similares à média geral da Alemanha ou Suécia; no entanto, suas taxas de incontinência (1 ano) ou disfunção erétil (1 ano) são oito vezes e três vezes menores, respectivamente, quando se fala de câncer de próstata. Para melhorar ainda mais a situação, os desfechos da Martini Klinik melhoram cada vez mais em séries históricas.

A análise dos fatores determinantes desses bons resultados assistenciais indica como principais causas a medição sistemática e padronizada de desfechos clínicos e os ciclos de melhorias decorrentes, em um ambiente aberto à colaboração e ao aperfeiçoamento continuado.

Conclusão

Os avanços da medicina contribuíram para o aumento da qualidade de vida e a longevidade, no século XX, em patamares inéditos. Mas há um limite para contínua entrega de valor no sistema atual. O progresso vem se tornando cada vez mais caro.

Por outro lado, a duração das internações nos hospitais vem caindo. A força de trabalho na área de saúde se torna cada vez mais internacional contribuindo para o conhecimento coletivo. Campanhas de informação pública vêm se mostrando mais efetivas. Tecnologias favorecem a troca de informação e determinados avanços científicos podem, no longo prazo, diminuir a morbidade de certas doenças. A medicina baseada em evidências (MBE) avança, assim como a farmacoeconomia. Associadas a medidas de contenção de custos impostas por governos, essas tendências podem configurar em uma melhoria nas prestações de contas de saúde (The Economist; 2014).[19]

Não há mais dúvidas que o atual sistema de saúde não garantirá acesso universal a serviços de qualidade reconhecida para a população. Será que instituições e governos irão adotar novos modelos e quão rapidamente o farão? Se o mercado mudar para modelos alternativos, provedores que se apegarem às práticas atuais se tornarão obsoletos – não importando sua reputação atual (Porter, Lee; 2013).[6]

No capítulo, o VBHC foi introduzido como uma solução para os desafios econômicos na área da saúde, porém, o cerne do modelo é a melhoria contínua dos cuidados prestados. Não se pretende, em nenhuma hipótese, abordar a questão apenas no ponto de vista financeiro, esquecendo-se das questões humanitárias. O principal propósito é prover acesso universal a cuidados de qualidade reconhecida.

Por fim, a continuidade da situação atual favorece as grandes corporações que conseguem, principalmente, ganhos de produtividades dos custos indiretos. O modelo ora apresentado desafia essa realidade ao alimentar sonhos de um sistema de saúde mais transparente, equitativo e competitivo em prol da sociedade.

Referências bibliográficas

1. Pedroso MA. Cadeia de valor da saúde: um modelo para o sistema de saúde brasileiro.
2. Figueiredo JO, et al. Gastos público e privado com saúde no Brasil e países selecionados. Saúde em Debate, Rio de Janeiro, v.42, n.2, p.37-47, out. 2018. FapUNIFESP (SciELO). http://dx.doi.org/10.1590/0103-11042018s203.

3. Brasil. Instituto Brasileiro de Geografia e Estatística. Conta-satélite de saúde. Disponível em: https://www.ibge.gov.br/estatisticas/sociais/saude/9056-conta-satelite-de-saude.html?=&t=o-que-e. Acesso em: 16 ago. 2021.

4. Porter ME, Teisberg EO. Redefining Health Care: creating value-based competion on results. Boston: Harvard Business School Press, 2006.

5. Porter ME. What is value in health care? New England Journal of Medicine, Boston, v. 2363, n. 26, dec. 2010, p.2477-2481.

6. Porter ME, Lee TH. The Strategy that will Fix Health Care. Harvard Business Review, 1-19, 2013.

7. Kinukawa A. S. Medição de valor na saúde: uma análise sobre a implementação do modelo de mensuração de cuidados em saúde baseado em valor no brasil. 2019. 176 f. Dissertação (Mestrado) - Curso de Mestrado Profissional em Gestão Para A Competitividade, Fundação Getúlio Vargas, São Paulo, 2019. Disponível em: http://bibliotecadigital.fgv.br/dspace/handle/10438/28089?locale-attribute=en. Acesso em: 22 ago. 2021.

8. Welbourne TM. Change management needs a change. Employment Relations Today, [S.L.], v. 41, n. 2, p. 17-23, jul. 2014. Wiley. http://dx.doi.org/10.1002/ert.21449.

9. Verma R. Overview: what are PROMs and PREMs? ACI NSW Agency for Clinical Inovation. Disponível em; <https://www.aci.health.nsw.gov.au/__data/assets/pdf_file/0003/253164/Overview-What_are_PROMs_and_PREMs.pdf>. Acesso em 29 jul. 2019.

10. Reichheld FF. A pergunta definitiva 2.0: como as empresas que implementam o net promoter score prosperam em um mundo voltado aos clientes. Tradução Bruno Alexander e Luiz Otávio Talu. Rio de Janeiro: Alta Books, 2018.

11. Kaplan R, Porter M. How to Solve The Cost Crisis In Health Care. . Harvard Business Review, set. 2013.

12. Porter ME, Kaplan RS. How to pay for health care? Harvard Business School, 1-25, 2015.

13. Porter ME, Kaplan RS. How should we pay for health care? Harvard Business Review, 2016.

14. Porter ME. A Strategy for Health Care Reform. New England Journal of Medicine, 361(2), 109-112, 2009.

15. Kotter J. Leading Change: Why Transformations Efforts Fail. Harvard Business Review, jan. 2007.

16. Schein E. Cultura Organizacional e Liderança. São Paulo: Atlas, 2009.

17. Hambrick DC, Mason PA. Upper Echelons: The organization as a reflection of its top managers. Academy of Management Review, 9(2), 193-206, 1984.

18. ICHOM – International Consortium for Health Outcomes Measurement. Disponível em https://www.ichom.org, acesso em 30 de agosto de 2021.

19. The Economist. Health outcomes and cost: a 166-country comparison. Londres, 2014.

17 Liderança Clínica e Melhores Práticas

Fernando Oetterer Arruda

Introdução

A liderança clínica, especialmente no contexto atual do setor de saúde, apresenta-se como uma prática vital para as organizações, contribuindo para a segurança e qualidade na provisão do cuidado e impactando positivamente na percepção de valor por parte do paciente-cliente, ao verificar que suas expectativas estão sendo atendidas ao longo de toda a trajetória de atendimento.

O profissional de saúde que ocupa a posição de líder clínico, quando devidamente capacitado para essa função estratégica, consegue identificar ineficiências operacionais, corrigir adequadamente problemas que se apresentem e direcionar o processo de melhoria contínua.

Ao motivar a equipe para a entrega de cuidados de excelência e gerar soluções inovadoras alinhadas com os objetivos da organização, o líder proporciona a percepção de satisfação e engajamento, fortalecendo a retenção de talentos em seu serviço. Por outro lado, o despreparo desse profissional tem associação direta com desvios em normas, diretrizes e protocolos, gerando falhas na assistência, eventos adversos e inclusive um número elevado de processos judiciais.[1]

Da mesma maneira que as mudanças na área da saúde são evidentes nos seguimentos técnicos, científicos, comerciais e interpessoais, as habilidades próprias da liderança também foram aprimoradas, fazendo frente a novos paradigmas, sempre aprimorando os aspectos humanos nas relações.

Assim, a importância da liderança clínica em garantir a excelência dos serviços tem sido enfatizada mundialmente. Para trazer sustentabilidade aos sistemas de saúde, reduzir custos e entregar valor ao usuário, o desenvolvimento dessa área de atuação corresponde a um pilar fundamental.

A gestão dos processos de maneira estratégica e especializada, com foco em alta *performance*, norteia o alcance dos objetivos da organização e esse conhecimento é aplicável a todos os seguimentos da área da saúde, à medida que os princípios e diretrizes estão relacionados e podem ser adaptados a realidade de cada serviço.

Implementar a cultura de melhoria contínua, garantindo integridade e conformidade dos processos clínicos, requer conhecimento técnico em liderança, associado à capacidade de engajar pessoas. O desenvolvimento de processos seguros, por meio do uso de tecnologia, gestão de pessoas e visão sistêmica não deve ser visto como atividade individual ou adicional, mas, por meio de ferramentas e práticas adequadas, pode ser incorporado às atividades da organização e atender aos interesses de todos os *stakeholders*.[2]

Com o intuito de trazer conceitos, atualidades e aspectos práticos da liderança clínica, o presente capítulo apresenta os fundamentos que norteiam essa atividade estratégica.

Objetivos e métricas de *performance* assistencial

O líder clínico participa do planejamento estratégico e, a partir da sinergia com as demais lideranças, passa a gerenciar o processo assistencial, de modo a conectar toda a operação com a entrega do cuidado.

Dentre os objetivos de sua atuação, o domínio dos conceitos apresentados neste livro, como: gestão baseada em evidências, jornada do paciente e cuidados com base em valor, associados às melhores práticas de qualidade descritas neste capítulo, possibilitam que o líder assistencial conduza as organizações para um novo patamar, garantindo a excelência no cuidado, considerando a nova arquitetura do setor saúde.

Catalisar mudanças e melhorias que alavanquem a *performance* da empresa demanda o desenvolvimento e acompanhamento de indicadores que coordenem as práticas assistenciais, a qualidade e o cuidado com base em valor. O conhecimento dos mecanismos de planejamento, organização, liderança e controle possibilitam constantes avanços e transformações positivas na organização, como:

- Pesquisa e implantação de terapias e métodos diagnósticos de acordo com as melhores evidências científicas.
- Desenvolvimento de processos seguros e eficientes.
- Análise de dados e aceleração da transformação digital com foco em desfecho.[3]
- Apoio à área comercial e cadeia de suprimentos para aprimorar a sustentabilidade ao negócio.
- Participação objetiva na maximização do resultado operacional da empresa, incluindo as iniciativas que englobem responsabilidade social, ambiental e governança.[4]
- Direcionamento dos sistemas de saúde para o sentido da excelência e criação de valor.

Em essência, o líder é um agente de transformação, influenciando a cultura organizacional para a percepção de um ambiente de empatia e cuidado.

As iniciativas de melhores práticas e qualidade têm maiores possibilidades de sucesso se os profissionais se perceberem como parte desse processo. Uma maneira de encorajar esse sentimento é utilizar iniciativas que sejam desenvolvidas, orientadas e lideradas pela própria equipe assistencial, elevando assim a credibilidade e o engajamento.[5]

De acordo com os objetivos e tendências expostos, resta evidente que o domínio dos fundamentos de liderança e o apoio às boas práticas com indicadores próprios da assistência, que de fato reflitam o desfecho, criam um ciclo virtuoso de visão compartilhada, desenvolvimento contínuo de capacidades e foco na entrega de valor ao paciente-cliente.

Sob o ponto de vista prático a construção dos indicadores deve ser dirigida de modo a refletir claramente o desfecho esperado, levando em conta os objetivos definidos para o serviço e as métricas correspondentes à *performance* esperada.

Assim, as principais características do indicador ideal de *performance* são:[6]

- Comparável com outros referenciais e demais serviços.
- Capacidade de direcionar a equipe para boas práticas, seguindo as melhores diretrizes e evidências científicas.
- Temporal, possibilitando analisar a evolução ao longo do tempo.
- Facilmente interpretado.
- Clara relação com os elementos monitorados, refletindo a *performance* e detectando inadequações.
- Confiável quanto a fonte de dados.
- Extraído, compilado e analisado com a frequência adequada.
- Baixo custo quanto à obtenção dos dados.

Como exemplo pode-se destacar o indicador de prevalência, que mede a proporção de pacientes ou de uma dada população que apresentam um determinado risco ou evento. Outro exemplo é o indicador de efetividade na prevenção, que avalia a proporção de indivíduos com risco e sem o evento em comparação com o total de indivíduos com risco.

A ampla divulgação dos indicadores de qualidade estimula os colaboradores para constantemente tomarem iniciativas que evidenciem suas ações de melhoria. Além disso, a publicação de resultados permite que todo o sistema de saúde siga se aprimorando, por meio do compartilhamento de experiências de sucesso.

Na etapa de definição dos indicadores, deve ser dada especial atenção a medidas que estejam comprovadamente correlacionadas com o desfecho. O gestor deve estar atento àquilo que de fato tem relevância para o cuidado em saúde e criar métricas que reflitam o alcance dos objetivos traçados em um plano terapêutico, sempre considerando toda a jornada de atendimento.

Conforme o avanço atual da Tecnologia da Informação (TI), associada à definição adequada dos indicadores chave de *performance* (KPIs), o líder clínico passa a contar com uma ampla base de dados estruturados na palma de sua mão, inclusive permitindo a comparação entre serviços distintos e pode assim, avaliar objetivamente a qualidade da assistência, a evolução da empresa como um todo, além de acompanhar *performance* de equipes e profissionais individualmente.

A TI contribui para a segurança do paciente e, por meio do registro eletrônico, as possibilidades de análise se expandem. A partir da difusão do uso de dados estruturados em sistemas eletrônicos, podem ser desenvolvidos e validados algoritmos para detecção de circunstâncias de risco e eventos adversos. Conforme o registro padronizado e sistematizado evolui é possível a busca por palavras (por ex.: queda, úlcera por decúbito, reação a medicamentos), registros de prescrição de medicações associadas a eventos adversos, resultados alterados de exames laboratoriais e de imagem, incrementando progressivamente a capacidade de reconhecimento de intercorrências.

As métricas de qualidade e o acesso direto a informações objetivas da eficiência do atendimento devem contemplar todas as etapas em caráter longitudinal, considerando as condições específicas de cada caso. Essa técnica requer uma combinação de informações desde o nível ambulatorial até o intra e pós-hospitalar, para refletir precisamente a jornada do paciente e a avaliação acurada do desfecho.[6]

Conforme visto, as potenciais funcionalidades dos processos descritos são enormes, entretanto, ainda representam um grande desafio para a maioria dos serviços de saúde e portanto, a participação do líder assistencial devidamente capacitado surge como um componente vital para orquestrar os complexos sistemas de saúde da atualidade.

Para tornar o ambiente ainda mais desafiador à gestão, é importante acrescentar que as expectativas dos usuários também são diferentes, dada a quantidade de informação, nem sempre acurada, a que todos têm acesso por meio da mídia e redes sociais.

Os serviços de saúde são direcionados para a busca constante de melhoria na qualidade e segurança. Diretrizes de órgãos regulatórios e entidades de classe estabelecem padrões a serem atendidos e além disso, consumidores manifestam interesse em selecionar organizações que possuam evidências de boas práticas e divulguem seus indicadores.

Estatísticas recentes chegam a estimar que morrem mais de 220 mil pessoas, por ano, no Brasil, por falhas na assistência hospitalar e que três pacientes morrem a cada cinco minutos por causas evitáveis.[7]

A resposta para todas essas demandas é apresentada por meio da necessidade de uma agenda de fortalecimento dos princípios de qualidade e engajamento de pessoas, provendo suporte contínuo à equipe por meio de diretrizes baseadas em evidências, além da construção e acompanhamento de KPIs alinhados com a percepção de valor por parte do paciente-cliente.

Com o intuito de guiar a elaboração de KPIs que sirvam de informação precisa para a tomada de decisão em gestão assistencial e permitam mensuração da qualidade do serviço, a seção seguinte apresenta o caminho para a sistematização de métricas de *performance*.

KPIs e melhores práticas

Apesar da qualidade ser aprimorada por meio do uso de protocolos e educação continuada especializada, somente por meio da mensuração de indicadores é que passa a ser possível a confirmação objetiva de que as boas práticas e melhorias estão de fato implementadas.[8]

A responsabilidade sobre a *performance* da organização é dependente tanto da equipe administrativa quanto assistencial. Os KPIs devem funcionar como fonte de informação para todos, possibilitando a identificação e gestão de fatores críticos de sucesso para a qualidade do serviço.

As métricas de *performance*, evidenciadas pelos KPIs, contribuem com a qualidade por meio dos seguintes aspectos:

- Permitem que o paciente-cliente tenha a capacidade de selecionar o serviço por meio de indicadores objetivos de qualidade e resultado, o que acaba incentivando as equipes a um constante aprimoramento.
- Profissionais possuem um desejo intrínseco de melhorar quando os dados de *performance* são rotineiramente mensurados e divulgados.
- Indicadores que permitam a comparação entre organizações, equipes e indivíduos conduzem ao interesse contínuo de aprimoramento da qualidade e segurança dos serviços ofertados.

O uso de KPIs é uma valiosa ferramenta e sua importância estratégica tem sido destacada nos serviços de ponta. No entanto, para que os indicadores sejam efetivos, devem possuir claras definições, garantindo que o dado coletado é válido, consistente e confiável. A padronização da coleta e processamento do indicador chave de *performance* deve possibilitar que o mesmo resultado seja obtido de maneira equivalente em diferentes serviços. Esses são importantes desafios a serem endereçados pela liderança clínica para análise crítica detalhada e comparação com diretrizes e referenciais externos.

De acordo com práticas de melhoria contínua em busca da excelência, a qualidade utiliza indicadores de gestão em integração com todas as áreas e níveis organizacionais, permitindo que os recursos e capacidades estejam em constantes ciclos de aprimoramento. Os indicadores de *performance* e risco devem ser definidos sob critérios quantitativos e qualitativos.

Auditorias de verificação na adequação dos registros e adesão aos protocolos permitem a mensuração de aspectos quantitativos, de acordo com itens considerados conformes e não conformes.

Com relação à avaliação qualitativa, o gestor deve buscar indicadores que avaliem se o plano de cuidados proposto está sendo cumprido e confirmem que o desfecho se apresenta de acordo com o esperado para o caso. Essa análise deve considerar tanto o resultado imediato quanto o acompanhamento após alta ou término do atendimento.

O médico e pesquisador Avedis Donabedian (1990)[9] desenvolveu a teoria de sistemas, onde os resultados (desfechos) são definidos por meio da otimização de estrutura e processos de trabalho. Essa metodologia de gestão da qualidade proporciona a identificação de dados por meio de todo o espectro assistencial. De acordo com esse modelo, a estrutura se refere aos recursos utilizados pela organização, incluindo sua área física, insumos e recursos humanos. O processo está relacionado à avaliação do serviço prestado de acordo com a aplicação de diretrizes baseadas em evidências e em conformidade com as melhores práticas de coordenação do cuidado. Desfecho trata dos resultados obtidos em termos de saúde individual ou de população específica, quando de sua interação com os sistemas de saúde e pode incluir melhorias na qualidade de vida, saúde mental, alívio de sintomas, redução de taxas de morbimortalidade etc.

Os ciclos de melhoria envolvem, portanto, a definição de padrões e indicadores de qualidade, o monitoramento e a divulgação dos resultados. Os KPIs são utilizados para monitoramento e divulgação de *performance* de acordo com parâmetros ou *benchmarkings,* identificando pontos de atenção em determinada área ou seguimento, além de permitir o mapeamento de riscos assistenciais.

Cinco domínios podem ser utilizados para avaliar a qualidade em saúde:[8]

1. **Segurança:** o serviço protege a saúde e o bem-estar do usuário; reduz os riscos associados ao cuidado em saúde; previne eventos adversos, minimiza seus impactos e aprende quando eles ocorrem.
2. **Efetividade:** garante que as equipes conheçam e utilizem a gestão baseada em evidências para proporcionarem os melhores resultados.
3. **Cuidado centrado na pessoa:** alinhamento das ações com as necessidades e direitos dos usuários, respeitando seus valores, preferências e permitindo sua participação no cuidado.
4. **Equidade:** o serviço permite acesso ao cuidado de acordo com as necessidades, identificando e corrigindo desigualdades de atendimento de indivíduos e populações.
5. **Eficiência:** o serviço gerencia e desenvolve soluções sustentáveis para entregar e manter a saúde.

Existem diversas maneiras de monitoramento em que a *performance* e qualidade das organizações são avaliadas e aprimoradas. Geralmente, os métodos de avaliação são combinados e podem incluir auditoria interna e externa, pesquisas de satisfação e coleta de KPIs.

Tipos de KPIs

KPIs podem ser definidos como gerais ou específicos, pelo tipo de cuidado e pela área de atividade que se deseja avaliar, de acordo com os critérios a seguir:

- **Gerais ou específicos:** KPIs podem ser relevantes para todo o serviço (p.ex.: tempo de espera para atendimento) ou podem ser utilizados para medir características específicas de um processo (p.ex.: perfil epidemiológico de pacientes pediátricos).
- **Tipo de cuidado:** de acordo com o processo podem existir diferentes indicadores. Cuidados de prevenção, atendimento de condições agudas ou crônicas são atividades a serem monitoradas.
- **Área de atividade:** KPIs podem ser classificados em função da área a ser monitorada, como: rastreamento, diagnóstico, tratamento ou acompanhamento.

A Figura 17.1 ilustra os diversos caminhos que podem ser considerados na seleção de um KPI e demonstra que a definição do indicador final pode surgir por meio de diferentes combinações.

A partir da definição do caminho que norteará a construção do KPI, o gestor deve utilizar o critério de seleção de acordo com as características apresentadas na seção seguinte.

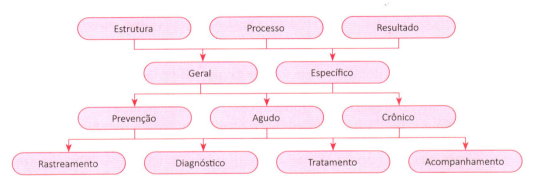

Figura 17.1 – *Tipos de KPIs.*
Fonte: Adaptada de Guidance on Developing Key *Performance* Indicators and Minimum Data Sets to Monitor Healthcare Quality; Version 1.1; February 2013.

Critérios de seleção do KPI

De acordo com o conhecimento técnico da equipe e perfil de usuários das informações, uma série de características e questões apresentadas a seguir podem ser utilizadas para apoiar a identificação dos KPIs mais apropriados:

- **Validade**: o KPI de fato mede o que se pretende avaliar?
  Idealmente os KPIs selecionados devem refletir processos e resultados relevantes e que sejam respaldados por evidências científicas, capturando de fato a qualidade da assistência ofertada. Essa validade pode ser determinada pela correlação clínica ou por meio de uso prévio em outros serviços.
- **Confiabilidade**: o KPI é capaz de gerar uma medida consistente?
  A medida deve ser consistente e reprodutível em diferentes serviços e populações. Qualquer variação no indicador deve coincidir com verdadeiras mudanças no processo ou desfecho.
- **Evidência científica**: o KPI é validado por evidências?
  O método mais indicado para a seleção de KPIs é por meio do uso do grau mais elevado de evidência científica disponível como parâmetro para o processo a ser monitorado.
- **Aceitabilidade**: o indicador é aceitável?
  Os dados coletados devem ser aceitáveis por parte daqueles que serão acessados e avaliados.
- **Viabilidade**: a coleta dos dados e os recursos necessários para sua obtenção são viáveis?
  As fontes de dados disponíveis devem ser avaliadas com o intuito de detectar sua relevância em atender ao que se propõe e se existem *benchmarkings* que usam fontes semelhantes. O custo para a obtenção do dado deve ser ponderado em relação ao valor da informação obtida. Podem ser necessárias avaliações para determinar custo-benefício e custo-efetividade.
- **Sensibilidade**: pequenas mudanças serão refletidas nos indicadores?
  Mudanças nos componentes da assistência avaliados devem ser capturadas pelo processo de mensuração.

- **Especificidade**: o KPI realmente detecta mudanças que ocorrem especificamente no serviço que se propõe avaliar?

  Apenas mudanças na área avaliada devem refletir alteração nos resultados obtidos.

- **Relevância**: quais decisões podem ser tomadas por meio do KPI selecionado?

  Os resultados da mensuração do indicador devem servir para planejamento e posterior entrega do cuidado, contribuindo para melhor *performance*.

- **Equilíbrio**: existe disponibilidade de um conjunto de indicadores que medem diferentes aspectos do serviço?

  A composição do painel de indicadores deve prover informações abrangentes, sobre diferentes aspectos da *performance* do serviço, incluindo a perspectiva do usuário.

- **Testagem**: os KPIs são ou já foram utilizados em nível nacional ou internacional?

  Deve-se considerar e priorizar o uso de KPIs que já foram testados para o mesmo propósito ao invés de partir para a construção novos indicadores.

- **Segurança**: uma interpretação inadequada do dado pode levar a potencial evento adverso ou impactar em outros aspectos da qualidade e segurança?

  O indicador não pode levar a falhas de interpretação que possam comprometer a qualidade e segurança.

- **Duplicidade**: foram considerados outros projetos e iniciativas?

  Antes de desenvolver o indicador, deve-se levar em consideração se outros projetos ou atividades já avaliam o mesmo dado.

- **Disponibilidade (*timeliness*)**: a informação está disponível em um momento que possibilita a ação?

  Os dados devem estar disponíveis para o processo de tomada de decisão em um momento que ainda seja viável, de acordo com o processo. Dados que são coletados para atividades operacionais devem ser disponibilizados em um curto período, quando comparados com dados utilizados para fins estratégicos.

Fonte de dados e elaboração de relatórios

A partir do momento em que o KPI foi definido e descrito é necessário determinar qual o conjunto mínimo de dados que devem ser coletados para processamento e obtenção da informação desejada.

A maneira mais eficiente de coleta de dados é a incorporação desse processo na rotina do serviço, padronizando a documentação a fim de garantir que a informação necessária já seja registrada durante a assistência.

Essa coleta de dados estruturados ocorre por meio de diferentes métodos e fontes, como: registros administrativos, prontuário, auditorias de qualidade, dados de questionários e pesquisas aplicadas.

Deve haver um planejamento que defina como e quando os resultados serão divulgados para os *stakeholders*. As informações devem ser claras, de fácil visualização e necessariamente disponíveis em tempo suficiente para que possíveis ações sejam implementadas.

Painéis visuais constituem um meio de divulgação dos indicadores, onde os resultados são apresentados graficamente em uma série de tabelas, planilhas e gráficos para facilitar a comparação da *performance* atual com os resultados desejados.

Outra opção é a criação de scores que consolidem uma série de KPIs relacionados em apenas um número ou indicador macro. Essa composição fornece a fotografia do serviço ou da organização de maneira mais clara em comparação com a tentativa de levar a conclusões por meio de uma série de KPIs individuais. Para a elaboração dessa informação, cada KPI individual deve satisfazer uma parte do indicador macro, devendo ter um peso atribuído, de acordo com sua importância na composição do resultado.

Definição do nível de informação e exemplos de KPI

Após padronização da coleta de dados na rotina do serviço, o processamento da informação ocorre em diferentes níveis de acordo com as necessidades e propósitos do KPI. As avaliações podem focar desde episódios de atendimento ao longo da jornada de um usuário, casos clínicos, serviços específicos ou até análise de sistemas de saúde.

Frequentemente os dados são processados e utilizados em diferentes níveis e cominações para se atingir métricas gerenciais apropriadas. Desse modo, um indicador de insatisfação por parte de um paciente em um episódio de internação na enfermaria cirúrgica é analisado em conjunto com indicadores de adequação de serviço e *performance* dessa área e da equipe assistencial correspondente.

Portanto, os KPIs oferecem suporte a organizações para gestão da qualidade e segurança assistencial por meio do fornecimento de informações sobre a *performance* atual e identificação de oportunidades de melhoria.

A título de exemplo, a Tabela 17.1 descreve alguns KPIs utilizados, identificando sua relevância:[10]

Tabela 17.1 KPIs		
KPI	**DESCRIÇÃO**	**RELEVÂNCIA**
Tempo médio de permanência	Controle do tempo de permanência, desde a admissão até a alta, que pode ser avaliado como medida global do serviço e para avaliação de determinado seguimento ou grupo diagnóstico.	Medida de eficiência do serviço e possível comparação com outros hospitais.
Tempo de espera	Mede o tempo entre a chegada ao hospital até o atendimento.	Fornece importante informação sobre a capacidade do serviço em atender prontamente, o que impacta na satisfação do paciente cliente.
Eventos adversos	Mede a qualidade e segurança do serviço de saúde.	Fornece informações sobre importantes pontos de melhoria e segurança.
Satisfação do paciente	Avalia o grau de satisfação do paciente e pode trazer pontos específicos de atenção sobre qualidade de equipes, hotelaria, serviço de nutrição etc.	Direciona ações específicas e proporciona *feedback* a equipes sobre como os serviços estão sendo avaliados. Pode favorecer que pacientes recomendem o serviço para amigos e familiares e também direcionar estratégias de marketing.

Continua...

Continuação

Tabela 17.1 KPIs		
KPI	**DESCRIÇÃO**	**RELEVÂNCIA**
Performance de equipes	Mede a *performance* de médicos e equipes e pode ser determinada por receita e custo por caso, além de número de casos atendidos.	Detalha como está o desempenho do profissional ou da equipe no serviço, o que influencia diretamente o resultado operacional.
Taxa de readmissão	Fornece informações sobre o número de pacientes que necessitaram voltar ao serviço em um curto período após a alta.	Reflete a qualidade do cuidado.
Taxa de mortalidade	Avalia o número de pacientes que evoluíram a óbito durante a internação.	Indica a habilidade do serviço em estabilizar os casos clínicos ou cirúrgicos.
Taxa de ocupação	Mede a quantidade de leitos ocupados de acordo com o número de leitos operacionais disponíveis.	É utilizada para medir a demanda e ocupação, com o intuito de manter número adequado de casos, evitando riscos de superlotação ou ociosidade.
Taxa de utilização de equipamentos	Avalia a frequência de uso de equipamentos.	É importante para definir como esses ativos (equipamentos) estão gerando receita para o hospital.

Fonte: Adaptada de Guiding Metrics, The Hospital Industry's 10 Most Critical Metrics.

Considerando os critérios descritos, ao definir um KPI, o gestor responsável deve elaborar o detalhamento do indicador, possibilitando o entendimento de todos os envolvidos. Os itens descritivos incluem: fórmula, cálculo do indicador, fonte de dados, frequência de coleta, meta, referências, local de divulgação etc. A equipe de qualidade organiza e padroniza os relatórios KPIs de acordo com o perfil do serviço e meios de comunicação utilizados.

Em busca da garantia de padrões de segurança e qualidade a pacientes-clientes, uma série de práticas apoiam a elaboração de políticas, protocolos, gestão de riscos e identificação de oportunidades de desenvolvimento. Nesse contexto a auditoria de conformidade segue critérios específicos, como:[11]

- **Governança clínica**: melhoria contínua dos serviços de saúde, garantindo cuidado efetivo, seguro e centrado no paciente.
- **Cocriação**: possibilitando participação do usuário no planejamento, desenho, entrega, medida e avaliação do cuidado.
- **Prevenção e controle de infecções associadas à assistência**: processos que previnem, gerenciam e controlam infecções e resistência antimicrobiana para reduzir riscos e melhorar desfecho.
- **Segurança medicamentosa**: processos que reduzem a ocorrência de incidentes com medicação e aumentam a segurança e qualidade do tratamento.
- **Cuidado integral**: sistemas que apoiem profissionais para implementar, gerenciar e manter a assistência, prevenindo e controlando condições críticas durante toda a trajetória de atendimento.
- **Comunicação segura**: sistemas e processos de comunicação efetiva de pacientes, colaboradores e familiares com médicos e equipes multiprofissionais e entre diferentes serviços.
- **Gerenciamento de sangue e derivados**: sistemas seguros e apropriados para cuidados com sangue e hemoderivados.

- **Detecção e resposta a sinais de deterioração:** processos e sistemas de resposta efetiva a agravamentos de estado físico e mental.

De acordo com os princípios da governança clínica, para atender às expectativas do paciente-cliente e atingir nível de excelência na assistência, é fundamental que o líder dê suporte para um time que esteja constantemente comprometido com a entrega de uma experiência positiva, monitore constantemente seus KPIs, busque conexão direta com consumidores e esteja em constante processo de educação, atualização e treinamento.

O engajamento de todos os envolvidos no cuidado, a cultura de segurança e a transparência na tomada de decisão possibilitam o aprimoramento contínuo do serviço.

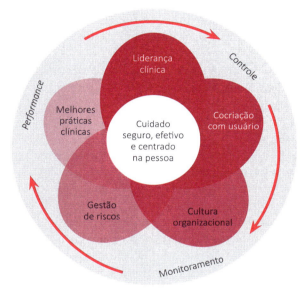

Figura 17.2 – *Domínios para o cuidado seguro, efetivo e centrado na pessoa.*
Fonte: Adaptada de Clinical Governance: Health Services | Victorian Auditor-General´s Report.

Por meio da gestão de macroindicadores que consolidem os KPIs de áreas e que venham a convergir para um resultado compartilhado, é possível verificar pontos de melhoria e tomar ações específicas para cada equipe ou ator dentro da trajetória do cuidado. Essas ações, conforme visto neste capítulo, são sistematizadas pela liderança clínica. Assim, os processos de qualidade e acreditação servem de arcabouço e apoiam os fundamentos das melhores práticas.

Fundamentos da qualidade e acreditação

Na área da saúde, o Institute of Medicine (IOM, 1998)[12] define que qualidade é o grau com que os serviços de saúde, voltados para cuidar de pacientes individuais ou de populações, aumentam a chance de produzir os resultados desejados e são consistentes com o conhecimento profissional atual.

A análise sistemática dos dados, possibilita o agrupamento em classes padronizadas (categorias), facilitando o encontro da causa fundamental de um problema.

Planilhas e listas de verificação, associadas a tabelas de visualização servem tanto para controle de qualidade nas diversas fases de análise como para seu planejamento.

A estratificação dos dados em listas de verificação ou gráficos permite adicionalmente, o uso do conceito de diagrama de Pareto, onde se observa que em grande parte dos casos, o problema está associado a um pequeno número de causas. Essa teoria facilita o direcionamento das ações para aquelas mais efetivas.

Assim, a coleta de dados estruturados, definição do problema, sistematização das ações, seguidas de verificação dos resultados e revisão das atividades constitui o arcabouço estrutural básico do ciclo de melhoria contínua, sendo também tratado como ciclo PDCA (*Plan*, *Do*, *Check*, *Act*). As etapas desse método de análise e solução de problemas envolvem:

- **P (*Plan*)**: análise e definição do problema, identificação das causas, determinação de prioridades, elaboração de metas específicas para resolução e estabelecimento do plano de ação.
- **D (*Do*)**: execução do plano de ação.
- **C (*Check*)**: verificação.
- **A (*Act*)**: ações e ajustes a serem executados de acordo com o verificado.

Apesar de existirem outros métodos de resolução de problemas, o PDCA, ou ciclo de Deming, originário do sistema de gerenciamento da qualidade total (TQM), possui ótima aplicabilidade, facilita a obtenção de resultados e incremento de *performance*.

Com o intuito de evitar falhas na análise e no plano de ação, é fundamental que o gestor defina adequadamente o problema e invista tempo e energia na etapa de planejamento.

O gestor deve estar atento ao método, já que, frequentemente são trazidas abordagens sobre falta de determinado recurso como sendo o problema e isso já seria uma das possíveis causas que levaram ao real problema (efeito). Como exemplo, pode-se destacar a frase: "A falta de materiais específicos e padronizados para determinada cirurgia gera a necessidade de adaptações ou compras eventuais e isso aumenta os custos do processo cirúrgico". Observe que o problema, nesse caso, é o alto custo operacional do processo cirúrgico.

Para facilitar a importante fase de definição do problema, deve-se entender qual seria o resultado esperado e compará-lo com o resultado obtido, de maneira objetiva e mensurável. A seguir, reconhecer suas características, principais causas e, por fim, quais seriam as medidas para correção.

Após definição adequada do problema e análise das causas, vale ressaltar que nem todas as ações para resolução são de simples execução e, além disso os custos associados podem ser altos, sob o ponto de vista financeiro direto ou pelo tempo gasto para a efetiva implementação. O uso de critérios de prioridade é bastante útil para a definição de quais ações serão desencadeadas.

Com a devida atenção ao uso das ferramentas de qualidade, a elaboração do plano de ação será realizada de maneira adequada e assertiva. Nessa etapa, são descritas as ações de maneira específica para cada unidade ou área envolvida, por meio da ferramenta 5W2H.

A experiência desenvolvida por meio do uso dessa ferramenta tem conduzido à inserção de um terceiro "H", que envolve a definição de como será medido o resultado (*How to measure*), reforçando a importância da elaboração de indicadores para acompanhamento.

Além da resposta a situações ou ocorrências presentes na organização, a gestão da qualidade deve contemplar ações que tragam maior confiabilidade, por meio do mapeamento de riscos. Trata-se de avaliação prospectiva que busca melhorar as etapas do processo, reduzindo as chances de falhas.

Após definição das medidas a serem priorizadas, ao desencadear ações de melhoria, o gestor deve estar atento e focar em ações fortes, que possibilitem que processos críticos sejam seguros e previsíveis. Como exemplo de ações fortes, pode-se citar mudanças estruturais, físicas e arquitetônicas; controles e travas de engenharia; simplificação de processos; remoção de etapas desnecessárias e padronização de equipamentos.[13]

Essa hierarquia de efetividade não tem o objetivo de contraindicar nenhuma iniciativa ou ação de melhoria, mas sim iluminar para a equipe que está elaborando o plano de ação, quais são as medidas que têm comprovadamente maior potencial em contribuir para a segurança e previsibilidade dos processos, reduzindo a possibilidade de falha humana.

Além das ações que tornam os processos mais seguros e confiáveis, a qualidade pode contribuir para a remoção de desperdícios por meio do empenho da filosofia Lean. A engenharia de mapeamento de tempos e movimentos traz a oportunidade de detecção de etapas ou atividades que não agregam valor ao usuário. Como exemplo de desperdício é frequente detectar: estoques acima do necessário, filas de espera, excesso de movimentação de pessoas e equipamentos, A equipe detecta desperdícios e desenvolve ações que busquem maior fluidez operacional, agilidade, flexibilidade, ergonomia e redução de custos.[14]

De acordo com os mecanismos de gestão da qualidade e segurança, o serviço de saúde escolhe a organização acreditadora e dá início ao processo de auditoria externa. Geralmente são realizadas visitas diagnósticas prévias e as áreas recebem *feedback* sobre os principais ajustes antes do momento da visita de avaliação.

A acreditação é uma certificação concedida por uma entidade nacional ou internacional, pública ou privada, a um serviço de saúde que atende a determinados padrões previamente estabelecidos de qualidade e segurança (do paciente, dos profissionais e da organização como um todo).

Trata-se de uma metodologia de gestão que busca preencher lacunas, remover deficiências, estabelecer uma cultura de melhoria contínua e de excelência tanto gerencial quanto assistencial.[15]

Embora existam inúmeras diferenças nas várias ferramentas de avaliação, o processo de exame e validação de todas elas caracteriza-se muito mais pelas semelhanças existentes do que pelas diferenças. Essas semelhanças são caracterizadas pela necessidade, durante o processo de avaliação ou auditoria, da busca por dados que caracterizam a organização de saúde por evidências objetivas, sejam documentais, observacionais ou resultantes de entrevistas, que demonstrem o cumprimento de requisitos, alinhamento com fundamentos e cumprimento de padrões, todos eles definidos pela ferramenta em uso.[16]

Na maioria das vezes, esses requisitos, fundamentos ou padrões permeia a organização de modo transversal, sendo necessárias visitas às principais áreas, onde são feitas entrevistas com colaboradores, usuários e acompanhantes, com a intenção de verificar se o serviço possui estrutura e processos que estejam de acordo com normas e regulamentações de boas práticas.

Dentro do escopo da acreditação, a equipe de auditoria externa avalia o papel da liderança no suporte e fortalecimento das boas práticas, de acordo com as atuais diretrizes e com foco nos objetivos da organização.

Ao término da visita é gerado um relatório de auditoria, contendo o grau de conformidade do serviço, principais pontos fortes, não conformidades e oportunidades de melhoria. A seguir, de acordo com os critérios mencionados, é definido pela organização acreditadora qual é o nível de evolução do serviço ou organização.

Conclusão

A saúde e a coordenação do cuidado, como um todo envolvem um sistema complexo, com grande quantidade de profissionais, em diferentes organizações. A liderança clínica deve entender os processos assistenciais e dar o suporte necessário para todas as ações em benefício do paciente. Educação e treinamento para o desenvolvimento do líder, que passa a ter a capacidade de gerenciar sistemas, gerando sinergia em todos os níveis de complexidade, é um elemento essencial para as organizações de sucesso no atual panorama da saúde.

Os conceitos de medicina baseada em valor, associados ao domínio das práticas de liderança clínica, permitem que essa atividade se torne a ponte entre a administração, corpo clínico e equipes assistenciais. Considerando que o líder clínico possui as habilidades necessárias para representar a equipe assistencial em nível estratégico, a colaboração entre as diversas áreas é fortalecida e as métricas são alinhadas no eixo da *performance*, engajamento e percepção de qualidade em todas as suas dimensões.

Referências bibliográficas

1. Mianda S, Voce A. Developing and evaluating clinical leadership interventions for frontline healthcare providers: a review of the literature. BMC Health Serv Res 18, 747 (2018). https://doi.org/10.1186/s12913-018-3561-4.
2. Kevin R. Loughlin, MD, MBA. Medical Leadership: Past, Present and Future (2022). https://postgraduateeducation.hms.harvard.edu/trends-medicine/medical-leadership-past-present-future.
3. Glaser J. It's Time for a New Kind of Electronic Health Record (2020). https://hbr.org/2020/06/its-time-for-a-new-kind-of-electronic-health-record
4. Surroca J, Tribó J, Waddock S. Corporate Responsibility ans Financial Performance: The Role of Intangible Resources. Strategic Management Journal. 2010;31(5),463-490.
5. Robin DC. Kumar, Leadership in healthcare, Clinics in Integrated Care, Volume 10 (2022). https://doi.org/10.1016/j.intcar.2021.100080.

6. Smith PC, Mossialos E, Papanicolas I. Performance measurement for health system improvement: Experiences, challenges and prospects. Health Systems, Health, Wealth and Societal Well-Being: Assessing the Case for Investing in Health Systems. 2010;247-280. https://doi.org/10.1017/CBO9780511711800

7. https://www.segurancadopaciente.com.br/central_conteudo/na-ponta-do-lapis-numero-atual-de-mortes-por-eventos-adversos-no-brasil/ . Acesso em 16 ago 2021.

8. Health Information and Quaity Authority Guidance on Developing Key Performance Indicators and Minimum Data Sets to Monitor Healthcare Quality; Version 1.1; February 2013.

9. Donabedian A. The Seven Pillars of Quality. Arch Pathol Lab Med. 1990;114:1115-1119.

10. https://guidingmetrics.com/content/hospital-industrys-10-most-critical-metrics/

11. Clinical Governance: Health Services | Victorian Auditor-General´s Report (2021). https://www.audit.vic.gov.au/sites/default/files/2021-06/20210624-Clinical-Governance-report.pdf

12. Chassin MR, Galvin RW. The urgent need to improve health care quality. Institute of Medicine National Roundtable on Health Care Quality JAMA. 1998; 280(11):1000-5.

13. Department of Health, Western Australia. Clinical Incident Management Guideline. (2019). Perth: Patient Safety Surveillance Unit, Patient Safety and Clinical Quality, Clinical Excellence Division.

14. Buzzi D, Plytiuk CF. Pensamento enxuto e sistemas de saúde: um estudo da aplicabilidade de conceitos e ferramentas lean em contexto hospitalar. Rev Qualidade Emergente. 2011;2(2):18-38.

15. Federação Brasileira de Hospitais, F. (2020). Manual do gestor hospitalar. 2(1), 211.

16. Andre AM. Gestão Estratégica de Clínicas e Hospitais. 2 ed. São Paulo: Atheneu, 2015.

18 | Assuntos Médicos na Indústria da Saúde

Fábio Ferreira de Carvalho Junior

> *Quanto às doenças, crie o hábito de duas coisas*
> *– ajudar, ou pelo menos não causar danos.*
> Hipócrates em *Epidemics*, Bk. I, Sect. XI

O profissional de saúde, no mundo corporativo da Saúde é um aliado fundamental tanto no apoio a ações de interesse dos pacientes – que é o principal foco da área de assuntos médicos ou *Medical Affairs*, mas como um parceiro estratégico de parceiros corporativos. O Profissional de saúde, a saber, médicos, enfermeiros, fisioterapeutas, entre outros, tem uma grande oportunidade de compartilhar suas visões e seu interesse nas diferentes etapas da jornada do paciente no Mundo corporativo e fornecem uma visão diferenciada e de valor indiscutível às diversas fases de desenvolvimento de produtos e tecnologias, desde a fase pré-clínica, estudos clínicos, autorização regulatória e sanitária e comercialização.[1,2]

A área de assuntos médicos dentro da Indústria Farmacêutica e de Instrumentos médicos vem sofrendo intensa modificação nos últimos 50 anos[3,4] (Figura 18.1). Em sua fase inicial onde o apoio científico à corporação era o principal objetivo, trabalhando fortemente com informação médica de alta qualidade, treinamento de profissionais, revisão de materiais – os adequando à legislação sanitária e regulatória vigente e participando ativamente em estudos clínicos – principalmente os Fase IV. Com o passar dos anos, o profissional da Saúde vem se tornando um parceiro de negócios fundamental às corporações, com ações junto às Sociedades Médicas, líderes de opinião e prescritores, preparação de lançamentos e gestão de assuntos de alta complexidade relacionadas ao bom uso, uso adequado, no tempo e com a duração adequada de medicações e tecnologias cada vez mais específicas e sofisticadas. Tem um canal aberto de discussão e de obtenção de *insights* junto aos profissionais de saúde e pacientes. Este profissional mantêm-se informado das necessidades dos pacientes, não de maneira direta, mas identificando necessidades médicas não atendidas, gerando evidências, interferindo de maneira ética e responsável na jornada dos pacientes.

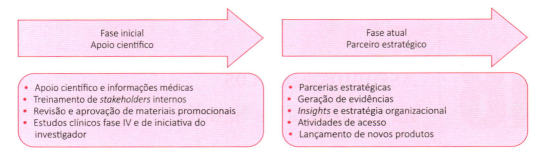

Figura 18.1 – *A evolução da função dos profissionais de saúde na indústria da saúde.*
Fonte: Adaptada de Bedenkov A *et al*. Developing Medical Affairs Leaders Who Create the Future. Pharmaceutical Medicine. 2020;34:301-307.

Os gestores tomam as decisões e os profissionais de saúde trazem importantes e relevantes *insights* e informações que auxiliam muito no processo de tomada de decisão.

Com seu conhecimento técnico-científico, esse profissional se torna uma ponte entre a Pesquisa Clínica e Desenvolvimento de Novos Produtos e a área comercial das organizações.

Para que esse Profissional da Saúde possa desenvolver suas atividades nas Instituições, o entendimento do *business* é fundamental, assim como o entendimento da jornada do paciente. As necessidades de cada Instituição variam, mas geralmente são importantes, além do conhecimento técnico, com especializações, doutoramentos e pós-doutoramentos (*hard skill*) algumas competências comportamentais (*soft skills*) como comunicação, adaptabilidade, resiliência, capacidade de inovar e pensar fora da "caixa", entendimento do ecossistema de saúde e foco estratégico.

Com o mundo em constante mudança tanto no mundo VUCA (caracterizado pela Volatilidade, Incerteza, Complexidade e Ambiguidade) quanto BANI (com caracterizado como Frágil, Ansioso, Não linear e Incompreensível), essas características norteadas pela inovação são fundamentais.[a,b]

Outras características comportamentais desse profissional:

- **Pensamento analítico e inovação:** capacidades ajudam a planejar e a concretizar projetos para resolver problemas de modo inovador.
  - **Aprendizado ativo:** aqui entram atividades de educacionais e atividades extracurriculares.
  - **Resolução de problemas complexos:** quanto maior a habilidade, melhor o profissional vai gerenciar os desafios no mercado.
  - **Pensamento crítico e análise:** garantem autonomia e ampliam a capacidade de avaliar e se posicionar diante de diferentes situações.
  - **Criatividade**, **originalidade e iniciativa:** ter ideias fora da caixa é fator de diferenciação no mercado.

[a] Nate Bennett e G. James Lemoine, What VUCA Really Means for You, em Harvard Business Review Magazine – Jan-Fev 2014 em https://hbr.org/2014/01/what-vuca-really-means-for-you Acessado em 18 de Abril de 2022.
[b] Jamais Cascio, Facing the Age of Chaos em https://medium.com/@cascio/facing-the-age-of-chaos-b00687b1f51d e https://stephan-grabmeier.de/bani-versus-vuca/ Acessado em 18 de Abril de 2022.

- **Liderança e influência social:** habilidades são fundamentais para lidar com pessoas e se comunicar bem.
- **Habilidade e autonomia tecnológica:** em diferentes frentes, como uso, controle e monitoramento.
- **Resiliência, gestão de estresse e flexibilidade:** essas três *soft skills* são muito destacadas também por especialistas.
- **Raciocínio, solução de problemas e ideação:** todas as habilidades que ajudam na solução de problemas vêm ganhando atenção.

No desenvolvimento de novas tecnologias, a *expertise* e os *insights* são fundamentais ao delineamento estratégico, com ações diferentes e dependendo do ciclo de vida do produto. Por exemplo, esse profissional torna-se o Especialista do Produto e na Área Terapêutica, o que faz com que desenvolva Inteligência Competitiva, possibilidade de desenvolvimento de Advogados da marca e a possibilidade de manter o Paciente no Centro das decisões.

O profissional, em diversas posições na corporação, aliado ao seu conhecimento precisa ter amplo conhecimento em duas principais áreas:

1. Pesquisa clínica

Entender a pesquisa clínica como impulsionador da inovação e de diferenciação ao seu negócio e ter claros seus conceitos. Em cada país, existem *nuances* próprias, prazos e necessidades próprias e seu entendimento é fundamental ao estabelecimento da estratégia da nova molécula. Exige-se também desse profissional que tenha noções do arcabouço ético, regulatório e legal, assim como uma visão positiva e realista quanto as perspectivas futuras, Dentro das Instituições de Saúde a Pesquisa Clínica é um impulsionador da inovação e diferencial competitivo

2. Processo de desenvolvimento de novas tecnologias: do pré-clínico à comercialização

Entendimento dos detalhes de cada etapa do desenvolvimento de novas tecnologias e entendimento do ecossistema, com a diferenciação das fases e de suas necessidades. Além disso entender as diferenças entre os fluxos de detsenvolvimento clínico de medicamentos novos, biológicos, similares, genéricos e dispositivos médicos. Enfim, atuar na prática neste importante fator de inovação e vantagem competitiva e ao final da estratégia comercial (Figura 18.2).

Dentro das corporações a atuações desse profissional pelo entendimento das múltiplas interfaces e desenvolvimento de parcerias estratégicas, com todos os times, marketing, vendas, farmacoeconomia e pesquisa de Desfechos, Inteligência de Negócios, Análise de Dados e de Risco, Jurídico, Regulatório, *Compliance* e Ética e outras áreas de suporte como Tecnologia e Inovação, Eventos.

Dentro das organizações é preciso entender a importância e a sinergia da atuação dos profissionais de saúde e de como podem atuar, e potencializar esta atuação, assim como entender o papel do Profissional de Saúde como a "voz" dos pacientes dentro das Instituições e como este papel pode ser potencializado.

Esse Profissional de Saúde, dentro da própria área de assuntos médicos ocupa diversas funções, como diretorias e gerências de Departamento, Especialistas em Áreas Terapêuticas, Informações Médicas e a nova responsabilidade dos PS que tem atraído mui-

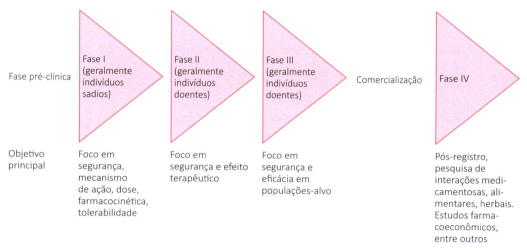

Figura 18.2 – *Visão geral do desenvolvimento clínico de uma nova molécula.*
Fonte: Elaborada pelo autor; 2022.

tos profissionais à Indústria, são o *Medial Science Liaison* ou Gerente Médico Científico. Esse último profissional é o "ouvido e são os olhos" das organizações no campo, pois traz *insights* para positivamente interferir e alinhar a estratégia e ao mesmo tempo mantém uma discussão de alto nível técnico-científico com os líderes de opinião e profissionais atendidos. Trata-se de uma função ainda em "construção", mas muito atraente para entrada de novos profissionais de Saúde ao mundo corporativo. A área de Assuntos médicos baseia-se principalmente em um tripé estratégico, que genericamente podemos apontar como: aprender, ensinar e compartilhar. Aprender com a busca de *insights*, com o constante desenvolvimento da área terapêutica e com as experiências na jornada do paciente; ensinar, sim educar, educar, educar sobre o uso adequado, no tempo e modo adequado das medicações, assim como de todo o complexo mecanismo de ação e utilização adequado e além disso entender e educar sobre questões éticas e de *compliance* relacionadas ao relacionamento médico-indústria de saúde e paciente, e por fim, por meio de aulas, seminários e cursos compartilhar todo esse aprendizado. Outro papel importante da área de assuntos médicos é a geração de evidências científicas por meio de pôsteres, publicações científicas e comunicações médicas. Como o crescimento e estabilidade das Indústrias de Saúde e em um futuro, não tão distante a área médica também estará – ou já está – voltada à inovação e tecnologia e a área de Governança Corporativa e *Compliance*. Outras áreas possíveis de atuação: Gestão de Qualidade e Auditoria, Farmacovigilância e Tecnovigilância, Informações Médicas e SAC. O conhecimento de todas as áreas, sempre focadas na atenção ao paciente efetivamente impulsiona positivamente a sua organização. Entender a importância de todas as áreas de uma Organização onde os Profissionais de Saúde podem atuar, faz com que atue como um elo de ligação e um parceiro estratégico de *stakeholders* externos (pacientes, por exemplo) e internos

No universo das Indústrias de Saúde o profissional de saúde estabelece alto nível de interações e parcerias com os *stakeholders* internos, como times de venda, marketing, pesquisa e desenvolvimento, análise de negócios, regulatório, acesso e legal; já com o *stakeholder* externo, podemos citar os líderes de opinião ou influenciadores, os profissionais prescritores, professores de Universidades, associações de pacientes e times hospitalares e de apoio e assistência a pacientes. Em cada uma dessas ações tem papeis e responsabilidades únicas, às vezes altamente reguladas e centradas principalmente em tornar-se um porta-voz do paciente, no entendimento e na melhoria da sua jornada dentro da Empresa. A relação com os líderes de opinião e com todos os *stakeholder* externos e internos deve ser mantida como profissional, justa e balanceada, não promocional e sempre em conformidade com as políticas de *Compliance* e Ética locais e Globais.

Dentro das Indústrias de Saúde – assim como na Industria Farmacêutica e de Aparelhos médicos, além da educação, suporte científico e geração de evidências podemos citar como importantes responsabilidades, a revisão técnica de materiais promocionais e não promocionais e sua adequação à legislação sanitária, desenvolvimento a nível local de Estudos Clínicos (Fases IIIb e IV) e análise concorrencial (Inteligência de Negócios) assim como identificação de áreas de oportunidade.

A gestão dos principais *stakeholders* externos[1-4]

A gestão do líder de opinião é um trabalho fundamental da área de assuntos médicos. A interação dependerá basicamente do perfil da função, sendo mantida em níveis profissionais, científicas (com a atualização e discussão de conceitos), transparente, justa e balanceada (onde podemos e devemos apresentar e discutir, pontos positivos e pontos de melhoria das tecnologias), sendo considerada então uma relação não promocional e concordante com as normas e procedimentos internos relativos a ética, respeito e justiça. Esse profissional participará em atividades educacionais, em *Boards* para obtenção de *insights* ou participarão de pesquisas clínicas ou as iniciarão. O fundamental é o entendimento das necessidades legítimas desse líder de opinião para que possamos auxiliar em seu desenvolvimento e crescimento profissional. Tornando-se um importante parceiro estratégico.

Como medir a *performance* de times de profissionais de saúde na área de assuntos médicos[1-4]

A grande discussão encontra-se em como medir e apresentar resultados à companhia, sendo muitas vezes qualitativos, ao invés de quantitativos. Muito se tem discutido sobre essa necessidade e sua importância. As métricas de *performance* são importantes. As métricas da área devem estar relacionadas as métricas da companhia, embora uma área de assuntos médicos, p. ex., não tem seu salário relacionado a vendas. Algumas métricas são universais e amplamente utilizadas enquanto outras podem ser criadas ou validadas de acordo com a necessidade. São exemplos de métricas qualitativas (Tabela 18.1).

Tabela 18.1		
Alguns exemplos de métricas adotadas por áreas de assuntos médicos		
Quanto às atividades educacionais	Número de atividades educacionais conduzidas por período	
	Número de treinamentos de novos funcionários realizados ao ano	
	Grau de satisfação e NPS (Net Promoter Score®) de atividades realizadas	
Quanto às atividades de *compliance* e qualidade	% de membros do time treinados nas SOPs e atualizados	
	% de membros do time que realizaram os treinamentos	
	% de membros do time que aderiram 100% a resultados de auditoria	
Quanto aos serviços oferecidos pela área médica	% de respostas do time de Informações em 24 horas	
	Número de atividades educacionais solicitadas espontaneamente por líderes de opinião	
	Número de interações por trimestre e número de *insights* recebidos, assim como número de estratégias relacionadas a esses *insights*	
	Número de novos líderes de opinião incluídos no Painel	
	% de atividades promocionais e não promocionais realizadas em um determinado período	

Fonte: Elaborada pelo autor; 2022.

Essa lista de métricas não se esgota aqui, e é um estímulo ao pensamento estratégico e suas necessidades, assim como o estabelecimento de seus limites e objetivos.

Enquanto construímos o presente, por tratar-se de uma área de conhecimento nova e fascinante, já antevemos o futuro em que o Profissional de Saúde nas corporações deve:[5-11]

- Inovar na geração de evidências, como aprofundamento do estudo e da realização de estudos de vida real e estudos colaborativos, além das publicações. Além disso, o uso de ferramentas digitais, que cada vez mais torna-se fundamental ao profissional de saúde e às organizações.
- Atuar com ações que acelerem o acesso ao tratamento, demonstrando o valor dos dados e das medicações, assim como interferindo positivamente na jornada do paciente.
- Atuar de modo a transformar a relação com os líderes de opinião, com estratégias adequadas de engajamento, p. ex., as estratégias digitais e fortalecimento das atividades médicas de campo – como o *Medical Science Liaison*.
- Fortalecimento da liderança médica e das parcerias estratégicas, com gestão de talento e capacidades superior assim como a medição adequada das atividades.

Todas são necessidades aspiracionais, mas, que sem dúvida, estamos em um caminho certo, pavimentando de modo efetivo o futuro.

Referências bibliográficas

3. Tobin JT, Walsh G. Medical Product Regulatory Affairs: Pharmaceuticals, Diagnostics, Medical Devices Wiley-Blackwell 2008. 297pp ISBN: 978-3-527-31877-3.
4. Kruise P. Medical Affairs in the Healthcare Industry: An introduction: 2. Createspace Independent Publishing Platform, London-UK: 2015. 106pp ISBN-13:978-1519629012.
5. Patil A, Rajadhyaksha V. Evolving role of pharma physicians in the industry: Indian perspective. Persp Clin Res. 2012;3(1):35.
6. Beelke ME. The evolving role of medical affairs: opportunities for discovery, preclinical and clinical research. J Clin Stud 2017;9(3):20-24.

7. Bedenkov A et al. Developing Medical Affairs Leaders Who Create the Future. Pharmaceutical Medicine (2020) 34:301–307. Disponível em https://doi.org/10.1007/s40290-020-00351-y Acessado em 14 de março de 2022.

8. Croft N em Kinapse.com, 2018. Medical Affairs 2025 The Future of Medical Affairs em https://kinapse.com/wp-content/uploads/2018/08/Kinapse-white-paper-Medical-Affairs-2025.pdf Acessado em 14 de março de 2022.

9. Carroll G, Yang T, Volini A, et al. Medical affairs: driving influence across the health care ecosystem. Deloitte; 2015. https://www2.deloitte.com/content/dam/Deloitte/us/Documents/life-sciences-health-care/us-lshc-instant-insights-medic al-affairs-03171 5.pdf Acessado em 14 de março de 2022.

10. Deloitte. Healthcare in 2065. Deloitte & Touche Enterprise Risk Services Pte Ltd; 2015. https://www.mckinsey.com/industries/life-sciences/our-insights/a-vision-for-medical-affairs-in-2025.pdf Acessado em 14 de março de 2022.

11. Evers M, Ghatak A, Suresh B. Mc Kinsey & Company: a vision for medical affairs in 2025; 2019. https://www.mckinsey.com/industries/pharmaceuticals-and-medical-products/our-insights/avision-for-medical-affairs-in-2025 Acessado em 14 de março de 2022.

12. Keown A. Jobs of the future in the life sciences industry. Biospace;2019. https://www.biospace.com/article/jobs-of-the-future-in-the-life-sciences Acessado em 14 de março de 2022.

13. KPMG LLP. Reshaping the future of pharma. Four critical capabilities for 2030; 2019. https://home.kpmg/content/dam/kpmg/uk/pdf/2019/04/reshaping-the-future-of-pharma.pdf Acessado em 14 de março de 2022.

19

Planos de Saúde –
Regulação e Mercado

Regina de Arruda Mello Blanco
Rildo Pinto da Silva

Introdução

O mercado de saúde suplementar está inserido no Sistema de Saúde Brasileiro cobrindo aproximadamente 25% da população brasileira e tem uma série de atores: operadoras, hospitais, clínicas, consultórios médicos, odontológicos, laboratórios, indústria farmacêutica, de materiais, insumos de saúde, empresas de consultoria, administração e auditoria especializada além das fontes pagadoras – pessoas físicas ou jurídicas e regulatórias: o judiciário, Procons e agências governamentais.

O problema principal é o custo da saúde e o diagnóstico já foi feito: atenção à saúde fragmentada, incorporação acrítica de novas tecnologias, envelhecimento populacional, foco assistencial no tratamento e não em prevenção ou promoção de saúde, modelo de remuneração com incentivo ao uso excessivo, custos administrativos elevados, privatização da assistência filantrópica e da concorrência entre os prestadores de serviços.

A Agência Nacional de Saúde Suplementar (ANS) tem incentivado o mercado a adotar práticas para melhor atenção à saúde, redução de custos e garantia de acesso assistencial aos beneficiários. Ressalta-se a transparência de informações que a ANS garante à sociedade.

Sem a compreensão das bases formativas desse mercado, não há como avançar de modo consistente, na solução de seus problemas, não há como fazer as perguntas corretas e identificar a causa raiz de cada um deles. Essa é a intenção deste capítulo, apresentar os conceitos mais importantes na formação desse mercado e os aspectos regulatórios relevantes. Não há como esgotar todos os conceitos aqui, mas certamente o leitor terá uma visão sistêmica desse mercado.

O mercado da saúde suplementar

O Sistema de Saúde Brasileiro atual, foi estruturado a partir da Constituição Federal de 1988, artigo 196 – "*a saúde é direito de todos e dever do Estado*", artigo 198 que cria o SUS e o artigo 199 que diz "*a assistência à saúde é livre à iniciativa privada*".[1] Há convivência de dois subsistemas: o público e o privado. O primeiro composto pelo SUS, com acesso universal inclusive para aqueles que têm planos de saúde, e o privado (suplementar) representado pelo segmento de planos de saúde (financiado por empregadores, empregados, indivíduos ou famílias) e o liberal clássico por meio de pagamento no ato do serviço assistencial.

Esse sistema tem 75,6 milhões de beneficiários[2], dos quais 47,9 milhões têm planos de saúde e 27,6 milhões odontológicos, com taxas de cobertura[a] de 25% e 14% respectivamente. Dezenove por cento dos beneficiários têm planos de saúde individuais. São 711 operadoras de planos de saúde e 260 operadoras de planos odontológicos em atividade, mais de 247 mil prestadores de serviços.[3] Movimentou em 2020, cerca de R$ 223,4 bilhões em receitas e R$ 167,2 em despesas assistenciais.[b] O mercado cresceu continuamente até 2013. Desde 2016, o mercado tem "andado de lado" (Figura 19.1). A distribuição de vidas não é uniforme: as capitais têm uma taxa de cobertura de 41%, contra 19% no interior, na assistência médica. A região Sudeste tem taxa de cobertura de 36%, a região Sul e Centro-Oeste tem 24,8% e 22,3% respectivamente enquanto a região Nordeste tem 12,2% e a Norte 10,7%. Duas operadoras concentram 15% do mercado (em número de beneficiários) e as dez primeiras, 41%.

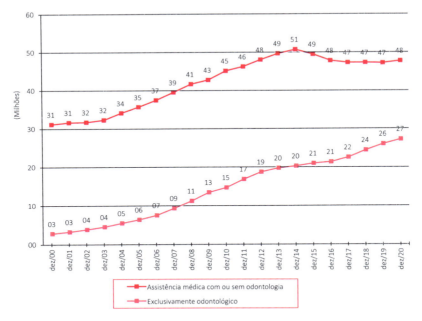

Figura 19.1 – *Beneficiários de planos de saúde e odontológico.*
Fonte: Agência Nacional de Saúde – caderno de saúde suplementar março de 2021.

[a]Taxa de Cobertura – proporção de brasileiros que tem plano de saúde o odontológico.
[b]Despesas assistenciais as despesas pagas a rede de prestação de serviços para garantia de atendimento aos beneficiários.

A Figura 19.2 mostra esquematicamente os atores do mercado: prestadores (profissionais de saúde, hospitais, clínicas, laboratórios), operadoras de planos de saúde, beneficiários, empresas ou pessoas contratantes de planos, indústria de materiais e medicamentos. Tem forte ação do poder judiciário, órgãos de defesa do consumidor, conselhos de classe, CADE e mais recentemente impactos importantes da Lei Geral de Proteção de Dados promulgada em 14/08/2021.[4]

É um ambiente recheado de oportunidades e desafios: falta de crescimento de beneficiários nos planos médicos, concentração em poucas operadoras e nas capitais, número elevado de prestadores de serviços, somente um em cada cinco beneficiários tem plano individual, custos regulatórios expressivos, processo de revisão de coberturas com forte influência externa e relações de mercado complexas permeadas pela busca da redução de custos. Vamos focar um pouco mais em um dos principais atores que são as operadoras de planos de saúde.

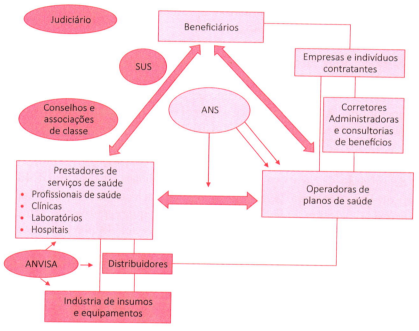

Figura 19.2 – *Relação entre os principais atores do mercado de saúde suplementar.*
Fonte: Elaborado pelos autores; 2021.

A empresa operadora de planos de assistência à saúde

"Operadora de Plano de Assistência à Saúde: pessoa jurídica constituída sob a modalidade de sociedade civil ou comercial, cooperativa, ou entidade de autogestão, que opere produto, serviço ou contrato [...]"[5] de plano privado de assistência à saúde. Podem comercializar planos de saúde ou odontológicos e, neste capítulo, vamos tratá-las como operadoras

de planos de saúde indistintamente. Para iniciar suas operações no mercado de saúde suplementar, ela precisa cumprir dois requisitos mínimos – o registro da própria operadora onde é analisada sua capacidade financeira e operacional e o registro dos produtos. Todo produto (plano de saúde) vendido pela operadora deve ser registrado na ANS. Para isso deve haver o pagamento da taxa de registro e apresentação de uma "Nota Técnica de Registro de Produto" elaborada por atuário contendo os seus preços, composição da rede de prestadores e características específicas desse produto de acordo com a regulação (vide item específico). Esse processo é importante por garantir que a operadora tenha capacidade financeira para honrar seus compromissos com os prestadores e a integridade regulatória dos produtos vendidos. Após os registros, a operadora deve fornecer periodicamente a ANS informações sobre os beneficiários, atividades assistenciais, demonstrações contábeis (plano de contas), reajustes de preços, alterações de produtos e de rede assistencial. O acompanhamento é contínuo e caso sejam encontrados problemas administrativos ou financeiros graves com risco à continuidade e à qualidade dos atendimentos, a ANS poderá notificar a operadora a apresentar um plano de contingenciamento e resolução dos problemas encontrados.

A RN 388,[6] regula as ações fiscalizatórias da agência. É constituída por diversas fases. Inicia-se, em uma fase pré-processual, com o Procedimento de Notificação de Intermediação Preliminar – NIP assistencial (restrição de acesso à cobertura) ou não assistencial (demais temas regulatórios), tem o objetivo de solucionar conflitos entre beneficiários e operadoras. Além da NIP, existe o Procedimento Administrativo Preparatório – trata os demais problemas. Esses são os instrumentos utilizados pelo beneficiário para reclamar de uma operadora ou de um serviço prestado na rede.

Os casos não solucionados levam à instauração de processo administrativo para apuração de infração e, caso seja procedente, há aplicação de sanção (Multa – Auto de Infração ou Representação). Esses processos, no ciclo de fiscalização, servem como base para o cálculo de um indicador de fiscalização que é publicado semestralmente representando o desempenho das operadoras. A depender do percentual de resolução das recomendações apontadas pela ANS, a operadora pode sofrer multa, suspensão do administrador ou intervenção. Essa breve descrição demonstra o nível de atenção que as operadoras devem dar para esse processo com seus custos administrativos acessórios.

Ainda na regulação, existem diferentes **modalidades de operadoras**, sem diferenças regulatórias importantes quando aos produtos, mas com grandes diferenças de modelos de atenção, acesso à assistência, relacionamento com o mercado prestador (hospitais e clínicas) e modelos remuneratórios. Dessa maneira, é importante conhecermos as principais modalidades:

Autogestão:[7] normalmente uma fundação ou associação sem fins lucrativos é criada para a prestação de serviços previdenciários e de saúde a uma empresa vinculada – pública ou privada – que se constitui como sua patrocinadora. É essa patrocinadora a responsável pelo pagamento das despesas dos planos de saúde. Nessa modalidade, a fundação é uma operadora de saúde.

Cooperativa médica: associação sem fins lucrativos, nos termos da Lei nº 5.764, de 16 de dezembro de 1971[8] que instituiu o regime cooperativista, formada por médicos (cooperativa médica) ou dentistas (cooperativa odontológica). Apesar de ser uma cooperativa, são reguladas pela ANS.

Filantrópica: pessoa jurídica, sem fins lucrativos, de utilidade pública e detentora de certificado de entidade beneficente de assistência social, emitida pelos órgãos competentes.

Medicina de grupo: modalidade na qual é classificada uma operadora, que se constitui em sociedade, que opera planos privados de assistência à saúde, que não se enquadram nas demais modalidades. Tem finalidade lucrativa e preferência a ter rede própria de prestação de serviços – especialmente hospitais e serviços de alta complexidade.

Seguradora especializada em saúde: sociedade seguradora que opera seguro saúde e possui objeto social exclusivo para a atuação no setor de Saúde Suplementar, nos termos da Lei nº 10.185,[9] de 12 de fevereiro de 2001. As seguradoras já operavam seguros saúde antes da implementação da Lei nº 9.656, por meio do reembolso de despesas médico-hospitalares. Trabalham com rede terceirizada por meio de credenciamento de prestadores de serviços.

Como vimos a ANS tem papel regulatório importante abrangendo o funcionamento das operadoras, os produtos e relações com o mercado. Porque o mercado deve ser regulado.

Regulação da saúde suplementar

As agências reguladoras surgiram na segunda metade da década de 1990, a partir da reforma do estado brasileiro, que passou de um modelo produtor para um regulador no bojo das privatizações. A função regulatória tem como base o entendimento que cabe ao estado intervir sobre as ineficiências ou falhas do mercado. No caso da saúde suplementar[c], detectam-se algumas falhas:

- **Assimetria de informações:** um agente do mercado detém informações relevantes e essenciais, que não são de conhecimento de todos (o principal). O médico (agente) tem mais conhecimento que o paciente (principal) sobre o tratamento a ser proposto.
- **Seleção adversa:** um grupo de pessoas pode desejar comprar um plano de saúde porque está doente, a operadora pode aceitar esse grupo sem saber tratar-se de um grupo com maior risco levando a uma seleção adversa de risco. O outro lado da moeda é a seleção de risco em que a operadora pode deixar de aceitar determinados grupos em função da doença que tem.
- **Risco moral (*moral hazard*):** o risco moral surge na relação entre o agente e o principal dado que é o primeiro que determina o que o segundo deve comprar. Na saúde suplementar, dentro de certos limites é o médico que indica quais procedimentos o paciente deve fazer e em respectivos locais.
- **Demanda induzida pela oferta:** dependendo dos modelos remuneratórios a oferta de determinados serviços ocorre em ambiente de superutilização ou uso desnecessário de serviços para fazer frente aos custos fixos e de financiamento do produto ofertado.

---

[c] Essa discussão começa em 1963 por Kenneth J. Arrow em seu artigo Uncertainty and Welfare Economics of Medical Care (in The American Economic Review, volume 53, issue 5, 941-973)

É perceptível a necessidade de regulação, fiscalização econômica e assistencial com o intuito de proteger os consumidores dos planos privados de saúde. A Lei nº 9.656, de 3 de junho de 1998[10], foi criada com o objetivo de regular as operadoras de planos privados de saúde (operadoras) e as relações do mercado (operadora, beneficiários e prestadores de serviços). A ANS foi criada com a promulgação da Lei nº 9961, de 2000, sendo vinculada ao Ministério da Saúde regulando um mercado, até então sem, regulação formal. Sua missão *"...promover a defesa do interesse público na assistência suplementar à saúde, regular as operadoras setoriais – inclusive às suas relações com prestadores e consumidores – e contribuir para o desenvolvimento de ações de saúde no país"*. Por meio de seu mapa estratégico 2021-2024, propõe-se a garantir o acesso dos beneficiários aos serviços de saúde, induzir a melhoria da qualidade dos serviços, reduzir a assimetria de informações, fortalecer a integração do setor com as políticas públicas de saúde e promover a concorrência garantindo a sustentabilidade do mercado.

Um dos aspectos fundamentais é a padronização na troca de informações entre prestadores, operadoras de saúde e a ANS. Até a regulação sua inexistência dificultava a geração de estudos epidemiológicos, utilização dos planos de saúde, análises comparativas, avaliação da assistência e seus custos. A ANS padronizou as informações na saúde suplementar com a criação do Padrão TISS (Troca de Informações na Saúde Suplementar), pela RN 305 de outubro de 2012. Segundo a ANS[11] *"o objetivo é padronizar as ações administrativas, subsidiar as ações de avaliação e acompanhamento econômico, financeiro e assistencial das operadoras de planos privados de assistência à saúde e compor o Registro Eletrônico de Saúde. [...] diretriz a interoperabilidade entre os sistemas de informação em saúde [...] redução da assimetria de informações para os beneficiários de planos privados de assistência à saúde.*

É um erro achar que a regulação abraça somente as operadoras, atua também sobre o relacionamento entre as operadoras e os prestadores de serviço (interface).

Operadoras e prestadores de serviços

A interface entre operadoras e prestadores de serviços inclui diversos aspectos administrativo-operacionais, relacionais e financeiros, dado que são as operadoras responsáveis pela assistência aos seus beneficiários ainda que prestada por terceiros (médicos, terapeutas, hospitais etc.). A **interface administrativo-operacional** envolve desde padronização das informações trocadas entre operadora, prestadores e ANS, regras de cobertura assistencial, cumprimento de prazos, reajustes dos planos, regras de contratualização entre operadora e prestadores, inadimplência e exclusão de beneficiários. A **interface relacional** precisa ser pautada pela confiança, transparência e compartilhamento de informações, buscando a redução da assimetria de informações e consequentemente, mudanças nos modelos de gestão e remuneração. É a base para as mudanças de modelos de remuneração. A **interface financeira** tem sofrido mudanças, evoluindo de um modelo de pagamento por serviço (fee-for-service), que promove excessos de gastos (quando mais utiliza mais paga), para modelos que valorizam a qualidade, o resultado assistencial, a satisfação do beneficiário e a eficiência operacional. Pode ter no seu desenho o compartilhamento de riscos entre operadora e prestador de serviços. A mudança do modelo assistencial tem como objetivo valorizar práticas de promoção de saúde e prevenção de doenças, posicionando as operadoras como gestoras de saúde e não somente gestoras "de riscos financeiros", promovendo a gestão do cuidado de modo integral, com conceitos de gestão de saúde populacional e avaliação de desfechos e qualidade assistencial. A ANS tem agido como indutora dessas mudanças, o que também está refletido no seu Planejamento Estratégico 2021-2024.

Produto comercializado no mercado de saúde suplementar

Tradicionalmente conhecido como plano de saúde ou odontológico, o plano privado de assistência é definido pela Lei nº 9.656/98:

"[...] prestação continuada de serviços ou cobertura de custos assistenciais a preço pré ou pós-estabelecido, por prazo indeterminado, com a finalidade de garantir, sem limite financeiro, a assistência à saúde, pela faculdade de acesso e atendimento por profissionais ou serviços de saúde, livremente escolhidos, integrantes ou não de rede credenciada, contratada ou referenciada, visando a assistência médica, hospitalar e odontológica, a ser paga integral ou parcialmente às expensas da operadora contratada, mediante reembolso ou pagamento direto ao prestador, por conta e ordem do consumidor." [12]

Existem dois produtos básicos: o plano de saúde com cobertura médico-hospitalar e o plano odontológico com cobertura de serviços odontológicos.[d] São registrados na ANS por meio da nota técnica de registro de produto, contendo suas características relevantes que são, em última instância, percebidos pelos consumidores, pessoas físicas ou jurídicas, como os planos de saúde que desejam comprar. Algumas características importantes desses produtos são:

Tipo de atenção:[13] **médico-hospitalar** com cobertura para consultas, exames e internação hospitalar e a **atenção odontológica** com cobertura para eventos exclusivamente odontológicos.[e] A atenção médico-hospitalar engloba diferentes locais de atendimento: hospitais, clínicas, consultórios, prontos-socorros, laboratórios, onde procedimentos e/ou eventos são realizados para a atenção à saúde.

Cobertura e segmentação assistencial:[14] existem normas que determinam as coberturas mínimas obrigatórias. Virtualmente, todos os procedimentos não experimentais para o atendimento das doenças listadas na Classificação Estatística Internacional de Doenças e Problemas Relacionados com a Saúde (CID/OMS) teriam cobertura, mas a necessidade de delimitar corretamente quais são cobertos para dar alguma previsibilidade ao mercado, leva a ANS a publicar, resolução normativa (RN) com os princípios

---

[d] As empresas que comercializam os planos de saúde e odontológico são as operadoras de planos privados de assistência à saúde (operadoras). Dado suas peculiaridades e alto interesse social, é regulado por uma agência governamental, a Agência Nacional de Saúde (ANS).

[e] Embora haja a possibilidade de criar e vender produtos que tenham cobertura ampla contendo os dois segmentos, essa prática não é comum, pois existem diferenças importantes nesses produtos.

gerais e específicos das coberturas e garantindo a evolução tecnológica e assistencial dos planos de saúde.[f] Cada evento listado no Rol é classificado em sua segmentação assistencial que irão compor os planos e respectivas coberturas listados a seguir:

- **Segmento/plano ambulatorial:** cobertura para procedimentos e eventos realizados em regime de atendimento ambulatorial (não internado), consultas médicas, serviços de diagnóstico, tratamentos ambulatoriais incluindo consultas e sessões com nutricionista, fonoaudiólogo, terapeuta ocupacional, psicólogo, fisioterapeuta, enfermeiro obstétrico e obstetriz, terapias como hemodiálise e diálise peritoneal, quimioterapia oncológica ambulatorial, medicamentos antineoplásicos de uso oral, radioterapia, hemodinâmica ambulatorial e hemoterapia. Os atendimentos de urgência[g] e emergência[h][15] estão cobertos por até 12 horas, ou menos, e caso seja necessária a internação, a cobertura desse atendimento cessa.[16]

- **Plano hospitalar sem obstetrícia:** cobertura para atendimentos realizados em regime hospitalar internado. Inclui procedimentos ambulatoriais cuja necessidade esteja relacionada à continuidade da assistência prestada durante a internação (p.ex.: hemodiálise, quimioterapia oncológica ambulatorial, radioterapia etc.), procedimentos bucomaxilofaciais indicados no Rol para essa segmentação, procedimentos odontológicos que, apesar de ambulatoriais, requeiram estrutura hospitalar por imperativo clínico[i], internações psiquiátricas ou atendimento em hospital dia para o tratamento de transtornos mentais de acordo com as diretrizes de utilização, transplantes e atendimentos de urgência e emergência.

- **Plano hospitalar com obstetrícia:** inclui as coberturas listadas no plano hospitalar mais as necessárias para a atenção obstétrica incluindo o período pré-parto, parto e pós-parto imediato (período de até 10 dias após o parto). Há cobertura para partos normais realizados por enfermeiro obstétrico ou obstetriz habilitados.

- **Plano referência:** inclui os atendimentos em regime de internação e ambulatorial. Esse produto que deve ser obrigatoriamente oferecido pela operadora a seus beneficiários e cobre todos os procedimentos clínicos, cirúrgicos, obstétricos e atendimentos de urgência e emergência, limitados pelo Rol de Procedimentos e respectivas diretrizes de utilização.

A atenção odontológica não tem subdivisão em segmentos assistenciais constituindo-se em um produto único do ponto de vista de cobertura. Trata-se de um produto ambulatorial com as exceções apresentadas no plano Hospitalar.

Além do Rol, a RN 465, da ANS, contém as Diretrizes de Utilização (DUT) – diretrizes criadas a partir de evidências científicas e avaliação de incorporação de tecnologias em saúde que estabelecem quais parâmetros técnicos devem ser utilizados para a cobertura

[f] A Resolução Normativa possui quatro anexos contendo a lista de eventos, procedimentos e atendimentos que devem ser obrigatoriamente cobertos pelas operadoras de planos de saúde (Anexo I) – o Rol de Procedimentos e Eventos em Saúde (Rol), as Diretrizes de Utilização para Cobertura de Procedimentos na Saúde Suplementar (DUT) estão no Anexo II, o Anexo III contém as Diretrizes Clínicas para coberturas de procedimentos na saúde e o Anexo IV que são os Protocolos de Utilização que regulam o fornecimento de equipamentos e coletores para paciente com ileostomia, colostomia, urostomia, sonda vesical de demora e coletor de urina.

[g] Definidos como atendimentos resultantes de acidentes pessoais ou de complicações do processo gestacional

[h] Atendimentos que impliquem em risco imediato de vida ou de lesões irreparáveis para o paciente

[i] Nessa situação os honorários do cirurgião dentista e os materiais odontológicos utilizados não estão incluídos na cobertura.

de determinado evento ou procedimento e respectivas doenças, sendo um delimitador técnico de cobertura. A DUT está atrelada a cada evento do Rol.

- **Coberturas não obrigatórias pela Lei**: a Lei 9656/98 permite a exclusão de alguns procedimentos e eventos das coberturas dos planos de saúde, como tratamentos experimentais, procedimentos com finalidade estética, medicamentos para uso domiciliar, tratamentos ilícios ou antiéticos e estabelecimentos para acolhimento de idosos e internações que não necessitem de cuidados médicos em ambiente hospitalar.

Tipo de contratação, custeio, reajustes de preço e sinistralidade

Como já dito, a regulação também abrange as relações de mercado. São consumidores de planos privados de assistência à saúde, os clientes individuais e seu grupo familiar e clientes empresariais quando uma empresa decide comprar um plano de saúde para seus funcionários e dependentes. São perfis diferentes de consumo. O cliente individual precisa de maior proteção regulatória e, portanto, há necessidade de divisão do mercado em tipo de contratação.[17] A Tabela 19.1 resume as características dos tipos de contratação.

Tabela 19.1 Características principais de tipos de contratação		
TIPO	CARACTERÍSTICAS	REAJUSTES
Individual ou familiar	Comprados por pessoas físicas incluindo o titular e seu grupo familiar. Esse contrato não pode ser rescindido unilateralmente pela operadora exceto por fraude ou por inadimplência de até 60 dias, consecutivos ou não, contados anualmente. Também, não pode ser rescindido caso o titular esteja internado. Atualmente, 18% dos beneficiários dos planos de saúde e odontológicos estão vinculados a esse tipo de contratação.	Regulados pela ANS, que estabelece o reajuste máximo a ser aplicado anualmente. Há controle de preços por parte da ANS, o que explica em grande medida a baixa penetração desse tipo de contratação no mercado – oferta escassa.
Coletivo empresarial	Uma empresa compra o plano de saúde para seus funcionários e dependentes por meio de um contrato estipulado entre a ela e a operadora. A vinculação entre o beneficiário e o plano ocorre por meio de um vínculo empregatício ou diretivo com a pessoa jurídica que contratou o plano de saúde. Atualmente, 70% dos beneficiários são vinculados a esse tipo de contratação.	O reajuste é de acordo com o contrato entre as partes e considera a variação de custos assistenciais e a sinistralidade. Deve ser informado a ANS, mas não precisa de autorização para sua aplicação.
Coletivo por adesão	As pessoas jurídicas de caráter profissional – conselhos profissionais e entidades de classe em que haja necessidade de registro para exercício profissional – classista – sindicatos, centrais sindicais, associações de profissionais – e setoriais – cooperativas e caixas de assistência. O vínculo é associativo e não empregatício ou estatutário. Atualmente, 12% dos beneficiários são vinculados a esse tipo de contratação.	O reajuste ocorre da mesma maneira que o plano coletivo empresarial. Esse tipo de contrato tem características híbridas, se assemelha em alguns aspectos ao plano individual e em outros ao plano empresarial

Fonte: Elaborado pelos autores com base nas resoluções específicas da ANS.

- **Carências e cobertura parcial temporária:** são dois elementos de regulação e controle de acesso. Existem para diminuir riscos da contratação de planos de saúde por parte de beneficiários de planos individuais sabidamente doentes que desejam uso imediato do plano de saúde, ou seja, para diminuir o risco moral e a assimetria de informação.
- **Carências:** "*período corrido e ininterrupto, determinado em contrato, contado a partir da data de início da vigência do contrato do plano privado de assistência à saúde, durante o qual o contratante paga as contraprestações pecuniárias, mas ainda não tem acesso a determinadas coberturas previstas no contrato*". Seus prazos máximos são: a) 24 horas para atendimento de urgência e emergência; b) 300 dias para parto a termo e c) 180 dias para os outros eventos – consultas, exames, internações e cirurgias. A operadora pode estabelecer prazos menores (nunca maiores) para as carências.
- **Cobertura parcial temporária (CPT):** uma diferença importante em relação à carência – ela é parcial, ou seja, abrange um grupo específico de eventos, mas nem por isso afeta menos o beneficiário. No processo de contratação de um plano de saúde, o beneficiário preenche uma Declaração Pessoal de Saúde (DPS) onde indica as doenças ou problemas de saúde que sabe ser portador. A DPS é analisada pela operadora, que pode definir pela aplicação da CPT, ou seja, os eventos relacionados a doença preexistente declarada pelo beneficiário não tem cobertura por um período de até 24 meses, para leitos e procedimentos de alta complexidade. Passados os 24 meses, o beneficiário passa a ter direito a todas as coberturas estipuladas pelo rol de procedimentos.[j] A alternativa a CPT, ou seja, para que haja uso imediato do plano de saúde é o chamado Agravo e é um acréscimo ao valor da contraprestação paga pelo beneficiário. Não é obrigatoriamente oferecido pela operadora.

Outras características de produtos[k]

- **Padrão de acomodação:** possibilidade de diferenciação de produto – produtos com atendimento em ambiente hospitalar em que o beneficiário ficará internado em ambiente privativo individual – apartamento – ou em ambiente coletivo – enfermaria.
- **Reembolso:** beneficiário acessa a rede de sua livre escolha, ou seja, prestadores que não fazem parte da rede credenciada ou própria da operadora e busca o ressarcimento/reembolso junto à operadora, desde que previsto no produto.
- **Abrangência geográfica:** no desenho do produto, é estabelecida a área de abrangência geográfica de acesso ao plano de saúde ou odontológico sendo obrigada a disponibilizar todos os serviços cobertos constantes no rol de procedimentos na segmentação contratada. Atendimentos fora dessa área não são cobertos.

---

[j] A suspensão de cobertura ocorre para procedimentos de alta complexidade (PAC) listados no rol de procedimentos da ANS, leitos de alta tecnologia –unidades de terapia intensiva e procedimentos cirúrgicos

[k] Esses planos permaneceram não regulamentados e são conhecidos como planos antigos, anteriores a lei ou não regulamentados – valendo o que está definido no contrato firmado entre as partes. Atualmente aproximadamente 5% dos beneficiários tem planos não regulamentados.

O controle das despesas assistenciais

Tanto operadoras quanto prestadoras de serviços têm como objetivo maximizar suas receitas e minimizar suas despesas em busca do lucro (exceção às autogestões e filantropias). No caso das operadoras, são receitas ou contraprestação pecuniária[l] os valores pagos pelos beneficiários ou empresas para usar o plano. Por outro lado, suas despesas são compostas pelas despesas assistenciais[m] (pagamento por consultas, internações, terapias, exames, materiais, medicamentos) e não assistenciais (administrativas, de comercialização etc.). Note que a receita da operadora é a despesa da fonte pagadora. Para avaliar o resultado, um conceito muito utilizado pelas operadoras é a taxa de sinistralidade que corresponde a divisão das despesas assistenciais pela contraprestação pecuniária. A sinistralidade médico-hospitalar do mercado no 4º Trimestre de 2020 foi de 76,2%, ou seja, a cada R$ 100,00 em receita, a operadora gastou R$ 76,20 em despesa assistencial. Dada sua relevância, é um indicador analisado pelos investidores para balizar investimentos em empresas de saúde. Assim, inúmeros esforços são voltados para a busca do equilíbrio da taxa de sinistralidade, sejam eles pela maximização da receita – limitados pela concorrência do mercado – ou pela redução das despesas assistenciais, com impactos sobre toda a cadeia desde a fonte pagadora (aumento de custos) até o próprio beneficiário.

$$\text{Taxa de sinistralidade} = \frac{\text{Despesa assistencial}}{\text{Contraprestação pecuniária}}$$

A busca do equilíbrio, via uso racional dos recursos, dever ser cuidadosa e não perder de vista a qualidade e resultado assistencial. Deve-se minimizar os custos assistenciais pela eliminação dos desperdícios na cadeia. Essa racionalização, melhoria da qualidade e eliminação de desperdícios deve envolver todos os atores do sistema: as operadoras, prestadores de serviços, indústria de insumos relacionados à saúde, empresas pagadoras e beneficiários sendo necessária uma visão integrativa ou integradora que precisa de um ente líder – a nosso ver a ANS.

As operadoras estabelecem estratégias para a gestão das despesas assistenciais, divididas em gerenciamento da utilização e gerenciamento da rede de prestadores:

Gerenciamento da Utilização – ações que têm por objetivo a utilização correta dos recursos de saúde evitando desperdícios e/ou estimulando gastos necessários. Incluem Mecanismos de Regulação[n], Atenção Domiciliar, Gerenciamento de Doenças e Condições Crônicas, Gerenciamento de Casos, Promoção à Saúde e Prevenção de Riscos e Doenças. A Tabela 19.2 resume os principais pontos sobre o gerenciamento da utilização.

---

[l] A contraprestação pecuniária é o termo para o que conhecemos no mercado como mensalidade, prêmio no jargão da seguradora.

[m] A despesa assistencial engloba somente a referente a assistência ao beneficiário e no jargão da seguradora é chamada de sinistro.

[n] *"São meios ou recursos técnicos, administrativos ou financeiros utilizados pelas operadoras para gerenciamento da prestação de ações e serviços de saúde".* Notas: i) Esses mecanismos são adotados pelas operadoras com a finalidade de controlar ou regular a demanda ou a utilização pelos beneficiários dos serviços cobertos nos planos de saúde. ii) Os mecanismos de regulação adotados e todas as condições de cada modalidade devem estar previstos em contrato e informados clara e previamente ao beneficiário no material publicitário, no contrato e no livro da rede de serviços.

Tabela 19.2
Modos de gerenciamento de ações de saúde

Mecanismos de regulação	**Autorização prévia:** avaliação da solicitação antes da realização de determinados procedimentos de saúde.	Avalia: elegibilidade dos beneficiários, cobertura contratual, pertinência técnica dos procedimentos e/ou materiais e medicamentos solicitados e adequação desses às Diretrizes de Utilização (DUT), identifica doenças preexistentes não declaradas no momento do contrato e seleciona materiais e medicamentos a serem comprados pela própria operadora.
	Junta médica ou odontológica: realizada quando não há acordo entre a operadora e o profissional que assiste ao beneficiário quanto à indicação do procedimento, de OPME ou medicamentos. Composta pelo médico ou dentista assistente, por um profissional da operadora e por um terceiro, escolhido em comum acordo entre profissional assistente e operadora.	A indicação dos OPMEs (órteses, próteses e materiais especiais) deve ser justificada clinicamente e deverá ser oferecida, pelo menos, três marcas de produtos de fabricantes diferentes. Pode ser realizada nas modalidades presencial ou à distância. A remuneração do terceiro é de responsabilidade da operadora.
	Fator moderador: franquia – valor até o qual a operadora não tem responsabilidade de pagamento da assistência (reembolso ou rede credenciada). Nota: É paga pelo beneficiário diretamente ao prestador no ato da utilização. Coparticipação – participação na despesa assistencial a ser paga pelo beneficiário diretamente à operadora, em caso de plano individual e familiar, ou à pessoa jurídica contratante.	Tem como finalidade inibir a utilização excessiva ou indiscriminada dos recursos do plano de saúde, trazendo ao beneficiário parte da responsabilidade financeira, atenuando o risco moral. Cuidado deve ser tomado para que esse fator moderador não impeça ou postergue a realização de procedimentos. Para isso, algumas operadoras excluem mecanismos de exames preventivos ou quando indicados por médicos de Atenção Primária ou de sua rede preferencial.
	Direcionamento: operadora direciona a realização de consultas, exames ou internação previamente determinados na rede credenciada ou referenciada.	Privilegia a utilização de prestadores com melhores condições comerciais, melhor relacionamento e/ou desfecho clínico. Os critérios são definidos pela operadora.
	Porta de entrada: beneficiário necessita passar pelo primeiro atendimento em um médico indicado pela operadora (generalista) para poder passar por outros profissionais ou realizar exames ou outros procedimentos.	A operadora avalia e gerencia o encaminhamento do consumidor para a realização de procedimentos. Necessário cuidado para que não haja postergação de diagnósticos e/ou tratamentos. Atualmente existe um grande incentivo à APS (Atenção Primária à Saúde) com estímulo pela ANS no Projeto Cuidado Integral à Saúde que faz parte do Programa de Certificação de Boas Práticas em Atenção à Saúde.
Outras ferramentas de gestão da utilização	**Promoção de saúde e prevenção de riscos e doenças:** objetivo mudança do modelo assistencial no sistema de saúde e a melhoria da qualidade de vida dos beneficiários de planos de saúde.	Foco na gestão de saúde, estímulo à prevenção e à manutenção de hábitos saudáveis, além do diagnóstico precoce. Acredita-se que o investimento nesse tipo de programa, no longo prazo, traz redução nos custos assistenciais, maior longevidade com maior qualidade de vida impactando na sustentabilidade do setor.
	Gerenciamento de condições crônicas: acompanhamento mais próximo e diferenciado, multiprofissional para portadores de doenças ou condições crônicas.	Objetiva a compensação das doenças ou condições crônicas, o tratamento e acompanhamento adequados evitando descompensações e a fidelização dos pacientes. O investimento nesse tipo de programa se justifica pela minimização do uso de recursos de alto custo, como internações e uso recorrente de pronto-socorro.
	Gerenciamento de casos: acompanhamento de casos clínicos complexos ou com elevada utilização do plano de saúde.	Gestão dos casos de alto risco e/ou alto custo, com a finalidade de implantar um plano de cuidados, acompanhar e avaliar os resultados do plano implantado, visando reduzir a utilização.
	Atenção domiciliar: realização do tratamento no domicílio seja internação ou atendimento domiciliar pontual.	Foco na redução de custos pela substituição de recursos complexos hospitalares e redução dos riscos de infecção hospitalar. Ponderar o tempo necessário para o acompanhamento/tratamento domiciliar e com as condições sociais dos pacientes e seus familiares.

Fonte: Elaborado pelos autores.

Gerenciamento da rede de prestadores e verticalização

A rede de prestadores (rede) é parte fundamental de um produto, sendo elemento de apelo comercial. Influencia o cálculo atuarial na determinação dos valores das mensalidades pois os prestadores têm preços finais de assistência muito diferentes entre si. A operadora considera na montagem da rede a quantidade, localização geográfica, perfil assistencial (quais procedimentos realiza), prestígio dos prestadores percebidos pelos consumidores (atributo de qualidade), entre outros elementos. No registro de produto é necessário indicar quais são os prestadores da rede e devem garantir as coberturas para os atendimentos necessários de acordo com a abrangência geográfica do produto (suficiência de rede). Essa rede pode ser própria (pertencente ou controlada pela operadora) ou contratada (credenciada). O credenciamento pode ser direto (operadora-prestador) ou indireto (reciprocidade, intercâmbio operacional – quando uma operadora contrata outra). O gerenciamento da rede de prestadores ocorre pelo modo de contratação, remuneração, acompanhamento dos custos, frequências, tempos de permanência, desfechos/resultados assistenciais, direcionamento de casos. Um aspecto relevante da contratação e formação da rede é se ela é verticalizada ou não, por conta dos expressivos impactos nos custos finais de produto.

O setor de saúde vem passando por intensos movimentos de fusões, aquisições e verticalizações. As integrações podem ser horizontais (empresas que participam de uma mesma etapa da cadeia produtiva – operadoras compram operadoras), ou verticais (de empresas que participam de diversas etapas da cadeia produtiva – p. ex., operadoras compram hospitais). Esse processo de integração vertical é conhecido no mercado como verticalização e muitas operadoras têm o modelo verticalizado como cerne da sua estratégia. A chamada "rede própria", teoricamente pode produzir eficiência econômica, melhora na qualidade e redução de custos. Porém, considerando os aspectos econômicos que permeiam o mercado, a verticalização pode inverter as falhas de mercado e assim o beneficiário não ter acesso à melhor prática disponível por controle excessivo de acesso. A taxa de sinistralidade pode ser até oito pontos percentuais menor, dependendo da modalidade da operadora.

Modelos de remuneração de prestadores de serviços das operadoras

A discussão de modelo de remuneração tem importância para os prestadores de serviços da operadora e podem ser agrupados em três grandes grupos: por serviço prestado, por episódio de cuidado ou por população atendida. Essa discussão se insere no papel indutor de qualidade e sustentabilidade da ANS e acredita-se que os incentivos corretos têm a capacidade de afetar o comportamento do mercado, levando a melhores práticas, corrigindo as distorções que levam aos altos custos de saúde. É também uma evolução do processo regulatório, dado ser necessário a correção de distorções e aprimoramento do acesso, não pela simples regulação de preços. Além dos novos modelos de remuneração, modelos assistenciais também são discutidos, alguns muito conhecidos do serviço público como aqueles de Atenção Primária à Saúde e outros importados de modelos americanos ou europeus. A Tabela 19.3 apresenta os principais modelos e não tem a pretensão de esgotar esse assunto, devendo ser analisada em conjunto com o modelo assistencial e verticalização para a completa avaliação de gastos em saúde.

Tabela 19.3 Modelos de remuneração		
MODELO DE REMUNERAÇÃO	CONCEITO	OBSERVAÇÃO
Fee-for-service	O pagamento do serviço é feito por item de serviço prestado. O contrato de prestação de serviços entre operadora e prestador contém todos os itens que podem ser cobrados. O formato é a cada item utilizado cobra-se a quantidade utilizada × seu valor unitário.	A principal desvantagem nesse modelo é a imprevisibilidade de custos dos serviços, uma vez que variam em função da quantidade utilizada e dos tipos de serviços prestados. Há ainda a variação de preços de materiais e medicamentos que adicionam um outro componente de imprevisibilidade. Também não há incentivo a racionalização de uso de serviços, já que todos são pagos. Para o prestador a vantagem é que ele não assume riscos financeiros na prestação do serviço pois recebe por todos os serviços prestados. Nesse modelo não há incentivo para a avaliação de custo/efetividades dos procedimentos realizados assim como materiais e medicamentos utilizados.
Pacotes	Os serviços são agrupados em procedimentos e pagos de maneira única desconsiderando-se os itens utilizados.	O modelo padrão de pacote inclui procedimentos cirúrgicos de baixa complexidade e variabilidade e pressupõe regras específicas de aplicação. Isso ocorre porque nesse modelo o prestador de serviços começa a assumir riscos financeiros já que valores que excedam o limite dos pacotes não serão pagos. Aumenta a previsibilidade dos custos das operadoras, reduzem os gastos operacionais com controles (p.ex. auditoria, pagamento de contas médicas) e aumenta a necessidade de racionalização dos recursos, mas seus limites de aplicação diminuem a abrangência de aplicação no total de gastos.
Diárias globais e taxas cirúrgicas globais	É uma evolução do pacote na qual as diárias (UTI, apartamento ou enfermaria) são agrupadas e pagas por dia de internação. O mesmo ocorre com as taxas de sala cirúrgica que são pagas no formato de pacote por porte cirúrgico.	A busca pela previsibilidade por parte das operadoras levou a criação de outros níveis de pacotes além dos cirúrgicos básicos. Nesse tipo de pacote itens como exames, materiais, medicamentos e serviços são acrescidos a diária e pagos como diária global. Há um aumento da previsibilidade da conta já que abrange uma grande gama de internações clínicas facilitando a gestão operacional da conta médico-hospitalar. Mas, nesse modelo a gestão do tempo de internação é muito importante. Para o prestador de serviços há um risco financeiro maior que é mitigado por não haver limites de tempos de utilização.
Bundled payment for care improvement	Pressupõe o pagamento de todos os serviços realizados em um episódio de atenção à saúde (*episode-based*). Esse episódio de atenção à saúde nada mais é que um período definido em que há o tratamento de uma determinada condição de saúde – episódio de cuidado, não ficando restrito apenas ao cuidado intra-hospitalar ou de intervenções isoladas.	Do ponto de vista de custo há muitas vantagens para a operadora já que ela paga pela atenção à saúde e não pelos eventos realizados incentivando o prestador de serviço a ser mais eficiente no uso do recurso. Uma desvantagem, contudo, é que o beneficiário tem que estar sendo tratado em uma linha de cuidado tem que ser gerenciado para não procurar diferentes prestadores de serviços, situação na qual haverá pagamento em duplicidade. Pelo prestador, há risco financeiro dado que problemas inesperados em um cuidado de longo prazo podem não ser adequadamente remunerados. Somente prestadores preparados tecnicamente, com recursos humanos competentes e experiência comprovada no procedimento conseguem realizar seu custeio correto dentro de um episódio de atenção à saúde. Outro fator importante é a necessidade de maiores volumes que minimizem o risco financeiro. Observe que um grande problema com esse modelo é a avaliação do desfecho.

Continua...

Continuação

Tabela 19.3 Modelos de remuneração		
MODELO DE REMUNERAÇÃO	**CONCEITO**	**OBSERVAÇÃO**
Capitation	O pagamento da atenção à saúde ocorre de modo *per capita* (por pessoa) para uma população delimitada e fechada.	Nesse modelo o risco para o prestador de serviço é maior porque o valor é fixo ao longo do tempo e independe da evolução de gravidade da população atendida. Essa avaliação é estabelecida *a priori* quando se determina o valor do pagamento *per capita*. Por outro lado, para a operadora há considerável controle e previsibilidade além de importantes ganhos operacionais. Esse modelo incentiva o subtratamento e seleção de risco. É aplicado na negociação entre operadoras. Outro problema com esse modelo são os desfechos no longo prazo, já que o subtratamento pode ter efeitos deletérios na saúde da população coberta por esse modelo com reflexo nos custos futuros.

- *Diagnosis Related Groups* (**DRG**): um dos problemas dos modelos de remuneração apresentados, está na falta de um classificador de gravidade que possa homogeneizar grupos para facilitar a aplicação do modelo de remuneração específico. O DRG tem o objetivo de fazer essa classificação. Ele pode ser uma camada para aprimorar os custos e pode ajudar a estabelecer preços mais acurados pelos prestadores de serviços. A classificação leva em consideração indicadores como o diagnóstico principal do paciente internado, diagnósticos secundários, procedimentos cirúrgicos realizados na internação, características do paciente como peso, idade, comorbidades e complicações, quais as respectivas gravidades e desfecho. Os pacientes semelhantes são classificados e aqueles com características semelhantes agrupados, ou seja, grupos homogêneos são criados o que facilita a comparação de desfechos, custos e o estabelecimento da remuneração necessária. O DRG não é um sistema de remuneração e sim um modelo de classificação de eventos que pode funcionar como base de precificação para diferentes modelos, desde pacotes simples ajustados por risco até modelos baseados em valor.

A nomenclatura dos modelos de remuneração pode variar muito de acordo com o autor, contudo há consenso de que é preciso evoluir além do modelo *fee-for-service* que ainda é prevalente no Brasil.

Caso operadora 50+

Fundada em 1997, com foco em beneficiários com mais de 50 anos, os chamados adulto + pela operadora. Registrada na ANS como medicina de grupo, com 538.392 beneficiários. Possui rede verticalizada, composta por hospitais, pronto atendimento, centros de diagnósticos e núcleos de medicina avançada, que funcionam como serviço ambulatorial de especialidades. Oferece atendimentos ambulatoriais específicos abrangendo dermatologia, oftalmologia, oncologia, ortopedia e reabilitação. Esses serviços são responsáveis por custos elevados nas operadoras de saúde e, certamente, são melhor gerenciados em uma rede verticalizada. O objetivo é identificar quais tipos de serviços tem melhor relação custo-benefício em termos de qualidade assistencial a menores custos e verticalizá-los, ou seja, não é simplesmente verticalizar tudo. O enfoque dado é na incidência de doenças em grupos populacionais específicos – no caso o adulto +. Seus produtos são regionalizados e cobrem, a capital e respectiva região metropolitana, p. ex.: São Paulo, grande São Paulo e algumas cidades do litoral paulista.

Essa operadora trabalha dois problemas do mercado: a oferta de planos individuais e para pessoas de mais de 60 anos de idade. Setenta e seis por cento de seus beneficiários são idosos e 95% estão em planos individuais. Seus preços são transparentes, estão publicados no site, sua sinistralidade foi de 71% em 2020 (somente saúde) contra 64% a 79% de grandes operadoras na mesma modalidade, mas sem essa exposição a idosos e a planos individuais. Mas esses resultados ocorrem por custos de planos maiores que seus pares – três vezes maiores, em média mensal. Esses dados demonstram algumas dificuldades de criação de produtos a preços acessíveis para determinado público, e porque a maioria das grandes operadoras não opera com planos individuais. Sua chave de sucesso está na gestão intensa da assistência associada à gestão de custos, redução de desperdícios e manutenção da qualidade aliada à fidelização dos beneficiários aos profissionais de saúde. Os beneficiários têm um grupo de profissionais de saúde que o acompanham e ao qual ele faz parte, tendo fácil acesso.

Seu processo de expansão recente se dá pela dispersão para fora de São Paulo – Rio de Janeiro, Brasília, Porto Alegre e Curitiba, pela ampliação das faixas etárias comercializadas incluindo as demais faixas etárias ("jovens"), pela abertura de outra operadora especializada em planos coletivos empresariais e por foco em vendas por canais externos. Teve um resultado de R$ 749 milhões em 2020, pagamento de R$ 240 milhões em impostos e emprega 11,5 mil colaboradores.

Referências bibliográficas

1. Brasil. [Constituição(1988)]. Constituição da República Federativa do Brasil[Internet]. Brasília, DF: Senado Federal; 2016 [cited 2021 Aug 2021]. 118-120p. Available from: https://www2.senado.leg.br/bdsf/bitstream/handle/id/518231/ CF88_Livro_EC91_2016.pdf
2. Sala de Situação. Dados e Indicadores do Setor. Agência Nacional de Saúde Suplementar [Internet]; 2020 [Cited 2021 Jun 04]. Available from: https:// www.ans.gov.br/images/stories/Materiais_para_pesquisa/Perfil_setor/sala-de-situacao.html
3. Caderno de Informação da Saúde Suplementar. Dados e Indicadores do Setor. Agência Nacional de Saúde Suplementar [Internet]; 2020 [Cited 2021 Jun 01]. Available from: https://www.gov.br/ans/pt-br/acesso-a-informacao/perfil-do-setor/dados-e-indicadores-do-setor
4. Brasil, Lei No. 13.709 de 14 de agosto de 2018. Lei Geral de Proteção de Dados Pessoais (LGPD). Diario Oficial da União. 2018 Aug 15 [cited 2021 Aug 03]. Available from: http://www.planalto.gov.br/ccivil_03/_ato2015-2018/2018/Lei /L13709.htm
5. Brasil. Lei No. 9.656 de 03 de junho de 1998. Dispõe sobre os planos e seguros privados de assistência à saúde. Diario Oficial da União. 1998 Jun 04; Art 1 (II) [cited 2021 Mar 04]. Available from: https://www.planalto.gov.br/ ccivil_03/leis/l9656.htm
6. Agência Nacional de Saúde Suplementar. Resolução Normativa no. 388 de 25 de novembro de 2015.. Diário Oficial da União. 2015 Nov 15 [Cited 2021 Mar 04]. Available from https://www.ans.gov.br/component /legislacao/?view=legislacao&task=TextoLei&format=raw&id=MzEzNg==

7. Agência Nacional de Saúde Suplementar. Resolução Normativa No. 137 de 14 de novembro de 2006. [Internet] 2006 Nov 14 [cited 2021 Aug 03]. Available from https://www.ans.gov.br/component/legislacao/?view=legislacao&task=TextoLei&format=raw&id=MTExNw==

8. Brasil. Lei Nº 5.764 de 16 de dezembro de 1971. Define a Política Nacional de Cooperativismo, institui o regime jurídico das sociedades cooperativas, e dá outras providências. Diario Oficial da Uniao. 1971 Dec 16. [cited 2021 Mar 03]. Available from: https://www.planalto.gov.br/ccivil_03/leis/l5764.htm

9. Brasil. Lei No. 10.185 de 12 de fevereiro de 2001. Dispõe sobre a especialização das sociedades seguradoras em planos privados de assistência à saúde e dá outras providências. Diario Oficial da Uniao. 2001 Feb 14. [cited 2021 Aug 3]. Available from: http://www.planalto.gov.br/ccivil_03/Leis/LEIS_2001/L10185.htm#:~:text=LEI%20No%2010.185%2C%20DE%2012%20DE%20FEVEREIRO%20DE,assist%C3%AAncia%20%C3%A0%20%20sa%C3%BAde%20e%20d%C3%A1%20outras%20provid%C3%AAncias.

10. Brasil. Lei No. 9961 de 28 de Janeiro de 2000. Cria a Agência Nacional de Saúde Suplementar – ANS e dá outras providências. Diario Oficial da União. 2000 Jan 29. [cited 2021 Aug 11]. Available from: http://www.planalto.gov.br/ccivil_03/Leis/L9961.htm

11. Padrão para Troca de Informação de Saúde Suplementar – TISS. Agência Nacional de Saúde Suplementar [Internet]. ANS [cited 2021 May 31]. Available from http://www.ans.gov.br/prestadores/tiss-troca-de-informacao-de-saude-suplementar

12. Brasil. Lei No. 9.656 de 03 de junho de 1998. Dispõe sobre os planos e seguros privados de assistência à saúde. Diario Oficial da União. 1998 Jun 04; Art 1 (II) [cited 2021 Jun 04]. Available from: https://www.planalto.gov.br/ccivil_03/leis/l9656.htm

13. Agência Nacional de Saúde Suplementar. Resolução da Diretoria Colegiada No. 39 de 27 de outubro de 2000. Dispõe sobre a definição, a segmentação e a classificação das Operadoras de Planos de Assistência à Saúde. [Internet] 2000 Oct 27 [cited 2021 Aug 28]. Available from: http://www.ans.gov.br/index.php?option=com_legislacao&view=legislacao&task=TextoLei&format=raw&id=380

14. Agência Nacional de Saúde Suplementar. Resolução Normativa No. 465 de 24 de fevereiro de 2021. Atualiza o Rol de Procedimentos e Eventos em Saúde que estabelece a cobertura assistencial obrigatória a ser garantida nos planos privados de assistência à saúde contratados a partir de 1º de janeiro de 1999 e naqueles adaptados conforme previsto no artigo 35 da Lei n.º 9.656, de 3 de junho de 1998. Diario Oficial da Uniao. 2021 Mar 02 [cited 2021 Aug 28]. Available from: https://in.gov.br/en/web/dou/-/resolucao-normativa-rn-n-465-de-24-de-fevereiro-de-2021-306209339

15. Brasil. Leiº 9.656 de 03 de junho de 1998. Dispõe sobre os planos e seguros privados de assistência à saúde. Diario Oficial da União. 1998 Jun 04; Art 35-C [cited 2021 Aug 03]. Available from: https://www.planalto.gov.br/ccivil_03/leis/l9656.htm

16. Resolução do Conselho de Saúde Suplementar – CONSU – No. 13 de 03 de novembro de 1998. Dispõe sobre a cobertura do atendimento nos casos de urgência e emergência. Diario Oficial da Uniao. 1998 Nov 4; [cited 2021 Mar 06]. Available from: https://www.normasbrasil.com.br/norma/?id=95828

17. Agência Nacional de Saúde Suplementar. Resolução Normativa No. 195 de 14 de julho de 2009. Dispõe sobre a classificação e características dos planos privados de assistência à saúde, regulamenta a sua contratação, institui a orientação para contratação de planos privados de assistência à saúde e dá outras providências. [Internet] 2009 Jul 14; [cited 2021 May 31]. Available from: http://www.ans.gov.br/component/legislacao/?view=legislacao&task=TextoLei&format=raw&id=MTQ1OA==

Plano de Negócios em Saúde

Antonio André Neto

Introdução

O capítulo descreve, sucintamente, o que é um plano de negócios e sua importância quando se planeja estruturar um novo empreendimento. Será feita uma sinopse dos principais aspectos que esse deve conter e a apresentação de dois casos: o Plano de Negócios para implantação do Hospital Santa Helena, uma versão compacta e o Plano de Negócios para implantação da Clínica de Hemodiálise Pediátrica – NephronPed.

O que é um plano de negócios?

É um roteiro com ações definidas para se aproveitar uma oportunidade comercial. Uma oportunidade de negócios surge, quando o empreendedor ou o intraempreendedor, que é o empreendedor corporativo, identifica uma necessidade ou um desejo não atendido e se propõe a criar um empreendimento, oferecendo um produto ou um serviço para esse fim.

Um Plano de Negócios também pode ser descrito como um roteiro para atingir os objetivos de negócios de uma empresa, com o máximo de eficiência, seja ele uma nova empresa a ser constituída, ou, uma empresa já existente. Ao construir um Plano de Negócios, o empreendedor tem a oportunidade de escrever, de maneira concatenada, as informações que ele próprio e que todos os demais possíveis envolvidos com o futuro negócio, gostariam de conhecer antes de se "aventurar" nesse novo empreendimento.

Assim, o Plano de Negócios pode ser criado para atingir objetivos diferentes. Entre eles podemos citar, criar uma empresa ou divisão, buscar investidores, abrir o capital, estabelecer ações para fazer a empresa crescer, vender, comprar, privatizar ou internacionalizar.

Lançar um novo produto ou serviço, realizar um *spin off* (transformar uma unidade de negócio em uma nova empresa), entre outros.

O ponto de partida para escrever um Plano de Negócios é procurar entender melhor o contexto geográfico, social, econômico e mercadológico dentro do setor onde se pretende atuar. Para isso, o empreendedor deve levar em consideração as ações comerciais no segmento, analisando os possíveis clientes, as empresas concorrentes, os potenciais fornecedores, a disponibilidade de profissionais especializados, o acesso à infraestrutura e a sua capacidade de obter os recursos necessários para a concretização do empreendimento.

Essa pesquisa deve ser feita considerando tanto os fatos passados quanto atuais e buscar prever as tendências do mercado. Ao elaborar o Plano, o empreendedor deve analisar a oportunidade, contemplando todos os seus aspectos tanto os positivos quanto os negativos. Isso por quê, o lucro sempre está associado ao risco do negócio. Por isso, é preciso ter conhecimento antecipado dos possíveis riscos e dificuldades e prever como mitigar os mesmos e como superar as dificuldades.

Como cada Plano de Negócio é único, pois trata do estudo da exploração de uma oportunidade comercial em particular, alguns aspectos relevantes para a reflexão inicial sobre a oportunidade de negócio que se quer explorar são: quais necessidades ou desejos a serem atendidos pelo negócio, o número de potenciais compradores/clientes, os recursos necessários e onde obtê-los.

Outros questionamentos dizem respeito a rentabilidade esperada, as tecnologias e habilidades especiais, o que será necessário para conquistar a confiança nos produtos/serviços da empresa, qual a disponibilidade de produtos e serviços complementares, qual o fluxo de importação/exportação dos produtos ou insumos necessários, as barreiras institucionais e legais e de entrada para novos concorrentes.

Para se elaborar um Plano de Negócios, é necessário recorrer a fontes de informação para pesquisa. Algumas dessas fontes são: Internet (sites do IBGE, ANAPH, ANS, ABRANGE, ANVISA, Secretaria Municipal e Estadual de Saúde, Ministério da Saúde, INTERFARMA, Bireme, Medline, SciELO), Bibliotecas das Faculdades de Medicina, Enfermagem, Saúde Pública e Escolas de Administração em Saúde). Pode-se consultar também empresas especializadas em informações setoriais, associações comerciais, associações de classe, câmaras de comércio, *trading companies*, Sebrae, embaixadas, sites de empresas concorrentes, sites internacionais sobre serviços e produtos similares, ex-colaboradores de concorrentes etc.

O plano deve ser apresentado ou "vendido" a diretoria da empresa, investidores, parceiros comerciais, órgão de governo e clientes, para isso o empreendedor precisa trazer credibilidade com uma boa base de fundamentação, descrevendo com a devida atenção, todas as premissas que deverão assegurar o sucesso do novo empreendimento. O *pitch* (uma apresentação de sucesso) deve conter os mais importantes aspectos da empreitada.

De um modo geral, o Plano de Negócios pode ser estruturado com base nos seguintes capítulos (Cecconello; Avental 2005)[1]:

A estrutura de um plano de negócios

- Sumário executivo.
- A empresa.

- O mercado.
- As operações.
- A organização.
- Potenciais riscos.
- Informes financeiros.
- Cronograma

O sumário executivo

O Sumário Executivo resume os atributos importantes do empreendimento. Esse capítulo inicial tem o objetivo de atrair os leitores alvo, normalmente investidores, ou a direção da empresa, fazendo com que eles se interessem pela oportunidade que os empreendedores querem apresentar. É recomendável limitar o Sumário Executivo a umas poucas páginas, no máximo quatro ou cinco, compreendendo quatro elementos chaves: o empreendimento, o mercado, os recursos necessários e seus usos e os demonstrativos financeiros.

O empreendimento

"O empreendimento" de um plano de negócios é a descrição dos produtos ou serviços de uma empresa e seus atributos chaves. Deve ser descrito de maneira sucinta, como o novo empreendimento obterá uma posição vantajosa no mercado.

Se o Plano de Negócio for sobre uma nova atividade de uma empresa que já existe, pode ser útil descrever o histórico da companhia. Descrever qual é a visão dos empreendedores quanto ao posicionamento da companhia nos próximos 5 anos, ou mais.

O mercado

A descrição sobre a oportunidade de mercado identificada pode ser feita na forma de um plano de marketing resumido, mostrando em que se apoia a habilidade e disposição da empresa em fazer com que clientes paguem pelo seu produto ou serviço.

Utilizar esse espaço para descrever como o novo empreendimento fará com que os clientes-alvo fiquem conscientes e interessados no produto ou serviço e como esse interesse será convertido na ação de compra.

O uso dos recursos

Nessa seção, deve ser descrito o montante dos recursos necessários e os usos que serão dados para esses recursos.

Demonstrativos financeiros

Nessa seção são apresentadas, de modo sintético, as alocações dos recursos ao longo do tempo e o fluxo de caixa previsto para o Empreendimento.

Uma vez apresentado o sumário executivo, o próximo passo é descrever, mais detalhadamente, todos os aspectos do empreendimento, dando ao leitor a oportunidade de conhecer melhor, o que foi resumido na parte inicial.

A empresa

A seção **Empresa** descreve a necessidade que os produtos ou serviços da companhia satisfazem, e como essa se encontra especialmente adequada para entregar suas ofertas, e deve acompanhar a sequência a seguir:

- Qual a Missão, a Visão e os Valores da Empresa.
- Qual será a sua Proposta de Valor: que benefício ela vai entregar para seus clientes, de modo que eles estejam dispostos a pagar por ele.
- Porque ela quer se lançar em um novo empreendimento.
- Quais as barreiras de entrada que a empresa deve enfrentar nas suas ações de conquista de clientes e como irá utilizar seus recursos para superar essas barreiras.
- O Produto ou serviço: descreva com toda clareza do que se trata o seu produto ou seu serviço, especialmente no caso de serviços de saúde, pois isso muitas vezes pode exigir um esforço adicional.
- Vantagem competitiva: até que um produto ou especialmente um novo serviço, seja apresentado no contexto de um mercado, pode ser difícil para terceiros compreenderem suas vantagens. Vantagem competitiva é aquela que só sua empresa tem. Vantagem comparativa é aquela que busca diferenciar seu produto/serviço com base no preço (mais baixo que o da concorrência) ou nos serviços agregados (que na maioria das vezes, não é cobrado dos clientes).

Uma maneira de comunicar essa informação pode ser, p. ex.: uma tabela que compare o desempenho, custo ou outras características com alternativas líderes ou substitutas que já estão no mercado.

O mercado

Nessa seção, procure detalhar, quem são e quantos são os potenciais clientes do novo empreendimento. Quais são seus hábitos atuais, de quem compram atualmente os produtos e os serviços que o novo empreendimento se propõe a oferecer. Detalhe quem são os concorrentes, seus pontos fortes e seus pontos fracos.

As ações de marketing devem responder a cinco questões básicas, o que será feito para que potenciais clientes **fiquem sabendo da existência** do novo produto/serviço.

O que será feito para que os potenciais clientes **se interessem** pelo produto/serviço, o que fazer para que potenciais clientes **possam pagar** pelo produto/serviço.

O que fazer para que potenciais clientes **efetivamente comprem** os produtos/serviços e se fidelizem voltando a comprar.

As operações

Nesse capítulo descreva onde serão estabelecidas as instalações do novo empreendimento, quais as características dessas instalações, os diferenciais técnicos e os benefícios que essas operações oferecerão aos clientes do empreendimento.

A organização

Todo plano deve incluir uma seção dedicada a contar aos leitores sobre a missão, visão e os valores da empresa. A estrutura de recursos humanos que o novo empreendimento terá, e como esses profissionais se encontrarão preparados para conseguir alcançar seus objetivos de negócios.

Crie um organograma e descreva quais serão os profissionais-chaves do empreendimento. Descreva quais serão as competências organizacionais, humanas básicas e do cargo ou função das lideranças a serem buscadas no mercado, a descrição das atividades, como será dará a busca, o desenvolvimento, a avaliação de desempenho e a remuneração. Dutra (2017)[2].

Informe financeiro

Todo plano precisa explicitar com a maior riqueza de detalhes a origem e o destino dos recursos, assim como os resultados esperados. As informações financeiras podem ser apresentadas por meio dos demonstrativos de origem e uso dos recursos, detalhamento de despesas pré-operacionais e o fluxo de caixa previsto para os próximos 5 ou 10 anos.

Potenciais riscos

Muitos empreendedores sentem-se desconfortáveis em mencionar os riscos do empreendimento, quando elaboram um Plano de Negócios. Porém, ao descrever os riscos do negócio e explicitar como esses serão mitigados ele trás credibilidade para seu plano. Alguns dos riscos a serem considerados são as questões de logística, engenharia e construção, financeiras, operacionais, comerciais, políticas e as forças da natureza.

Cronograma

Um cronograma que sumarize os principais eventos e sua importância para a condução do empreendimento é fundamental para a perfeita compreensão e avaliação do plano. Deve constar o cronograma físico e financeiro, o cronograma de gráficos de barra que demonstra o tempo necessário para implementação de cada fase dos projetos.

A seguir, como um exemplo, apresentamos o Plano de Negócios reduzido para a implantação do Hospital Santa Helena, na cidade de Rio Claro – SP. Esse Plano foi elaborado para efeito didático e todas as informações nele descritas são fictícias.

20.1 Plano de Negócios para a Implantação do Hospital Santa Helena, na Cidade de Rio Claro – SP

Antônio André Neto

O empreendimento

O Hospital Santa Helena será instalado na cidade de Rio Claro, para oferecer ao público da rede privada da cidade e da região tanto particular como para operadoras de saúde, uma assistência médica especializada em um ambiente hospitalar confortável e humanizado.

O prédio a ser utilizado já existe e será alugado. O imóvel foi construído pela Almeida Incorporações em regime *Build to Suite*, ou seja, foi construído de acordo com os padrões definidos pelos empreendedores e será alugado ao novo empreendimento por 15 anos.

O novo empreendimento irá equipar e operacionalizar a instalação, a fim de oferecer os serviços de maternidade e enfermaria (30 leitos), Centro cirúrgico (2 salas, 2 leitos de recuperação pós-anestésica) e UTI (3 leitos), além de serviços de RX, ultrassonografia e endoscopia.

O objetivo desse Plano de Negócios é atrair os recursos para a implantação do hospital.

A oportunidade de mercado

A cidade de Rio Claro, localizada no interior de São Paulo, conta com população estimada em 210 mil habitantes, onde existe, atualmente, apenas a Santa Casa de Misericórdia. Esse Hospital Filantrópico possui 80 leitos, compreendidos entre hospital geral, com atendimento secundário, e maternidade.

Rio Claro vem apresentando nos últimos anos um elevado crescimento no índice de desenvolvimento humano (IDH), com expectativa para 2021, na faixa de 0,94, por causa da instalação de empresas nacionais e internacionais de pequeno e médio porte na cidade. Esse fenômeno, a princípio, nos dá a ideia de que ocorrerá o aumento da demanda por serviços especializados na área da saúde, porém não é o que vem ocorrendo.

Os dados da SIA/SUS, de 2019, indicam que, principalmente, para procedimentos de clínica cirúrgica e obstetrícia, os pacientes particulares e de convênios de Rio Claro se programam e optam por frequentar as unidades de saúde da região ao invés da Santa Casa de Misericórdia da cidade. Isso porque a população não dispõe de um hospital particular, com atendimento diferenciado voltado para qualidade, humanização de toda a equipe de colaboradores e com acomodações adequadas principalmente na maternidade.

O Hospital Santa Helena tem por objetivo suprir essa demanda existente, oferecendo qualidade, segurança e comodidade para que a população da cidade e região não precise se deslocar grandes distâncias para usufruir de um serviço médico especializado, oferecido por profissionais competentes e uma infraestrutura de alto nível.

Os recursos necessários e seus usos

O empreendimento necessitará de um investimento inicial de R$ 4.730.000,00, sendo todo integralizado com capital próprio dos sócios-fundadores e de terceiros. Pretende-se usar o valor da seguinte maneira.

Investimentos fixos	
Máquinas e equipamentos	R$ 2.100.000,00
Mobiliário e acessórios	R$ 300.000,00
Computadores e periféricos	R$ 30.000,00
Diferido (gastos pré-operacionais)	R$ 300.000,00
TOTAL	R$ 2.730.000,00
Capital de giro previsto para os primeiros 5 meses do empreendimento	
Aluguel do prédio	R$ 180.000,00
Salários e remunerações	R$ 560.000,00
Insumos	R$ 1.000.000,00
Despesas administrativas e reserva de capital de giro	R$ 260.000,00
Total no período de 5 meses	R$ 2.000.000,00
Investimento total	R$ 4.730.000,00

Fonte: Criação fictícia realizada pelo autor.

Informativo financeiro (projetado)					
	2021	2022	2023	2024	2025
Receita operacional bruta	4.560	6.840	6.840	6.840	6.840
Impostos	228	342	342	342	342
Receita operacional líquida	4.332	6.498	6.498	6.498	6.498
Custos dos serviços vendidos	3.032	4.549	4.549	4.549	4.549
Custos fixos	1.486	2.353	2.353	2.353	2.353
Custos variáveis	1.300	1.950	1.950	1.950	1.950
Depreciação do ativo imobilizado	246	246	246	246	246
Lucro bruto	1.300	1.949	1.949	1.949	1.949
Despesas operacionais	470	701	701	701	701
Despesas financeiras	0	0	0	0	0
Amortização do diferido	30	30	30	30	30
Lucro operacional, antes do imposto de renda e da contribuição social	800	1.218	1.218	1.218	1.218
Imposto de renda e contribuição social	240	378	378	378	378
Lucro líquido do exercício	560	840	840	840	840

Fonte: Criação fictícia realizada pelo autor.

No primeiro ano de funcionamento (2021), supomos que o hospital funcionará com dois terços da capacidade total, que será atingida no ano seguinte (2022).

A empresa

Localizada no interior de São Paulo, Rio Claro conta com população estimada em 210 mil habitantes. Situada às margens da rodovia Anhanguera, distante cerca de 190 km de São Paulo, 110 km de Campinas e 120 km de Ribeirão Preto.

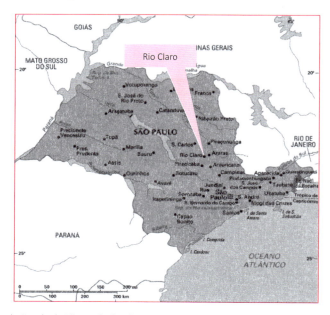

Figura 20.1.1 – *Mapa do Estado de São Paulo: localização de Rio Claro.*
Fonte: www.geogeral.com/.

O produto/serviço

No primeiro momento, esse Hospital disponibilizará:
- Maternidade (6 leitos).
- Enfermaria (24 leitos).
- Centro cirúrgico (2 salas, 2 leitos de recuperação pós-anestésica).
- UTI (3 leitos).
- RX.
- Ultrassonografia.
- Endoscopia.

Após o quarto ano de operação, será iniciado o projeto de expansão dos leitos de enfermaria, maternidade, UTI e centro cirúrgico, bem como a construção de espaços para outros serviços.

O Hospital Santa Helena prestará atendimento à saúde para pacientes que necessitem de cirurgias de urgência e/ou programada por período superior a 24 horas e assistência ao trabalho de parto, parto e puerpério e sistema de alojamento conjunto e leitos para tratamento clínico.

De acordo com a legislação RDC 50, (BRASIL, 2002b)[3], desenvolverá as atividades:

- Realizar atendimento e procedimentos de emergência e urgência.
- Prestar apoio diagnóstico e terapia por 24 horas.
- Executar cirurgias e endoscopias em regime de rotina ou em situações de emergência.
- Realizar endoscopias que requeiram supervisão de médico anestesista.
- Garantir o apoio diagnóstico necessário.
- Realizar partos cirúrgicos.
- Realizar relatórios médicos e de enfermagem e registro de parto.
- Assistir parturientes em trabalho de parto.
- Assistir partos normais.
- Assegurar condições para que acompanhantes das parturientes possam assistir ao pré-parto, parto e pós-parto, a critério médico.
- Proporcionar condições de internar pacientes, em ambientes individuais ou coletivos, conforme faixa etária, patologia, sexo e criticidade dos cuidados.
- Executar e registrar a assistência médica diária.
- Executar e registrar a assistência de enfermagem, administrando as diferentes intervenções sobre o paciente.
- Prestar assistência nutricional e distribuir alimentação a pacientes (em locais específicos ou no leito) e a acompanhantes (quando for o caso).
- Prestar assistência psicológica e social.

O Hospital atenderá as seguintes especialidades:

- Gineco-obstetrícia.
- Clínica-médica.
- Gastroenterologia.
- Cirurgia geral.
- Urologia.

O mercado

A tendência do setor de saúde atualmente é pela diminuição da hospitalização, em função do desenvolvimento tecnológico e científico, assim como de maior conscientização da população com relação a prevenção e a promoção da saúde.

Sabidamente, um hospital pequeno não sobrevive em função dos custos fixos, que, para obtenção de lucro, demanda uma escala mínima.

Com relação aos planos de saúde, o setor passa por dificuldades de gestão estratégica e financeira, em função de custos crescentes, com forte pressão por redução de preços e também pela regulamentação da ANS, que os obriga a ampla cobertura de serviços.

O mercado de Planos de Saúde atende a 59,7 milhões brasileiros, sendo 54,5% em planos coletivos (7 milhões em planos odontológicos), apresentando um crescimento médio de 4,4%, nos últimos 6 anos (2,6% sem a odontologia).

Os Planos de Saúde estão se verticalizando, construindo seus próprios hospitais, visando reduzir custos e seguir a sua própria linha assistencial.

Após análise de todos esses fatores, a solução de um plano viável para um hospital, que em um primeiro momento contará com 35 leitos, é buscar parceria com um forte plano de saúde no mercado brasileiro, especialmente no Estado de São Paulo, mas ainda sem grande atuação em Rio Claro e região.

A concorrência

O Hospital Irmandade da Santa Casa de Misericórdia de Rio Claro foi inaugurado em 20 de dezembro de 1945 e atende usuários do SUS e beneficiários de uma cooperativa que atua fortemente na região.

Capacidade instalada	
Capacidade instalada	117 leitos (não inclui UTI)
Índice potencial de utilização dos leitos	85%
Capacidade planejada de leitos (117 leitos x 85%)	100 leitos
Capacidade planejada de utilização/mês (100 leitos x 30 dias)	3.000 leito/dia
Média de leitos ocupados em 2003	1.943 leitos/dia ocup. = 64,7%
Capacidade ociosa/mês	1.057 leitos/dia

Fonte: Relatório Logos Saúde.

Produção do CC									
MESES	JAN	FEV	MAR	ABR	MAI	JUN	JUL	AGO	SET	TOTAL
SUS	118	105	101	103	112	92	126	144	129	1030
S.C. Saúde	55	51	62	65	56	68	50	60	55	522
Unimed	6	6	9	9	5	13	13	5	7	73
Convênios	7	0	11	1	2	5	6	6	6	44
Particular	2	2	2	4	5	4	6	4	4	33
Total	188	164	185	182	180	182	201	219	201	1702

Fonte: Relatório Logos Saúde

Ambulatório e pronto-socorro											
MESES	JAN	FEV	MAR	ABR	MAI	JUN	JUL	AGO	SET.	TOTAL	MÉDIA/MÊS	%
SUS	4.559	5.081	4.850	5.052	5.154	5.192	4.807	5.434	5.743	45.872	5.097	79,05
S.C. Saúde	1.861	1.262	1.226	1.077	986	1.137	1.298	1.369	1.276	11.492	1.277	19,80
Convênios	33	43	47	56	48	30	41	64	59	421	47	0,73
Unimed	14	15	26	12	20	15	25	12	7	146	16	0,25
Particular	14	4	19	12	0	14	15	6	13	97	11	0,17
Total	6.481	6.405	6.168	6.209	6.208	6.388	6.186	6.885	7.098	58.028	6.448	100

Fonte: Relatório Logos Saúde.

O mercado: plano de marketing

As principais vantagens (diferencial para o cliente):
- **Preço**: compatível com a qualidade e tipo de assistência.
- **Produto**: assistência hospitalar de qualidade em ambiente confortável e humanizado.
- **Promoção**: pesquisas quantitativas e qualitativas, propagandas, marketing direcionado a médicos, empresas e pessoas físicas, seja por redes sociais, contato pessoal, e-mail, internet ou telefone.
- **Pessoas**: colaboradores:
  - Recrutamento e seleção.
  - Treinamento e desenvolvimento.
- **Clientes**:
  - Identificação dos clientes.
  - Classificação quanto: ao potencial, fiéis, não interessantes, de maior valor, de maior valor vitalício, de maior ou menor margem de lucro.
  - Manter aberto canal de comunicação
  - Personalização: conhecer as necessidades e preferências dos clientes, visando a sua fidelidade.
- **Processos**:
  - Roteiro de atividades.
  - Padronização.
  - Customização.
  - Educação (orientação).
  - Envolvimento de clientes/pacientes.
  - Agilidade e rapidez.
  - Eficácia e resolubilidade.

As operações

O Hospital Santa Helena tem por objetivo ser um centro de referência de atendimento hospitalar, com assistência médica especializada, com profissionais atualizados, tecnologia de ponta em um ambiente confortável e humanizado. Essa assistência médica deverá ser sempre aprimorada e diversificada, visando uma constante melhora na qualidade do serviço.

O Hospital Santa Helena será concebido dentro da filosofia de valorização da vida, uma assistência médica especializada e com profissionais altamente atualizados e treinados, para oferecer aos pacientes o que há de mais avançado em tratamento e principalmente na questão da humanização, contando com um elenco de profissionais capacitados para prestar o melhor atendimento aos pacientes e seus familiares.

Por se tratar de um centro hospitalar integrado, os pacientes terão à sua disposição, serviço de emergência, pronto-socorro, pronto atendimento, UTI, maternidade e outros serviços, 24 horas todos os dias.

Área hospitalar e técnica

- Dias/semana ....7 (de 2ª a domingo)
- Horas/dia 24
- Meses/ano 12
- Dias úteis/ano....................365

Administração

- Dias/semana ....5 (de 2ª a 6ª feira)
- Horas/dia 8
- Meses/ano........................12

Área fim

- Enfermagem: responsável pela coordenação geral dos serviços e prestação da assistência de enfermagem.
- Laboratório de Análises Clínicas (terceirizado).

Área meio

- Arquivo médico: responsável pelo arquivamento e controle de prontuários.

A organização

O Hospital Santa Helena será administrado por uma equipe multidisciplinar, sob a liderança do sócio fundador e idealizador desse projeto, o Dr. Renato Portiolli. Para melhor visualizarmos a organização foi feito o seguinte organograma.

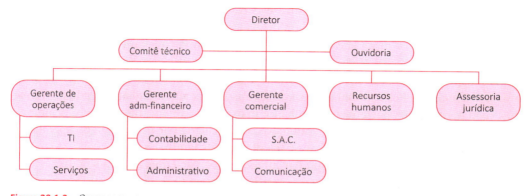

Figura 20.1.2 – *Organograma.*

Área operacional

- Departamento de TI:
  - Comunicação interna.
  - Informática.
- Departamento de serviços:
  - Recepção.
  - Manutenção.
  - Limpeza.
- Departamento assistencial:
  - Médicos.
  - Enfermagem.
  - Fisioterapia (terceirizada).

Área administrativo-financeira

- Departamento administrativo:
  - Faturamento.
  - Estoque/farmácia.
  - Compras.
- Departamento de contabilidade:
  - Contabilidade geral/fiscal.
  - Ativo fixo.
  - Contabilidade gerencial.
- Contas a pagar:
  - Tesouraria.

Área comercial

- Serviço de atendimento ao consumidor.
- Comunicação.
- Marketing.

O Hospital Santa Helena atenderá casos de média complexidade e para isso contará com os seguintes serviços:

- Pronto-socorro P.S./Pronto atendimento P.A.
- Maternidade (alojamento conjunto).
- Unidade de internação.
- Centro de diagnóstico.
- Hospital-Dia.
- Centro cirúrgico.
- Terapia intensiva.

Quanto aos recursos humanos, o hospital irá terceirizar os serviços de segurança, limpeza, nutrição e fisioterapia. Já os demais serviços serão próprios. Salários a serem pagos.

Recursos humanos			
Enfermeira	10	R$ 2.415,75	R$ 24.157,50
Técnico de enfermagem	30	R$ 1.281,16	R$ 38.434,80
Segurança			R$ 4.000,00
Limpeza			R$ 5.000,00
Copeira			R$ 1.500,00
Recepção			R$ 3.200,00
Total			R$ 76.292,30
Provisão férias + 13º			R$ 8.392,15
Encargos			R$ 27.846,69
Total			R$ 112.531,14

Fonte: Dados fictícios criados pelo autor para efeito didático

Efetivo custo com máquinas e equipamentos para iniciar a operação do Hospital Santa Helena			
Ventiladores	5	R$ 45.000,00	R$ 225.000,00
Berço aquecido	2	R$ 5.000,00	R$ 10.000,00
Incubadora de transporte	3	R$ 9.000,00	R$ 27.000,00
Balança	2	R$ 800,00	R$ 1.600,00
Oxímetro de pulso	7	R$ 7.000,00	R$ 49.000,00
Fototerapia	1	R$ 1.500,00	R$ 1.500,00
Bomba de infusão	2	R$ 5.000,00	R$ 10.000,00
Cardioversor	3	R$ 20.000,00	R$ 60.000,00
Carro emergência	4	R$ 5.000,00	R$ 20.000,00
Aparelho de RX portátil	1	R$ 30.000,00	R$ 30.000,00
Carro de anestesia	2	R$ 60.000,00	R$ 120.000,00
Monitor multiparamétrico	4	R$ 40.000,00	R$ 160.000,00
Capnógrafo	2	R$ 7.000,00	R$ 14.000,00
Ventilador de transporte	1	R$ 8.000,00	R$ 8.000,00
Poltronas reclináveis	14	R$ 1.200,00	R$ 16.800,00
Camas	23	R$ 15.000,00	R$ 345.000,00
Cama de UTI	4	R$ 12.000,00	R$ 48.000,00
Mesa cirúrgica	2	R$ 50.000,00	R$ 100.000,00
Cama para recuperação	2	R$ 8.000,00	R$ 16.000,00
Maca	11	R$ 3.000,00	R$ 33.000,00
Foco cirúrgico fixo	2	R$ 20.000,00	R$ 40.000,00
Foco cirúrgico móvel	2	R$ 9.000,00	R$ 18.000,00
Autoclave	2	R$ 60.000,00	R$ 120.000,00
Autoclave vertical	1	R$ 11.100,00	R$ 11.100,00
Aparelho de RX	1	R$ 256.000,00	R$ 256.000,00
Aparelho de ultrassonografia	1	R$ 200.000,00	R$ 200.000,00
Endoscopia	1	R$ 60.000,00	R$ 60.000,00
Mamografia	1	R$ 100.000,00	R$ 100.000,00
Total			R$ 2.100.000,00

Fonte: Dados fictícios criados pelo autor para efeito didático

O Hospital será implantado para atender aos seguintes objetivos

Missão

Promover assistência médica especializada com profissionais atualizados, tecnologia de ponta em um ambiente hospitalar confortável e humanizado.

Visão

Tornar-se referência de atendimento hospitalar na cidade de Rio Claro e região, aprimorando e diversificando a qualidade do serviço.

Valores

- Responsabilidade ética e social.
- Transparência.

Potenciais riscos

Ao mesmo tempo em que a tecnologia trouxe grandes benefícios, até barateando produtos na área automobilística e de eletrônicos, para a saúde vieram embutidos custos superiores ao da inflação, principalmente, em relação à parte diagnóstica e terapêutica.

O custo da saúde teve aumentos substanciais nos últimos anos e entre os motivos apontados, a tecnologia desponta como razão principal. As próteses, como p. ex., os dilatadores cardíacos (*Stents*) fizeram o preço de uma angioplastia sextuplicar em 7 anos. Em 10 anos, o custo de uma diária de UTI teve alta de 90%, sendo que na composição por itens, o maior insuflador foram os medicamentos, com aumento de 170%.

As empresas de saúde têm buscado, cada vez mais, modernizar as práticas da administração, por meio da profissionalização dos colaboradores visando enfrentar os desafios dessa nova era. De acordo com consultores da Deloitte (2021)[4], encontrar novas maneiras de trabalhar, remover gargalos, desenvolver e transformar o ambiente (serviços e cuidados), força de trabalho reinventada, novas parcerias e mercados disruptores emergentes, equidade em saúde, adoção do atendimento virtual, e segurança cibernética são as tendências.

Dessa maneira, o fator decisivo para o sucesso de um empreendimento no segmento de saúde é a qualidade, segurança do cuidado e uma gestão profissionalizada que possa antever as necessidades de curto médio e longo prazo.

Forças e fraquezas

Pontos fortes do hospital

- Corpo clínico.
- Especialidades médicas.
- Divulgação científica.
- Recursos financeiros.
- Recursos humanos.
- Hotelaria.

Pontos fracos

- Falta de tradição regional na área de saúde.
- Hospital com pequeno número de leitos.

Ameaças

- Restrição ao crédito.
- Política salarial.
- Sindicato dos empregados.
- Preços dos fornecedores.
- Convênios e contratos.
- Restrições a importações.
- Atual situação econômico-financeira.
- Classe médica altamente politizada, com formação de cartéis.
- ANVISA.

Oportunidades

- Diferencial de serviços.
- Treinamento contínuo dos colaboradores.
- Política salarial.
- Facilidade de recursos.
- Contratos e convênios.
- Oferta de Instalações adequadas para a boa prática da medicina.
- Carência de oferta de serviços para as classes A e B.
- Amplo terreno com possibilidade de expansão.
- Incentivos da Prefeitura Municipal.

Vantagens comparativas

- Qualidade do produto/serviço.
- Qualidade assistencial.
- Conceito do corpo-clínico.
- Qualidade da hotelaria.
- Equipamentos.
- Tecnologia.
- Preços dos serviços.
- Preços dos honorários.
- Facilidades de pagamentos.
- Nicho de mercado (falta de concorrentes).

Informes financeiros

O empreendimento necessitará de um investimento inicial de R$ 4.730.000,00, sendo todo integralizado com capital próprio dos sócios-fundadores. Pretende-se usar o valor da seguinte maneira.

Investimento inicial e capital de giro	
INVESTIMENTOS FIXOS	
Máquinas e equipamentos	R$ 2.100.000,00
Mobiliário e acessórios	R$ 300.000,00
Computadores e periféricos	R$ 30.000,00
Diferido (gastos pré-operacionais)	R$ 300.000,00
Total	R$ 2.730.000,00
CAPITAL DE GIRO (MENSAL)	
Aluguel do prédio	R$ 36.000,00
Salários e remunerações	R$ 112.000,00
Insumos	R$ 200.000,00
Despesas administrativas e reserva	R$ 52.000,00
Total Mensal	R$ 400.000,00
Total no período de 5 meses	R$ 2.000.000,00
Investimento total	R$ 4.730.000,00

Fonte: Dados fictícios criados pelo autor para efeito didático.

As receitas operacionais brutas foram projetadas com base em pesquisas de opinião, dados da Santa Casa de Misericórdia de Rio Claro e na demanda existente pelos serviços de saúde na cidade e na região.

Os custos fixos incluem o aluguel do imóvel, salários e remunerações, água, energia elétrica e materiais. Fazem parte dos custos variáveis, gastos com mão de obra direta, matéria-prima, entre outros que variam conforme a produção dos serviços. Estima-se que, em média, os custos dos serviços prestados representem de 60% a 70% do valor de venda.

As despesas operacionais estão relacionadas à mão de obra e despesas administrativas, incluindo também gastos com telefone.

Na depreciação do ativo imobilizado, considerou-se uma taxa de 10% a.a. para máquinas, equipamentos, mobiliários e acessórios e uma taxa de 20% a.a. para computadores e periféricos.

Sobre a receita operacional bruta, considerou-se a incidência de ISS igual a 5%. Sobre o lucro, estimamos contribuição social de 8%, imposto de renda de 15% e um adicional de 10% sobre a parcela desse lucro que exceder R$ 240.000,00/ano.

Estimamos uma taxa interna de retorno (TIR) de 25,8% e um *payback* de 3,9 anos, considerando apenas o investimento inicial de R$ 2.730.000,00 em investimentos fixos e os fluxos de caixas projetados para o investimento. No balanço patrimonial, não foram projetados eventos de distribuição de dividendos.

Demonstrativo de resultados (em R$ 1.000,00)					
	2021	2022	2023	2024	2025
Receita operacional bruta	4.560	6.840	6.840	6.840	6.840
Impostos	228	342	342	342	342
Receita operacional líquida	4.332	6.498	6.498	6.498	6.498
Custos dos serviços vendidos	3.032	4.549	4.549	4.549	4.549
Custos fixos	1.486	2.353	2.353	2.353	2.353
Custos variáveis	1.300	1.950	1.950	1.950	1.950
Depreciação do ativo imobilizado	246	246	246	246	246
Lucro bruto	1.300	1.949	1.949	1.949	1.949
Despesas operacionais	470	701	701	701	701
Comerciais, gerais e administrativas	470	701	701	701	701
Despesas financeiras	0	0	0	0	0
Amortização do diferido	30	30	30	30	30
Lucro operacional, antes do imposto de renda e da contribuição social	800	1.218	1.218	1.218	1.218
Imposto de renda e contribuição social	240	378	378	378	378
Lucro líquido do exercício	560	840	840	840	840

Fonte: Dados fictícios criados pelo autor para efeito didático

Fluxo de caixa (em R$ 1.000,00)						
	2021	2022	2023	2024	2025	2026
Entradas	2.730	836	1.116	1.116	1.116	1.116
Lucros após impostos	–	560	840	840	840	840
Depreciação	–	246	246	246	246	246
Amortização do diferido	–	30	30	30	30	30
Aporte de capital/financiamentos	2.730	–	–	–	–	–
Realização do ativo imobilizado	–	–	–	–	–	–
Saídas	2.730	–	–	–	–	–
Investimentos	2.730	–	–	–	–	–

Continua...

Continuação

Fluxo de caixa (em R$ 1.000,00)						
	2021	2022	2023	2024	2025	2026
Amortização dos financiamentos	–	–	–	–	–	–
Saldo do período	–	836	1.116	1.116	1.116	1.116
Saldo inicial	–	0	836	1.952	3.068	4.184
Saldo final	–	836	1.952	3.068	4.184	5.300
Taxa interna de retorno			25,8%			
Payback			3,9 anos			

Fonte: Dados fictícios criados pelo autor para efeito didático

Balanço patrimonial (em R$ 1.000,00)						
	2021	2022	2023	2024	2025	2026
Ativo	4.730	9.504	10.575	11.415	12.255	13.095
Circulante	–	7.050	8.397	9.513	10.629	11.745
Disponível	2.000	2.836	3.952	5.068	6.184	7.300
Contas a receber	–	1.814	2.045	2.045	2.045	2.045
Estoques	–	2.400	2.400	2.400	2.400	2.400
Realizável a longo prazo	–	–	–	–	–	–
Permanente	2.730	2.454	2.178	1.902	1.626	1.350
Investimentos	–	–	–	–	–	–
Imobilizado	2.430	2.184	1.938	1.692	1.446	1.200
Diferido	300	270	240	210	180	150
Passivo	4.730	9.504	10.575	11.415	12.255	13.095
Circulante	–	4.214	4.445	4.445	4.445	4.445
Fornecedores	–	2.400	2.400	2.400	2.400	2.400
Contas a pagar	–	1.814	2.045	2.045	2.045	2.045
Empréstimos e financiamentos	–	–	–	–	–	–
Exigível a longo prazo	–	–	–	–	–	–
Empréstimos e financiamentos	–	–	–	–	–	–
Patrimônio líquido	4.730	5.290	6.130	6.970	7.810	8.650
Capital social	4.730	4.730	4.730	4.730	4.730	4.730
Lucros (Prejuízos) acumulados	–	560	1.400	2.240	3.080	3.920

Fonte: Dados fictícios criados pelo autor para efeito didático

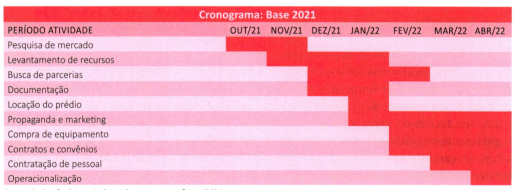

Cronograma: Base 2021							
PERÍODO ATIVIDADE	OUT/21	NOV/21	DEZ/21	JAN/22	FEV/22	MAR/22	ABR/22
Pesquisa de mercado							
Levantamento de recursos							
Busca de parcerias							
Documentação							
Locação do prédio							
Propaganda e marketing							
Compra de equipamento							
Contratos e convênios							
Contratação de pessoal							
Operacionalização							

Fonte: Dados fictícios criados pelo autor para efeito didático

Referências bibliográficas

1. Cecconello AR, Ajzental A. A construção do plano de negócios. São Paulo.Saraiva;2008.
2. Dutra J. Competências- conceitos, instrumentos e experiência. São Paulo. Editora Atlas 2.ed.;2017.
3. Resolução-RDC N. 50, de 21 de fevereiro de 2002. Site:http://portal.anvisa. gov.br/wps/wcm/connect/ca36b200474597459fc8df3fbc4c6735/RDC+N%C2%BA.+50,+DE+21+DE+FEVEREIRO+DE+2002.pdf?MOD=AJPERES.
4. Delloitte Perspectivas globais para o setor de saúde 2021 :Estabelecendo uma base para o futuro, disponível em https://www2.deloitte.com/content/dam/Deloitte/br/Documents/life-sciences-health-care/perspectivas-globais-setor-saude-infografico.pdf, consultado em 08/09/2021 às 09:55h.

20.2 Plano de Negócio: Clínica de Hemodiálise Pediátrica

Marcelo Moreira dos Santos
Coordenadora: Adriana Maria André
Orientadora: Alessandra H.V. Miyazaki
Revisão: Fernando dos Reis Pirajá

Resumo dos principais pontos do Plano de Negócio

Esse trabalho apresenta um Plano de Negócios para uma clínica de Hemodiálise Pediátrica, trazendo uma proposta inovadora, que terá como diferencial o seu atendimento especializado ao público infantil na cidade de São Paulo, se tornando uma referência do ramo e contará com equipamentos de alta tecnologia, profissionais renomados e com parcerias públicas e privadas para atendimento.

As seções desse trabalho estão divididas em: definição do negócio, público-alvo, produtos e serviços, preço, diferenciais competitivos, fornecedores, concorrência, local, análise SWOT, recursos humanos, demonstrativos financeiros, projeções para o futuro e anexos.

Dados do negócio

A clínica contará com 30 pontos de hemodiálise e profissionais especializados para fornecer uma assistência de excelência e de qualidade, responsável técnico médico e enfermeiro, equipe de limpeza treinada para atender a demanda. Todo o projeto será com base nas normas da Agência Nacional de Vigilância Sanitária – ANVISA (2009)[1] e das Resoluções da Diretoria Colegiada – RDC vigentes, que são uma série de normas regulamentares, cujo objetivo é atribuir responsabilidades a empresas e profissionais, a fim de garantir as boas práticas mantendo os padrões de qualidade dos produtos e serviços destinados à saúde da população e leis que abrangem o ramo de negócio a fim de estabelecer-se de acordo com as regras necessárias.

A clínica terá: estacionamento, recepção, consultório; área para prescrição médica; posto de enfermagem; sala de recuperação e atendimento de emergência; área para guardar os pertences dos pacientes; área para registro e arquivamento de documentos e prontuários, sala de espera para pacientes e acompanhantes, contendo armários para guardar pertences pessoais dos mesmos; sala de utilidades; sanitários para pacientes e deficientes físicos; sanitários para funcionários; depósito para material de limpeza e outro para almoxarifado; área de funcionários (alimentação – copa, vestiário, guarda-volumes); área de maca e cadeira de rodas; sala de hemodiálise com área e pia exclusiva para lavagem de fístulas (FAV); sala de hemodiálise para pacientes com sorologia positiva para hepatite B ou com isolamento de contato, aerossol ou gotículas; – sala para processamento dos dialisadores; sala do Sistema de Tratamento e Distribuição de Água para Hemodiálise (STDAH); sala de treinamento para pacientes e sala de diálise peritoneal.

O atendimento ocorrerá de segunda a sábado, das 06:00 às 21:30 horas e aos domingos terá a equipe de plantão em caso de urgência/emergência que será acionada em sob demanda.

Setor de atividades

A área de atuação é da saúde, voltada ao acompanhamento ambulatorial de pacientes com lesão renal aguda (LRA) ou doença renal crônica (DRC) e a realização de hemodiálise ambulatorial especializada em pacientes pediátricos.

Valor a ser investido

- Valor para compra de 30 máquinas e equipamentos: R$ 1.500.000,00.
- Valor mensal para aluguel: R$ 20.000,00.
- Valor das adaptações necessárias para a clínica: R$ 100.000,00.
- Valor mensal com funcionários: R$ 189.100,00.
- 02 Recepcionistas: R$ 2.600,00.
- 01 Médico RT (responsável técnico): R$ 15.000,00.
- 04 Médicos: R$ 40.000,00.
- 01 Enfermeiro RT (responsável técnico): R$ 10.000,00.
- 05 Enfermeiros: R$ 25.000,00.
- 01 Farmacêutico: R$ 5.000,00.
- 01 Psicólogo: R$ 3.000,00.
- 01 Nutricionista: R$ 3.000,00.
- 01 Assistente Social: R$ 3.000,00.
- 23 Técnico de enfermagem: R$ 57.500,00.
- 04 Auxiliares de Farmácia: R$ 8.000,00.
- 03 Auxiliares Administrativos: R$ 6.000,00.
- 04 Auxiliares de serviços gerais: R$ 6.000,00.

- 02 Seguranças: R$ 2.000,00.
- 01 Contador: R$ 3.000,00.
- Despesas com consumos (Limpeza, água, luz, internet e telefone): R$ 15.000,00.
- Despesas com medicamentos: R$ 10.000,00.
- Despesas de manutenção: R$ 1.000,00.
- Despesas para abertura da empresa (alvará, CNPJ etc.): R$ 1.500,00.
- Sistema de Tratamento e Distribuição de Água para Hemodiálise (STDAH): R$ 200.000,00.
- Valor para caixa: R$ 700.000,00 (aproximadamente 3 meses de despesas fixas).
- Valor total para investimento e manter-se por 6 meses = R$ 3.000.000,00.

Fonte de recursos

Serão obtidos por meio dos seus dez sócios, que arcarão por meio de recursos próprios (capital próprio) para iniciação da clínica.

Conceito do negócio

Análise de oportunidade

Há uma necessidade crescente de mais centros de tratamento, e melhores provisões de cuidados de saúde, para pacientes pediátricos que precisam de assistência médica em nossa comunidade.

A doença renal crônica (DRC) tem apresentado aumento e prevalência na população pediátrica, se tornando essencial considerar e explorar as opções de adicionar um centro de tratamento especializado, que ajudará o tratamento renal substitutivo (TRS) em crianças e adolescentes, ofertando qualidade no atendimento, terapia individualizada e conforto.

Os centros de hemodiálise fornecem tratamento médico para DRC em estágio V da doença, segundo a Kidney Disease Improving Global Outcomes – KDIGO (2012)[3], causada, principalmente, por doenças crônicas como: diabetes, glomerulonefrites, hipertensão, infecção, obstrução do sistema urinário (pedras nos rins), tumores malignos, entre outros.

A necessidade de centros de hemodiálise está aumentando à medida que aumenta a incidência de pessoas que desenvolvem a doença que leva à insuficiência renal, que pode ser aguda ou crônica. O Censo Brasileiro de Diálise (Braz. J. Nephrol. 2020)[4] realizou análise dos dados da década de 2009 a 2018, sendo evidenciado que tivemos um crescimento significativo de 200% no número de pacientes que realizam diálise. No ano de 2000, era um total de 42.695 pacientes em diálise crônica e no ano de 2018, esse número mais que triplicou indo para 133.464 pacientes em terapia.

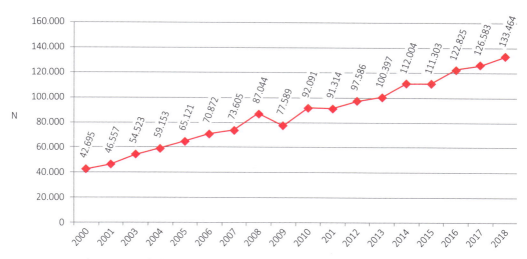

Figura 20.2.1 – *Número estimado de pacientes em diálise crônica por ano.*
Fonte: Neves *et al*. 2020.

Desses pacientes em terapia dialítica crônica, 92,2% realizam tratamento de hemodiálise (HD) e 7,8% realizam diálise peritoneal (DP).

A incidência varia de acordo com o país e a definição utilizada, com escassez de dados em países em desenvolvimento e descrição das formas mais graves nos registros existentes. O registro italiano relata incidência de 12,1 crianças/milhão de população pediátrica/ano se considerada TFG (taxa de filtração glomerular) < 75 mL/min/1,73 m². A incidência em diversos estudos varia de 3,1 a 13 casos por milhão de população com idade compatível (pmpic) por ano se TFG < 30 mL/min/1,73 m². Dados brasileiros de crianças que iniciaram diálise crônica apontam para a prevalência de 20 casos e incidência de 6,6 casos pmpic no ano de 2012. No lactente não há definição de DRC estabelecida, pois atingem os valores de TFG comparáveis aos adultos apenas aos 2 anos de idade, Sociedade Brasileira de Nefrologia – SBN (Documento Científico, 2019-2021)[5].

Além disso, são essenciais e fundamentais as melhorias nas tecnologias de hemodiálise, cuidados especializados e medicamentos relacionados, possibilitando que os pacientes em hemodiálise vivam mais tempo, retornem a sua rotina e consigam realizar o transplante ou converter a lesão renal aguda. Lembrando que o transplante é um tratamento e não a cura da doença.

Produtos e serviços

A hemodiálise utiliza uma máquina, que juntamente com todos os sistemas interligados, realiza o papel dos rins, tendo como principal item, o dialisador, mais conhecido como "rim artificial". O filtro capilar (dialisador) realiza a remoção de produtos finais do metabolismo que estão em circulação na corrente sanguínea, p. ex.: ácido úrico, ureia e creatinina. Por meio de uma filtragem direta, os resíduos são eliminados. A máquina é conectada ao paciente por um acesso vascular, que pode ser uma fístula arteriovenosa (FAV) ou *shunt* FAV-PTFE (enxerto ou prótese de PTFE – politetrafluoroetileno expandido – utilizado em pacientes que não tem condições vascular para realização da FAV ou teve FAV prejudicada), geralmente no antebraço, ou um cateter permanente no tórax.

Um par de agulhas é utilizada para punção da FAV usada como acesso. O sangue é levado do local de acesso do paciente por meio de uma bomba de sangue do equipamento e passa por um sistema de filtragem, composto por um hemofiltro especial ou dialisador capilar que é banhado com a solução de dialisato (composta por água tratada da osmose, solução de banho ácida e básica, essa solução é responsável pela filtragem do sangue que passa no capilar) e, em seguida, devolvido ao paciente por meio de uma segunda agulha colocada próxima à primeira no antebraço. O processo dura em média 4 horas e é repetido três vezes por semana. No paciente pediátrico, devido ao menor tempo de espera na fila de transplante (8 meses – 2 anos), e a falta de opção de acesso vascular, a prioridade é a passagem de cateter de venoso permanente. Dialisato é a solução obtida após diluição do Concentrado Polieletrolíticos para Hemodiálise (CPHD) juntamente com a solução de Bicarbonato de Sódio 8,4%, na proporção adequada para uso.

BMC (*business model canvas*)

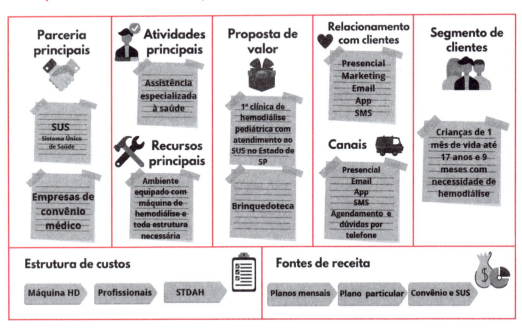

Fonte: Autoria do aluno Marcelo Moreira dos Santos, 2020.

Mercado e competidores – análise externa

Análise setorial

Existem vastas oportunidades de negócios no setor de prática médica, sendo que um centro de terapia renal substitutiva especializado em pacientes pediátricos é uma delas.

Atualmente, a população em diálise cresce, em média, 8% ao ano, no Brasil, de acordo com a Sociedade Brasileira de Nefrologia (Sírio-Libanês, 2019)[6].

Em um estudo recente realizado no estado de São Paulo, encontrou um resultado de 23,4 casos pmpic, porém os próprios autores ressaltam de que os dados podem estar subestimados, pois é notoriamente inferior aos valores descritos por outras regiões do mundo: Estados Unidos prevalência de 85 casos pmpic, Europa 65 casos pmpic, Nova Zelândia e Austrália 50 casos pmpic. (Belangero; 2015)[7]

Um ponto de atenção, é que além da falha de locais especializados e a falta de profissionais qualificados para esses pacientes é grande no Brasil, por isso devemos incentivar os treinamentos e cursos de capacitação dos mesmos.

Atualmente não temos a nível nacional um local especializado para atendimento desse nicho de pacientes, a única unidade com este perfil está localizada na cidade de São Paulo mas não é conveniada conveniada ao Sistema Único de Saúde (SUS), sendo essa portanto, uma grande oportunidade de negócio.

Principais concorrentes

Foram localizadas 23 clínicas que oferecem serviços de hemodiálise na cidade de São Paulo, e os hospitais locais que oferecem esse tipo de terapia dialítica tanto para paciente crônico (DRC) quanto para paciente com lesão renal aguda (LRA) e, apenas uma única clínica especializada em nefropediatria na cidade de São Paulo no bairro de Higienópolis.

Estudo dos clientes

- **1º passo**: identificando as características gerais dos clientes:
  - Pessoas físicas.
  - Idade de 1 mês de vida a 17 anos e 9 meses.
  - Moradores de São Paulo ou cidades vizinhas.
  - Estudantes.
- **2º passo**: identificando os interesses e comportamentos dos clientes:
  - A sessão de hemodiálise é necessária no mínimo três vezes por semana, com uma duração de 3 a 4 horas por dia. Conforme alteração hidreletrolítica ou hipervolemia (ganho de peso excessivo, acúmulo de líquido entre as sessões de hemodiálise) será realizada sessão extra conforme prescrição médica.

- **3º passo:** identificando seus problemas e as soluções propostas bem como o benefício ao cliente:
  - A hemodiálise é um procedimento fundamental para manter a qualidade de vida e crescimento/desenvolvimento das crianças e adolescentes, realizando a substituição da função renal que se encontra prejudicada, por meio de um tratamento específico e de excelência e qualidade. Diminuindo bruscamente a mortalidade, proporcionando e aumentando a probabilidade de realização do transplante renal e retorno para rotina em suas casas e sociedade.
- **4º passo:** identificando onde estão os seus clientes:
  - Estima-se que no Brasil existem 2.587 crianças e adolescentes (de 1 a 18 anos) em tratamento de hemodiálise, no entanto, por não ser uma doença de notificação compulsória, ainda não existem dados específicos nem estudos que apontem a incidência correta no estado de São Paulo. A maioria dos serviços que prestam atendimento do paciente com DRC, está vinculada as operadoras de saúde e ao plano particular, não tendo referência de tratamento especializado ao paciente do SUS.
- **5º passo:** projeção de vendas em volume:
  - Espera-se ter 180 pacientes fixos na clínica. Por dia terá capacidade para atender 90 pacientes, que serão divididos em dois grupos: segunda, quarta e sexta e o segundo grupo: terça, quinta e sábado, será dividido em três turnos: primeiro turno das 7h às 11h, segundo turno das 12h às 16h e terceiro turno das 17h às 21h. Cada máquina irá atender três pacientes por dia.
  - Referente a consultas médicas para os paciente de acompanhamento ambulatorial/conservador, estima-se inicialmente, atendimento de 20 pacientes por dia. Com o aumento da divulgação, novos acordos e contratos, poderá chegar ao máximo de 50 consultas por dia.

Estudo dos concorrentes

No Estado de São Paulo, na região central foram localizados 23 concorrentes, todos com ambulatório e clínica de hemodiálise, porém, apenas uma clínica apresenta indicadores de atendimento ao paciente renal pediátrico, todas as demais com dados de atendimento ao paciente adulto. A seguir alguns desses concorrentes:

- **Concorrente A:** Localizada no centro de São Paulo. Possui uma equipe multiprofissional composta por médicos, enfermeiros, nutricionistas, psicólogos e assistentes sociais. Mostra atender aos requisitos de qualidade requeridos. A empresa possui além de médicos especialistas em nefrologia, um nefropediatra e um psiquiatra com enfoque em pacientes renais.

Os métodos disponíveis são: hemodiálise convencional; diálise peritoneal; hemodiafiltração e hemodiálise incremental. A equipe oferece consultas, orientações nutricionais e suporte multiprofissional. Além disso, aceita convênios com diversas operadoras para realizar hemodiálise e consultas ambulatoriais.

A mesma atende pacientes pediátricos agudo (LRA) em um hospital privado de referência na cidade de São Paulo, porém somente pacientes acima de 12 anos, os profissionais nefrologistas não têm experiência com crianças com idade abaixo de 12 anos e RN (recém-nascido).

- **Concorrente B:** Localizada na cidade de São Paulo, nos bairros Aclimação e Santana e no litoral norte no município de Jacareí. É uma empresa de prestação de serviços médicos que atua desde 1989, especializada no gerenciamento e tratamento da doença renal em todas suas fases, desde o atendimento conservador, passando pela diálise até o transplante renal.

A empresa tem três unidades no Estado de São Paulo e atende mais de 700 pacientes de hemodiálise crônica, e cerca de 150 pacientes em diálise peritoneal. A mesma alega que que realiza aproximadamente 200 (duzentas) sessões de diálise de pacientes agudos (internados). Atende ainda cerca de 350 (trezentos e cinquenta) consultas por mês de pacientes transplantados, tendo realizado mais de 500 (quinhentos) transplantes renais com doadores vivos e doadores falecidos. Desenvolve ações em conjunto com as secretarias de saúde para a prevenção e recuperação de doenças renais crônicas. Tratamentos realizados pelo grupo: Hemodiálise e todas as suas variantes, diálise peritoneal, consultas médicas e transplante renal.

A *expertise* está focada em pacientes adultos, porém não teve nenhum relato de diálise em crianças com idade abaixo de 17 anos. Para alguns pacientes a clínica fica mais próxima da sua residência, porém dependendo da idade do mesmo, o tratamento deverá ser direcionado para um centro especializado.

- **Concorrente C:** Localizada na Zona Sul de São Paulo, no bairro do Brooklin. A empresa conta com uma infraestrutura completa para a realização de tratamentos hemodialíticos de alta complexidade, utilizando equipamentos de última geração, que garantem segurança, eficiência e qualidade durante todo o procedimento.

Atualmente a clínica tem capacidade de atender 180 pacientes crônicos, além dos serviços prestados para tratamentos de agudos (internados).

A clínica tem como nicho o público adulto, eventualmente no seu histórico atendeu pacientes com lesão renal aguda com perfil de adolescente e não pediátrico.

- **Concorrente D:** Localizada na região central de São Paulo, no bairro de Higienópolis. É uma empresa especializada em assistência nefrológica, que atua há 38 anos no mercado, sendo responsável pelo serviço de terapia renal substitutiva adulto, pediátrico, crônico e agudo de um importante hospital geral privado nesse bairro.

Realizam atendimento a recém-nascido (RN) e a crianças de diversas idades, porém só atendem pacientes particulares ou de convênio. Atualmente tem em terapia renal substitutiva 151 pacientes, sendo 81% pacientes convênio, 12% filantropia, 5% sus e 2% particular.

Foi a primeira empresa no Brasil a ter uma unidade exclusiva pediátrica, com atuação há 20 anos.Atualmente é a principal unidade pediátrica com atendimento privado no Brasil, com resultados clínicos comparados com a literatura mundial e foco em crianças de baixo peso.

No momento presente há 44 crianças, sendo 33 em Programa de hemodiálise diária e 11 em hemodiálise convencional, das quais aproximadamente 80,0% com peso corpóreo abaixo de 15 kg (projeto baixo peso).

A empresa – recursos e competências – análise interna

O negócio

Clínica nefrológica voltada ao cuidado especializado ao paciente com lesão renal aguda ou insuficiência renal crônica e hemodiálise pediátrica.

Nome da empresa: NephronPed – Clínica especializada em nefrologia pediátrica.

Logo da clínica

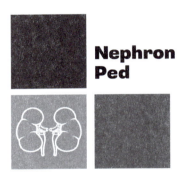

CLÍNICA ESPECIALIZADA EM
NEFROLOGIA PEDIÁTRICA

Fonte: Autoria do aluno Marcelo Moreira dos Santos,2020.

Nossa missão

Fornecer a melhor assistência nos serviços especializados em TRS (Tratamento Renal Substitutivo) para crianças e adolescentes e assim garantir a saúde e o bem-estar de nossos pacientes.

Nossos valores

Respeitar a individualidade de cada paciente, assegurando relacionamentos médico – assistenciais solidários e humanizados. Atuar de maneira ética, segura e responsável. Possibilitar a valorização pessoal e profissional dos nossos colaboradores a partir do desenvolvimento e inovação.

Nossa visão

Ser referência na prestação de serviços especializados de hemodiálise pediátrica.

Layout ou arranjo físico

Para o *layout*, é muito importante criar zonas, estritamente separadas, para consultas e terapias. Serão de uso comum, a entrada da clínica e a recepção onde será realizado o direcionamento por meio da recepcionista.

Existem entradas separadas para abastecimento, cozinha e pessoal. Na figura a seguir é possível ver o arranjo físico, onde se pode perceber que o posto de enfermagem deve ter uma linha visual clara de observação de cada posto do paciente e de cada entrada do banheiro do paciente, conforme descrito na RDC n° 154 (2009)[12]. Cada posto de enfermagem deve observar no máximo dez boxes de pacientes. Quando vários postos de enfermagem são necessários, eles devem ser organizados para que cada um observe uma parte igual das postos de diálise possível.

Arranjo físico – 1

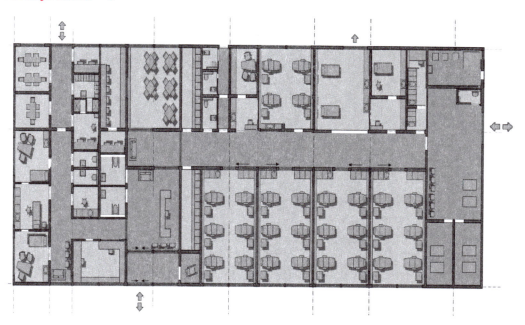

Fonte: Autoria do aluno Marcelo Moreira dos Santos,2020.

Em seguida, estão representados quatro fluxos na mesma planta: onde estão apontados a entrada diferenciada para equipe, pacientes, salas de espera e descanso, tratamento de água (STDAH), farmácia, salas de atendimento de emergência, entre outros fluxos.

335

Arranjo físico – 2

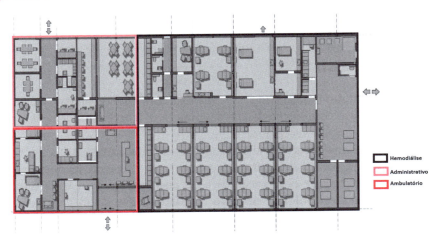

Fonte: Autoria do aluno Marcelo Moreira dos Santos,2020.

Arranjo físico – 3

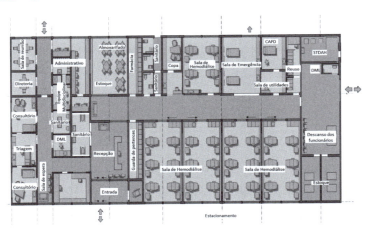

Fonte: Autoria do aluno Marcelo Moreira dos Santos,2020.

Processos operacionais

Primeiramente serão encomendadas as máquinas de hemodiálise, e iniciadas as obras para adaptação do local, como infraestrutura para STDAH, sala de hemodiálise, e demais áreas já citadas na introdução.

Além disso, serão iniciados processos seletivos em busca de profissionais capacitados para cada área da empresa. Após a obra, serão encomendados os medicamentos necessários, e equipamentos como sofás, poltronas de pacientes, sala de espera, recepção, entre outras.

Entre o processo de finalização da clínica, iniciaremos o processo de licitação junto à prefeitura e busca de parceria com os planos de saúde que serão aceitos. Com a clínica pronta, colocaremos em prática o planejamento de marketing para lançar a empresa e atingir os objetivos propostos.

Com alvará liberado, iniciaremos os agendamentos via telefone, presencial e pelo site que estará em desenvolvimento.

Gestão de pessoas

A clínica contará com o médico responsável técnico que terá responsabilidade sobre a equipe médica e equipe multidisciplinar (Assistente Social, Nutricionista e Psicólogo), e o Enfermeiro responsável técnico irá gerenciar a equipe de enfermagem e técnicos de enfermagem.

Os setores de limpeza, recepção, farmácia, assistência social e contabilidade ficarão sob responsabilidade do Diretor Técnico.

Sob a responsabilidade do Diretor Administrativo estarão os setores: Financeiro, Faturamento, Auditoria, Comercial, RH, Contabilidade, Marketing e TI.

Os benefícios oferecidos aos funcionários serão: vale transporte, vale refeição, plano odontológico e de saúde. Com relação à remuneração, os colaboradores serão registrados em regime de CLT (Consolidação das Leis do Trabalho), ou seja, contarão com os benefícios de FGTS (Fundo de Garantia do Tempo de Serviço), décimo terceiro, e no final do ano PPR, que é o Programa de Participação de Resultados, uma maneira de remuneração estratégica caracterizada pela participação dos trabalhadores nos lucros ou resultados da empresa.

Um fator importante a ressaltar é que, primeiramente os funcionários serão contratados em regime de experiência por meio de um contrato de 3 meses, durante esse período terão direito ao salário, só tendo acesso aos demais benefícios após esse período, evitando o aumento de custos com desligamento.

Todos os colaboradores passarão por treinamento antes de iniciarem as atividades, especialmente para as áreas que não são da saúde, para aprenderem a realizar primeiros socorros, e compreenderem sobre a doença e seus tratamentos. Os profissionais médicos, enfermeiros e técnicos de enfermagem serão treinados no programa de educação continuada da clínica a cada 6 meses, para orientar sobre novos tratamentos, novas tecnologias, processos de qualidade, prevenção de riscos e acidentes.

Organização

Contratação

A NephronPed – Clínica especializada em nefrologia pediátrica, contará com dois modelos de remuneração dos colaboradores, CLT – Consolidação das leis do Trabalho e PJ – Pessoa Jurídica. Os profissionais médicos irão receber em regime de PJ e os demais profissionais (equipe multidisciplinar, administrativos, assistencial, TI, limpeza, copa, marketing, jurídico e financeiro) irão receber em regime de CLT.

Organograma

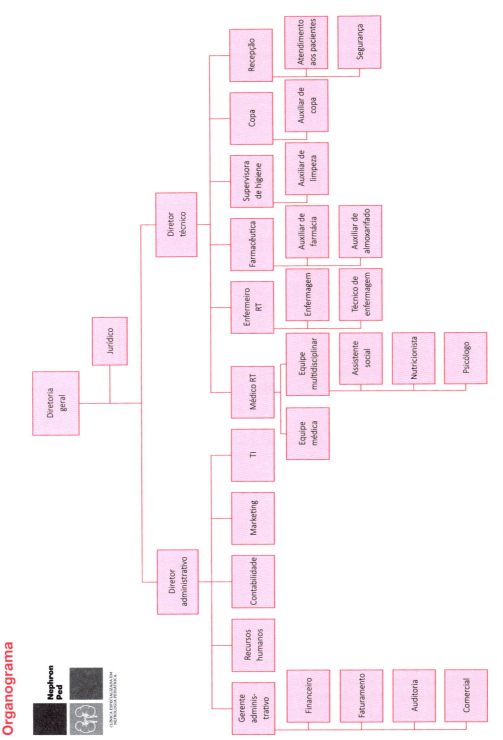

Fonte: Autoria do aluno Marcelo Moreira dos Santos, 2020.

Descrição de cargo

Deve constar o cargo, subordinação, os requisitos e competências de acesso (competências humanas básicas e do cargo/função), assim como a descrição da atividade. A seguir, um exemplo:

- Diretor Médico Executivo/Técnico – Clínica Especializada em Nefrologia Pediátrica.

Identificação

- **Superintendência/Gerência**: Diretor Médico Executivo/Técnico Hemodiálise.
- **Setor**: Unidade de Nefrologia e Diálise Pediátrica (NephronPed).
- **Reporte hierárquico**: Diretoria Geral da Clínica Especializada em Nefrologia Pediátrica.

Requisitos

- **Formação acadêmica mínima**: Superior Completo em Medicina.
- **Formação acadêmica desejável**: Especialização em Nefrologia Pediátrica e MBA em Administração na Gestão de Clínicas, Hospitais e Indústrias da Saúde.
- **Documentação**: Diploma de cursos realizados, PALS (Pediatric Advanced Life Support - curso oficial AHA – American Heart Association), CRM ativo e comprovante da anuidade do conselho regional.
- **Experiência**: 1 ano.
- **Idiomas**: Espanhol e Inglês avançado.
- **Conhecimento de informática**: Pacote Office, Microsoft Project e Microsoft Teams.

Competências

- **Características pessoais**: Autocontrole, Dinâmico, Iniciativa, Comprometimento.
- **Competências do cargo/função**: Liderança, Foco no cliente, Visão do Processo, Análise crítica e Negociação.

Descrição das atividades

- Aumentar a eficiência e eficácia da gestão recrutando, selecionando, orientando, treinando e aconselhando os gestores; comunicar valores, estratégias e objetivos.
- Responsável por fixar preços e assinar acordos comerciais.
- Responsável por direcionar o negócio.
- Estabelecer e implementar a visão, missão e valores da organização, liderar o desenvolvimento e a implementação da estratégia.

- Responsável por assinar cheques e documentos em nome da empresa.
- Avaliar o sucesso da organização.
- Realizar planejamento estratégico juntamente com o time de gestores.
- Descrever a atribuição de responsabilidades.
- Monitorar e avaliar os resultados do trabalho.
- Analisar KPIs – *Key Performance Indicator* (indicadores) assistências, qualidade e financeiros.
- Acompanhar plano de ação e promover as mudanças de rumo necessárias.
- Descrever o plano de incentivo dos colaboradores.
- Realizar reunião junto com a equipe de responsáveis de área regularmente.
- Realizar a análise financeira e buscar o desenvolvimento do negócio.

Outros profissionais que integrarão o quadro

- **Médico Responsável Técnico (RT):** Clínica Especializada em Nefrologia Pediátrica.
- **Farmacêutico:** Clínica Especializada em Nefrologia Pediátrica.
- **Enfermeiro Responsável Técnico (RT):** Clínica Especializada em Nefrologia Pediátrica.
- **Enfermeiro Assistencial:** Clínica Especializada em Nefrologia Pediátrica.
- **Técnico de Enfermagem:** Clínica Especializada em Nefrologia Pediátrica.

Área administrativa – coordenação administrativa

- Profissional de Marketing.
- Profissional de Contabilidade.
- Atendimento ao Cliente.
- Supervisão de higiene.

Estratégia

Segundo Porter (2004)[9], as Cinco Forças consistem em poder de barganha dos fornecedores, poder de barganha dos clientes, ameaça dos produtos substitutos, ameaça de novos entrantes e rivalidade entre concorrentes. Este capítulo é fundamental para o desenvolvimento das estratégias do negócio e para descobrir o grau de atratividade do mercado de gestão desse tipo de clínica.

Poder de barganha dos fornecedores

Quando queremos analisar o poder de barganha de um fornecedor, podemos analisar quanto à quantidade dos fornecedores e para o negócio em questão são três os grandes fornecedores de insumos, com a qualidade requerida.

Quanto à importância do comprador para o fornecedor no Brasil, são poucos os consumidores para esses três fornecedores, isso porque não são todas as clínicas que compram insumos para perfil pediátrico.

Com relação à diferenciação dos produtos e serviços dos fornecedores, alguns produtos pediátricos são fornecidos por somente uma empresa, porém, insumos de uso comum os três fornecedores oferecem produtos de qualidade e com preço acessível.

Devido a grande concorrência entre as três empresas, optamos por negociar com todas elas. O poder de negociação hoje é bem maior do que há 5 anos.

Poder de barganha dos clientes

Porter (2004)[9] enfatiza que o poder dos compradores é grande quando, o portfólio de clientes é pequeno e muito importante para a empresa, representam um investimento elevado para o cliente, os produtos que se vende praticamente não têm diferenciação, os clientes trocam de fornecedor com facilidade, pois não possuem laços fortes com a empresa, os mesmos podem se tornar nossos concorrentes.

O poder de barganha dos nossos clientes é considerado de médio à grande, dependendo da necessidade de cada cliente. A hemodiálise é um serviço essencial aos pacientes que precisam do serviço, portanto, não podem optar por não fazer, porém podem optar por uma clínica com valor mais acessível ou rede referenciada de atendimento de serviço público de saúde.

Ameaça dos produtos substitutos

Apesar do aumento de casos de doenças crônicas e da necessidade de hemodiálise pelos pacientes, que se acredita que nunca deixarão de existir, atualmente existem alguns casos, em que o paciente pode fazer a diálise em casa, denominada hemodiálise domiciliar, sendo um possível substituto a clínica. Nesse tipo de tratamento o gasto é superior ao da clínica de hemodiálise, devido a necessidade de contratação de profissionais para acompanhamento da terapia.

Nos Estados Unidos e na Europa o processo de hemodiálise domiciliar já é bem comum, talvez em futuro próximo, também iremos discutir sobre esses procedimentos no Brasil e as necessidades de direcionamentos dos fluxos de atendimento e a logística. O paciente particular no Brasil é o único que desfrutará dessa opção, a iniciativa existe de maneira incipiente, mas as normas e leis para essa modalidade de terapia ainda não estão descritas.

Ameaça para novos entrantes

A intensidade da ameaça para os novos entrantes depende das barreiras à entrada, dentre elas, as dificuldades de acesso aos canais de distribuição, grandes economias de escala no setor e elevadas necessidades de capital.

No que diz respeito as barreiras para novos entrantes, destacamos o alto custo associado a abertura de uma clínica voltada a hemodiálise, os custos para mantê-la e o tempo de espera para pagamento das operadoras. Como resultado os preços entre as concorrências não podem ser muito reduzidos, sendo assim, a empresa que queira entrar no mercado, terá que cobrar pelo menos o mínimo para não acumular prejuízos, não tendo, portanto, o poder de se destacar por valores baixos, apesar da necessidade de se destacar entre as demais empresas já existentes por outros diferenciais.

Segundo Associação Nacional de Hospitais Privados – ANAHP (2019)[10] o valor da sessão de hemodiálise passou de R$ 179,03 para R$ 194,20, com reajuste de 8,47%. Porém, o novo valor, que já era insuficiente à época, traz um grande problema de gestão, pois, as clínicas precisam arcar com a diferença de R$ 238,00, que é o custo estimado de uma sessão de hemodiálise hoje.

Rivalidade entre concorrentes

A rivalidade entre os concorrentes é muito importante do ponto de vista estratégico e diversos fatores contribuem para o aumento do potencial de mercado. A rivalidade entre concorrentes é alta quando, o número de concorrentes é muito grande, a taxa de crescimento do mercado é baixa, os custos fixos são altos, os custos de estocagem são elevados, a diferenciação de produto é pequena e as barreiras de saída são elevadas.

Ao analisar o mercado e a concorrência, há algumas empresas oferecendo hemodiálise, porém a proposta é oferecer um serviço especializado ao público infantil, o que não se tem em outras clínicas, somente em hospitais. A ideia é que se tenha acesso a uma clínica com atendimento humanizado e com áreas diferenciadas para o atendimento desse público-alvo e procedimento pago também pelo SUS.

Outras vantagens competitivas

A clínica de diálise está bem localizada, de fácil acesso e visível, com grande espaço para estacionamento e com boa segurança. A equipe é de excelência e os colaboradores são treinados para fornecer atendimento personalizado a todos os pacientes.

Além de pacientes SUS, convênios e particular será utilizado o atendimento e apoio do município para realização do transporte dos pacientes, por meio do ATENDE (serviço de transporte especial, disponibilizado pela prefeitura de São Paulo).

Força

O acesso a uma mão de obra altamente qualificada, com um entendimento adequado das políticas governamentais e suas implicações, a localização, o modelo de negócios direcionado a um público-alvo que ainda não possui uma clínica particular especializada, múltiplas opções de pagamento, *call center* médico, equipamentos novos e a cultura de atendimento ao cliente são forças importantes a serem mencionadas.

Fraqueza

O custo da hemodiálise, especialmente nos primeiros 12 meses de operação, pode ser uma fraqueza.

Oportunidades

As oportunidades são grandes ao se considerar o número limitado de centros de hemodiálise infantil no estado e no país.

Ameaças

Uma das principais ameaças a ser enfrentada são os centros de hemodiálise bem estabelecidos nos hospitais e serviços de saúde cujo mercado-alvo são as doenças relacionadas aos rins. Outras ameaças são mercados maduros, competição acirrada, custos voláteis e preços crescentes de cuidados médicos.

Quadro de análise SWOT

Análise SWOT

● **Forças**
- Profissionais especializados e treinados
- Parcerias com empresas de saúde e SUS que aumentará a demanda
- Preços competitivos com o mercado e concorrência
- Localização de fácil acesso
- Oportunidade para planos mensais particulares
- Baixo absenteísmo por parte dos pacientes

✗ **Fraquezas**
- Altos custos mensais
- Alto investimento
- Lucros reduzidos
- Falta de profissionais especializados
- Absenteísmo e turnover por parte dos profissionais
- Trabalho humano passível de evento adverso
- Absenteísmo e *turnover*

○ **Oportunidades**
- Relacionamento com as universidades (campo para estágio)
- Mercado estabelecido
- Aumento do poder de compra da população
- Desenvolvimento de tecnologias
- Formação de novas parcerias

■ **Ameaças**
- Quadro de recessão econômica
- Avanço tecnológico da concorrência
- Aumento da regulamentação

Fonte: Autoria do aluno Marcelo Moreira dos Santos, 2020.

Plano de marketing

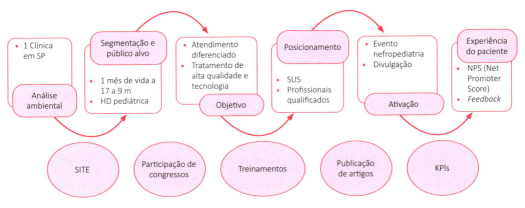

Fonte: Autoria do aluno Marcelo Moreira dos Santos,2020.

Marketing e vendas

Descrição dos principais produtos e serviços

A empresa contará com 30 pontos para hemodiálise, voltada ao público infantil com necessidade de terapia renal substitutiva, sendo doenças renais crônicas ou agudas. Por ser voltada ao público infantil, terá uma área preparada para receber esses pacientes de um modo acolhedor, fazendo com que esse tempo de sessão, que envolve várias horas por dia (cerca de 4 horas), três vezes por semana, se torne menos traumático ao paciente e proporcionando tratamento mais confortável e acolhedor.

Preço

O gasto mínimo da empresa para cada sessão, segundo a Associação Brasileira das Clínicas de Diálise e Transplantes, é de R$ 265,00, sendo assim, a clínica cobrará:

- Sessão particular: R$ 650,00.
- Tratamento quinzenal (3 sessões de 4 horas cada por semana) = R$ 3.400,00.
- Tratamento mensal (3 sessões de 4 horas cada por semana) = R$ 5.560,00.

Para os planos de saúde e SUS será considerado a necessidade do paciente, em caso de doença crônica, o valor a ser cobrado da instituição responsável é o valor do tratamento mensal.

Sabe-se que em alguns casos, o plano de saúde não cobre o valor completo do tratamento, sendo assim, ficará sobe responsabilidade do paciente fazer o pagamento do valor faltante, ou do valor total, depois solicitar junto ao plano de saúde a restituição do valor.

As estratégias promocionais serão lançadas por meio de seus perfis e páginas nas redes sociais Instagram, Facebook e LinkedIn e um site em desenvolvimento. Além do planejamento de marketing voltado a empresa.

Praça

Com sede em São Paulo, a clínica está no mercado do estado/cidade com grande fluxo de pessoas, sendo desconhecida a epidemiologia exata dos pacientes nessa localidade. Estima-se uma alta incidência de crianças em tratamento de hemodiálise local, além disso, a clínica estará localizada próxima a avenida Paulista, no bairro Bela Vista, o que facilita o acesso dos diversos bairros da cidade e pode ser facilmente frequentada por moradores das cidades vizinhas.

Análise do macroambiente

Ambiente econômico

Depois da forte recessão econômica vivida recentemente, a economia do país começou a melhorar. Em 2018, o PIB melhorou e ficou em 1%, seguindo esse ritmo de melhora, aumentou 0,4% no primeiro semestre de 2019. Apesar da alta, o investimento continua com índice de 26,2% abaixo de seu pico histórico registrado no segundo trimestre de 2013, (Souza; 2020)[10]. Estimativas da Dimac/Ipea apontam um aumento no crescimento do PIB, para 2,3%. Com relação à oferta, todos os setores terão crescimento, se destacando a área da agropecuária. Já na demanda, estima-se um aceleramento no setor de consumo das famílias, ao mesmo tempo que as exportações líquidas absorverão essa ampliação da demanda doméstica.

Presume-se que a inflação de 2019 passará de 3,7% para 3,8% em 2020. No setor alimentício, a inflação pode cair de 4,2% em 2019, para 3,1% em 2020. Nos 2 anos, a variação de preços monitorados será superior à média: 5,7% em 2019 e 5,5% em 2020. A inflação dentro da meta reflete, entre outros fatores, a presença de recursos inativos na economia, possibilitando um aumento no crescimento sem pressões inflacionárias. A estimativa para o hiato do produto é que ele reduza de 2,8% em 2019, para final de 2020, indicando que ainda pode existir ociosidade mesmo com a aceleração do crescimento (Souza *et al.*; 2020)[11].

O Instituto Brasileiro de Economia da Fundação Getúlio Vargas (FGV-IBRE) aponta que a expectativa é que o desempenho da atividade econômica em 2020, quase dobre em relação ao ano de 2019, melhorando o cenário econômico do Brasil, que tem potencial para se recuperar após anos em crise, com um crescimento de 2,2% do em 2020 (Souza *et al.*; 2020)[11].

A expectativa é aumentar o número de clientes em mais de 20% no primeiro ano e, depois, em mais 45%.

Serão contratados os serviços de especialistas, com bom conhecimento da linha de negócios de centro de hemodiálise para desenvolver estratégias de marketing para atingir os objetivos comerciais de conquistar um maior *Market Share.*

A seguinte abordagem de vendas e marketing será adotada *a priori* para conquistar os clientes; apresentar o centro de hemodiálise e os serviços oferecidos enviando cartas introdutórias aos residentes, organizações de gestão de saúde, operadoras de saúde, clubes esportivos, proprietários de negócios e organizações corporativas. Anunciar o centro de hemodiálise em jornais comunitários, TV local e estações de rádio, todas as mídias sociais, utilizar marketing direto, alavancar o marketing boca a boca e realizar uma parceria comercial com organizações de gestão de saúde, clubes esportivos, agências governamentais e operadoras de saúde.

Finanças

Fontes de renda

- Hemodiálise.
- Diálise peritoneal.
- Consultas médicas.

Previsão de vendas

É importante ressaltar que nossa previsão de vendas é baseada nos dados coletados durante nossos estudos de viabilidade, pesquisas de mercado e algumas das premissas disponíveis no campo.

A seguir, está a projeção de vendas mensais. Baseia-se na localização do nosso centro de diálise e, claro, na ampla gama de nossos serviços e mercado-alvo.

Taxa de ocupação e taxa de consultas/dia por ano					
	ANO 1	ANO 2	ANO 3	ANO 4	ANO 5
Taxa de ocupação	54	72	108	128	171
Taxa de consultas (N 20/dia)	8	10	15	20	

Fonte: Autoria do aluno Marcelo Moreira dos Santos (2020)

- Primeiro ano: R$ 820.800,00.
- Segundo ano: R$ 1.000.000,00.
- Terceiro ano: R$ 1.500.000,00.

Essa projeção foi feita com base no que pode ser obtido na indústria e com a premissa de que não haverá grandes colapsos econômicos e desastres naturais no período indicado acima. Observe que a projeção acima pode ser menor e, ao mesmo tempo, maior.

Além disso, a clínica terá a disponibilidade para consultas médicas, sendo os valores:
- SUS – R$ 60,00.
- Convênio – R$ 190,00.
- Particular – R$ 350,00.

Espera-se disponibilizar, a princípio, 15 vagas para consultas diárias de segunda a sexta-feira, sendo cinco para cada fonte pagadora (SUS, convênio ou particular).

Despesas iniciais (orçamento)

No planejamento de um centro de hemodiálise, deve-se levantar capital suficiente para cobrir as instalações, os equipamentos médicos relacionados à diálise, pagar a força de trabalho e manter o negócio, até que todos os investimentos sejam pagos e se tenha o resultado necessário.

Os itens listados a seguir são os itens básicos de que precisaríamos ao iniciar nosso centro de hemodiálise:

- Valor para compra de 30 máquinas e equipamentos: R$ 1.500.000,00.
- Valor mensal para aluguel: R$ 20.000,00.
- Valor das adaptações necessárias para a clínica: R$ 100.000,00.
- Valor mensal com funcionários: R$ 189.100,00.
- 02 Recepcionistas: R$ 2.600,00.
- 01 Médico RT (responsável técnico): R$ 15.000,00.
- 04 Médicos: R$ 40.000,00.
- 01 Enfermeiro RT (responsável técnico): R$ 10.000,00.
- 05 Enfermeiros: R$ 25.000,00.
- 01 Farmacêutico: R$ 5.000,00.
- 01 Psicólogo: R$ 3.000,00.
- 01 Nutricionista: R$ 3.000,00.
- 01 Assistente Social: R$ 3.000,00.
- 23 Técnico de enfermagem: R$ 57.500,00.
- 04 Auxiliar de Farmácia: R$ 8.000,00.
- 03 Administração: R$ 6.000,00.
- 04 Auxiliares de serviços gerais: R$ 6.000,00.
- 02 Seguranças: R$ 2.000,00.
- 01 Contador: R$ 3.000,00.
- Despesas com consumos (produtos de limpeza, água, luz, internet e telefone): R$ 15.000,00.
- Despesas com medicamentos: R$ 10.000,00.
- Despesas de manutenção: R$ 1.000,00.
- Despesas para abertura da empresa (alvará, CNPJ etc.): R$ 1.500,00.
- Sistema de Tratamento e Distribuição de Água para Hemodiálise (STDAH): R$ 200.000,00.
- Valor para caixa: R$ 700.000,00 (aproximadamente 3 meses de despesas fixas).

A estimativa é de três milhões de reais para o investimento e manutenção dos serviços a serem prestados por 6 meses. Os recursos serão obtidos por meio dos seus dez sócios, que arcarão por meio de recursos próprios para iniciação da clínica.

Estratégia de sustentabilidade e expansão

O futuro de uma empresa está na quantidade de clientes fiéis que possui, na capacidade e competência de seus funcionários, em sua estratégia de investimento e estrutura empresarial. Se todos esses fatores estiverem faltando em um negócio (centro de hemodiálise), não demorará muito para que vá a bancarrota.

Um dos principais objetivos ao iniciar a NephronPed Assistência Nefrológica é construir um negócio que sobreviverá com seu próprio fluxo de caixa, sem a necessidade de injetar financiamento de fontes externas, uma vez que o negócio esteja oficialmente funcionando. Uma das maneiras de obter aprovação e conquistar os clientes é oferecer o produto hemodiálise um pouco mais barato do que o que se consegue no mercado, a ideia é sobreviver por um tempo com menor margem de lucro.

A clínica garantirá que a base, as estruturas e os processos corretos sejam implementados para garantir o bem-estar da equipe. A cultura corporativa será projetada para impulsionar o negócio a patamares maiores e o treinamento e o retreinamento da força de trabalho serão contínuos.

Contratar e reter os melhores colaboradores do mercado é uma premissa, manter a motivação e o envolvimento, uma meta.

DRE para os próximos 5 anos

RECEITAS	2021	2022	2023	2024	2025
Hemodiálise	9.849.600,00	12.000.000,00	18.000.000,00	18.000.000,00	18.000.000,00
Consultas	864.000,00	960.000,00	1.020.000,00	1.080.000,00	1.080.000,00
Total	10.713.000,00	12.960.000,00	19.020.000,00	19.080.000,00	19.080.000,00
DESPESAS					
Máquinas/equipamentos	1.500.000,00	0	0	0	0
Consumo (água, luz, internet)	180.000,00	200.000,00	300.000,00	300.000,00	300.000,00
Medicamentos	120.000,00	132.000,00	180.000,00	180.000,00	180.000,00
Aluguel	240.000,00	264.000,00	290.400,00	319.440,00	351.384,00
PESSOAL					
Salário	2.269.200,00	2.723.040,00	4.084.560,00	4.084.560,00	4.084.560,00
13° salário	189.100,00	226.920,00	408.456,00	408.456,00	408.456,00
ENCARGOS SOCIAIS					
FGTS	15.128,00	18.153,60	27.230,40	27.230,40	27.230,40
GERAIS					
Consertos e reparos	12.000,00	24.000,00	36.000,00	54.000,00	75.000,00
Material de escritório	6.000,00	7.200,00	10.200,00	10.200,00	10.200,00
Propaganda e publicidade	60.000,00	120.000,00	180.000,00	180.000,00	180.000,00
Total de despesas	4.591.428,00	3.715.313,60	5.516.846,40	5.563.886,40	5.616.830,40
Resultado do exercício	6.121.572	9.776.572	15.824.572,00	15.884.572,00	15.880.572,00

Fonte: Autoria do aluno Marcelo Moreira dos Santos (2020). Rev. Prof. Dr. Antônio André Neto; 2021.

Viabilidade

- VPL – Valor Presente Líquido do Projeto: R$ 39.312.000,00.

TIR

Ao analisar a taxa interna de retorno (TIR) para do fluxo de caixa e investimento para os próximos 5 anos, temos um retorno de 254%, cerca de 50% sobre o capital investido, com uma taxa de desconto de 10% a.a.

Investimento	-3.000.000,00
Ano 1	6.121.572,00
Ano 2	9.776.572,00
Ano 3	15.824.572,00
Ano 4	15.884.572,00
Ano 5	15.884.572,00
TIR	254%

Fonte: Autoria do aluno Marcelo Moreira dos Santos; 2020. Rev. Prof. Dr. Antônio André Neto; 2021.

Plano de implantação

A implantação da Clínica Nephronped iniciará no mês de outubro de 2020, com a programação de conclusão no mês de janeiro de 2021, tendo uma margem de 30 dias para possíveis imprevistos e com a programação de inauguração no dia 1º de março de 2021.

Cronograma de implantação

- Início das obras: 1º de outubro de 2020.
- Previsão de término das obras: 29 de Janeiro de 2021.
- Margem para imprevistos/atrasos na obra: fevereiro de 2021.
- Inauguração: 1º de março de 2021.

Project

SERVIÇO	TEMPO	CRONOGRAMA
Reforma da clínica (instalação da recepção, iluminação, armários, cozinha, banheiros etc.)	3 meses	Outubro, novembro e dezembro de 2020
Instalação de tratamento de água	2 meses	Dezembro de 2020 e janeiro 2021
Instalação das máquinas de hemodiálise	1 mês	Janeiro de 2021
Instalação de equipamentos (televisores, computadores, macas, sofás)	1 mês	Janeiro de 2021
Arrumação da clínica (almoxarifado)	1 mês	Janeiro de 2021
Contratação da equipe	2 meses	Dezembro de 2020 e janeiro de 2021
Treinamento da equipe	2 meses	Janeiro e fevereiro de 2021
Alvará	1 mês	Dezembro de 2020
Plano de marketing	Desde o início das obras	Outubro, novembro e dezembro de 2020, janeiro, fevereiro de 2021

Fonte: Autoria do aluno Marcelo Moreira dos Santos; 2020. Rev. Prof. Dr. Antônio André Neto; 2021.

Cronograma

NOME DA TAREFA	DURAÇÃO	INÍCIO	TÉRMINO
Reforma	87 dias	Qui 01/10/20	Sex 29/01/21
Reforma da clínica	87 dias	Qui 01/10/20	Sex 29/01/21
Instalação da recepção, iluminação, armários, cozinha, banheiros etc.	27 dias	Qua 25/11/20	Qui 31/12/20
Sistema de Tratamento e Distribuição de Água para Hemodiálise (STDAH)	44 dias	Ter 01/12/20	Sex 29/01/21
Instalação de tratamento de água	23 dias	Ter 01/12/20	Qui 31/12/20
Teste Looping	2 dias	Qui 07/01/21	Sex 08/01/21
Coleta de análise de água- 1°	1 dia	Seg 11/01/21	Seg 11/01/21
Coleta de análise de água- 2°	1 dia	Seg 08/02/21	Seg 08/02/21
Coleta de análise de água- 3°	1 dia	Seg 22/02/21	Seg 22/02/21
Instalação de equipamentos e organização	24 dias	Seg 01/02/21	Qui 04/03/21
Instalação das máquinas de hemodiálise	5 dias	Seg 15/02/21	Sex 19/02/21
Televisores, computadores, macas, sofás, entre outros	15 dias	Seg 15/02/21	Sex 05/03/21
Arrumação da clínica – Almoxarifado	20 dias	Seg 04/01/21	Sex 29/01/21
Contratação da equipe	44 dias	Ter 01/12/20	Sex 29/01/21
Treinamento da equipe	40 dias	Seg 04/01/21	Sex 26/02/21
Alvará	24 dias	Ter 01/12/20	Sex 01/01/21
Plano de marketing	107 dias	Qui 01/10/20	Sex 26/02/21
Inauguração da Clínica	1 dia	Seg 01/03/21	Seg 01/03/21

Fonte: Autoria do aluno Marcelo Moreira dos Santos; 2020. Rev. Prof. Dr. Antônio André Neto; 2021.

Gráfico de Gantter

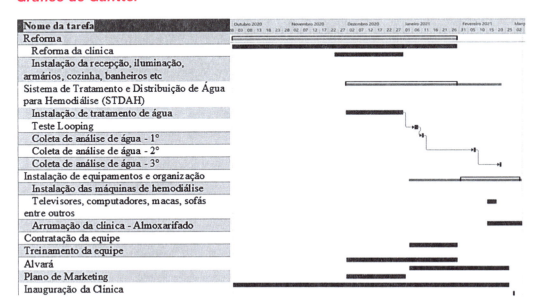

Fonte: Autoria do aluno Marcelo Moreira dos Santos; 2020. Rev. Prof. Dr. Antônio André Neto; 2021.

Referências bibliográficas

1. Agência Nacional de Vigilância Sanitária – ANVISA. Nota técnica nº 006/2009 GGTES/ANVISA. Estabelece parâmetros para execução de procedimentos dialíticos em ambiente hospitalar fora dos serviços de diálise abrangidos pela RDC/Anvisa n. 154, de 15 de junho de 2004. Brasília; 2009. [citado 2020 Ago. 30]. Disponível em: https://arquivos.sbn.org.br/uploads/NotaTecnica006-2009-GGTES-ANVISA1.pdf.

2. Brasil. Lei nº 7.498, de 25 de junho de 1986. Dispõe sobre a regulamentação do exercício da enfermagem, e dá outras providências. Diário Oficial da União, Brasília, 1986 Jun 26(seção 1):10.

3. Kidney Disease: Improving Global Outcomes (KDIGO) Acute Kidney Injury Work Group: KDIGO Clinical Practice Guideline for Acute Kidney Injury. Kidney Int Suppl 2: 1–138, 2012

4. Neves PDMM, Sesso RCC, Thomé FS, Lugon JR, Nascimento MM. Centro Brasileiro de Diálise: análise de dados da década de 2009-2018. Braz. J. Nephrol. (J. Bras. Nefrol.) 2020 [citado 2020 Ago 30]; 42(2):191-200. Disponível em: https://www.scielo.br/j/jbn/a/Dbk8Rk5kFYCSZGJv3FPpxWC/?format=pdf&lang=pt.

5. Doença Renal Crônica em Pediatria: Diagnóstico e Prevenção: Departamento Científico de Nefrologia [documento científico]. 4th ed. Sociedade Brasileira de Pediatria: SBP; 2019-2021. 10 p. 4 vol.

6. Sírio-Libanês. Sírio-Libanês amplia centro de hemodiálise. [Internet]. 2019. [citado 2020 Ago 3]. Disponível em: https://www.hospitalsiriolibanes.org.br/imprensa/press-releases/ Paginas/S%C3%ADrio-Liban%C3%AAs-amplia-Centro-de-Hemodi%C3%A1lise.aspx#:~:text=Atualmente%2C%20a%20popula%C3%A7%C3%A3o%20em%20di%C3%A1lise,no%20mundo%20t%C3%AAm%20doen%C3%A7a%20renal.

7. Belangero VMS. Doença renal crônica na infância: definição, epidemiologia e alerta para o diagnóstico. 2015. Monografia de Conclusão de Curso (Nefrologia Pediátrica – Departamento de Pediatria, Faculdade de Ciências Médicas (Unicamp). Campinas; 2015.

8. BRASIL. Ministério da Saúde. Resolução RDC nº 11, de 13 de março de 2014. Dispõe sobre os Requisitos de Boas Práticas de Funcionamento para Serviços de Diálise e dá outras providências. In: Diário Oficial da União. Brasília; 2014, n.50.

9. Porter, M. E. Estratégia Competitiva. Técnicas para análise de indústria e da Concorrência. Rio de Janeiro: Editora Elsevier, 2004

10. Souza Júnior MAFH, Cavalcanti MAFH, Levy, PM, Carvalho LM, Bastos, EKX, Santos, FELA. Visão geral da conjuntura. IPEA – Instituto de Pesquisa Econômica Aplicada; 2020. [citado 2020 Ago 31]. Disponível em: https://www.ipea.gov.br/cartadeconjuntura/index.php/category/sumario-executivo/

11. Souza Júnior JRC, Cavalcanti MAFH, Levy, PM, Levy PM. Visão geral da conjuntura: previsões macroeconômicas. IPEA – Instituto de Pesquisa Econômica Aplicada; 2020b. [citado 2020 Ago 31]. Disponível em: https://www.ipea.gov.br/cartadeconjuntura/index.php/tag/previsoes-macroeconomicas/

12. Sociedade Brasileira de Nefrologia. Diretriz Insuficiência Renal Aguda 2017.

13. Agência Nacional de Vigilância Sanitária – ANVISA. RESOLUÇÃO - RDC Nº 154, DE 15 de Junho de 2004 - Estabelece o Regulamento Técnico para o funcionamento dos Serviços de Diálise. Brasília; 2004. Disponível em: https://bvsms.saude.gov.br/bvs/saudelegis/anvisa/2004/rdc0154_15_06_2004_rep.html..pdf.

14. BRASIL. Ministério da Saúde. Resolução RDC nº 33, de 3 de junho de 2008. Dispõe sobre o Regulamento Técnico para Planejamento, Programação, Elaboração, Avaliação e Aprovação dos Sistemas de Tratamento e Distribuição de Água para Hemodiálise no Sistema Nacional de Vigilância Sanitária. In: Diário Oficial da União. Brasília, 2008, Seção 1, p. 48.

Índice Remissivo

Este livro foi impresso nas oficinas gráficas da Editora Vozes Ltda.,
Rua Frei Luís, 100 – Petrópolis, RJ.